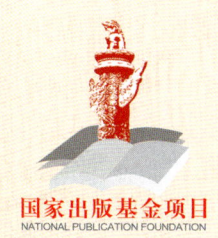

"十二五"国家重点图书

Minimally Invasive Surgery In Reproductive Medicine

生殖医学微创手术学

主　编　马彩虹　乔　杰
副主编　姜　辉　周应芳　关　菁

北京大学医学出版社

SHENGZHI YIXUE WEICHUANG SHOUSHUXUE

图书在版编目（CIP）数据

生殖医学微创手术学 / 马彩虹，乔杰主编. —北京：北京大学医学出版社，2012.1（2013.11重印）
ISBN 978-7-5659-0335-9

Ⅰ. ①生… Ⅱ. ①马… ②乔… Ⅲ. ①泌尿系统外科手术-显微外科学 Ⅳ. ①R699

中国版本图书馆CIP数据核字（2011）第273798号

生殖医学微创手术学

主　　编：	马彩虹　乔杰
出版发行：	北京大学医学出版社（电话：010-82802230）
地　　址：	（100191）北京市海淀区学院路38号 北京大学医学部院内
网　　址：	http://www.pumpress.com.cn
E - mail：	booksale@bjmu.edu.cn
印　　刷：	北京圣彩虹制版印刷技术有限公司
经　　销：	新华书店
策划编辑：	白　玲　张凌凌　冯智勇　陈　然
责任编辑：	冯智勇　　责任校对：金彤文　　责任印制：张京生
开　　本：	889 mm×1194 mm　1/16　印张：19　字数：525千字
版　　次：	2012年2月第1版　2013年11月第2次印刷
书　　号：	ISBN 978-7-5659-0335-9
定　　价：	168.00元

版权所有，违者必究

（凡属质量问题请与本社发行部联系退换）

主编简介

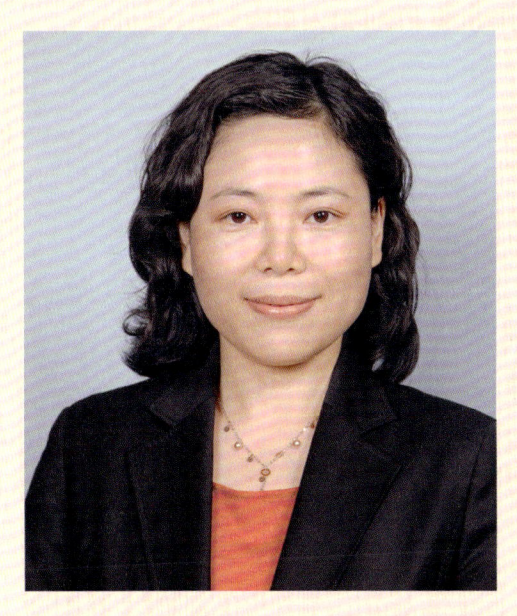

马彩虹　医学博士，主任医师。1991年开始在北京大学第三医院妇产科工作，1995年开始学习妇科腹腔镜技术，1999年开始从事生殖医学内分泌疾病、辅助生殖技术及生殖医学微创技术的临床和研究工作。曾于2001年赴香港威尔斯亲王医院接受妇科内镜培训。先后在美国、英国、法国接受辅助生殖技术和妇科腔镜技术培训。目前主要从事子宫内膜异位症诊治、辅助生殖技术和生殖医学内镜技术的研究和应用工作。

2004年获北京市青年教师教学基本功竞赛一等奖，北京市教育创新标兵。2011年获北京市青年教师教学基本功竞赛优秀指导教师。参与多部著作的撰写和翻译工作，参与编写卫生部规划教材《生殖工程学》。

主编简介

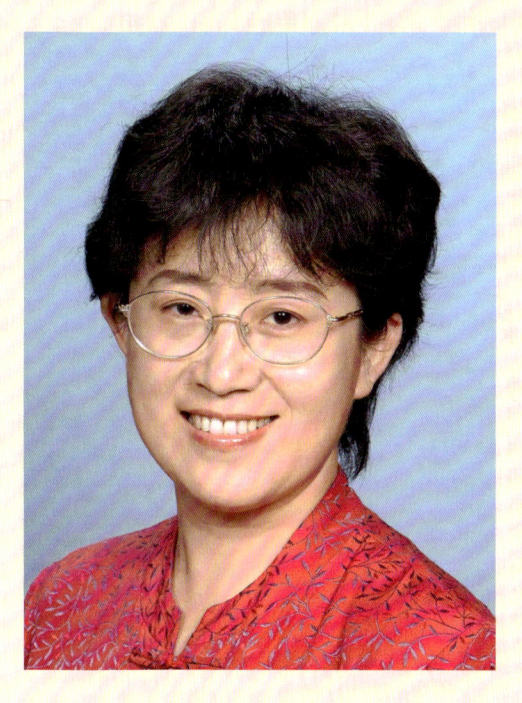

乔杰 医学博士，主任医师，教授，博士生导师，"973"首席科学家，国家杰出青年基金获得者，长江学者特聘教授，新世纪百千万人才。一直在北京大学第三医院从事生殖健康的临床与基础研究工作，曾作为访问学者在香港大学玛丽医院研习生殖内分泌，并在美国斯坦福大学做博士后，研究生殖疾病发病机制。现任北京大学第三医院妇产科主任、生殖医学中心主任，北京大学妇产科学系主任，中华医学会生殖医学分会候任主任委员，北京医学会生殖医学分会主任委员，亚太地区生殖医学学会执行委员等多个社会任职。曾获高校科技进步奖一等奖（2008年）、国家科技进步奖二等奖（2011年），带领团队入选"教育部创新团队"、获批成为"教育部重点实验室"和"北京市重点实验室"。2010年成为国家重大科学研究计划（"973"）项目"雌性生育力维持调节机制研究及生殖资源库建立"首席科学家。2011年获得何梁何利基金科学与技术进步奖。

作者名单

（按姓氏笔画排序）

北京大学第三医院

马彩虹　王丽娜　白　泉　乔　杰　刘朝晖　宋雪凌
张　坤　李军生　杜晓果　杨　艳　杨　硕　陈新娜
庞天舒　郑晓英　姜　辉　洪　锴　赵扬玉　赵连明
原鹏波　唐文豪

北京大学第一医院

周应芳

北京大学人民医院

关　菁　韩红敬

英国谢菲尔德哈莱姆大学

Tin-Chiu Li

主编助理

宋雪凌

序

20世纪下半叶以来，生殖医学有了飞速的发展。2010年试管婴儿之父罗伯特·爱德华兹获得诺贝尔生理学或医学奖，是在世界第一例试管婴儿出生后的30年，表明了生殖医学在20世纪科学研究中的重要地位。

生殖医学领域的新理论、新技术不断出现，使这一学科的相关知识不断更新。目前生殖医学技术，特别是辅助生殖技术在国内各地开始广泛开展，全国有生殖医学中心三百余家，从业人员逾万人，很多从业人员亟需知识更新，使临床实践不断规范化，提高国内生殖医学领域的医疗水平。

目前国内生殖医学领域尚缺乏兼具科学性、先进性、实用性的的学术专著。北京大学第三医院生殖医学中心与北京大学医学出版社联合实施了"生育力保护与生殖储备"项目，本项目获得国家出版基金资助，并被列为"十二五"国家重点图书，希望以书籍为载体，通过知识的传播和规范的建立为国内生殖医学的发展作出贡献。

本项目包括《生育力保护与生殖储备》、《生殖医学实验室技术》、《生殖医学微创手术学》和《生殖内分泌疾病诊断与治疗》四本学术专著，分别从基础研究、临床诊治、重要技术等方面展示生殖医学领域的主要理论、技术手段等最新研究成果。其中《生育力保护与生殖储备》是本项目核心专著，将集中展示国家重大科学研究计划（"973"）项目"雌性生育力维持调节机制研究及生殖资源库建立"的最新研究成果，重在两性生殖力的保护与恢复。《生殖医学实验室技术》以生殖医学最重要的技术——辅助生殖技术为核心阐述生殖医学常用的技术手段。《生殖医学微创手术学》主要介绍生殖医学临床手术方法及技巧。《生殖内分泌疾病诊断与治疗》重在生殖医学临床诊治的规范化操作。

本套书由北京大学生殖医学研究领域的专家、学者共同编写，作者团队的专业水平及科研水平处于国内领先地位。本套书的出版将使更多从业人员了解生殖医学领域的研究进展，进一步推动生殖医学的全面发展。

张丽珠

2012年2月，北京

前 言

自 20 世纪 70 年代，生殖医学取得了令人瞩目的成就。辅助生殖技术已成为生殖医学中的重要治疗手段。但是辅助生殖技术的有效性和安全性一直是人们关注的焦点。自然生殖永远是人类种族繁衍的最佳选择。对部分不育妇女，生殖医学手术可以在检查病因的同时去除病因，从而创造自然妊娠的机会，提高辅助生殖技术的妊娠率，改善妊娠结局，同时可以有效处理辅助生殖技术的并发症。因此，生殖医学手术是生殖医学中不可或缺的组成部分。

每一种艺术，原则都很简单，最讲究的是技巧。北京大学第三医院生殖医学中心于 2009 年组建了独立的生殖医学手术室。从人员培训、器械购置，到手术技能的磨炼，我们享受着探索和积累的快乐，也品味着困惑和失败的痛苦。两年时间很短，但曲径通幽的发展过程使我们拥有了对生殖医学手术的些许理念和体会。本书中有些经验是从其他师长处习得，有些是我们自己观察追踪的结果，有些经验是苦思不得解，蓦然回首的顿悟。

除了技巧以外，手术前后中庸和理智的抉择也同样重要。因此，在本书的某些章节强调了这样的理念。综合权衡男方精液分析、女方卵巢储备功能、经济和社会条件等因素，结合我们自己的手术技能，作出术前、术中和术后治疗方案的最佳选择。

我们真心感谢所有参与撰写本书的作者。他们在百忙中付出了巨大的努力。尤其要感谢周应芳教授和关菁教授，为我们撰写了关键性的章节，提供了精美的手术图片。我们还要感谢英国的 Tin-Chiu Li 教授。在起初篇章的构思和图片收集遇到困难的时候，他给予了宝贵的建议和鼓励，敦促我们完成书稿，并且最后帮助我们对书稿进行了审核。

我们诚挚地感谢所有的老师和同事，他们的教育、培养和扶持使我们有了一些成绩。我们感谢北京大学医学出版社和国家出版基金的支持。

我们要感谢所有的患者，感谢他们的信任。最后，我们更要感谢所有的读者，恳切希望得到您的指导斧正。

马彩虹　乔杰
2012 年 2 月

目 录

第1篇 基础篇 ... 1

1 生殖医学手术相关解剖 ... 3
第1节 女性腹腔和盆腔的解剖 ... 3
第2节 男性生殖系统解剖 ... 11

2 生殖医学手术室的建立 ... 16
第1节 生殖医学腔镜手术室 ... 16
第2节 取卵手术室 ... 26
第3节 胚胎移植室 ... 27
第4节 男科手术室 ... 27

3 盆腔超声在生殖医学的应用 ... 32
第1节 阴道超声的应用 ... 32
第2节 阴道超声监测正常月经周期卵巢及子宫内膜的变化 ... 34
第3节 卵泡发育异常 ... 37
第4节 超声对卵巢储备功能的评价 ... 39
第5节 超声评估子宫内膜容受性 ... 40
第6节 促排卵后并发症的超声诊断 ... 42
第7节 子宫内膜异位症——卵巢巧克力囊肿 ... 43
第8节 输卵管病变 ... 45
第9节 子宫肌瘤 ... 48
第10节 子宫腺肌病 ... 49
第11节 卵巢肿瘤及盆腔肿物的超声鉴别 ... 49
第12节 子宫腔内病变 ... 52
第13节 子宫发育异常 ... 54
第14节 超声子宫造影术 ... 57

第2篇 腹腔镜技术篇 ... 61

4 腹腔镜手术的围术期处理与基本操作 ... 63
第1节 腹腔镜手术的围术期处理 ... 63
第2节 生殖医学腹腔镜手术的基本操作 ... 65

5 输卵管疾病 ... 70
第1节 近端输卵管疾病 ... 71
第2节 中段输卵管疾病 ... 73
第3节 远端输卵管疾病 ... 81
第4节 输卵管卵巢粘连分解术 ... 85

6 子宫平滑肌瘤 ... 89

7 子宫内膜异位症 ... 96
第1节 术前诊断和评估 ... 96
第2节 治疗方法选择 ... 98
第3节 腹膜型子宫内膜异位症 ... 101
第4节 卵巢型子宫内膜异位症 ... 104
第5节 深部浸润型子宫内膜异位症 ... 110
第6节 子宫内膜异位症合并不孕症的诊治原则 ... 116

8 子宫腺肌病 ... 118

9 异位妊娠 ... 122
第1节 输卵管妊娠 ... 122
第2节 其他部位异位妊娠 ... 136
第3节 宫内妊娠合并异位妊娠 ... 146

10 附件肿物 ... 156

| 11 | 多囊卵巢综合征 167
| 12 | 生育内镜 171
  第1节 经阴道注水腹腔镜 171
  第2节 输卵管镜 179
| 13 | 单孔腹腔镜 181
| 14 | 胎儿镜 187
  第1节 胎儿镜技术及相关器械 187
  第2节 胎儿镜多胎妊娠减胎术 188
  第3节 胎儿镜胎盘血管交通支激光凝固术 192
| 15 | 生殖医学腹腔镜手术并发症及防治措施 196
  第1节 腹腔镜操作中常见的并发症 196
  第2节 生殖医学腹腔镜手术的远期并发症 205
| 16 | 腹腔镜手术后的粘连预防 206

第3篇 宫腔镜技术篇 209

| 17 | 宫腔镜手术的围术期处理 211
| 18 | 宫腔镜检查术 214
| 19 | 宫腔镜手术 219
  第1节 子宫肌瘤 219
  第2节 子宫内膜息肉 224
  第3节 宫腔粘连 226
  第4节 子宫中隔 230
  第5节 宫腔镜手术并发症预防及处理 235

第4篇 辅助生殖技术篇 239

| 20 | 经阴道取卵术 241
  第1节 取卵术（成熟卵）...... 241
  第2节 取卵术（不成熟卵）...... 250
| 21 | 胚胎移植术 253
| 22 | 多胎妊娠减胎术 259
| 23 | 人工授精技术 265

第5篇 男性不育手术篇 275

| 24 | 男性不育的手术治疗 277

索引 289

第1篇 基础篇

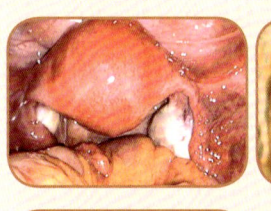
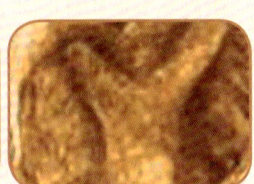
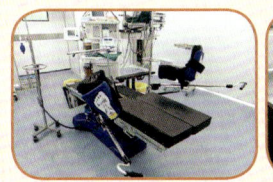
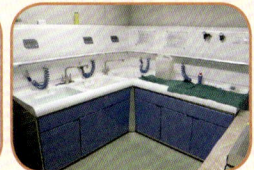
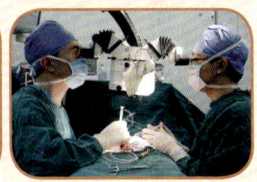

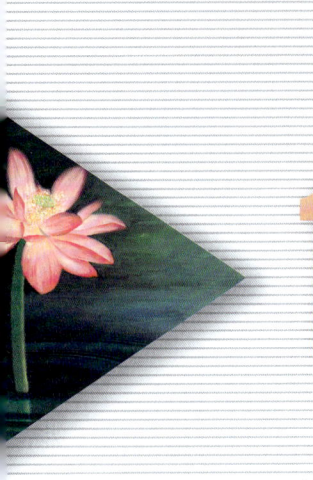

1 生殖医学手术相关解剖

宋雪凌　杜晓果　白　泉

第1节　女性腹腔和盆腔的解剖

随着微创技术的日益普及，辅助生殖技术的手术种类越来越多，涉及的解剖范围更为广泛，不再局限在盆腔内的女性内、外生殖系统，还包括了腹腔尤其是腹壁的相关解剖。准确的解剖学知识是手术得以顺利进行的基础。本节主要介绍辅助生殖技术微创手术所涉及的女性腹腔及盆腔的解剖知识。

一、腹腔镜手术相关的腹腔解剖

（一）前腹壁

了解前腹壁各层结构对安全、快速地进入腹腔进行手术操作非常重要。腹壁上界是肋弓下缘，下界由髂嵴、腹股沟韧带和耻骨围成，后侧方是腰椎及其邻近肌肉。腹壁解剖由浅入深的层次如下[1]。

1. 皮肤和皮下组织　腹壁皮肤真皮层纤维走向主要是横向，皮肤和肌肉筋膜层之间是皮下组织，由表浅筋膜（Camper筋膜）及深筋膜（Scarpa筋膜）组成，其内含表浅腹壁血管，也是手术后伤口感染的主要部位。

2. 肌肉筋膜层　腹壁肌肉有位于腹中线两侧的腹直肌和耻骨上方的锥状肌，二者的外侧是腹斜肌，包括腹外斜肌、腹内斜肌和腹横肌。这些肌肉的片状肌腱和对侧相应肌腱联合后形成腱膜，在腹直肌上方形成一层致密的白色组织，称为腹直肌鞘。腹直肌鞘的许多特殊结构对手术操作特别重要。在腹直肌下1/4段，腹直肌鞘只位于前方，其上3/4段腹直肌的腹侧和背侧均有腹直肌鞘。这两段之间的转变位于脐耻之间，称为弓状线。在弓状线以上腹直肌鞘中线形成隆起称为腹白线。腹白线将两侧腹直肌鞘联合在一起。腹直肌两侧以腹直肌鞘形成的半月线为界（图1-1）。

腹壁肌肉的下层和腹膜的上层是腹横筋膜，它是位于腹盆腔的一层纤维组织。

3. 腹壁的神经和血管分布　前腹壁内有重要的血管和神经，了解其位置和走行对于腹腔镜手术中确定腹壁穿刺点的位置非常重要。腹壁血管分为供应皮肤和皮下组织的血管和供应肌肉筋膜

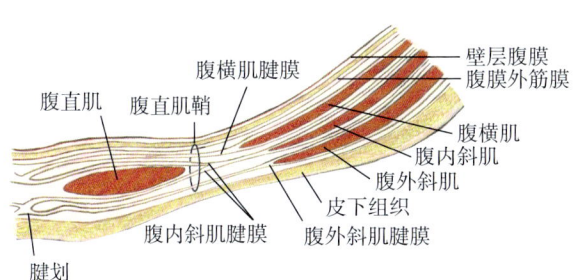
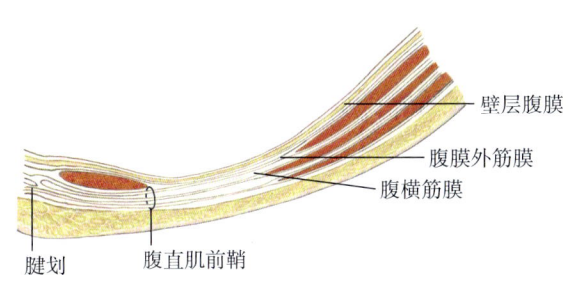

图1-1　腹直肌鞘结构

层的血管。腹部浅表血管在皮下组织中为斜行走向，从股动脉发出至脐孔。腹壁浅动脉位于皮肤和筋膜层之间、股动脉搏动点和脐孔之间的连线上。旋髂浅动脉从股动脉外侧至腹斜肌（图1-2、3）。为避免损伤这些浅表血管，在腹腔镜手术选择辅助穿刺点时，通常采用腹腔内腹腔镜透照法进行。Trocar穿刺时若损伤到这些血管可以导致可触及的皮下血肿。

下腹壁肌肉筋膜层的腹壁下动脉和旋髂深动脉与其表浅相应血管平行。由于弓状线下腹直肌后鞘缺失使得腹壁下动脉的走行在腹腔镜下可以被直接观测到。腹壁下动脉起于髂外动脉，其体表投影位置在腹股沟韧带内、中1/3交点到脐连线，气腹使腹壁膨隆后其与常规的操作孔穿刺点相邻，是操作孔穿刺时最易损伤的血管（图1-2）。旋髂深动脉与腹壁下动脉在同一水平起于髂外动脉，向外上方走行，其一直径约1mm的分支穿行于腹横肌与腹内斜肌之间，下腹部穿刺孔过低时容易损伤该分支。损伤到这两根血管可以导致致命的血肿，必须迅速电凝止血或精确地缝合止血。腹前壁的浅静脉丰富，彼此吻合成网。

腹壁的神经支配来自第7～11肋间神经、肋下神经、髂腹下神经和髂腹股沟神经的延伸支。这些神经走行在腹内斜肌和腹横肌之间，髂腹下神经支配脐前外侧腹壁区域，髂腹股沟神经进入腹股沟管并从浅环穿出，支配大阴唇、大腿内侧、腹股沟区的感觉。了解髂腹下神经及髂腹股沟神经在前腹壁的解剖知识可以避免剖腹手术和腹腔镜手术中的损伤（图1-4）。

4. 脐周围解剖　脐部是腹壁最薄之处，由外到内依次为皮肤、腹直肌后鞘及腹膜（图1-5～7），各层连接紧密，无皮下脂肪组织及肌肉组织，术后较少形成皮肤瘢痕；且因血管分布少，术后穿刺孔出血的机会也少，因而是妇科腹腔镜手术时最理想的穿刺进镜处。脐部位置和形态可因年龄、体态、胖瘦程度和腹肌张力等情况而有所变化，通过脐部可以帮助判断腹壁、腹腔及腹后壁一些重要脏器和血管的大体位置。通常情况下，脐的左下方正对腹主动脉分叉处和下腔静脉，自脐部左下方1cm斜向外至腹股沟中点作一连线，此线的上1/3代表髂总动脉的体表投影，下2/3代表髂外动脉的体表投影。脐部穿

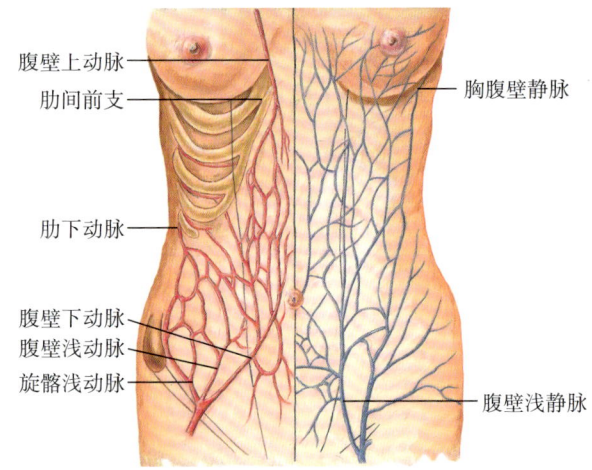

图1-2　腹前壁动、静脉

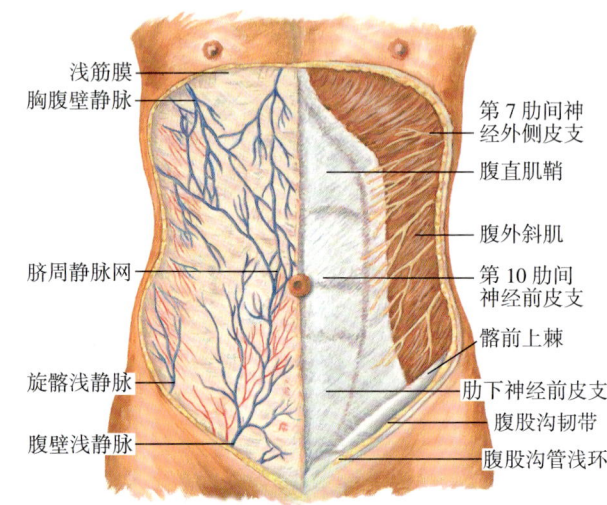

图1-3　腹前壁血管和神经

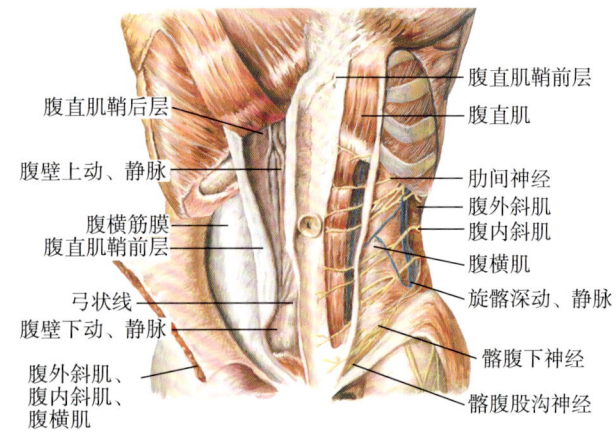

图1-4　腹壁深层解剖

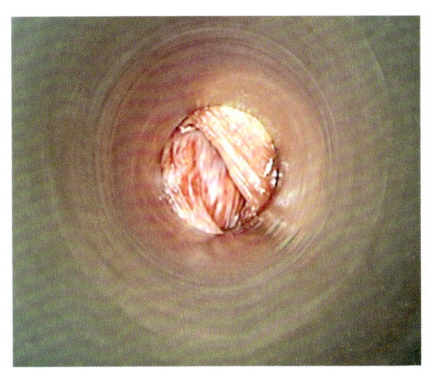
图1-5 于10mm Trocar内见脐部皮下脂肪及部分腹直肌纤维

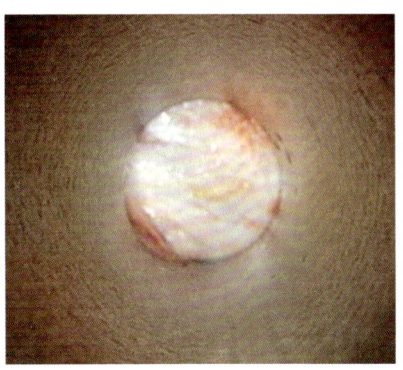
图1-6 脐部腹直肌后鞘

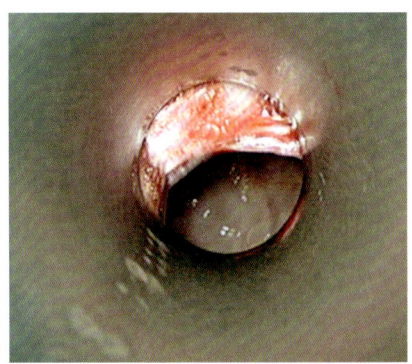
图1-7 脐部腹膜

刺时，应从中线斜向盆腔方向，以80°~85°进针，不要偏向左下方，这样可以避免插入腹膜间隙损伤腹膜后血管。

（二）后腹壁及盆腔侧壁

在子宫直肠陷凹两侧的腹膜隆起是子宫骶韧带皱褶，覆盖子宫骶韧带。子宫骶韧带的稍外侧和上方的腹膜皱褶是输尿管皱褶，其下是输尿管。

髂内动脉在输尿管的后面与其平行走行，在髂内动脉前方几厘米的位置，通过腹膜可以看见髂内动脉的搏动。髂外动脉位于腰大肌上，分支为腹壁下动脉和旋髂深动脉。

沿着髂内动脉和髂外动脉向上寻找，可在骨盆缘的骶髂关节上发现髂总动脉分叉。沿右侧髂总动脉向上大约在骶前区以上第4腰椎的水平到达腹主动脉的分叉（图1-8、9）。

（三）腹膜与腹腔

1.腹膜 腹膜是衬覆于腹盆腔壁内面及各器官、结构表面的一层薄而光滑的浆膜，彼此移行，盆腔内的浅表腹膜内标识对术者掌握盆腔的解剖结构非常重要。腹膜有5条直向的皱襞，分别由韧带或血管组成，并汇聚至脐孔。脐正中皱襞由脐尿管（脐正中韧带）所形成。其两侧各有一条脐内侧襞，由闭锁的脐动脉隆起形成。最外侧是一对由腹壁下动脉和静脉所形成的脐外侧襞（图1-10）。

在上述5条腹膜皱襞下端之间有3对腹膜凹窝：膀胱上窝、腹股沟内侧窝、腹股沟外侧窝。

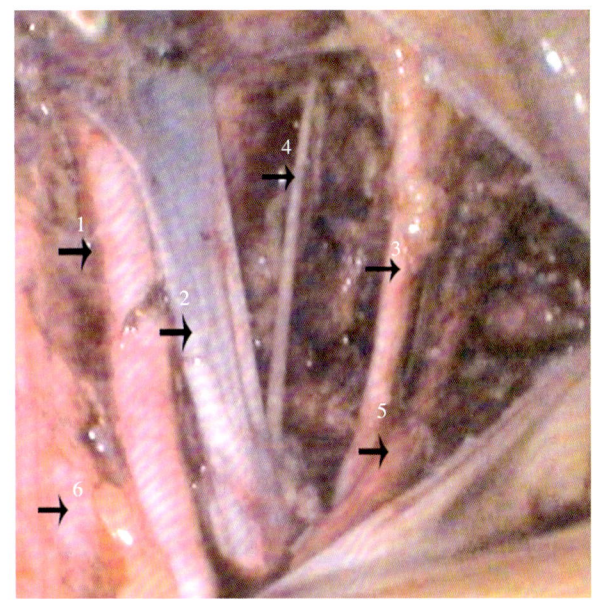
图1-8 髂血管周围解剖（左侧）
1.髂外动脉；2.髂外静脉；3.髂内动脉；4.闭孔神经；5.输尿管；6.腰大肌

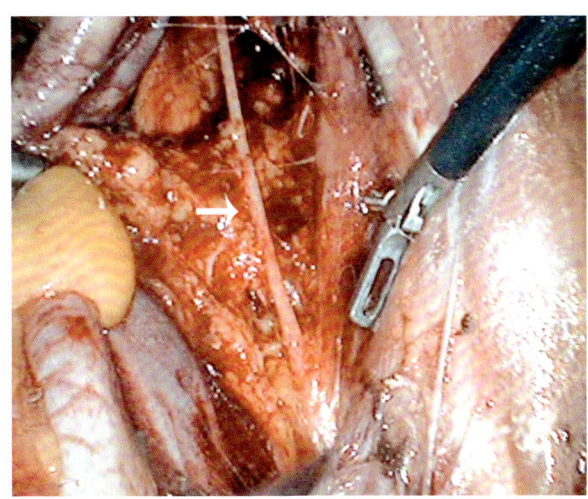
图1-9 髂血管与闭孔神经（箭头）

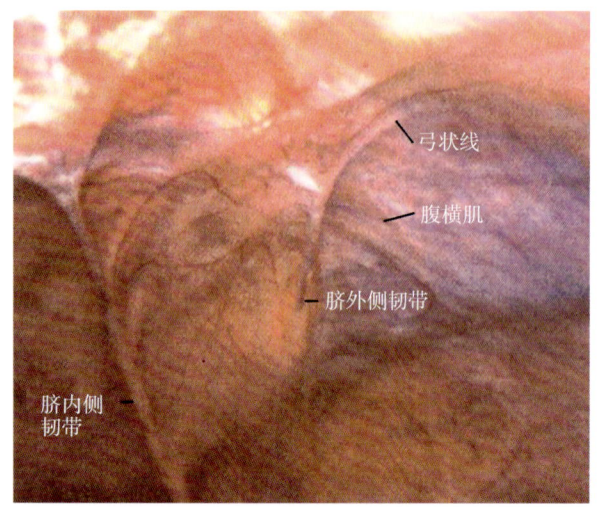

图 1-10 腹腔镜下浅表腹膜标识

2. 腹腔　腹腔是指腹盆部的骨、关节、肌肉及其筋膜围成的腔隙，上为膈，下达盆膈，主要包括：腹主动脉与下腔静脉的分支与属支，消化管、腺和泌尿生殖系统位于腹盆腔的器官及腹膜后结构等。腹盆腔器官及其腹膜共同围成的浆膜囊称为腹膜腔，临床上所谓的腹腔实则是解剖学所指的腹膜腔简称。图1-11～14为腹腔镜下观察到的腹腔脏器。

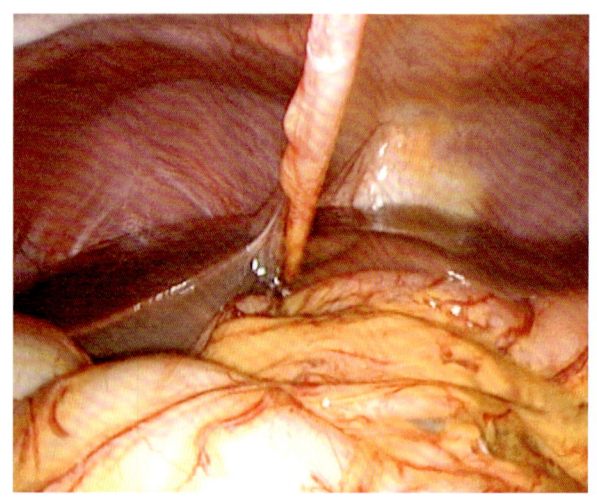

图 1-11　腹腔镜下的腹部器官

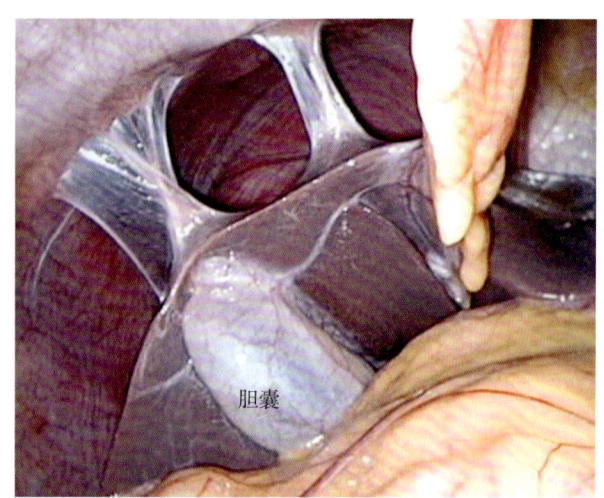

图 1-12　腹腔镜下的胆囊

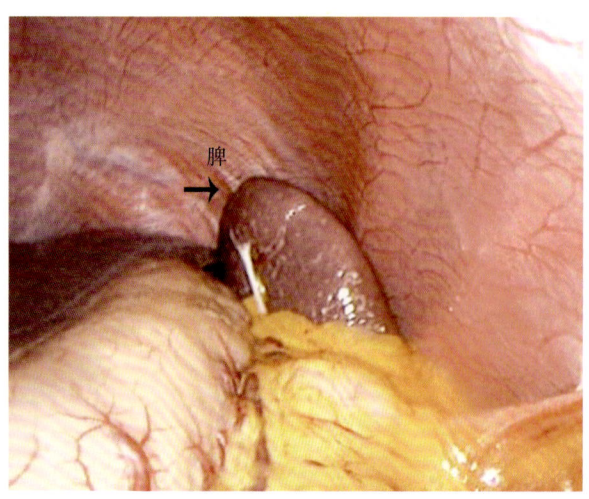

图 1-13　腹腔镜下的脾

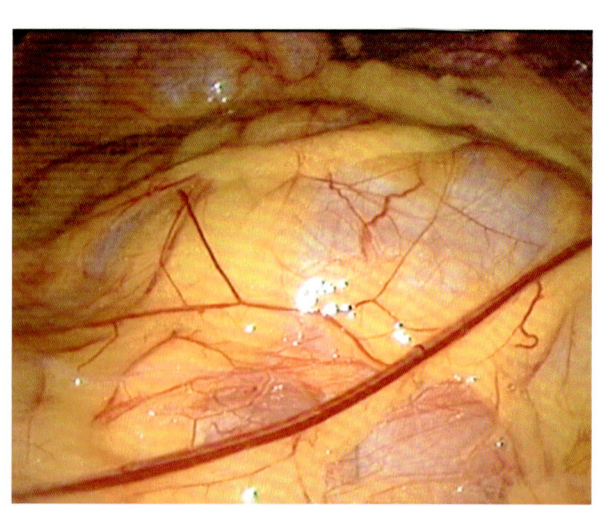

图 1-14　平铺在肠管表面的大网膜

二、盆腔

（一）女性骨盆

骨盆是由骶骨、尾骨和左、右髋骨组成的完整骨环（图1-15）。髋骨又由髂骨、坐骨、耻骨组成。骨性标志包括：髂嵴、耻骨联合、坐骨结节、腰骶菱形区、尾骨尖、骶管裂孔、骶岬。

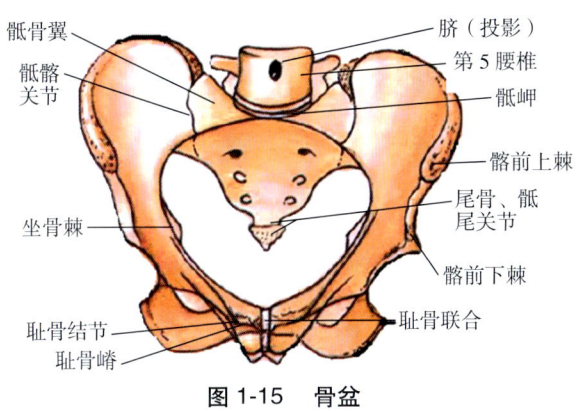

图1-15 骨盆

（二）盆底组织

盆底由3层组织构成。

1. 外层 由会阴浅筋膜和其深面的球海绵体肌、坐骨海绵体肌、会阴浅横肌3对肌肉及肛门外括约肌组成。这些肌肉的肌腱汇合于阴道口与肛门之间，形成中心腱。

2. 中层 泌尿生殖膈，由上、下两层坚韧的筋膜及位于筋膜间的一对会阴深横肌和尿道括约肌组成（图1-16）。

3. 内层 盆膈，为盆底最里面最坚韧的一层，由盆膈上、下筋膜及其间的肛提肌与尾骨肌（耻尾肌、髂尾肌、坐尾肌）组成。

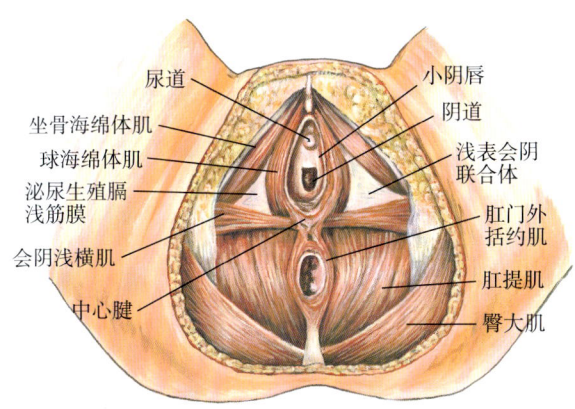

图1-16 骨盆底浅筋膜及其肌肉

（三）盆腔脏器

1. 阴道 阴道为连接子宫和外生殖器的肌性管道。其壁由黏膜、肌层和纤维层构成，上端环绕宫颈，下端开口于阴道前庭后部。前壁较短，约6～7cm；后壁稍长，约7.5～9cm。前壁和后壁在宫颈处形成阴道穹。在腹膜内，阴道和直肠通过子宫直肠陷凹分隔，通过膀胱子宫陷凹与膀胱相分隔。阴道上部有子宫动脉的阴道支分布，中部有膀胱下动脉的分支分布，下部有肛门动脉及直肠动脉下支的分支分布。

2. 子宫 子宫为一壁厚腔小的肌性中空器官，分为体和颈。它的大小、重量和颈体长度会根据生命的阶段和经产情况而改变。初潮前期的女孩从子宫外口到基底部长度是1～3cm。青春期前的女孩，宫颈占子宫长度的2/3，初潮后只占据1/3。在未经产的女性中，子宫从子宫外口到基底长8cm，基底部宽5cm，前后径2～3cm，子宫腔的长度是6～7cm。这些知识，在做子宫内膜活检、子宫镜检和胚胎移植要在子宫腔内放置器械的时候很重要。绝经后的女人子宫减小到3～5cm长。子宫的重量从40g到100g不等。

子宫壁由3层组成：子宫内膜层、肌层、浆膜层。生育期子宫内膜受激素影响，一个月经周期其厚度在5～15mm间改变。绝经后子宫内膜厚度小于5mm。

子宫肌层为子宫壁最厚一层，在生育期大约厚1～1.25cm，输卵管开口处最薄。肌层由平滑肌束及弹性纤维组成，肌束排列交错，大致分为外纵、内环、中间层由环形和斜形的纤维组成，还包括许多血管和疏松结缔组织。

子宫的血供来自髂内动脉前干支的子宫动脉，沿子宫侧缘走行，与卵巢和阴道动脉有广泛的吻合。大约有6～10根来自子宫动脉的血管穿过子宫，作为前后壁的弓形动脉环形走行。吻合处的血管在中线位置，但在中线没有大血管。弓形动脉有放射状的分支穿过肌层深入黏膜层，这些放射状的分支动脉末端为黏膜的螺旋动脉。

子宫动脉对于生殖外科来说特别重要。髂内动脉的前干发出脐动脉后，子宫动脉与之并行并且在宫颈水平阔韧带底部跨过输尿管（图1-17、18）。

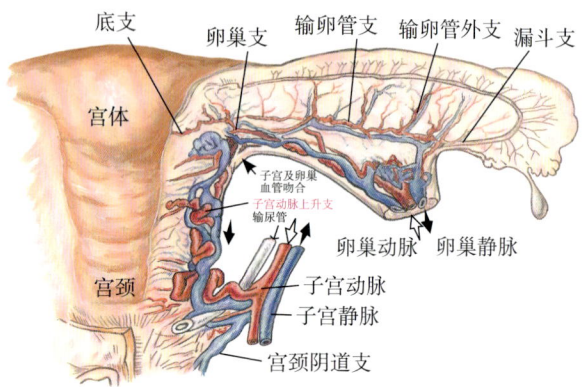

图 1-17　子宫动脉走行分布

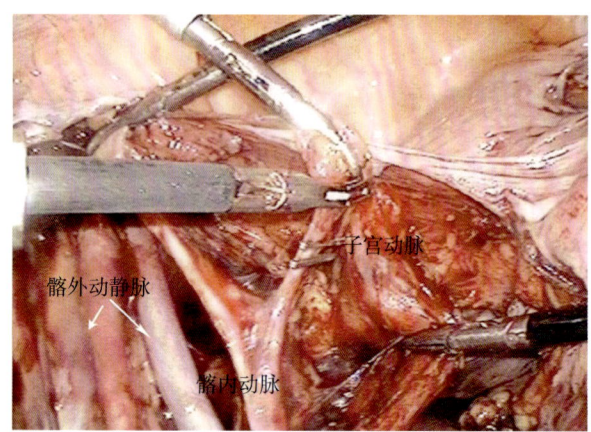

图 1-18　腹腔镜下广泛子宫切除术中夹闭子宫动脉

子宫肌瘤剔除术中在子宫做切口时要考虑子宫的解剖。在中线做垂直切口不易损伤子宫侧边的大血管，但是垂直的切口会横断一些螺旋动脉[2]。

3.输卵管　输卵管是细长而弯曲的管道，全长 8～14cm，内侧与子宫角相连，外侧开口于腹腔，由内向外分为间质部、峡部、壶腹部和漏斗部四部分。输卵管内径的范围从壁内部小于 1mm 到漏斗部的 10mm（图1-19）。

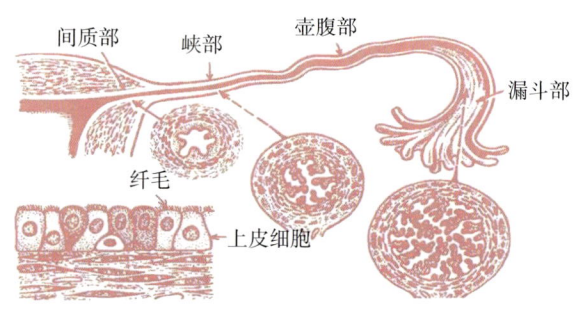

图 1-19　输卵管解剖

（1）间质部：管腔狭小，长约 1.5cm，宫腔镜检查时，输卵管于子宫腔的开口在两侧宫角处可见。

（2）峡部：细直而短，长 2～3cm，壁厚腔小，腔隙直径约 0.5mm，通常是输卵管结扎的部位，也是吻合的部位。

（3）壶腹部：长 5～8cm，占据了输卵管长度的 2/3，腔大壁薄，有 4～5 个纵嵴，是受精的部位，也是异位妊娠最常见的部位。

（4）漏斗部：是输卵管的远段，长约 1.5cm，不与腹膜相连，而是游离于腹腔。漏斗周缘有许多指状突起，有"拾卵"作用，称为输卵管伞。

输卵管壁由 3 层结构组成：黏膜层、肌层和浆膜层。肌层是外纵、内环的平滑肌，平滑肌收缩有助于卵子运行；内层为黏膜层，由单柱状上皮组成，上皮细胞中的纤毛细胞向子宫方向蠕动，协助卵子运送。输卵管的血供由子宫动脉与卵巢动脉的分支供给。

4.卵巢　卵巢位于骨盆侧壁、髂总动脉的分叉处，以卵巢系膜连接于阔韧带后叶的部位称为卵巢门，卵巢血管与神经由此出入。卵巢内侧以卵巢固有韧带与子宫相连，外侧以卵巢悬韧带（骨盆漏斗韧带）与盆壁相连。卵巢表面无腹膜覆盖，表层为生发上皮，其下为卵巢白膜。白膜下端卵巢组织分为皮质和髓质，外侧为皮质，含有始基卵泡和发育程度不同的囊状卵泡。卵巢的中心为髓质，与卵巢门相连。卵巢含有疏松结缔组织与丰富的血管、神经以及少量平滑肌纤维，与卵巢韧带相连。

卵巢的体积取决于生命阶段和生殖细胞的生殖能力。在生育期，除去功能性卵泡，卵巢大约重 20～35g，体积大约是 4cm×2cm×1cm。在初潮前和停经后，卵巢会稍小。

子宫和卵巢血管的吻合处形成一弓形血管，这些血管称为螺旋血管，因为它们有高度弯曲的结构，穿过卵巢系膜进入髓质，并通过卵巢系膜内可见的静脉丛使髓质静脉回流。在输卵管粘连松解术或囊肿切除术中，要在这附近做切口时，应十分小心，避免出血。

5.输尿管　输尿管从肾到膀胱长 25～30cm，其走行可分为如下部分：

（1）输尿管腰段位于腰大肌上，卵巢血管的内侧。

（2）输尿管在髂总动脉分叉的表面进入骨盆。卵巢血管在骨盆缘进入骨盆漏斗韧带，在输尿管的上方交叉进入骨盆。

（3）输尿管在阔韧带的中间部位向膀胱走行，可以通过其蠕动进行识别。输尿管先经过子宫骶韧带外侧，距离子宫骶韧带非常近，然后穿过阔韧带基底部主韧带的上部，距离坐骨棘约2cm，距离子宫颈1.5～2cm，在子宫动脉的下方。

（4）输尿管在子宫动脉下方像"膝盖"一样弯曲，向前并向内侧走行，穿过阴道上1/3的前面和侧面阴道壁进入膀胱（图1-20、21）。

6. 膀胱　膀胱位于子宫及阴道上部的前面，后壁与宫颈阴道前壁相邻，其间含少量疏松结缔组织，正常情况下易分离。膀胱子宫陷凹腹膜前覆膀胱底，后连子宫体浆膜层（图1-22）。

7. 直肠　成人的直肠长12～15cm，起于骶前直肠乙状结肠接合处，止于尾骨尖水平的肛门直肠接合处。上1/3的直肠横向并向前凸进腹腔。在它的中点，直肠前的腹膜延伸到阴道穹处形成子宫直肠陷凹。它的后1/3是完全的后腹膜（图1-23）。

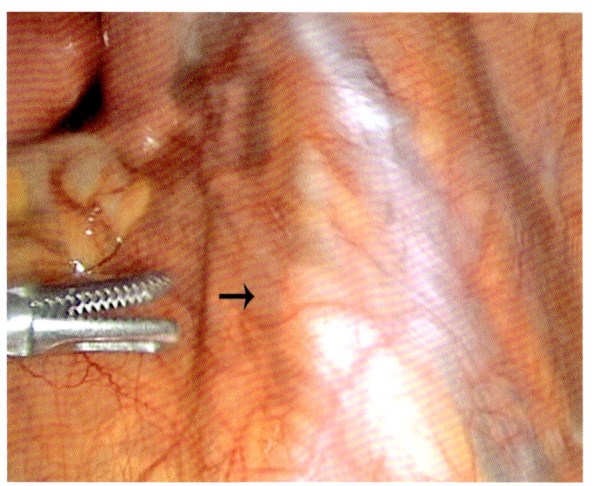

图1-21　腹腔镜下观察髂血管与输尿管（箭头）的关系

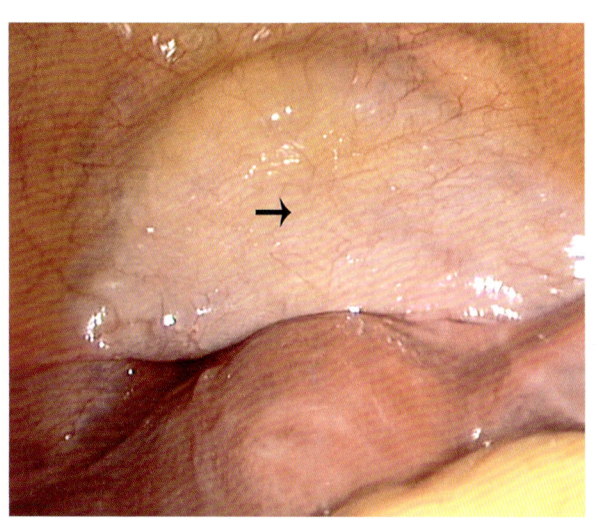

图1-22　膀胱（箭头）与子宫

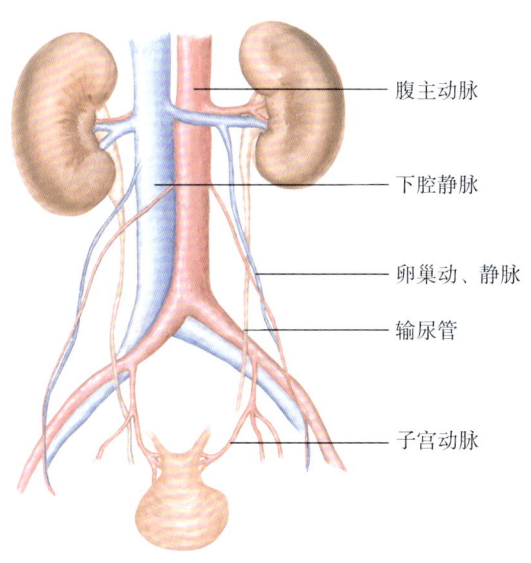

图1-20　输尿管走行

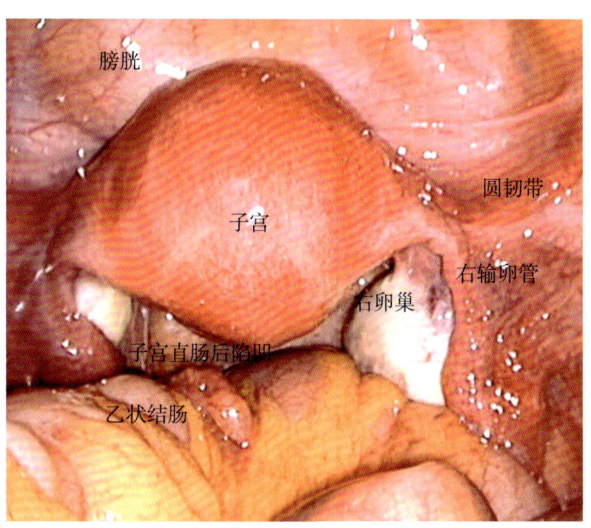

图1-23　腹腔镜下观察盆腔脏器

（四）骨盆的无血管间隙

膀胱宫颈韧带、子宫阔韧带、子宫骶韧带3对韧带将骨盆分成8个无血管间隙（图1-24）。

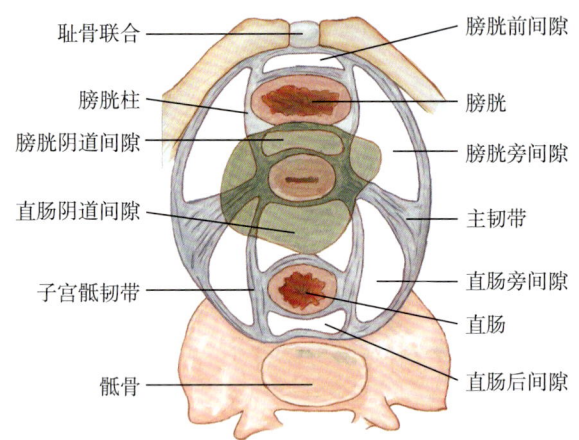

图 1-24　子宫韧带及盆腔间隙

1.膀胱前间隙　又称耻骨后间隙，是耻骨后和膀胱前壁之间潜在的无血管间隙，但间隙的边缘具有丰富的血管。耻骨后间隙的前界是横筋膜，横筋膜固定到耻骨联合后表面。尿道、尿道旁韧带和膀胱颈组成该间隙的底，下界是耻骨联合、耻骨上支和Cooper韧带。

2.膀胱旁间隙　膀胱后间隙向侧面延续即进入两侧的膀胱旁间隙。其内侧是脐动脉，外侧是闭孔内肌、闭孔神经、闭孔动脉和闭孔静脉，在髂骨的骨性弓状嵴之下。间隙后界（骶骨方向）是盆腔内筋膜组织，构成髂内动脉、静脉和前组分支的血管鞘，这些血管向坐骨棘方向走行。膀胱旁间隙的底是耻骨宫颈筋膜。

3.直肠旁间隙　呈三角形，前壁是主韧带，内侧是输尿管，外侧是髂外动脉。在子宫动脉的起始部和输尿管的外侧通过钝性分离很容易分离出直肠旁间隙。

4.膀胱阴道间隙和直肠阴道间隙

（1）膀胱阴道间隙位于阴道前壁和膀胱后壁之间，两侧是膀胱柱，又称膀胱子宫韧带或膀胱宫颈韧带。切开膀胱腹膜反折即可进入膀胱阴道间隙。

（2）直肠阴道间隙的前界是阴道后壁，后面是直肠前壁，基底和侧面是会阴体，上界是子宫骶韧带之间的子宫直肠陷凹的腹膜，切开此处腹膜即可进入直肠阴道间隙。

5.骶前间隙或直肠后间隙　骶前间隙位于直肠和骶骨之间，需经腹分离乙状结肠系膜或通过直肠旁间隙后才能进入该间隙。骶前间隙的基底是肛提肌，两侧是直肠旁间隙的延续，外侧边界是髂总动脉和输尿管，左侧骶前间隙的外侧边界还有穿过乙状结肠系膜的肠系膜下动脉。骶正中动脉和骶前静脉丛附着在骶前纵韧带的表面。该间隙的骨盆内筋膜内有下腹上神经丛的内脏神经和淋巴组织[3]。

（五）骨盆筋膜和韧带

盆腔内脏通过腹膜皱褶、骨盆筋膜的缩合和残余的胚胎结构与骨盆侧壁相连（图1-25）。

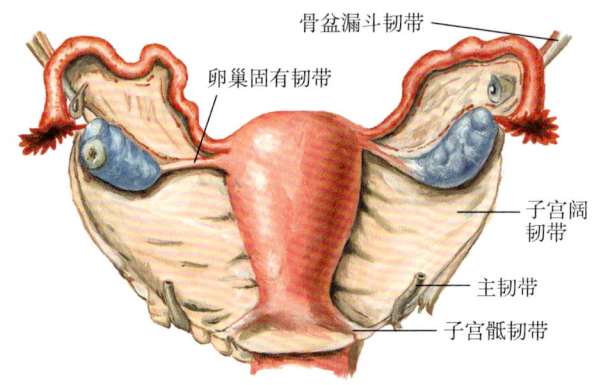

图 1-25　盆腔韧带

1.子宫阔韧带由子宫前、后面的腹膜向两侧伸展而成，内2/3包围输卵管，外1/3由输卵管伞下方延伸到盆腔侧壁，形成骨盆漏斗韧带。子宫阔韧带由子宫旁的血管和子宫系膜组成，卵巢系膜从后方连接卵巢与子宫阔韧带，输卵管系膜使输卵管连接于卵巢系膜的底部。卵巢内侧与子宫角之间的子宫阔韧带稍有增厚，称卵巢固有韧带。子宫体两侧的子宫阔韧带中有丰富的血管、神经、淋巴管及大量的疏松结缔组织，称为子宫旁组织。子宫动、静脉和输尿管均从子宫阔韧带基底部穿过。

2.骨盆漏斗韧带通常称为卵巢悬韧带，是子宫阔韧带在侧方的延续，它越过输卵管连接卵巢至骨盆缘，包含卵巢动、静脉。卵巢动、静脉从子宫上方经过，在该韧带进入骨盆侧壁的附近。

3.子宫主韧带是宫颈旁的结缔组织缩合，前后方以子宫阔韧带的叶为界，下方以骨盆底为界。子宫主韧带由子宫颈旁组织连接，子宫颈旁组织为围绕宫颈下段和阴道上段的厚纤维鞘，从侧方与骨盆壁相连，通常包绕了子宫血管的主要分支，又称子宫颈横韧带。

4. 子宫骶韧带是自宫颈侧后方散出至骶骨与直肠的一结缔组织带。

5. 子宫圆韧带是卵巢韧带的子宫附着体向前的延续。此纤维性结构穿过腹股沟深环，成为一些纤维丝终止于大阴唇的结缔组织上[1]（图1-26）。

生殖系统外科手术治疗的基本目标是通过手术方法和技巧来保障生育功能，即在任何可能的条件下恢复正常的解剖位置。腹腔镜手术过程中，由于气腹形成、截石位、举宫器的使用，会使得腹、盆腔的脏器解剖发生变化，加之不孕症患者发生盆腔感染、脏器粘连及生殖系统畸形的概率较高，所以只有具备扎实的腹、盆腔解剖知识，才能完美流畅地驾驭手术，服务患者。

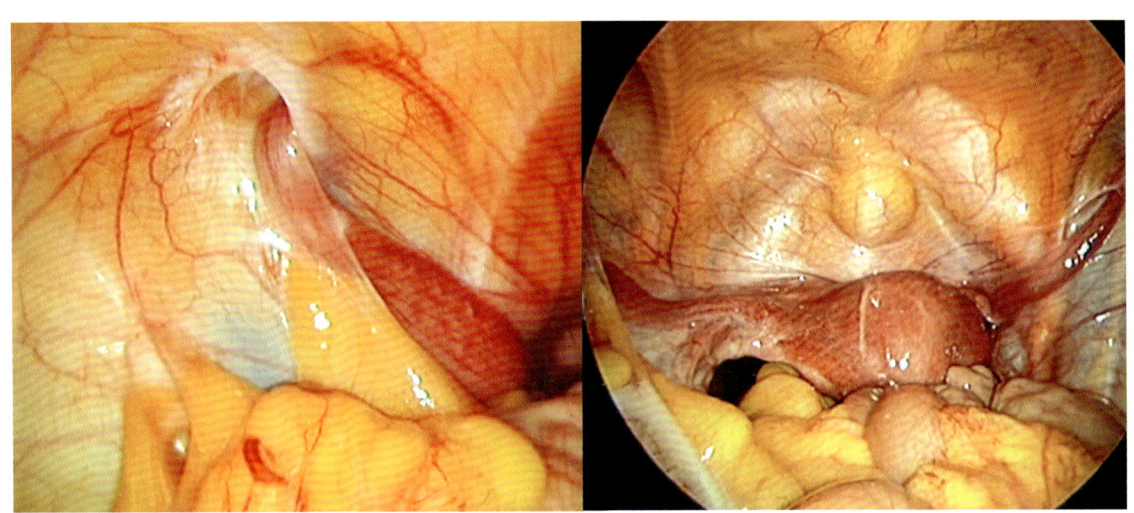

图1-26　腹腔镜下见子宫圆韧带穿过腹股沟深环

（宋雪凌　杜晓果）

第2节　男性生殖系统解剖

男性生殖系统是产生男性生殖细胞、分泌男性激素、完成性活动的功能结构体系，包括内生殖器和外生殖器两个部分。内生殖器由生殖腺（睾丸）、输精管道（附睾、输精管、射精管和尿道）和附属性腺（精囊腺、前列腺、尿道球腺）组成。外生殖器由阴囊和阴茎组成（图1-27）。精子产生于睾丸，在附睾内进一步成熟并储存，在性高潮时与附属性腺的分泌物共同组成精液并通过输精管道一并排出体外。睾丸产生的雄激素（睾酮）进入血液循环，维持男性第二性征和性功能，并维护性激素依赖器官的功能。同时，睾酮还通过旁分泌的作用影响睾丸内精子的生成。睾丸功能的正常发挥有赖于下丘脑－垂体－睾丸性腺轴的激素分泌和调节[4]。

一、睾丸

睾丸位于阴囊内，左、右各一，为扁椭圆体，分上下端、内外面和前后缘。睾丸前缘游离，后缘有血管、神经和淋巴管出入。睾丸表面包被的致密结缔组织称为白膜。后缘的白膜增厚并突入睾丸实质内形成放射状的小隔，把睾丸实质分隔成许多锥体形的睾丸小叶，每个小叶内含2~3条精曲小管（曲细精管）。精曲小管在睾丸小叶的尖端处汇合成精直小管，再互相交织成睾丸网，最后在睾丸后缘发出十多条输出小管进入附睾（图1-28）。精曲小管内被覆生精上皮，其内生精细胞在支持细胞之间自基底膜向管腔内逐渐成熟，最终形成精子排至管腔内。精曲小管之

第 1 篇　基础篇

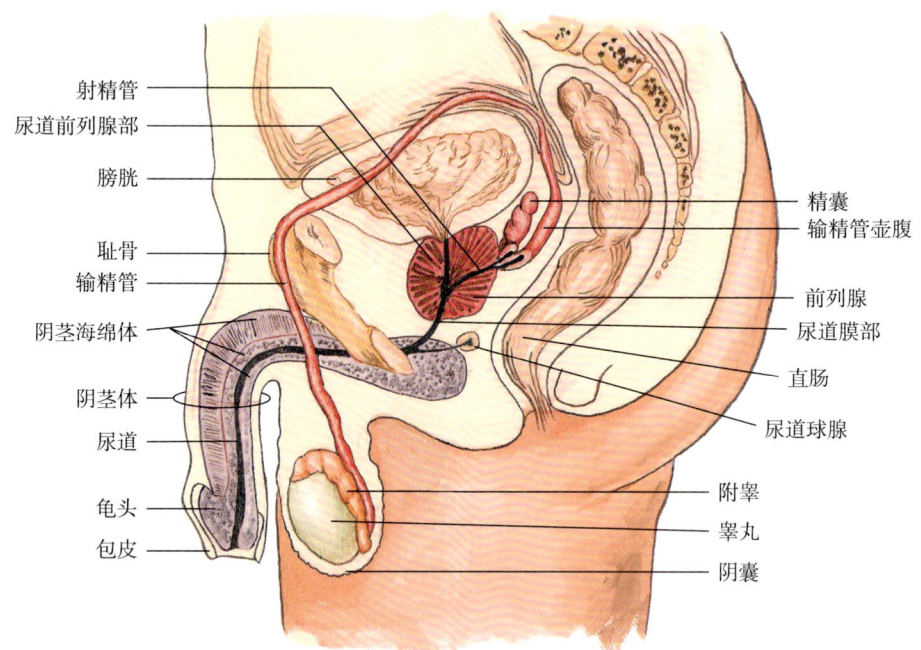

图 1-27　男性生殖系统示意图（矢状面）

间的结缔组织内的间质细胞分泌睾酮。

二、附睾

附睾紧贴睾丸的上端和后缘，可分为头、体、尾三部（图 1-28）。头部由输出小管盘曲而成，输出小管的末端连接一条附睾管。附睾管长约 4～5 米，盘曲构成附睾体部和尾部。附睾管的末端急转向上直接延续成为输精管。附睾管除了能储存精子外还能分泌附睾液，其中含有诸多电解质、激素、酶和特异的蛋白质等，它们有助于精子的成熟和转运。附睾尾部的附睾管平滑肌在性高潮时会发生强烈的收缩，使得精子得以快速地排出。

三、输精管

附睾尾部内的多条附睾管最终汇集到输精管。输精管左、右各一，自附睾起向上沿着腹股沟管，通过腹壁到达盆腔，然后向下弯曲折回到膀胱的底部，这时输精管形成梭形膨大，称为输精管壶腹。两侧输精管末端与同侧的精囊管合并成为射精管，穿过前列腺，通至后尿道（图 1-27、1-28）。

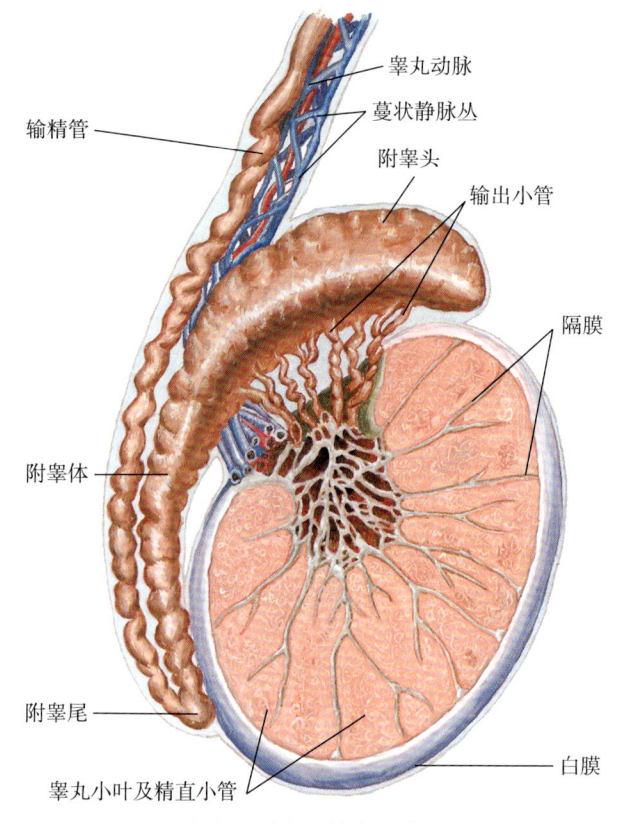

图 1-28　睾丸、附睾及精索示意图（矢状面）

四、精索

精索是睾丸上端至腹股沟管腹环的一条柔软的条索，输精管走行于其后内侧，与输精管伴行的有血管、淋巴管和神经等，如睾丸动脉、输精管动静脉、蔓状静脉丛、输精管神经丛等，由精索被膜将其包裹。睾丸或附睾手术时的精索阻滞即在此部位。另外，精索被膜内还含有提睾肌，提睾肌参与睾丸温度的调节。精索静脉会因静脉瓣关闭不全等因素导致最下端蔓状静脉丛产生曲张，并会因静脉回流不畅、睾丸温度升高、代谢产物蓄积等原因导致睾丸生精功能受损。由于解剖结构的原因，精索静脉曲张更易发生在左侧精索[5]（图1-29）。

五、精囊

精囊又称为精囊腺，为长椭圆形的囊状器官，由迂曲的小管组成。精囊位于膀胱底的后方、输精管壶腹的外侧，左、右各一。精囊管与输精管壶腹的末端汇合成为射精管（图1-30、31）。精囊腺分泌一种淡黄色、弱碱性、黏稠的精囊液，是精液的组成部分之一，大约占精液总量的三分之二。精囊液中含有丰富的果糖、前列

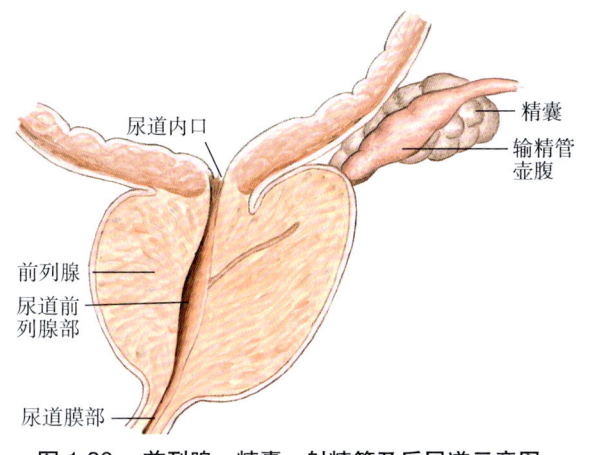

图1-30 前列腺、精囊、射精管及后尿道示意图

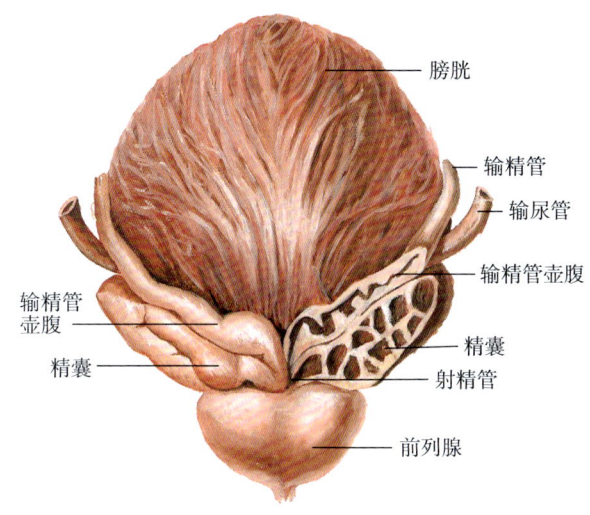

图1-31 膀胱、前列腺、精囊示意图（后面观）

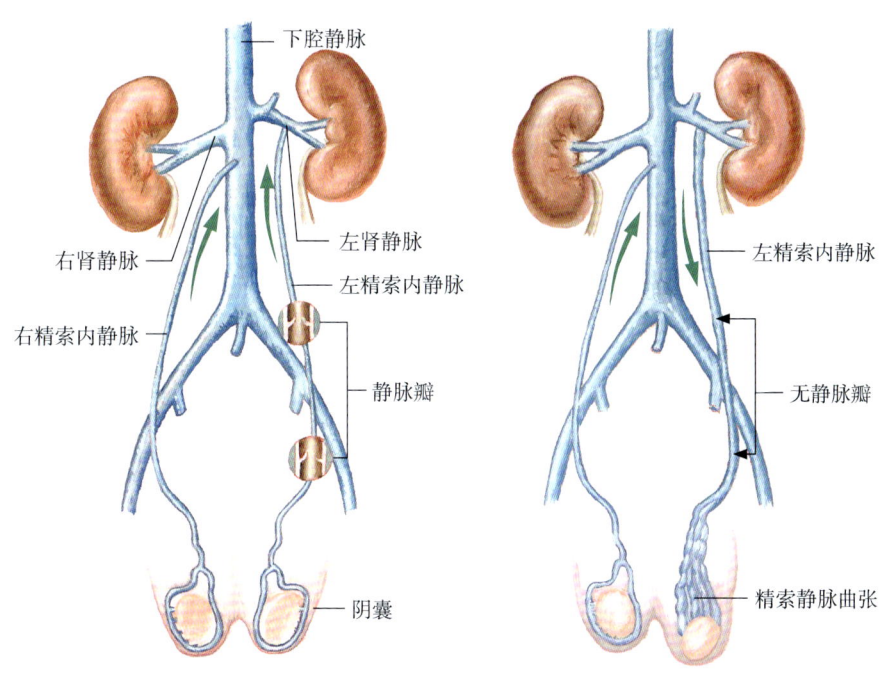

图1-29 两侧精索静脉回流途径

腺素、蛋白质、酶和电解质等物质，为精子的运动及功能的发挥提供保障。

六、前列腺

前列腺呈前后稍扁的栗子形，上端宽大的前列腺底邻接膀胱颈，下端尖细的前列腺尖位于尿生殖膈上。尿道在前列腺实质部穿过，称为尿道前列腺部。射精管也穿入前列腺，并开口于尿道前列腺部后壁的精阜上。前列腺的排泄管开口于尿道前列腺部的后壁（图1-32）。前列腺一般分为5个叶：前叶、中叶、后叶和两侧叶。中叶呈楔形，位于尿道与射精管之间。前列腺是男性最大的附属性腺，也是人体非常少有的、具有内外双重分泌功能的分泌腺。作为外分泌腺，前列腺每天分泌约2ml前列腺液，是构成精液的重要组成成分，约占精液总量的三分之一，主要参与精液的液化；作为内分泌腺，前列腺分泌前列腺素和5α-还原酶，后者可将睾酮转化为具有生理活性的双氢睾酮[6]。另外，前列腺内平滑肌还具有控制排尿和辅助射精的功能。

七、阴囊

阴囊为容纳和保护睾丸和附睾的囊袋状结构，为男性外生殖器官。由多层组织所构成（图1-33），自外向内分别为皮肤、肉膜、精索外筋膜、提睾肌、精索内筋膜、睾丸鞘膜壁层。阴囊皮下组织为肉膜，主要由平滑肌组成，并含有致密的结缔组织和弹性纤维。肉膜在正中线上形成阴囊中隔，将两侧睾丸和附睾隔开。睾丸自身被覆3层膜状结构，由表至里依次为睾丸鞘膜脏层（或称睾丸固有鞘膜）、白膜和血管膜。睾丸鞘膜的壁层与脏层之间有一鞘膜腔，内有少量鞘膜液。脏层包被睾丸与附睾，使得睾丸可以在阴囊里自由滑动，以便在剧烈运动时免于受伤。提睾肌和肉膜内平滑肌的收缩、舒张可调节阴囊内温度，使睾丸始终处于低于体温的温度，以利于睾丸的生精功能。

八、阴茎

阴茎主要由两个阴茎海绵体和一个尿道海绵体，以及外面包被的筋膜和皮肤而构成（图1-34）。尿道海绵体内有尿道贯穿其全长，前端膨大即阴茎头，后端膨大形成尿道球。每条海绵体的外面覆有一层纤维膜，海绵体的内部有由结缔组织和平滑肌构成的小梁，小梁间空隙被称为海绵窦，海绵窦与阴茎动、静脉血管相通。在性兴奋时，交感神经与副交感神经协同作用使阴茎内的动脉扩张、静脉收缩，导致海绵窦内充血，海绵体膨大而勃起。在性高潮时，在交感神经、副交感神经及躯体神经的协同作用下，精子从附睾尾部起始，在附睾管、输精管和射精管管壁肌

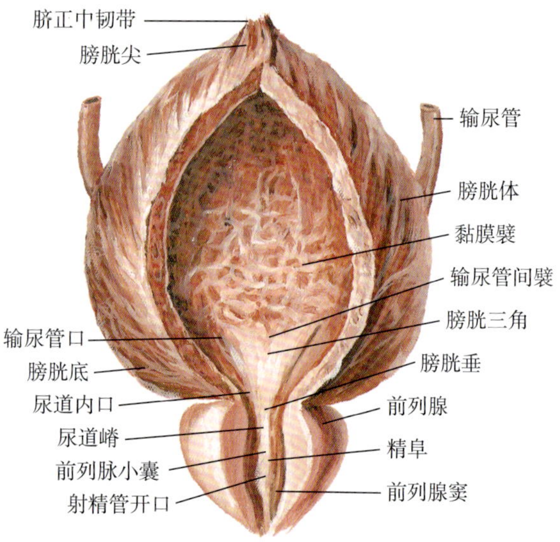

图1-32 膀胱及尿道前列腺部（前面观）

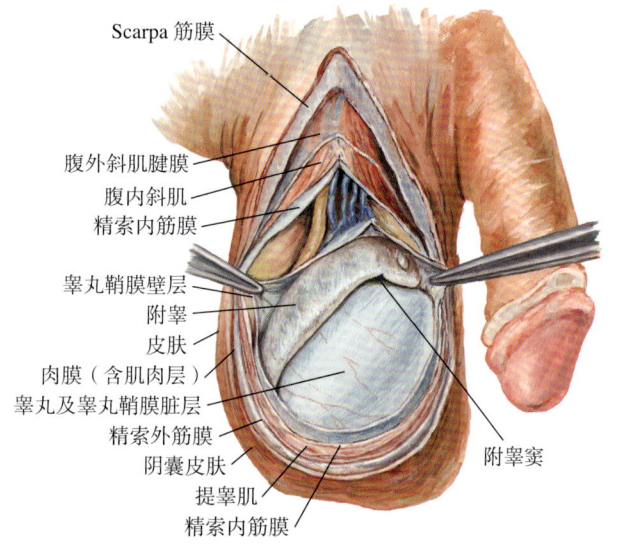

图1-33 阴囊及睾丸被膜结构示意图

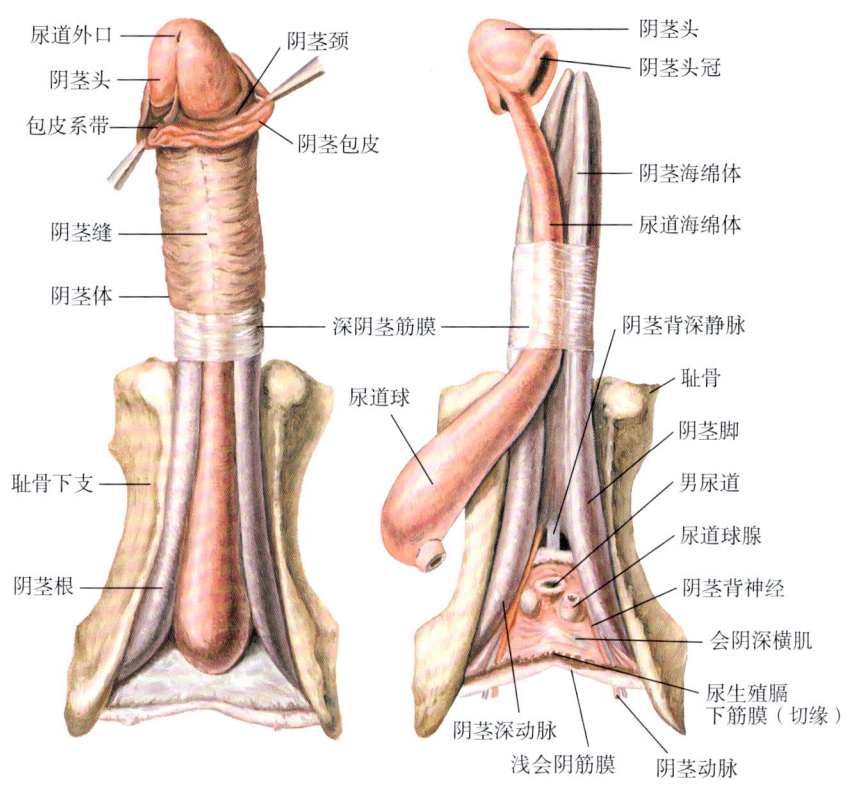

图 1-34　阴茎结构示意图（腹侧观）

纤维收缩的挤压下排至后尿道，同时前列腺、精囊等副性腺的收缩将精浆成分同时排入尿道，在海绵体及其根部附着的会阴肌肉的协同作用下，将精液自尿道排出体外。

（白　泉）

参考文献

[1] Pierre Kamina. 妇产科手术解剖图谱. 龙雯晴主译. 北京：北京大学医学出版社，2008.
[2] 丰有吉. 妇产科学. 7版. 北京：人民卫生出版社，2008.
[3] 郭光文，王序. 人体解剖彩色图谱. 2版. 北京：人民卫生出版社，1986.
[4] E.Nieschlag, H. M. Behre. Andrology: Male Reproductive Health and Dysfunction. Springer, 1996.
[5] 郭应禄，胡礼泉. 男科学. 北京：人民卫生出版社，2004.
[6] Tommaso Falcone. 临床生殖医学与手术. 乔杰主译. 北京：北京大学医学出版社，2010.

2 生殖医学手术室的建立

杨 艳　宋雪凌　洪 锴　唐文豪

第 1 节　生殖医学腔镜手术室

装备精良的手术室是手术成功的关键。手术队伍中的所有成员不但要熟悉每一件手术器械的性能，而且要熟悉人员和设备在手术室的位置。手术医生不但要负责器械和设备的正常运转和使用，还要负责器械和设备在手术室的布置。手术室接触地面的设备越少越好，利于安全和清洁。手术室和辅助生殖实验室要安装中央空调和层流空气净化系统。手术室设计时要注意患者和工作人员通道分开，并设计单独的污物通道。

一、手术室布置

（一）手术室基本设施

1. 手术床　应具备头低位、头高位、膀胱截石位的基本功能，可自动和手动控制（图 2-1）。

2. 手术灯　无影灯应保证腹部手术及阴道操作时照明的需要（图 2-2）。

3. 手术室温控系统　手术室适宜的温度为 20～25℃，湿度为 50%，良好的温度和湿度是手术正常进行的关键（图 2-3）。

4. 手术器械台　用于摆放手术器械（图 2-4）。

5. 壁橱及药品车　用于手术中用药的码放和准备（图 2-5）。应多利用壁橱，并设计恒温壁橱预热术中使用的液体。

6. 马镫型 360° 调节腿架　适用于膀胱截石位、分腿位手术的患者调节合适的体位，利于手术操作（图 2-6）。

（二）手术室消毒系统

1. 手术室刷手池　用于手术前刷手（图 2-7）。
2. 手术器械刷洗台（图 2-8）。

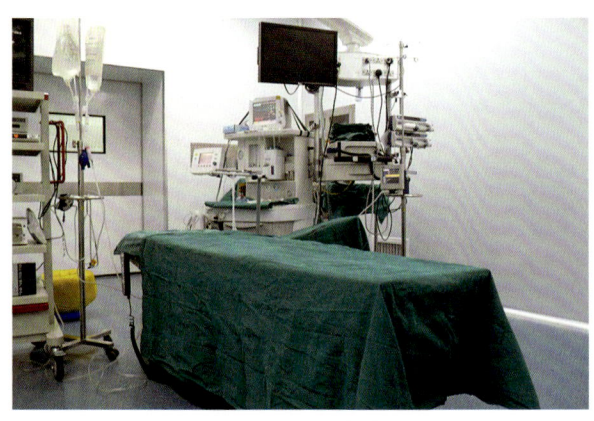

图 2-1　手术床

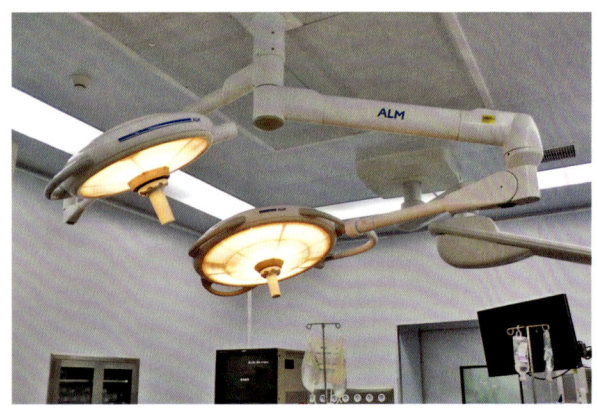

图 2-2　手术灯

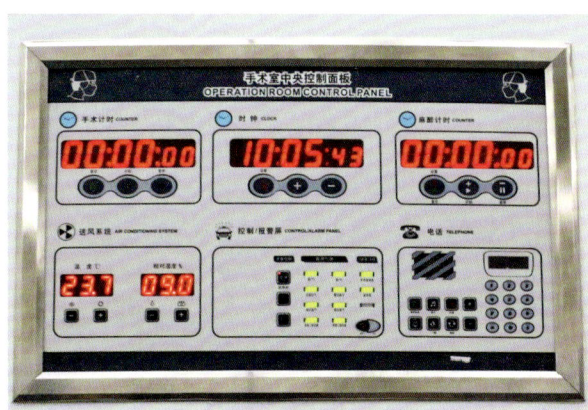

图 2-3　手术室温控系统

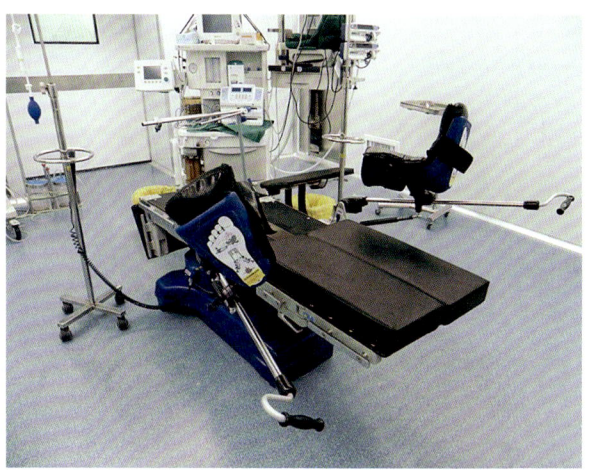

图 2-6　马镫型 360°调节腿架

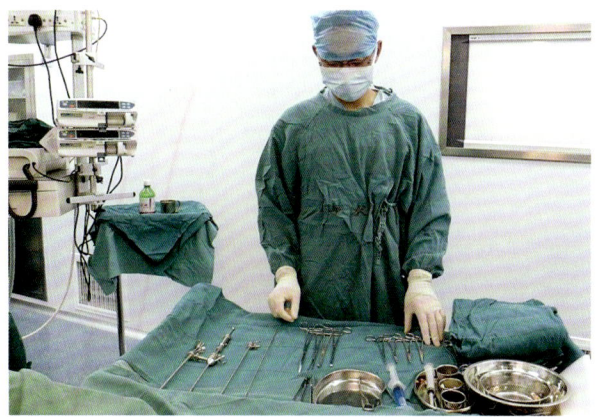

图 2-4　器械台

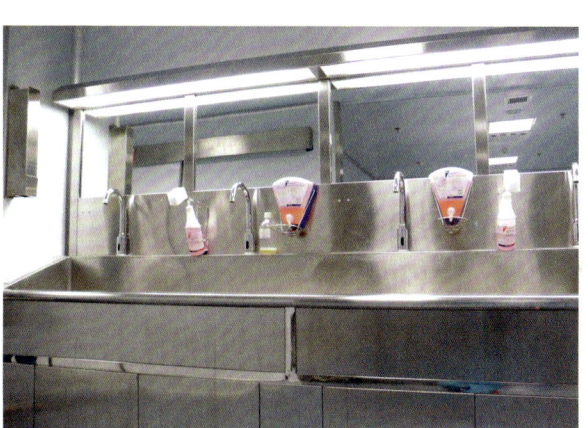

图 2-7　刷手池

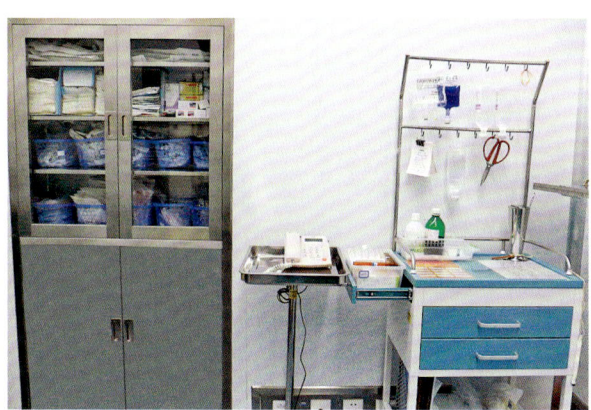

图 2-5　壁橱及药品车

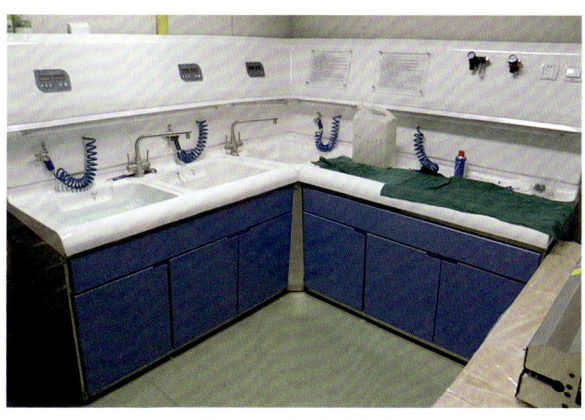

图 2-8　器械刷洗台

3. 塑封机 用于塑封手术器械（图2-9）。

4. 消毒锅 卡式炉和等离子低温消毒器，用于消毒手术器械（图2-10、11）。

（三）腹腔镜吊塔

腹腔镜吊塔包括显示器、光源、摄像机、刻录机、电刀系统和气腹机，应面对术者，放在患者脚侧（图2-12）。

（四）宫腔镜器械车

宫腔镜器械车包括显示器、光源、摄像机、刻录机、电刀系统和膨宫机，应面对术者，放在患者头侧（图2-13）。

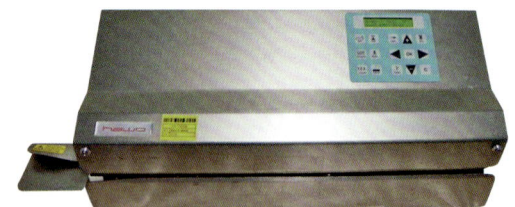

图2-9 塑封机

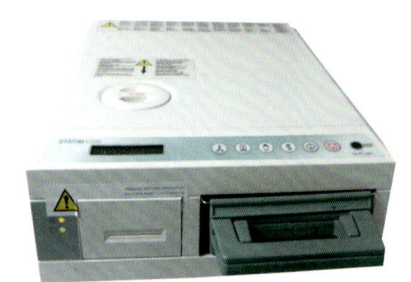

图2-10 卡式炉

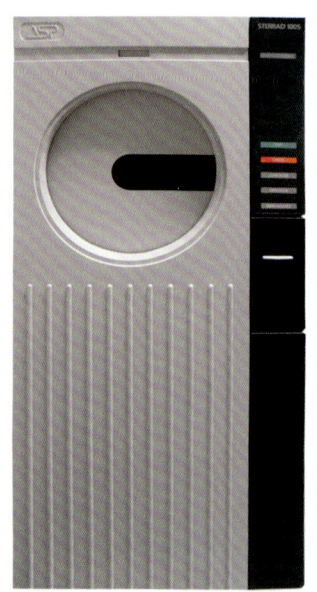

图2-11 等离子低温消毒器

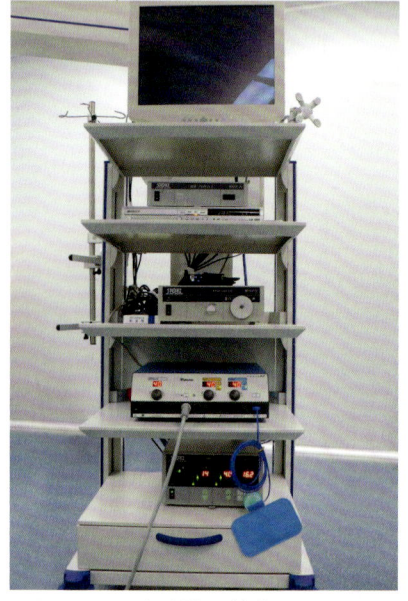

图2-12 腹腔镜器械车（可悬吊）

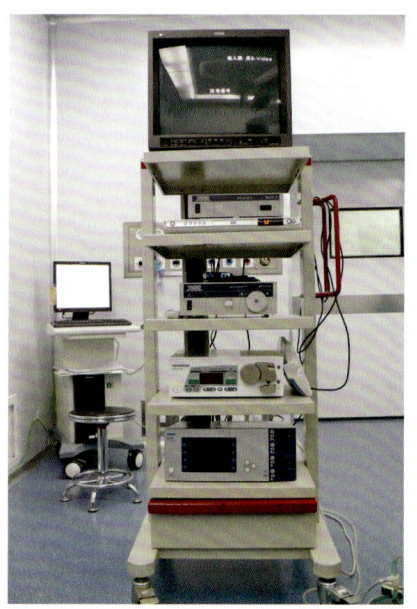

图2-13 宫腔镜器械车

（五）麻醉系统

1. 麻醉机及麻醉泵　用于手术麻醉（图2-14、15）。

2. 麻醉恢复室　用于全身麻醉患者术后恢复。装备有呼吸机、吸痰器、氧气通道、监测系统（图2-16）。

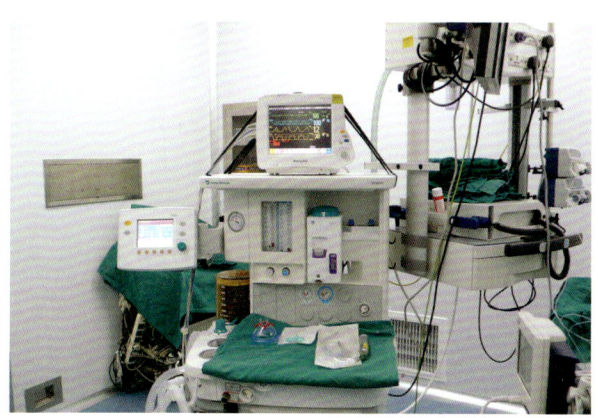

图2-14　麻醉机

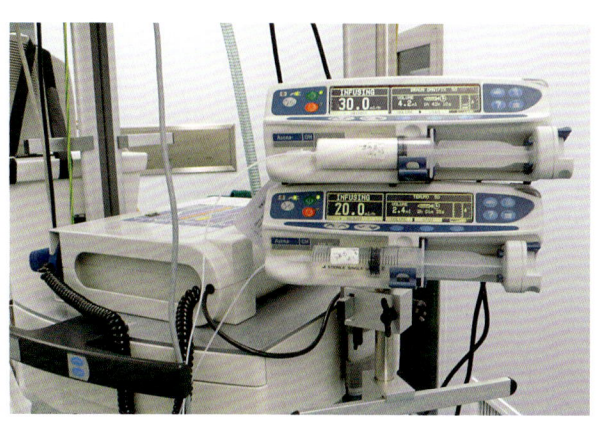

图2-15　麻醉泵

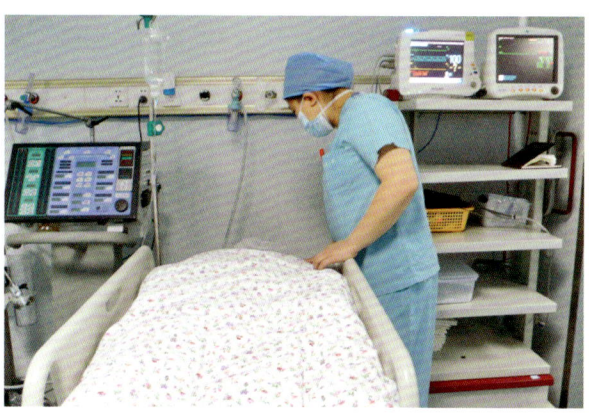

图2-16　麻醉恢复室

二、腹腔镜手术主要设备

腹腔镜手术设备主要包括以下几个部分[1]：视频图像监视系统（腹腔镜目镜、视频摄像系统、彩色监视系统）、冷光源系统、CO_2气腹系统、手术器械。

（一）视频图像监视系统

腹腔镜视频图像监视系统是腹腔镜手术安全进行的前提，是腹腔镜手术医师的"眼睛"。

1. 腹腔镜目镜可将体内物像经复杂的光学系统成像于体外。常使用的目镜的外径有11mm、5mm两种，视角有0°、30°两种，并带有多功能的接头（图2-17）。已有可调视角的目镜生产。

2. 摄像头的作用在于将目镜产生的体内物像（光学信号）转换成电信号，并将其传送至图像处理单元（图2-18）。

3. 摄像仪（摄像控制单元、图像处理单元）。图像处理单元将摄像头传送的图像信号进行必要的处理并形成视频图像信号。

4. 彩色监视系统。医用内镜要求监视器的扫描线数在600以上的高清晰度。

（二）冷光源

冷光源的概念是1952年由Fourestier[2]引入的，为视频图像系统提供良好的腔内照明。一般

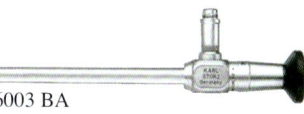

图2-17　腹腔镜（30°）

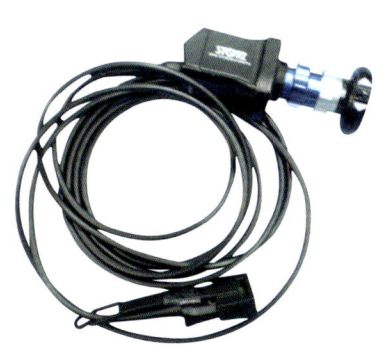

图2-18　腹腔镜摄像头

要求输出亮度高、持续稳定、输出光谱均匀、红外成分少、灯泡的寿命长等性能。目前临床应用的有两种光源：金属乳化光源和金属卤化光源。后者的寿命较短，但价格便宜。采用双光源设计，一旦手术中一个光源发生故障，可立即切换至备用光源，保证手术的顺利进行（图2-19）。

（三）气腹机

腹腔镜除了要求有高质量的图像系统及良好的腔内照明功能外，还必须具备足够稳定的腔内手术空间。普遍采用的方法是CO_2气腹机人工气腹法。要求气腹机具有快速充气、快速补气、安全监视等功能，并有自动加温装置，使CO_2进入腹腔前加温至37℃。现有的气腹机有三种：第一种为半自动气腹机，其最大充气速率＜6 L/min，可显示腔内气体压力，但无腔内气体压力自动平衡功能，只能用于诊断腹腔镜。第二种为全自动脉冲式气腹机，采用脉冲充气模式，速率分挡手控，操作较复杂，有充气过量的可能。第三种为全自动连续式气腹机，最大充气速率15 L/min以上，并有电脑优化控制，可自动识别充气的状态进行调节（图2-20）。

（四）高频外科手术设备

腹腔镜手术中的腔内组织的切割分离和止血等均采用高频电外科技术。常用的设备有单、双极电凝仪以及氩气刀和激光刀等。电凝机有数字显示、预热及冷却标记、电凝高频时间显示以及可看到和听到工作停止的标记等，大大提高了安全性，附件有高频电凝针、点状电凝器及L型单极电凝钩、双极电凝器（图2-21～23）。

（五）热凝系统

利用热的破坏性结果可加速凝固的作用机制，主要是通过蛋白的热感应起作用。通常用的高频电凝，在封闭的腹腔内维持20～30秒，其最低输出量约为100W灯泡的热度，这对邻近组织将带来破坏作用。Semm所发明的热凝系统，主要是通过对流来增加温度。人体与电流无直接接触，避免了电流的危害，此装置可预选90～120℃之间的温度，内凝时间以声响为信号。

Semm所设计的内凝器械的特点是微型化[3]。由于金属加热片减至最小必需体积，一旦切断加热即迅速冷却。利用内凝器止血后，组

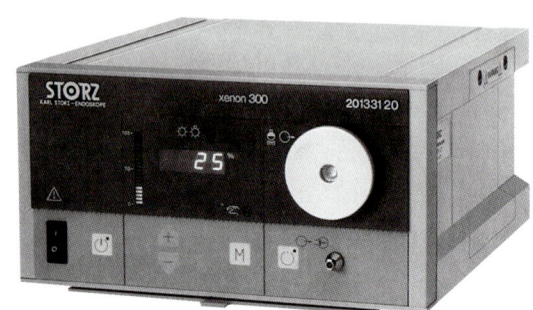

图2-19　光源

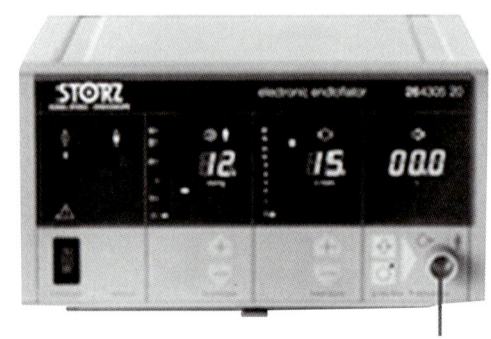

图2-20　气腹机

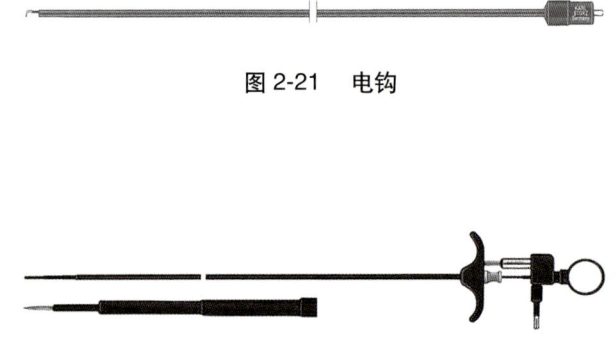

图2-21　电钩

图2-22　单极电凝针

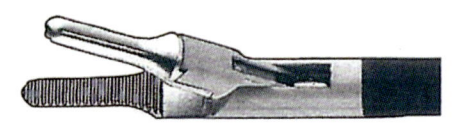

图2-23　双极抓钳

织蛋白首先转变成一种胶状物质，随着温度上升，胶质干燥碳化。它无电凝后的纤维蛋白渗出及结痂脱落等变化，损伤范围小。实验研究证实此种蛋白凝固似煮鸡蛋白样，不会发生脱落及渗出、粘连等，是一种比较有效的止血方法。

（六）冲洗吸引系统

为满足腹腔镜手术过程中创面冲洗的需要，必须配备专用的冲洗吸引系统，一般要求流量大且操作简便。

三、腹腔镜手术器械

腹腔镜手术术者对器械的依赖远远大于开腹手术。因此，术者应对使用的工具有详细地了解。目前，可供在腹腔镜下操作的手术器械品种繁多，且层出不穷，在此仅将妇科手术常用的基本器械作一介绍[4]。

（一）气腹针

气腹针（pneumoperitoneum needle）顾名思义是为形成气腹所用，由外鞘管和钝头内芯两部分组成。外鞘末端为斜面，形成一锋利的斜刀，钝头内芯比外鞘略长，后端装有弹簧，可以伸缩超出外鞘的针尖。当穿刺针顶住腹壁时，钝头缩进，露出穿刺针外鞘锋利的斜面以穿透组织。一旦穿透腹膜，钝头即自动弹出，起到保护腹腔内脏器不受损伤的作用。外鞘一端还装有阀门和标准接口，阀门开启时，气流从标准接口流入，经过阀门，再从外鞘与内芯之间的间隙流入腹腔。气流的流量及在腹腔内的压力，由气腹机设定的流量和腹腔内压值所控制（图2-24）。

（二）穿刺器

1. 穿刺器（trocar）由套管鞘及穿刺锥组成（图2-25）。

2. 套管鞘　是供腹腔镜及手术器械进出腹腔的必备工具。目前，除不锈钢制套管鞘外，还有由一次性材料制成、带有保护装置及固定装置的套管鞘。根据手术需要，有5mm、10mm、11mm、20mm、30mm等不同规格粗细的套管鞘。

螺旋穿刺器是一种特殊的穿刺器，它可以在腹腔镜直视下穿刺，用于怀疑盆腔粘连严重的患者，避免肠管损伤（图2-26）。

3. 阀门　为方便腹腔镜及手术器械进出，同时又要避免腹腔内气体的流失，每个套管鞘均配有一阀门装置。目前阀门的结构有以下几种：

（1）喇叭形阀（trumpet valve）：由关闭的阀帽、弹簧、密封帽和开启的阀帽组成。当按下阀门的按钮时，阀芯有一孔恰好在套管进口的中心，这时可以通过出入的内镜和器械。放松按钮，则因受压缩弹簧反弹力的作用，将镜管或器械连杆卡住定位。密闭帽则起到使内镜或器械在套管内通过时不漏气的作用。

（2）活门（trap door或flapper）：在腹腔镜推顶此阀门时，此门自动被打开。退出腹腔镜时，活门又自动关闭。此活门形状可为叶片状，亦可为球形。

（3）可伸展性隔膜（malleable diaphragm）：此隔膜打开时，形如三尖瓣，如同杯子置于管鞘远端，在操作时保持气体的密封，又能使器械进出管鞘自如。套管穿刺器是为引导套管鞘进入腹

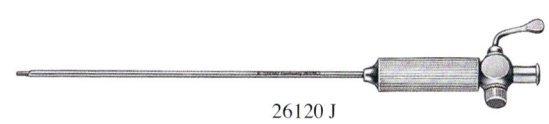

图 2-24　气腹针

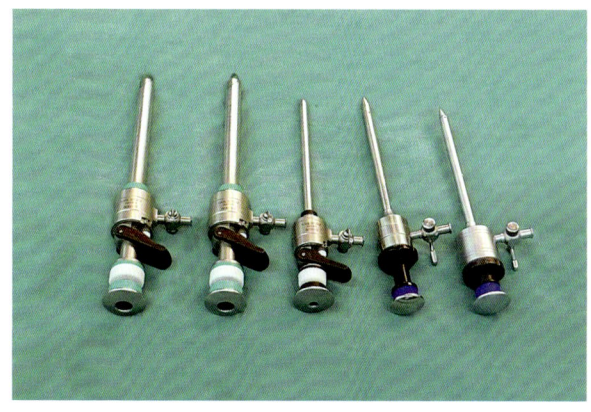

图 2-25　穿刺器

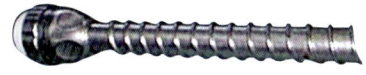

图 2-26　螺旋穿刺器

腔的锐性器械，尖端呈圆锥形或棱形，与相应管径的套管鞘匹配。由于穿透腹壁需用较大的力量，穿刺器尖端必须尖锐锋利。但穿刺器越锋利、将其向腹壁推进时压力越大，突然进入腹腔后，在惯性作用下损伤脏器的危险性就越大。因此，带有自动保护装置的穿刺器应运而生。此类穿刺器遇到阻力时，锋利的穿刺刀露出以便进入腹腔，当通过腹壁后阻力消失，穿刺刀又回缩到套管内，尖端变成钝圆形。

（三）手术操作器械

虽然腹腔镜手术操作器械与常规外科手术器械有很大区别，比如结构更复杂、要求微型化等，但基本原理仍相同，都是利用机械原理中的常用杠杆机制。器械的基本部件包括工作钳头、连杆和手柄（图2-27）。

1.手柄装置　在手柄中，指圈、轴和柄端三者组成第一杠杆机构。当手柄和指圈在操作者的手指作开闭动作时，"力"即由连杆传递到钳头，在关节的作用下，钳头进行闭合或开启的动作，从而完成夹持、剪切等功能。在手柄处有以下装置：

（1）锁止棘齿装置：可以达到锁紧钳口、不使夹持物脱落的目的。

（2）回复弹簧：在手柄上安装一个回复弹簧，可以使钳口处于常闭状态，起到保护钳口刃口不受损伤的作用。

（3）冲洗接口：在手柄上设置一冲洗接口。可以供流水冲洗钳头、关节和内管，以保持清洁，无污染物（如组织碎屑、血块等）的嵌顿，从而防止交叉感染。

（4）轴向旋转轮：在手柄端部装置轴向旋转轮，可以调节钳头在360°范围内任意转动，并停留在任何一方位，以适应手术部位的需要，起到使术者得心应手之功效。

（5）绝缘材料手柄：为适应使用高频电刀手术的需要和全脱卸手术器械需要设计。

2.钳头　按钳头的不同形式和功能可分为以下几类：

（1）剪刀类（scissors）：用于对组织、血管等的剪切、割断和剥离等。按其头端形式分直形单切（单关节）、直形双切（双关节）、带齿状、直钩状、弯头、弧形等（图2-28），还有可在切割的同时使用单极或双极电凝。但剪刀用于电凝会加速刀刃变钝。

（2）分离钳类（dissector）：用于对组织、血管、神经之间的分离，也可用于粘连组织的分离。根据手术部位不同而有不同的头端形式和0°、30°、45°等不同弯曲角度（图2-29）。

（3）抓钳和夹持钳类（grasping forceps）：用于抓取并固定组织。有些被固定的组织不但要能被紧紧抓住，而且不能损伤组织。因此，有各种不同齿纹及头端形式的抓钳，如精巧型、圆头型、带齿型、带窗型及重型等。根据不同的需要选择不同的头端形式及大小。抓钳有固定形式的，还有头端或手柄可旋转的、头端与柄成各种角度的（图2-30）。抓钳可用于电凝，如用单极电凝，需用绝缘柄；双极电凝不必绝缘柄。

（4）活检钳类（biopsy forceps）：用于获取组织作病理诊断用。各种活检钳的区别在于爪的形状不同及功能不同。有一侧爪固定而另一侧活动的，也有两侧爪均可活动的。爪的大小及形状决定了取得活检组织的大小。爪交叉、切缘锐利的活检钳较安全，且取材也较好。若切割组织迟钝，常导致组织撕拉，局部出血。钳柄绝缘的活检钳可用于活检部位电凝，但必须注意在电凝前应将取得的活检标本从活检钳上取下，否则组织会被电凝破坏。

（5）持针钳类（needle holders）：用于缝合时夹持缝针。因夹持的缝针必须牢固固定，因而手柄上均装置锁止棘齿（图2-31）。

3.特殊器械

（1）粉碎器：用于大块组织粉碎后取出，如

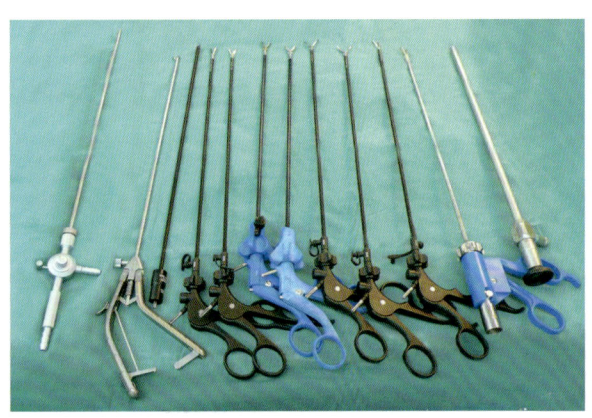

图2-27　腹腔镜器械

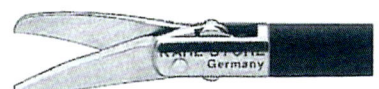

图 2-28　分离剪

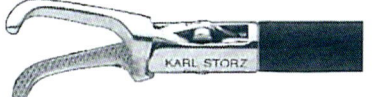

图 2-29　分离钳

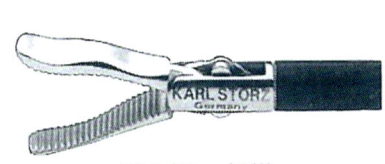

图 2-30　抓钳

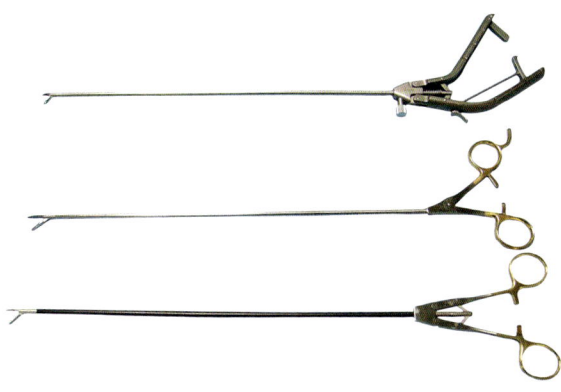

图 2-31　持针钳

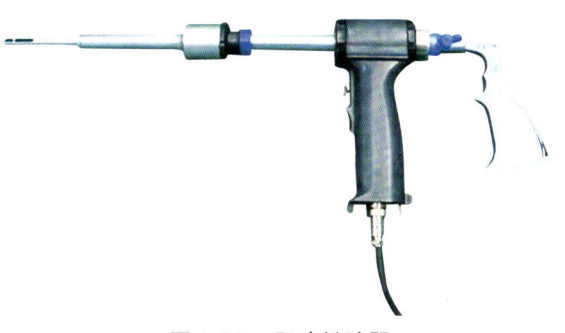

图 2-32　肌瘤粉碎器

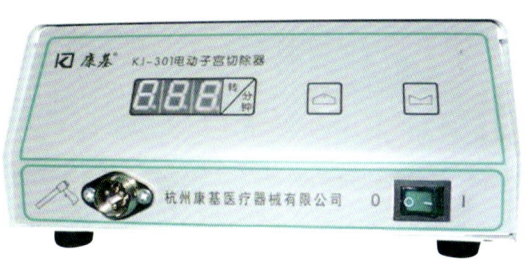

图 2-33　肌瘤粉碎机

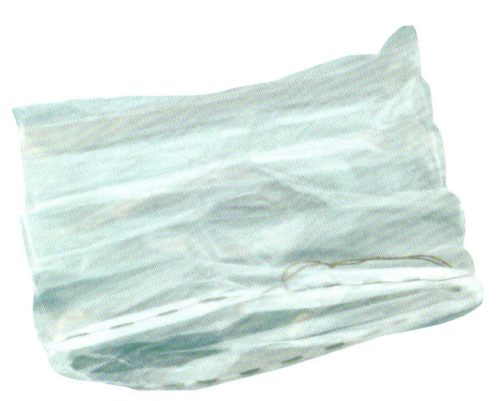

图 2-34　自制取物袋

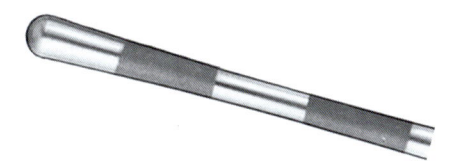

图 2-35　探棒

子宫肌瘤、子宫等。组织粉碎器远端为一由手工或电动控制的切割刀，被切割下的圆柱状组织碎片被送入器械的空心轴内，然后经由 11mm 套管或管径更粗的套管取出（图 2-32、33）。

（2）内镜取物袋：是一种不透明的柔韧的塑料袋，配有一根可拉紧的线。亦可用手套、安全套或塑料袋自制。取物袋进入腹腔后拉开，组织被置于袋内后吸引或粉碎，可避免囊液外溢或碎组织播散。组织放在袋内取出，又可避免接触腹壁（图 2-34）。

（3）压肠板：用以牵开肠管，暴露视野。

（4）探棒：主要用于暴露腹腔内脏器。因此必须是钝性的，以减少操作时对组织的损伤。大部分探棒均标有刻度，可用于在腹腔内测量组织或肿瘤的大小（图 2-35）。

（5）双极电凝"五合一"切刀钳：具有分离、夹持、电凝、切割等多种功能，从而免去术中需不断更换手术器械的繁琐步骤。

（6）肌瘤剜出器。

4.生殖医学手术中常用器械

（1）输卵管钳：用于输卵管复通手术中夹持输卵管（图2-36）。

（2）肠钳：可夹持肠管，用于手术中暴露视野（图2-37）。

（3）钩剪：剪刀有一定角度，用于手术中分离粘连（图2-38）。

（4）微型双极电凝钳：较一般的双极电凝钳小，用于精细操作的电凝，如输卵管整形术等（图2-39）。

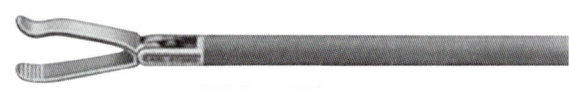

图2-36　输卵管钳

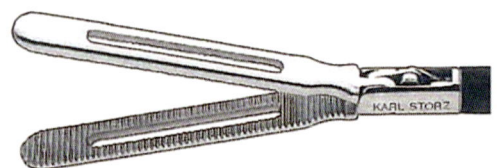

图2-37　肠钳

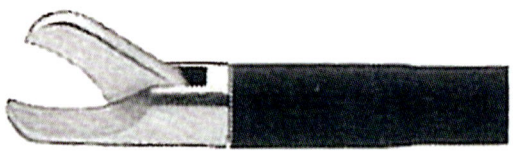

图2-38　钩剪

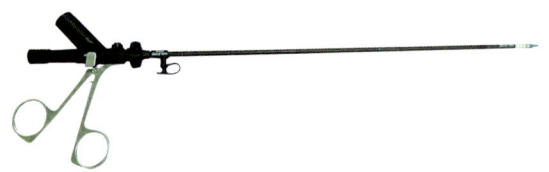

图2-39　微型双极电凝钳

5.腹腔镜器械包　光缆线1根、气腹管1根、单极电凝线1根、双极电凝线1根、腹腔镜镜子1个、气腹针1根、弯分离钳2把、直分离钳1把、输卵管钳1把、抓钳2把、剪刀1把、吸引器1把、单极电钩1个、双极电凝钳1把、5mm Trocar 3个、10mm Trocar 1个、阴道窥器1个（图2-40）。上述为手术操作最基本器械，其他特殊器械单独包装。

四、宫腔镜手术主要设备

宫腔镜手术的基本设备包括宫腔镜器械、膨宫系统和照明系统。所有的宫腔镜都包括光学系统（包括目镜和物镜）和在一根直径4mm以下光导纤维管的光源。最常用的硬性宫腔镜，其物镜位于末端且与水平线成12°~30°角，不过也有0°镜以及其他角度的镜头[5]。

（一）宫腔镜的分类

1.脊状宫腔镜　脊状宫腔镜带有可以通过其注入膨宫介质的套管。诊断性宫腔镜套管直径最大为4.5mm，而且通常只有注入膨宫介质的管道。手术宫腔镜套管的直径为8~9mm，并且有三个管道，包括膨宫介质进和出的通道以及直径2mm、通过半硬式手术操作器械的手术通道。这些手术操作器械包括剪子、活检钳以及抓钳，从而足以完成所有的宫腔镜手术操作。经此操作通道还可以使用激光光导纤维和同轴

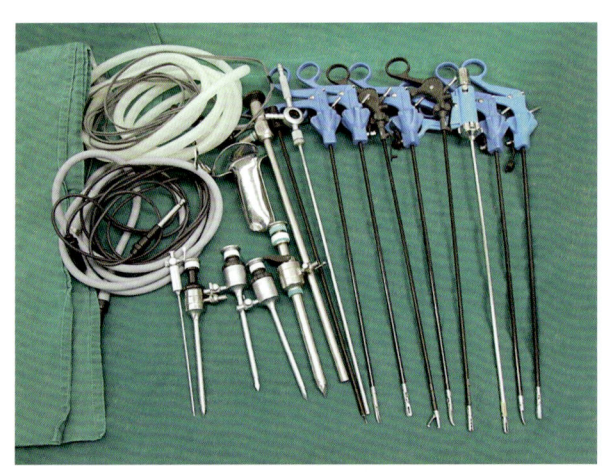

图2-40　腹腔镜器械包

双极电极（图2-41）。

电切镜直径 9～11mm，内置的机械装置可由拇指控制单极电切装置伸出和收回（图2-42）。电切环常用于切除息肉、子宫纵隔或子宫平滑肌瘤。滚球或柱状电极用于子宫内膜切除或消融（图2-43）。现多使用双极电切装置。

2. 柔性宫腔镜　柔性宫腔镜与短的结肠镜相似，直径 3.1～5.0mm 不等。较大的宫腔镜有直径 1.8mm 的操作器械通道，可通过一些设计精巧的柔韧的操作器械。通过目镜附近的一个拇指控制装置可使宫腔镜前端最大偏转160°。由于这种宫腔镜直径小（不需要扩张宫颈），因此常常可在诊断室中使用。除了作为诊断性宫腔镜外，还可以用于完成一些小的手术，如子宫内膜活检、绒毛活检、输卵管疏通或取出残留的宫内节育器等（图2-44）。

（二）宫腔镜器械包

包含宫腔镜镜子及外壳、光缆线1根以及宫腔镜下剪刀和抓钳各1个（图2-45）。

（三）膨宫介质

子宫腔是一个潜在的腔隙，必须注入气体 CO_2 或液体使其膨胀，才能观察到子宫内膜及宫腔内病灶的三维结构。目前，诊断性和手术宫腔镜最常使用液体作为膨宫介质。

对于使用手工操作器械、激光以及最近出现

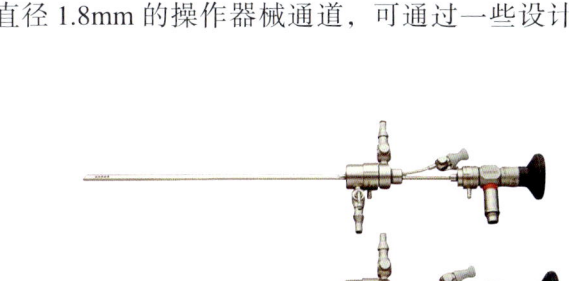
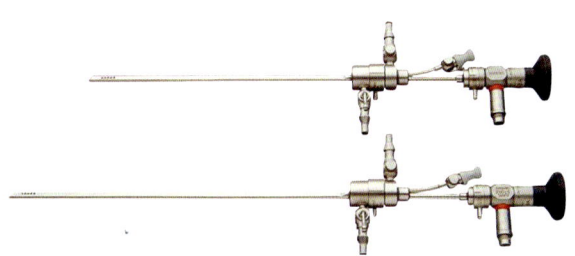

图2-41　宫腔检查镜

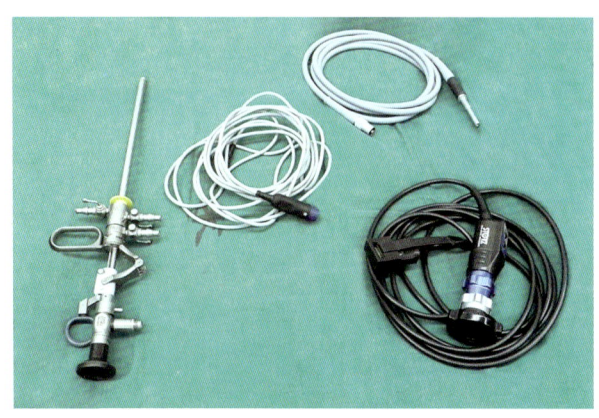

图2-42　宫腔电切镜

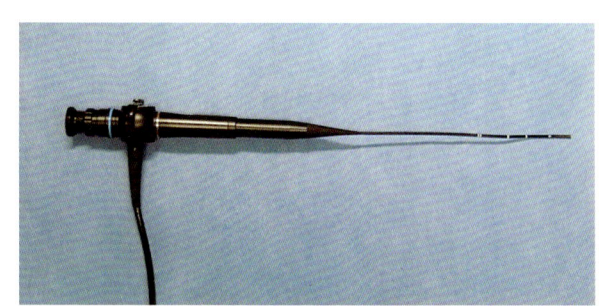

图2-44　柔性宫腔镜

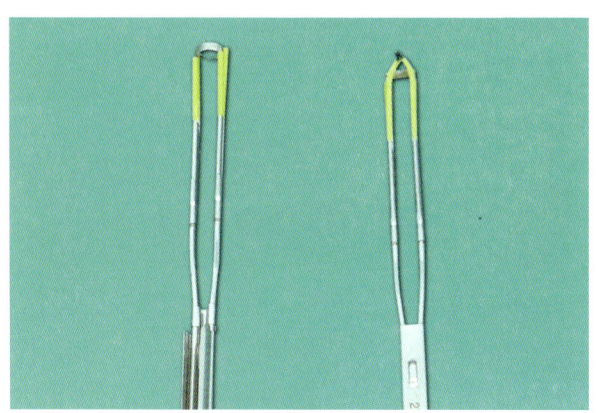

图2-43　电切针和电切环

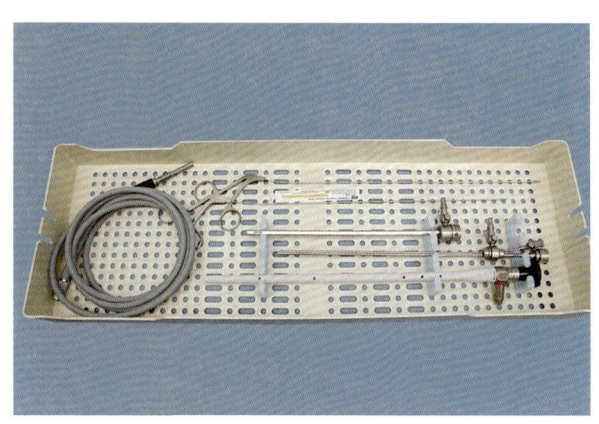

图2-45　宫腔镜器械包

的双极能量器械的诊断性和手术宫腔镜，等渗电解质溶液是最常用的膨宫介质。常用的两种分别是生理盐水和乳酸林格液。

当使用单极电切镜时要求使用低渗非电解质溶液，有许多种可供选择。最常用的是5%甘露醇、3%山梨醇以及1.5%甘氨酸。理论上，5%甘露醇的优点是可以很快地在肝被降解成为糖原，并可从肾排泄，半衰期为100分钟。

所有作为膨宫介质的低黏度液体主要风险是吸收入血过多而造成致死性的液体负荷过重。此外，低渗非电解质膨宫介质还有另外一种致死性的风险——急性低钠血症。当非电解质液体的出入量相差1000ml时，应抽血测定电解质水平，并终止操作，而且应考虑在严密监测电解质的情况下给予利尿剂。宫颈注射3～4ml稀释的垂体后叶素（10u加入50ml盐水中），既可以减少术中出血，也可以缩短液体需吸收的时间至少20～30分钟。

细的刚性和柔韧性宫腔镜通常不用扩张宫颈即可进入宫腔。通常只需口服镇痛药或联合宫颈旁阻滞麻醉条件下，在门诊手术室进行。手术操作时使用的宫腔镜或电切镜直径更粗，需扩张宫颈方能进入宫腔，因此，通常需要在全身或局部麻醉下进行。

（杨 艳）

第2节 取卵手术室

取卵手术室使用面积不小于25平方米。环境符合卫生部医疗场所Ⅱ类标准。

取卵手术室的基本仪器设备包括：手术床、B超机、负压吸引器及麻醉机（图2-46、47）。麻醉机放在患者的头侧，B超机及负压吸引器一般放在患者的脚侧。取卵手术室的基本器械包

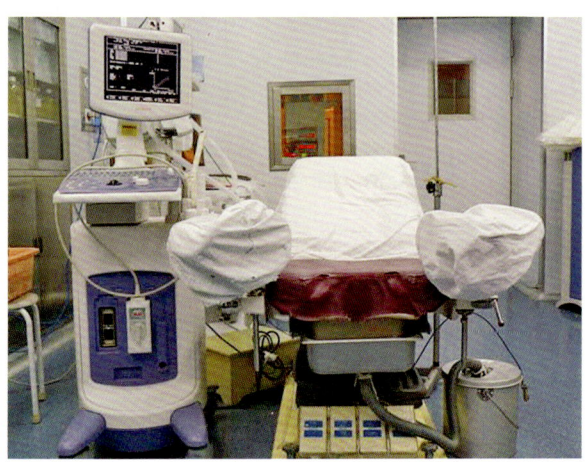

图2-46 取卵室

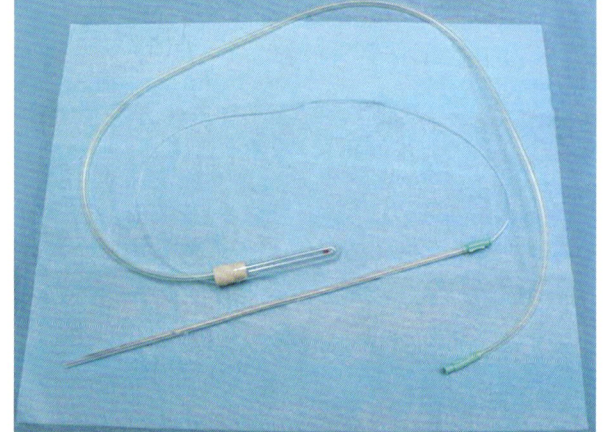

图2-48 取卵穿刺针

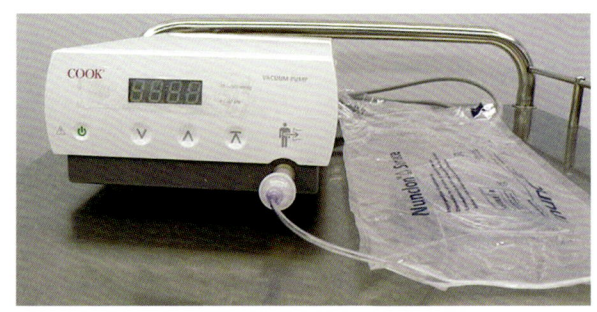

图2-47 负压吸引器

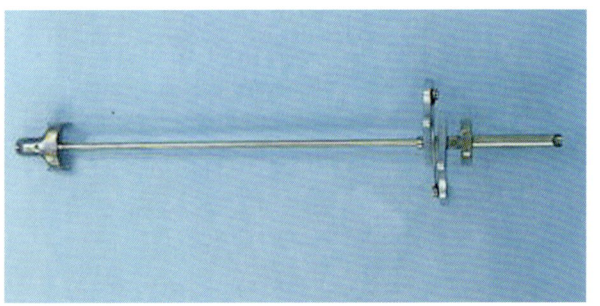

图2-49 针导

括：取卵穿刺针（图 2-48）、针导（图 2-49）及取卵包（包括窥器、卵圆钳），如不能及时将收集的卵泡液送至实验室，应配备恒温架放置收集卵泡液的试管。常用的穿刺针是 16G 的单腔穿刺针或 17G 双腔穿刺针。在取卵手术室的侧方有一个小窗口与 IVF（in vitro fertilization，体外受精）实验室相通。取出的卵泡液通过这个窗口送到实验室。

第 3 节 胚胎移植室

胚胎移植室：使用面积不小于 15 平方米，环境符合卫生部医疗场所 II 类标准。

移植手术室的设备，包括一张可以自动升降和调节背部、臀部位置的妇科检查床，有一个小窗口与 IVF 实验室相通（图 2-50）。壁橱用于收纳器械材料，电脑桌用于书写病历。可安装中央音响播放系统。

取卵室和胚胎移植室均需保持一个稳定、没有毒性、没有病原体的环境。装修时注意材料的选择，减少污染物的产生。患者、医务人员分别通过不同通道进入，尽量减少人员走动。手术过程中保持前后门关闭，胚胎通过传递窗传递。

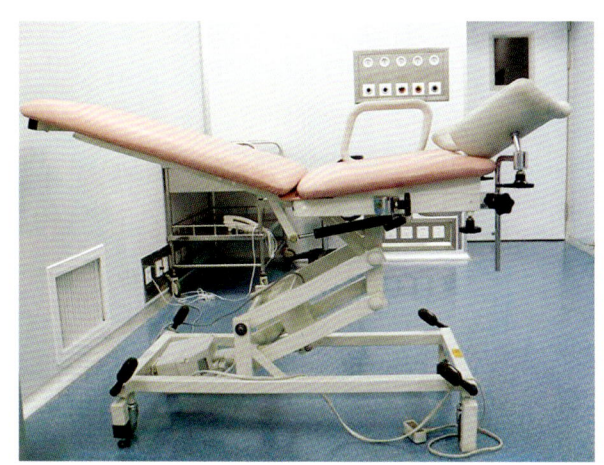

图 2-50　移植室

（杨 艳　宋雪凌）

第 4 节 男科手术室

一、男科手术室主要设备及手术器械

除了在男科门诊手术室进行的手术，多数涉及男性生殖的手术仍然需要在中心手术室进行。因为一方面需要腰麻、硬膜外麻醉或联合麻醉甚至全身麻醉的支持，另一方面也由于涉及较多的手术设备。

综合医院的中心手术室的基本设施在此不做赘述。我们只介绍专科设备和器械。

涉及男性不育手术最多的是显微手术和腔镜手术。因此我们主要介绍显微手术的基本设备。

（一）显微手术器械

显微手术的专用器械至少应该具备如下：显微镊子（3 把以上）、显微针持（1 把以上）、显微剪刀（1 把以上）（图 2-51）。这是可以开展手术的最低要求。如果还配备有输精管钳、显微分离钳和输精管固定器就更好，会使操作更便利。

显微吻合时我们常用的吻合线是 8-0 号、9-0 号、10-0 号血管缝合线。最好准备双头针的线，便于缝合。由于针非常小，在术中术者与器械护士传递时要非常小心，避免针遗落。一旦遗

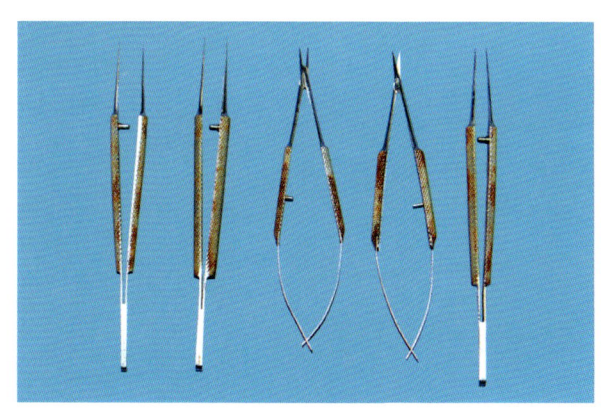

图 2-51　基本显微手术器械

落，很难找到，只能做 X 线检查以确认针没有在患者体内[6]。

（二）手术放大设备

显微输精管吻合术、显微输精管-附睾管吻合术、显微精索静脉结扎术都需要手术放大设备。对于输精管-输精管吻合和精索静脉显微结扎，头戴式手术放大镜可以达到最低限的要求（图 2-52），放大倍数最小应在 6× 以上[7]。但头戴式放大镜的放大倍数有限，且需要术者头部移动以对焦，因此，有条件的单位最好使用手术显微镜，可以使手术操作更便利，吻合更精确，极大地提高了手术的成功率。

如果进行显微输精管-附睾管吻合，必须具备高倍数手术显微镜（图 2-53、54）。头戴式放大镜无法达到精确吻合的要求。手术显微镜常用的有蔡司（Zeiss）和徕卡（Leica）两大品牌。

当然还有其他一些价格便宜的品牌。即使同一品牌，不同型号之间价格差别也很大。对显微吻合，我们的基本要求是良好的清晰度、双视野的同一度、良好的光线、放大倍数最高可达到 20 ~ 25 倍，移动时有阻尼（也就是术者可以自如控

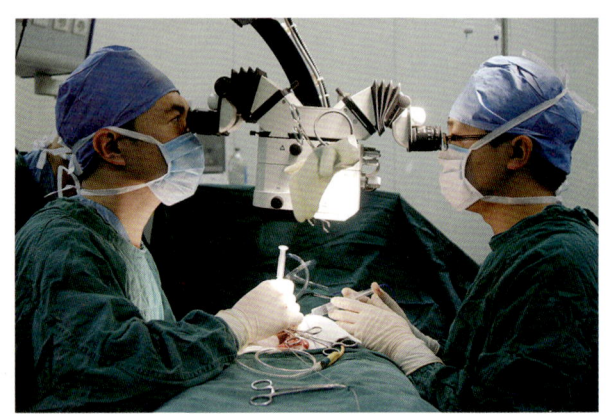

图 2-54　手术显微镜（徕卡）

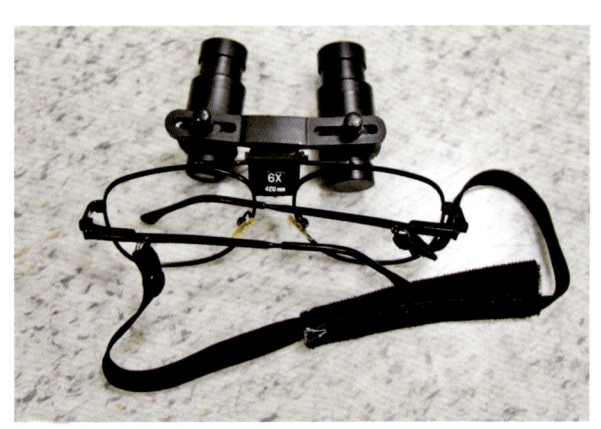

图 2-52　头戴式手术放大镜

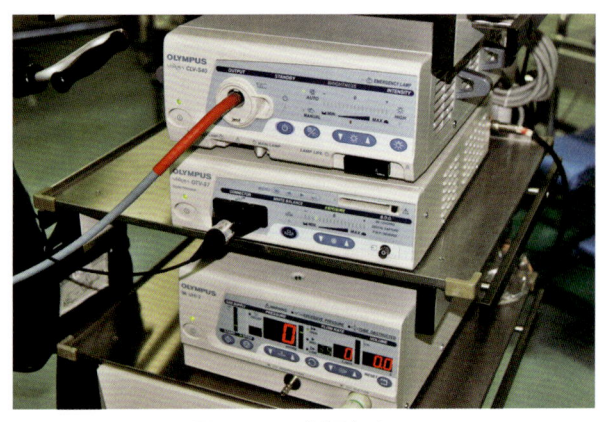

图 2-55　光源和电刀

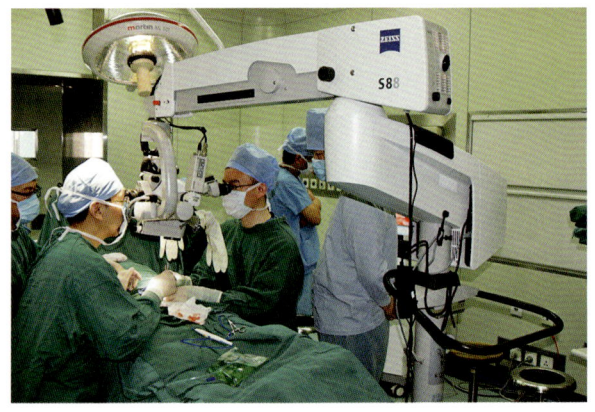

图 2-53　手术显微镜（蔡司）

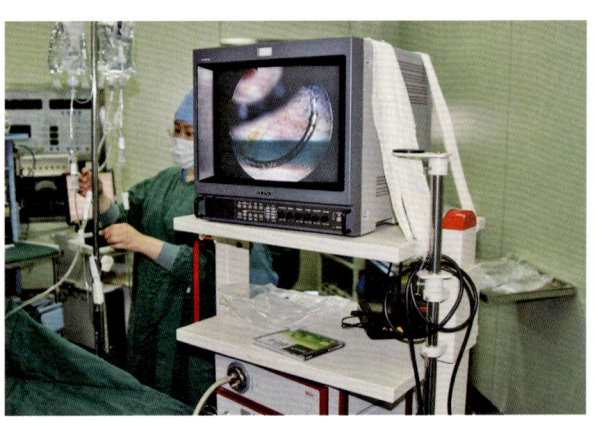

图 2-56　监视器

制显微镜的位置，不需要台下人员放松或旋紧以改变镜头位置）或电子锁[8]。

（三）电切手术设备

在做射精管口梗阻切开时通常要用到电切镜设备。一般使用5%的甘露醇作为冲洗液。可以使用常规电刀或等离子电切设备。后者可以用生理盐水作为冲洗液。电切设备包括膀胱镜、电切镜、冲洗设备、监视器、光源、电刀、负极、环状电极和针状电极（图2-55～59）。

（四）精囊镜设备

在进行精囊镜检查时，需要使用精囊镜，也就是我们使用的输尿管镜。但是因为射精管很细，用普通的 F 8-9.8 的输尿管镜通常无法进入，因此，我们使用 F 6-7.5 的输尿管镜或 F 4.5-6.5 的输尿管镜进行精囊的手术（图2-60）。

以上简要地介绍了男科手术的基本设备和器械。手术的成功不仅要有不断积累的经验，也必须要有良好的设备做保障。在男科手术章节中还会结合手术对器械的使用经验进行介绍。

二、门诊手术室主要设备及手术器械

睾丸取精（testicular sperm aspiration, TESA）或附睾取精（percutaneous epididymal sperm aspiration, PESA）是既具有诊断作用，又具有治疗作用的男科手术，临床上主要用于明确睾丸或附睾内有无精子，从而为辅助生殖技术的选择提供依据和用于卵胞浆内单精子注射（intracytoplasmic sperm injection，ICSI）当日取精。

手术室主要设备有手术台、手术灯、器械车及抢救车（抢救车内备有常规的药品及器械）等（图2-61）。

睾丸取精手术器械包括用于消毒的弯盘和卵圆钳（图2-62）、探头架（图2-63）、穿刺针（图2-64、65）、镊子（图2-66）以及用于当时观察组织内是否有精子的显微镜（图2-67）等；如果采用抽吸方法获取睾丸组织，则不用探头架和穿刺针，而用带侧孔的 20ml 溶药针（图2-68）。

附睾取精器械与睾丸取精器械基本一致，注意在抽吸附睾液时应使用 5ml 注射器。

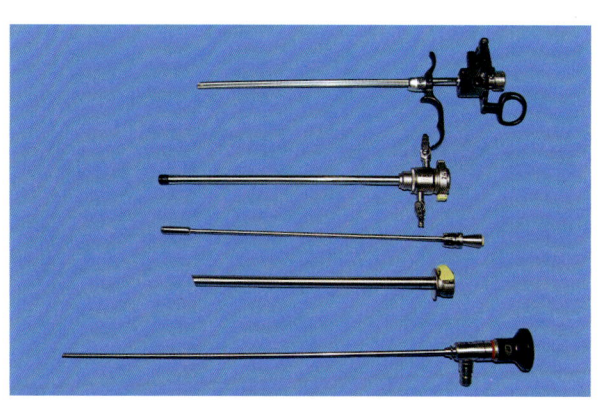

图 2-57　电切镜（分离后）

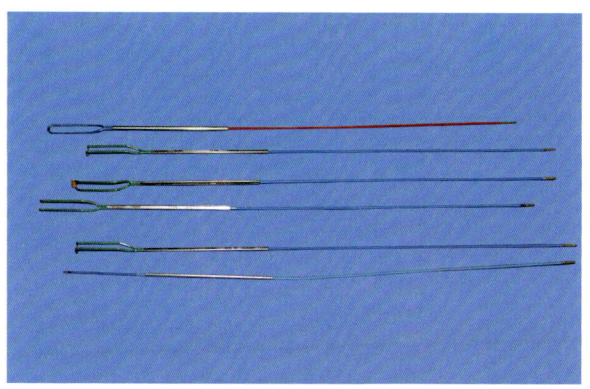

图 2-59　不同的电极

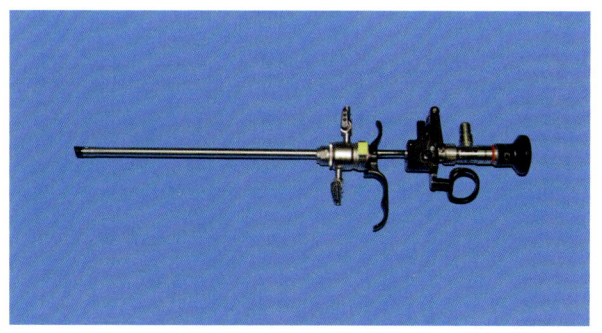

图 2-58　电切镜（组装后）

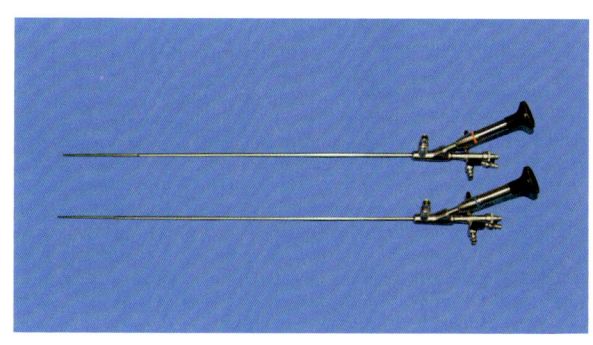

图 2-60　精囊镜

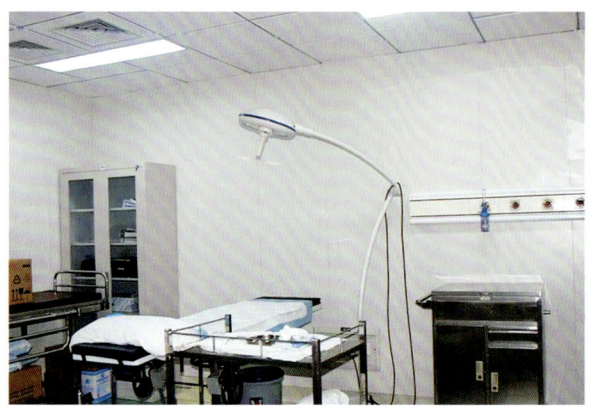

图 2-61　手术室主要设备：手术台、手术灯、器械车及抢救车

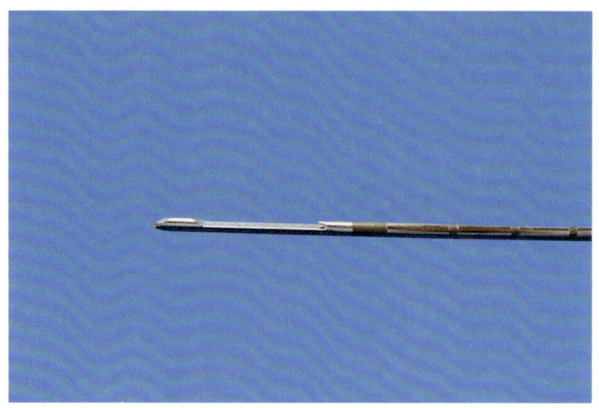

图 2-64　穿刺针（正面观）

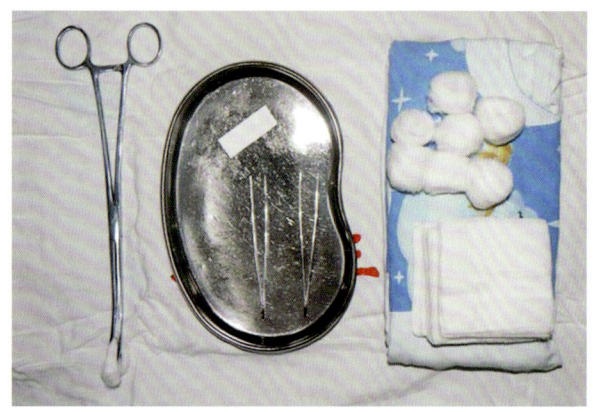

图 2-62　卵圆钳、弯盘（内有镊子）、洞巾

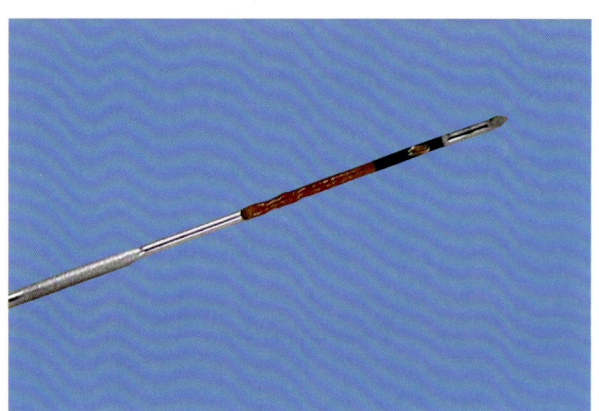

图 2-65　穿刺后带有组织的穿刺针

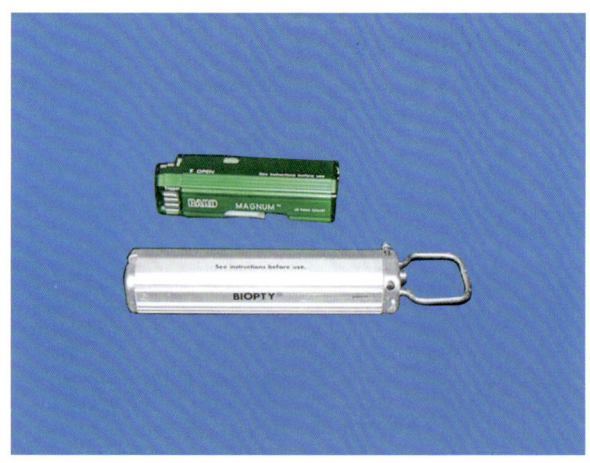

图 2-63　探头架

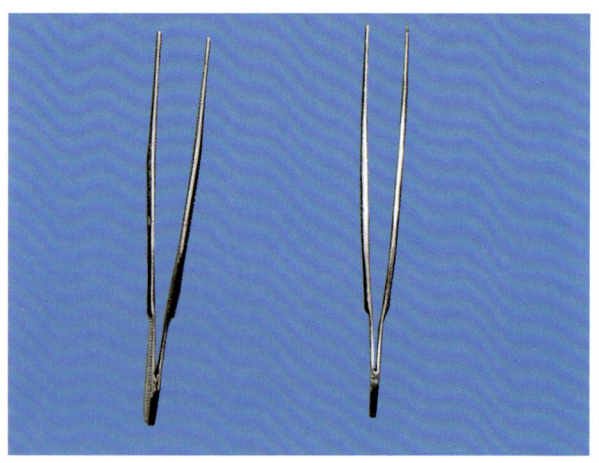

图 2-66　镊子

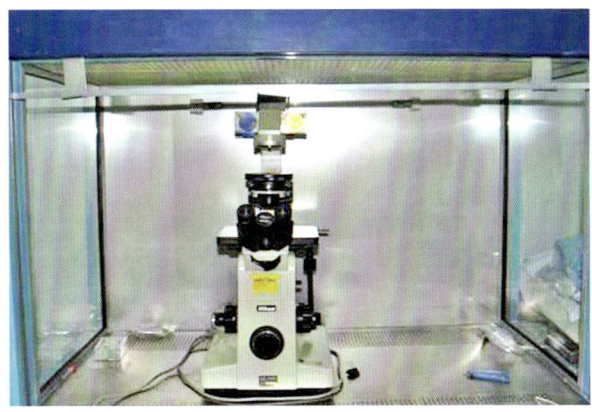

图 2-67　显微镜

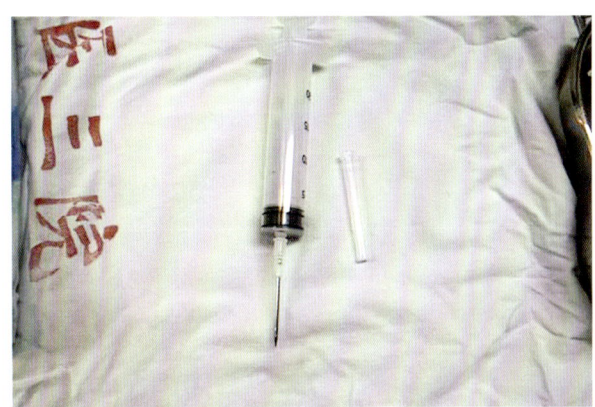

图 2-68　带侧孔的 20ml 溶药针

（洪 锴　唐文豪）

参考文献

[1] Camran N, Alvin S, Farr N 著. 崔恒，王秋生主译. 妇科腹腔镜手术治疗原则与技巧. 2 版. 北京：人民卫生出版社，2002.

[2] Fourestier M, Gladau A, Voulmiere J. Perfectionments de l'endoscope medicale. Presse Med, 1952, 60:1292.

[3] Semm K. Operative Manual: Endoscopic Abdominal Surgery. Chicago: Yearbook, 1987.

[4] 李光仪，陈露诗. 妇科腹腔镜操作手册. 北京：人民军医出版社，2009.

[5] 夏恩兰. 宫腔镜学及图谱. 2 版. 郑州：河南科学技术出版社，2009.

[6] Alan J Wein, Louis R Kavoussi, Andrew C Novick, et al. Campbell-Walsh Urology, 9th edition. Elsevier, 2007.

[7] 刘继红. 男科手术学. 北京：北京科学技术出版社，2006.

[8] Marc Goldstein. Surgery of Male Infertility. Saunders, 1995.

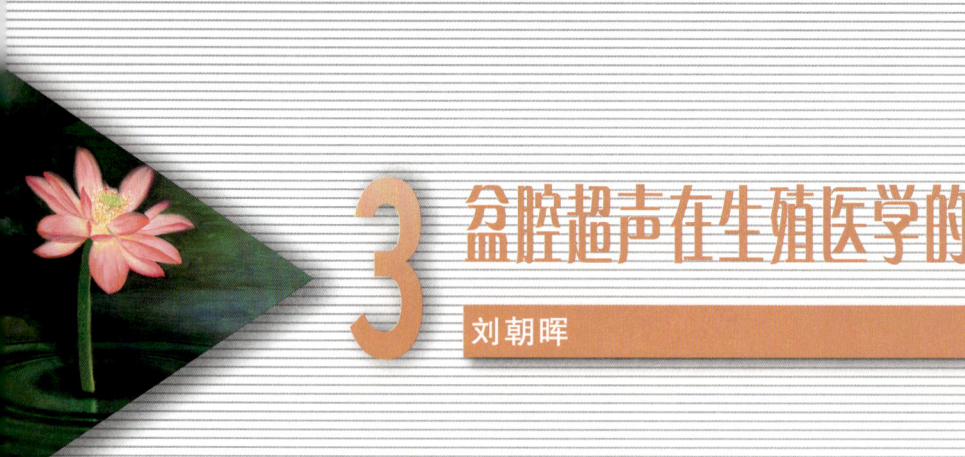

3 盆腔超声在生殖医学的应用

刘朝晖

第1节 阴道超声的应用

一、阴道超声的特点

阴道超声使用的探头一般为细长圆形，长度25～35cm，声透镜呈近圆形、凸形、斜面等形态，故扫描角度分为60°、90°、180°、240°不等，频率为5.0～7.5 MHz。由于阴道探头小，频率高，可于阴道内作环形旋转扫查，接近盆腔器官，良好显示器官内部细微结构，不受腹壁厚度、膀胱充盈程度、肠气干扰的影响，现已成为妇产科超声检查的常规途径。阴道超声的缺点是当欲检之物已超出盆腔，如宫内孕达15周以上，或较大的子宫肌瘤和卵巢肿物，阴道超声则难以显示全貌。可先行经腹壁超声检查，如有必要嘱患者排空膀胱进行经阴道超声检查。

二、阴道超声的适应证

凡有性生活史的妇女均可行阴道超声检查，尤其是腹壁肥厚者、急腹症患者及膀胱无法充盈者。

阴道超声可用于监测卵泡发育及对子宫内膜的评价，预测排卵时间，发现卵泡发育异常；确定盆腔较小肿物的存在及来源（子宫、卵巢或输卵管），判断肿物的内部结构（血液、脓液或浆液等）；由于阴道超声显示宫腔内胎囊较经腹超声早2周左右，可用于早早孕的检查，排除宫外孕，并可了解宫内节育器的位置和形态。

三、阴道超声的禁忌证及相对禁忌证

1. 急性阴道炎症，如滴虫性阴道炎、念珠菌性阴道炎、老年性阴道炎、细菌性阴道病患者应在治疗后再行检查。

2. 各种病因导致阴道出血者须严格消毒后再行阴道超声检查。

3. 先兆流产患者应在知情同意后进行检查，动作轻柔，时间尽量缩短。

四、阴道超声的检查方法

阴道超声检查前，可用安全套或消毒橡胶手套包裹探头及柄，然后将探头置于阴道内，探头放入的位置和深度以屏幕清楚地显示欲检查部位的图像为准，通常先显示子宫的纵切面（图3-1、2）。

然后探头旋转90°显示子宫的横切面，探头朝向附件区分别扫查两侧卵巢（图3-3～5）。

显示宫颈时须将探头略向外撤出一些，由于卵巢有一定的活动度，在扫查时检查者用手稍压下腹部可使卵巢靠近探头，提高卵巢的显示率（图3-6）。

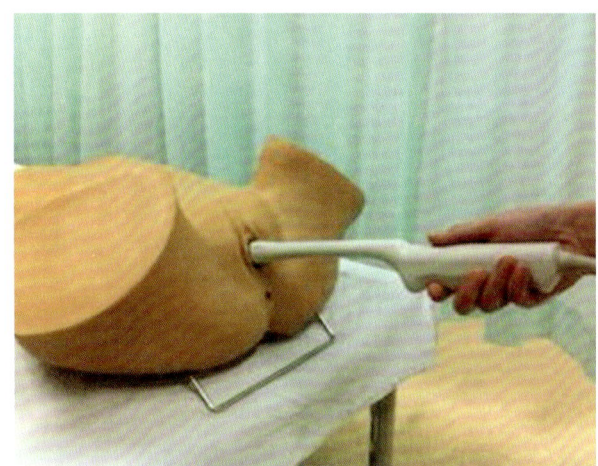

图 3-1　探头纵切扫查示意图

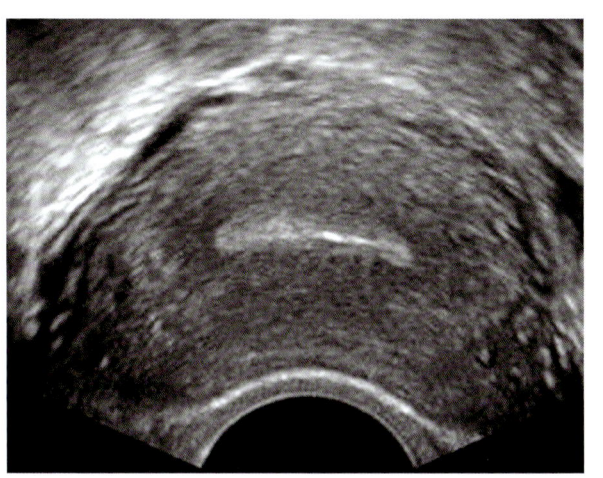

图 3-4　子宫横切声像图

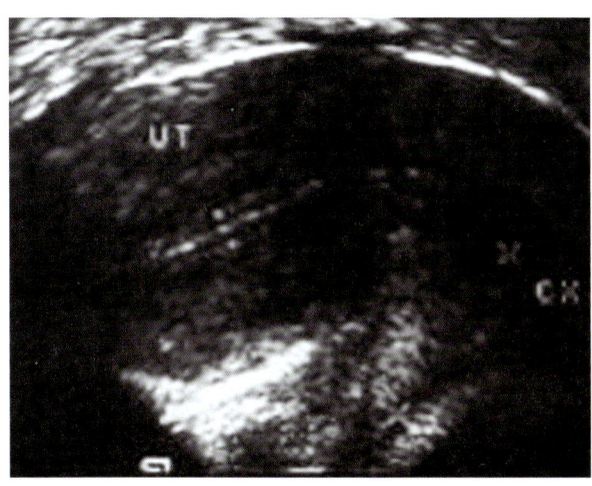

图 3-2　子宫纵切面的超声图像

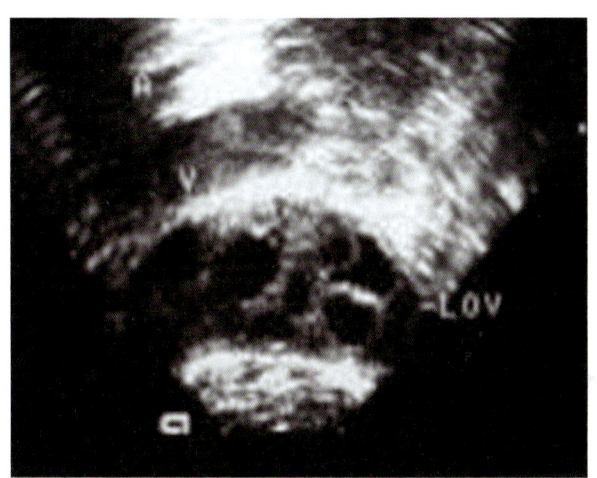

图 3-5　卵巢声像图

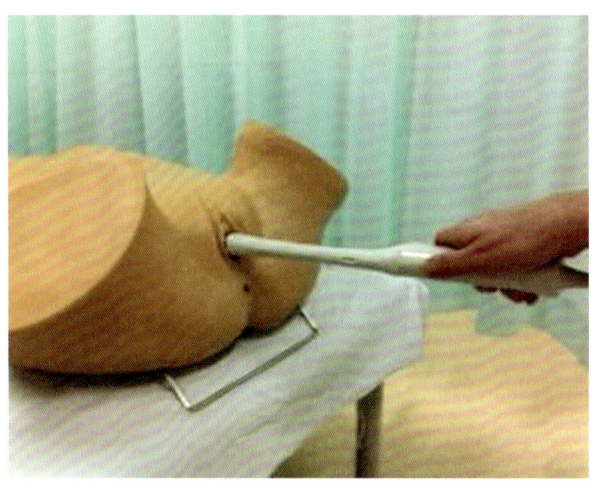

图 3-3　探头横切扫查示意图

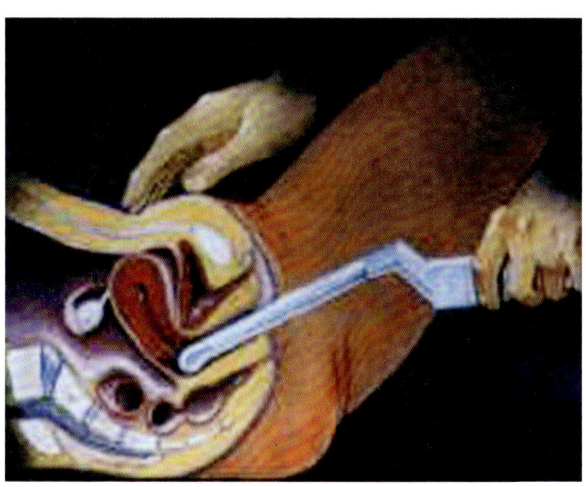

图 3-6　检查者手压下腹部示意图

第 2 节　阴道超声监测正常月经周期卵巢及子宫内膜的变化

一、监测方法

用 5.0MHz 的阴道探头，根据月经周期的长短，于月经第 5～7 天开始监测，隔日一次，卵泡直径达 10mm 以后每日一次直到排卵。排卵后隔日监测直到来月经为止。

（一）卵巢及卵泡测量

探得卵巢或卵泡最大切面时，测其相互垂直的长短径取其均值，并检查卵巢内的卵泡总数及测量其大小（图 3-7）。

（二）子宫内膜厚度的测量

纵断冻结图像，自一侧子宫内膜与肌层交界处垂直量至另一侧子宫内膜与肌层交界处，即两层子宫内膜的厚度（图 3-8）。

二、月经周期卵巢及子宫内膜的变化

受卵巢激素的影响，超声能相应地反映卵巢和子宫内膜在月经周期的变化。

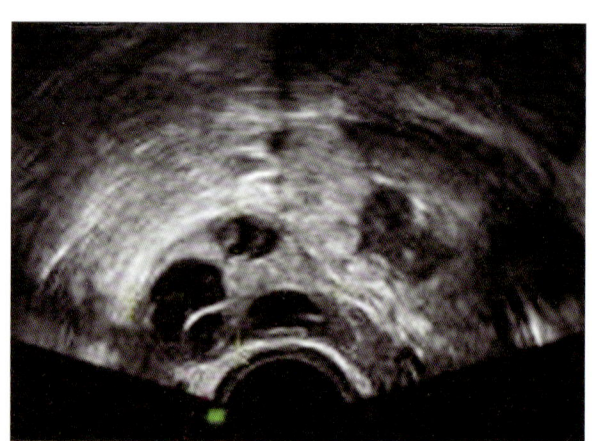

图 3-7　卵巢的测量

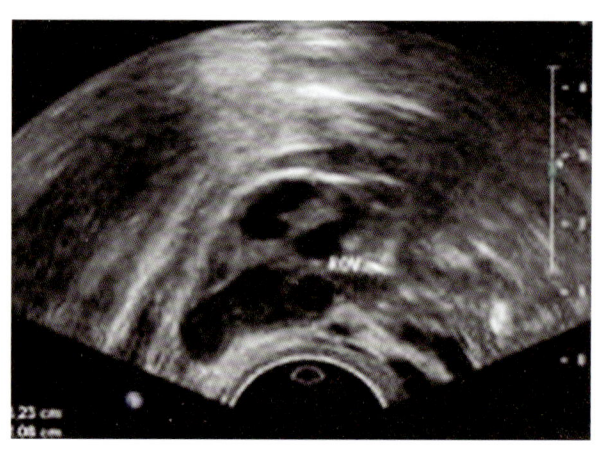

图 3-9　早期卵泡声像图

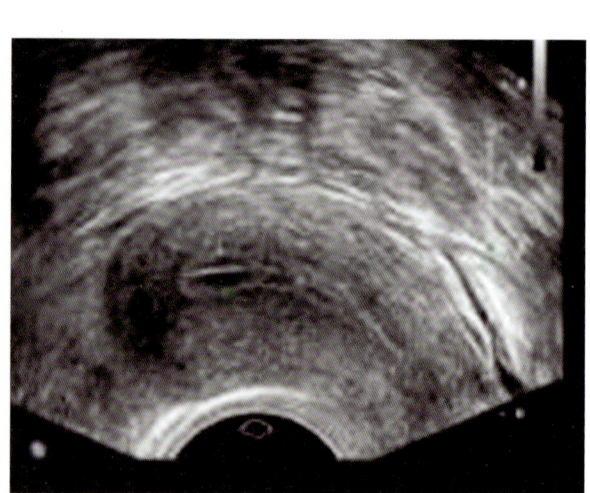

图 3-8　子宫内膜厚度的测量

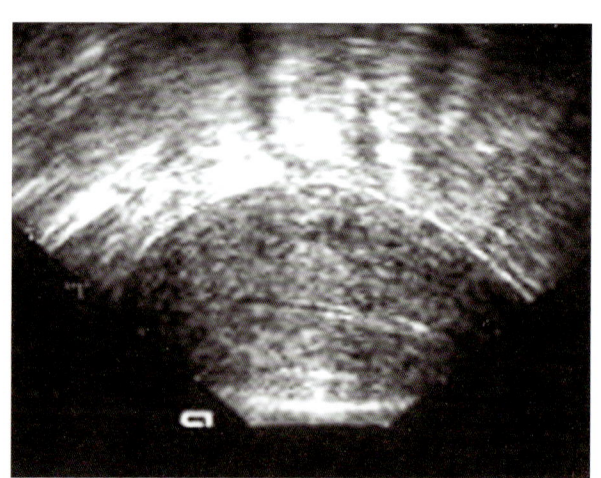

图 3-10　卵泡早期子宫内膜声像图

1. 卵泡早期：月经第 1～7 天。

卵巢内有数个小卵泡，边界模糊，增长缓慢，无优势卵泡（图 3-9）。因月经期刚过，子宫内膜极薄，与宫腔线难以区别，形成一条厚 5mm 左右的强回声线（图 3-10）。

2. 卵泡中期：月经第 8～12 天。

卵巢内的卵泡逐日增大，张力增加显得边界清晰，在排卵前 6～7 天形成优势卵泡，直径达 10mm 左右（图 3-11）。

子宫内膜逐日增厚呈低回声，边缘呈细线状强回声，宫腔线呈强回声，形成"三线征"（图 3-12）。

3. 卵泡晚期：排卵前期。

月经第 13～14 天，排卵侧卵巢体积及优势卵泡逐日增大，至排卵前一天均达最大值，优势卵泡增长速度以排卵前一天为最快，最大直径可达 26mm，平均 20mm（图 3-13）。

子宫内膜厚度于排卵前一天增长到最高值，约 12～13mm，随着内膜的增厚，内膜周边的强回声线向心性地日益增粗，低回声区相对变窄（图 3-14），宫颈黏液使宫颈管呈无回声（图 3-15）。

4. 排卵期

排卵是一个短瞬过程，超声难以观察到，但一些征象提示排卵：①优势卵泡消失；②优势卵泡明显缩小或皱缩 5mm 以上，内壁塌陷，内见散在细小点状回声；③40%～50% 的妇女在排卵后的 1～2 天内，于子宫直肠陷凹内可见少量积液声像。排卵期的子宫内膜厚度及声像与排卵前一天相同。

5. 黄体期：月经第 14～21 天。

排卵后破裂的卵泡形成黄体，壁厚回声不均匀，呈花瓣状，内为不均匀的低回声（图 3-16），排卵后 7 天黄体囊性增长形成成熟黄体，囊壁

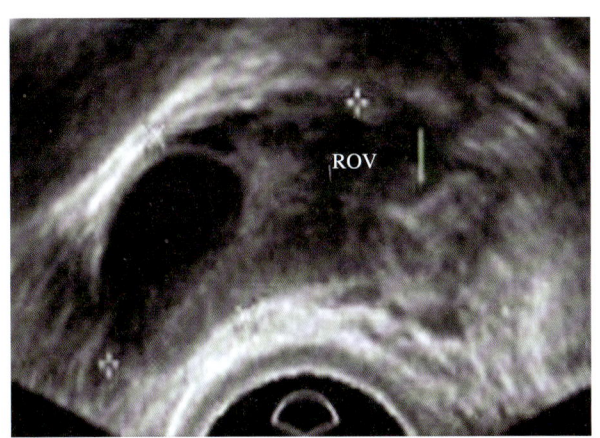

图 3-11　优势卵泡声像图

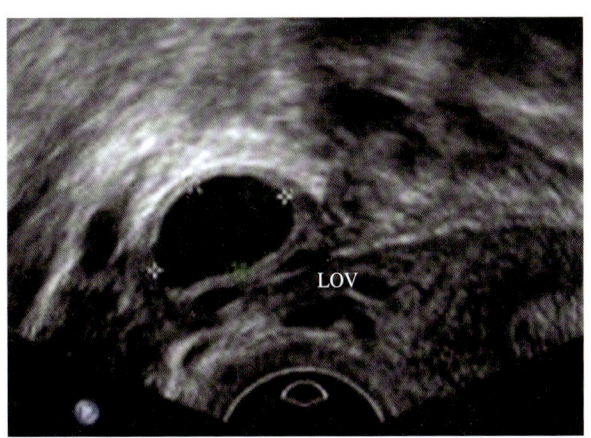

图 3-13　排卵前卵泡声像图

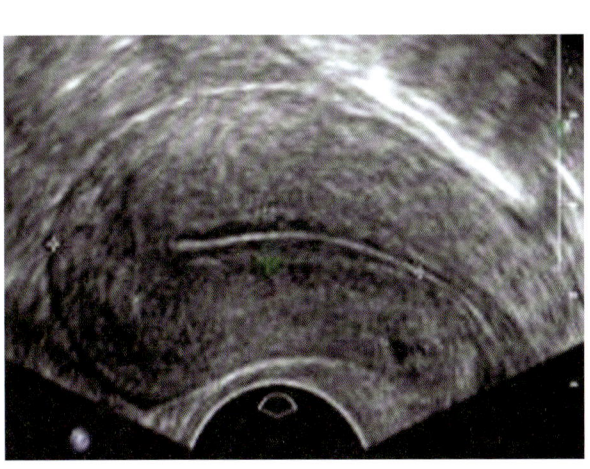

图 3-12　子宫内膜"三线征"

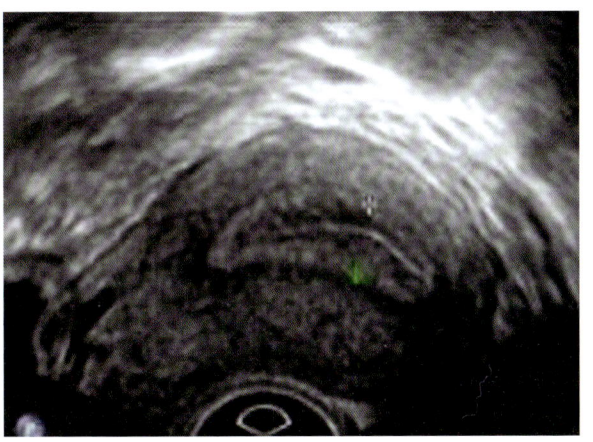

图 3-14　排卵前子宫内膜声像图

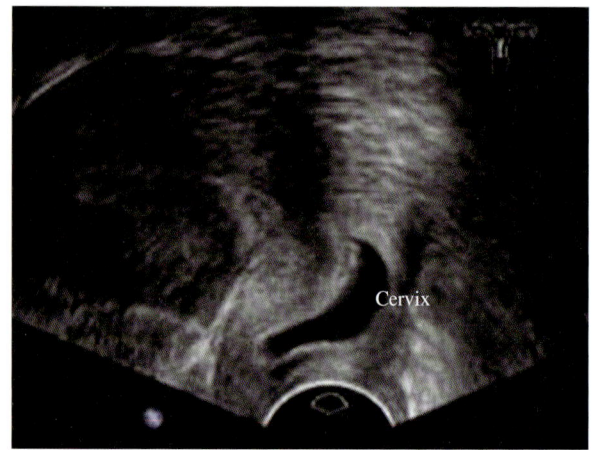

图 3-15　宫颈管黏液呈无回声

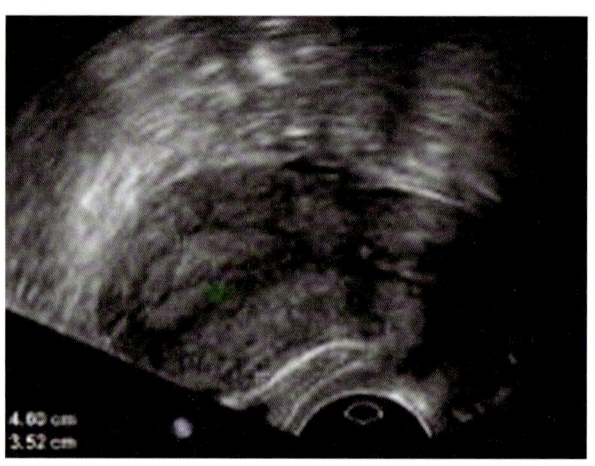

图 3-18　黄体期子宫内膜声像图

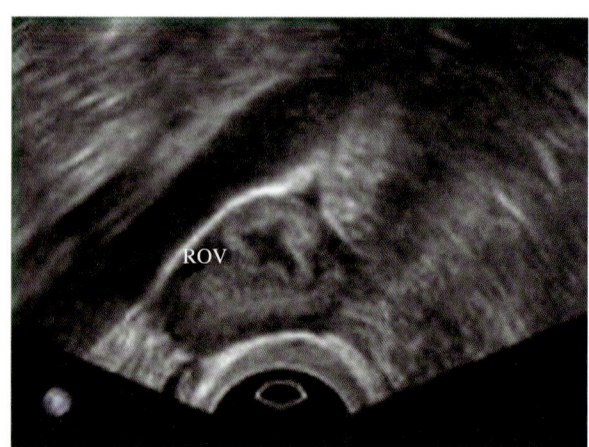

图 3-16　黄体声像图

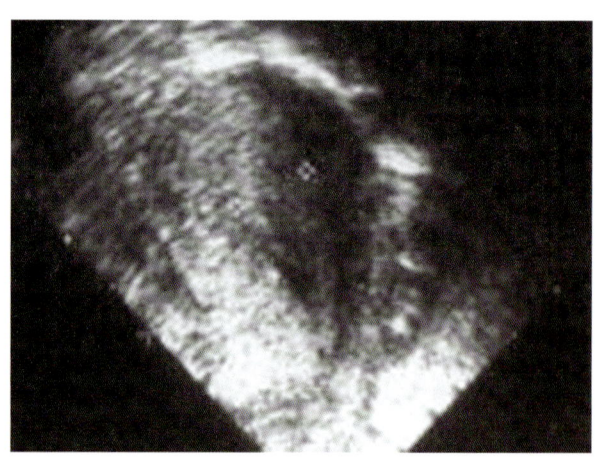

图 3-19　黄体后期子宫内膜声像图

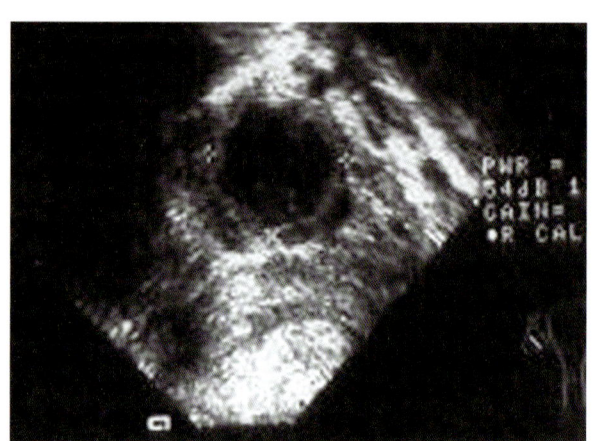

图 3-17　成熟黄体声像图

厚，内壁不光滑，毛糙，囊内充满液性暗区伴大量散在粗大的点状回声，直径可达 20mm（图 3-17）。

黄体期子宫内膜与排卵前相比厚度不变，但有显著的（形态学）声像变化，即低回声的内膜由强回声取代，宫腔线变得断续不清（图 3-18）。

6. 黄体后期：月经第 21～25 天。

排卵后 9～10 天黄体萎缩形成白体，白体在卵巢中不显示其特殊声像。此时子宫内膜由强回声逐渐减弱，至月经来潮前内膜回声淡薄如肌层回声，分界不清，此期测量内膜厚度稍有困难，宫腔内膜与肌层间可见少许无回声，此为月经血，预示新的月经期即将来潮（图 3-19）。

第3节 卵泡发育异常

在监测卵泡过程中可发现卵泡的发育异常，常见的有以下几种。

一、卵泡未破裂黄素化综合征

卵泡未破裂黄素化综合征（luteinized unruptured follicle syndrome，LUFS）指月经周期规律，但月经中期卵泡未破裂、无排卵的一组征候群。卵泡黄素化未破裂（LUF）周期的患者，如果用临床检查排卵的方法如基础体温测量、月经24小时内子宫内膜活检、宫颈黏液涂片等均显示为排卵周期，但实际上卵子并没有从卵巢内排出。腹腔镜检查卵巢表面无排卵斑，但体内激素水平已达黄素化。

LUF在正常月经周期发生率约10%，不孕症妇女发生率高达25%~43%，并可反复发生。

LUF的声像特点为：至排卵期卵泡不破裂，继续增大，囊壁厚，于黄体期持续长大，最大直径可达7~8cm，至下次月经前后萎缩消失，少数可持续2~6个月。超声动态观察可见卵泡增大，囊内回声有各种变化[1]（图3-20~22）。

囊内出现的各种声像是黄素化过程的不同表现。LUF周期子宫内膜在排卵期可显示"三线征"，但在黄体期子宫内膜比自然周期者薄且回声淡，为中强回声，呈黄体功能不全周期声像。

LUF周期的未破裂卵泡与卵巢新生物的鉴别方法简单，观察1~2个月经周期即可鉴别。

二、多囊卵巢综合征

多囊卵巢综合征（polycystic ovarian syndrome，PCOS）是育龄妇女常见的内分泌疾病，发生率约占育龄妇女的5%~10%，占不排卵性不孕的50%~70%，表现为双侧卵巢呈多囊性改变伴不孕、多毛、肥胖、痤疮、月经紊乱等一组症状。

2003年欧洲人类生殖和胚胎学会与美国生殖医学学会（ESHRE/ASRM）鹿特丹专家会议推荐的诊断标准是目前较为公认的国际标准。即PCOS的主要诊断依据为：①排卵少或不排卵；②临床或生化高雄激素表现；③超声显示卵巢体积增大>10ml，和（或）可见≥12个直径2~9mm的卵泡。以上3项中具备2项即可诊断，但需除外先天性肾上腺皮质增殖症、库欣综合征、分泌雄激素的肿瘤。

根据多囊卵巢综合征的诊断标准，其超声声像特点为：①卵巢增大，包膜厚；②间质回声增强，以往认为此征象是PCOS最敏感、最特异的超声征象，但现在对此有争议；③卵巢内可探及12个或12个以上小卵泡，大小相似，直径2~9mm，动态观察其卵泡形态、大小及数目无变

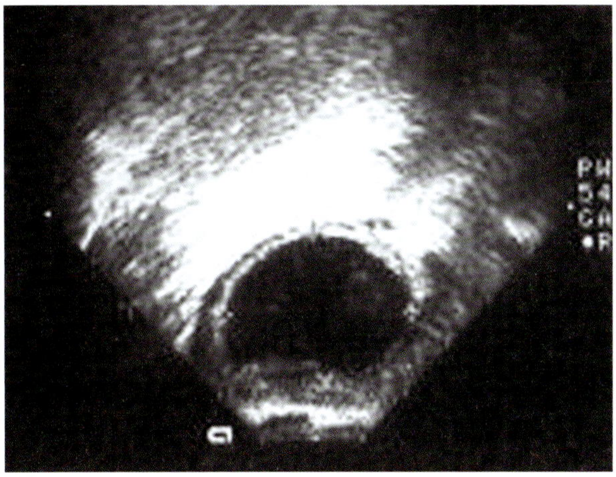

图3-20 LUF声像图：无回声中有稀疏散在的细小点状回声

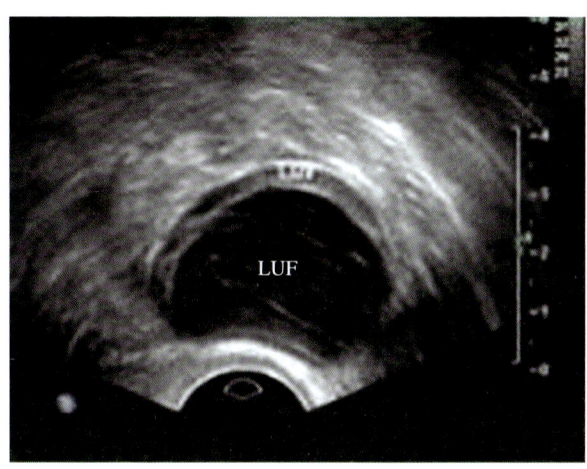

图3-21 LUF声像图：无回声中有多量短而弯曲的细线状回声呈水波纹状

化。小卵泡于卵巢的包膜下呈环珠状排列，称为周边囊泡型（图 3-23）；小卵泡散在整个卵巢皮质层呈蜂窝状称为普通囊泡型（图 3-24）。

有人认为普通囊泡型多囊卵巢更容易发生 LUF。PCOS 的子宫内膜由于长期受雌激素刺激，引起不同程度的增生，呈中等厚度的中强回声（图 3-25），超声动态观察子宫内膜始终不出现"三线征"，而且厚度不变。PCOS 患者病史长久者子宫内膜癌的发生率增加，故在检查子宫内膜时应注意子宫内膜癌的早期声像特点。

三、小卵泡排卵型

卵泡期出现优势卵泡，但发育缓慢，至卵泡直径达 14～17mm 时即破裂排卵，排卵征象同正常优势卵泡排卵。此型为黄体功能不全周期，子宫内膜增厚不明显，排卵期呈低回声，"三线征"不显示，黄体期内膜呈中强回声。

四、无排卵型

在卵泡期至排卵前期，卵泡生长始终不能达到成熟大小且增长缓慢，最大直径 ≤ 15mm，张力不大，透声性差，以后逐渐缩小闭锁。另一种表现为双侧卵巢内无卵泡发育，卵泡直径 ≤ 5mm，如 PCOS。子宫内膜同小卵泡排卵型。

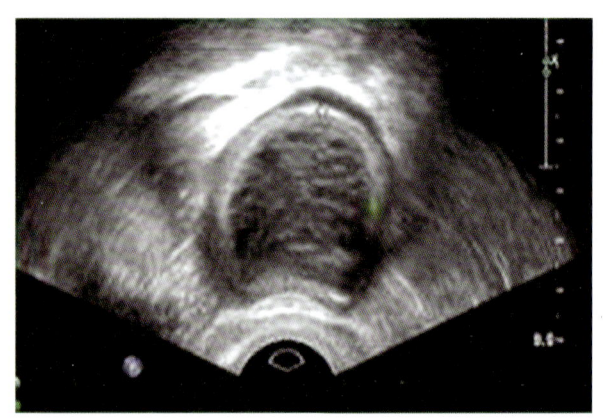

图 3-22　LUF 声像图：无回声中有大量细线状中等回声呈网状

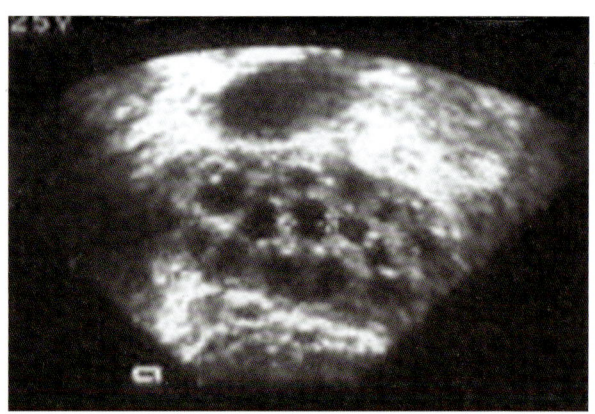

图 3-24　普通囊泡型多囊卵巢

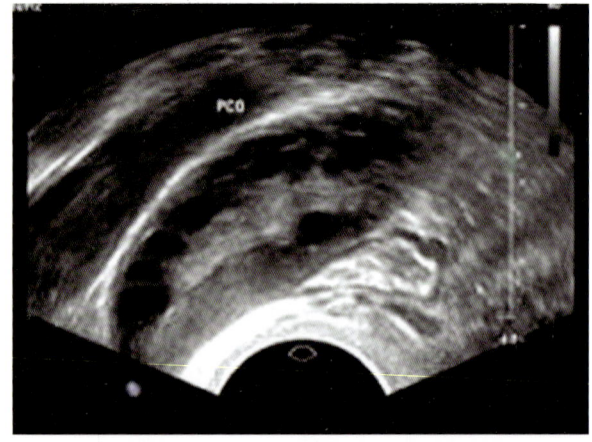

图 3-23　周边囊泡型多囊卵巢

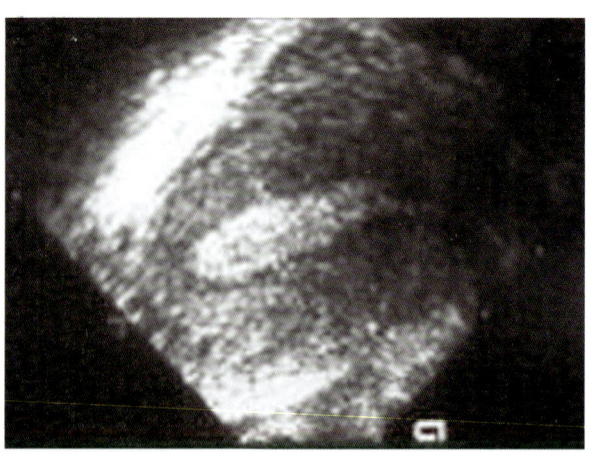

图 3-25　PCOS 的子宫内膜声像图

第4节 超声对卵巢储备功能的评价

卵巢的储备功能及其对刺激的反应性是辅助生殖技术成功的关键。卵巢储备功能是指卵巢皮质内原始卵泡生长发育成为可受精卵母细胞的能力，卵巢低反应的本质是卵巢储备功能下降。卵巢储备功能的评价指标包括患者年龄、基础FSH值、卵巢体积、窦卵泡计数（antral follicle count, AFC）、卵巢间质血流等。女性生育潜能随年龄增长逐年下降，但其下降起始时间有高度变异性。基础FSH测定预测卵巢储备功能的价值尚有争议，FSH在正常状况下，如果AFC减少，表明卵巢储备功能已下降。超声可通过测量卵巢的体积大小、卵泡的发育情况以及卵巢的血流来评价卵巢的储备功能以及卵巢的反应性。

一、卵巢体积

卵巢体积计算一般采用近似公式：1/2（长×横×厚）或三维超声直接体积计算方法。测量双侧卵巢长、宽及前后径，计算平均体积（图3-26），正常卵巢体积约 $4.0 \sim 6.0 cm^3$。平均卵巢体积（MOV）$< 2cm^3$ 与高的周期取消率和低妊娠率有关。

二、窦卵泡计数

窦卵泡是介于窦前卵泡和排卵前卵泡间的卵泡生长阶段。在卵泡早期（约月经周期的2~3

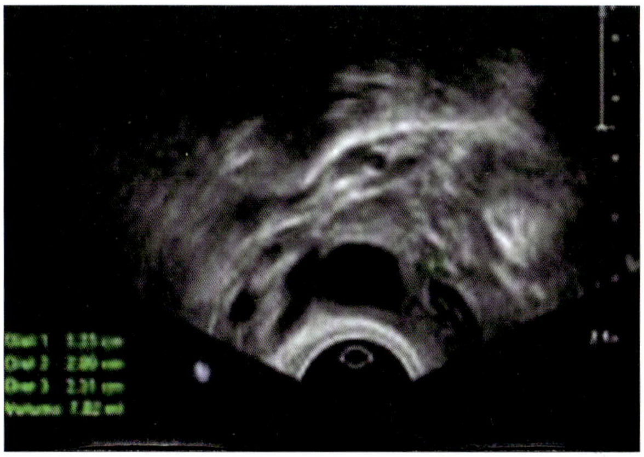

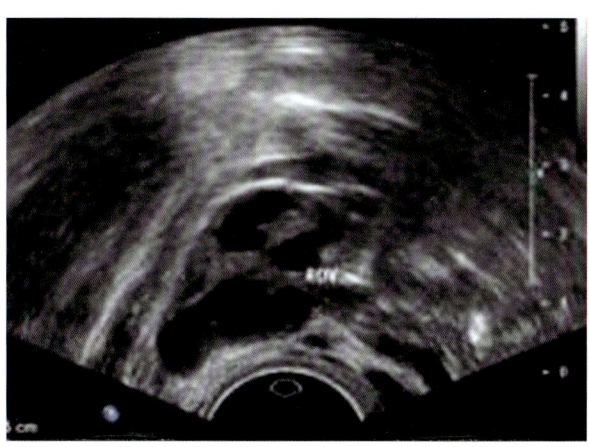

图3-26 卵巢体积测量

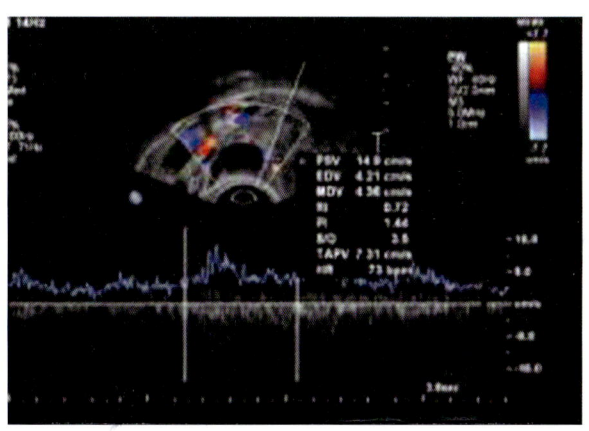

图3-28 卵泡周围血流及频谱

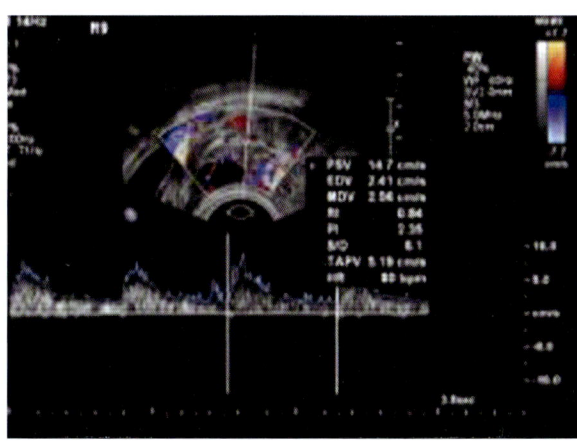

图3-27 窦卵泡声像图

图3-29 卵巢间质血流及频谱

天），经阴道超声可观察到窦卵泡位于卵巢皮质内，直径3～5mm（<10mm）（图3-27）。

月经第3天双侧卵巢平均窦卵泡数小于9个，提示卵巢反应性差。AFC评价卵巢储备能力优于卵巢体积。

三、卵泡及卵巢间质血流

彩色多普勒超声可用于评价卵泡早期和卵泡晚期卵泡周围血流。血供丰富者，IVF妊娠率高。在促排卵周期中，彩色多普勒超声检测卵巢间质动脉血流，搏动指数（pulse index, PI）越低，妊娠率越高（图3-28、29）。

第5节 超声评估子宫内膜容受性

子宫内膜容受性（endometrial receptivity）是指子宫内膜对胚胎的接受能力。"种植窗"期（指排卵后的6～10天，持续48～72小时）胞饮突的形成是评价子宫内膜容受性最好的形态学指标，但是需经子宫内膜活检，在辅助生殖技术（assisted reproductive technologies, ART）中应用显然是不合适的。目前越来越多的研究者倾向于使用非创伤性且价廉的高分辨率超声来评价子宫内膜容受性，其超声指标包括内膜厚度、内膜类型、内膜容积、子宫动脉及内膜下的血流情况。

一、子宫内膜周期性变化

子宫内膜的发育是影响受孕的因素之一，在监测排卵的同时可观察内膜的变化。内膜的结构与体内的雌、孕激素水平有关，在自然周期与促排卵周期，内膜超声所见与内膜的发育周期有关。

月经期刚过内膜呈薄的强回声（图3-30）。

增殖期在雌激素的作用下，内膜逐渐增厚，呈低回声，厚度为5～8mm，接近排卵。由于腺体扩张和迂曲，内膜腺体分泌，产生多个回声界面，即"三线征"（图3-31）。产生的回声与内膜腺体结构有关，与组织学对照最外层是肌层血管网，其内的强回声线为基底层，低回声区为功能层，中央强回声为宫腔。随着内膜的增厚，内膜周边的强回声线向心性地逐日增粗，低回声区相对变窄。分泌期子宫内膜可达最厚（6～12mm），内膜最中心的部位可能为致密层，内呈低回声区，这种超声所见可作为判定排卵的一种方法，排卵前后均可见这种表现（图3-32）。排卵后受孕激素影响，内膜间质水肿，黄体期内膜回声变强（图3-33），内膜下的低回声带为子宫内肌层产生[2]。

二、子宫内膜厚度

妊娠过程至少需要一定厚度的子宫内膜，预测妊娠的子宫内膜厚度文献报道不一，适宜

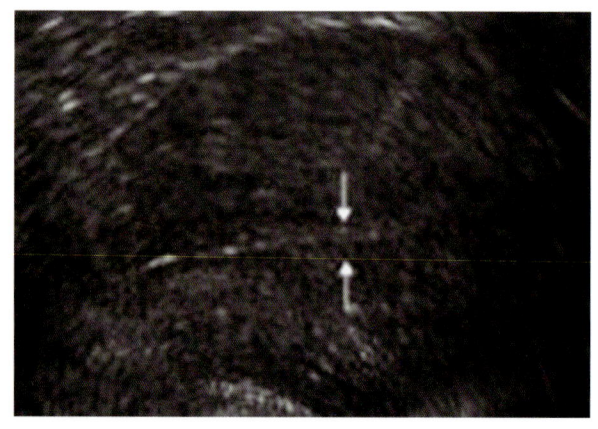

图3-30 月经期刚过子宫内膜呈薄的强回声

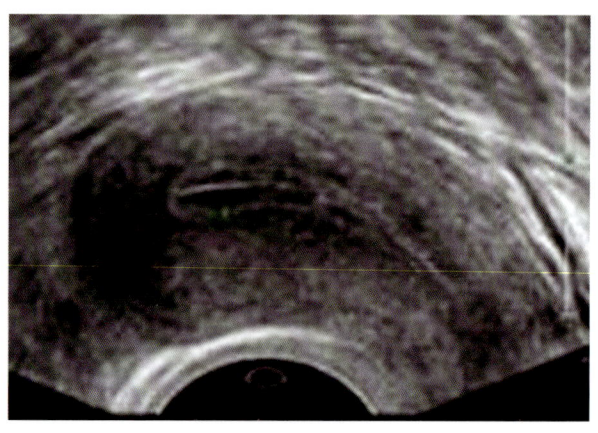

图3-31 增殖期子宫内膜呈"三线征"

妊娠的平均子宫内膜厚度为 9~11mm，内膜厚度 < 6mm 几乎没有妊娠的可能。但也有研究认为子宫内膜厚度、形态对预测子宫内膜容受性意义不大。

三、子宫内膜形态

子宫内膜形态是指内膜与肌层相对回声状态的分型，可分为三线型即"三线征"（外层和中央强回声，内层低回声，宫腔中线回声明显）（图3-34）和均质型（内膜全层均质回声）（图3-35）。排卵前内膜呈三线型适宜植入，妊娠率高，均质或不均质低弱回声内膜不适宜植入。

四、子宫动脉及子宫内膜彩色多普勒超声

子宫内膜血流灌注是一种更加准确地评价子宫内膜容受性的非侵入性方法，对子宫内膜容受性有一定的预测价值。

（一）子宫动脉血流

移植日或 hCG（人绒毛膜促性腺激素）日子宫动脉搏动指数（PI）平均在 2~3 之间时，子宫内膜容受性最佳。当子宫动脉血流呈高阻状态（PI > 3.0）时，种植率和妊娠率显著降低。也有研究认为子宫动脉血流对妊娠结局无预测价值。

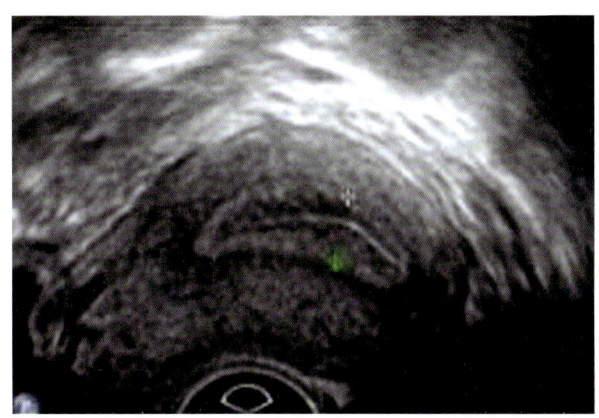

图 3-32　排卵期子宫内膜

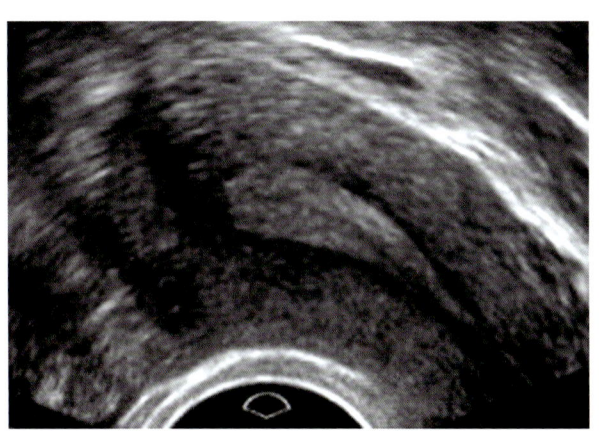

图 3-33　黄体期子宫内膜

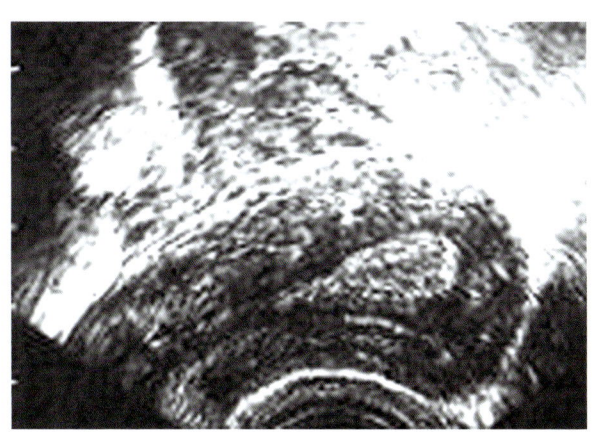

图 3-35　均质型子宫内膜

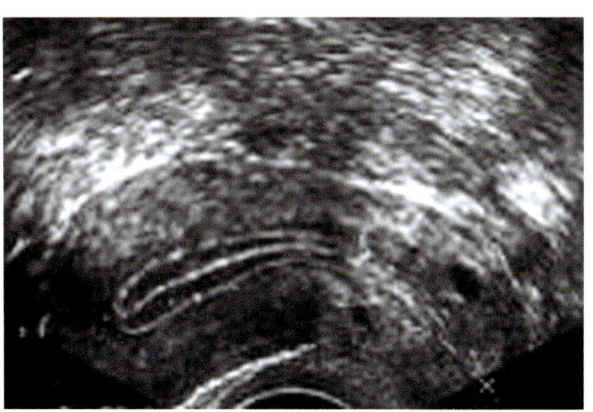

图 3-34　三线型子宫内膜

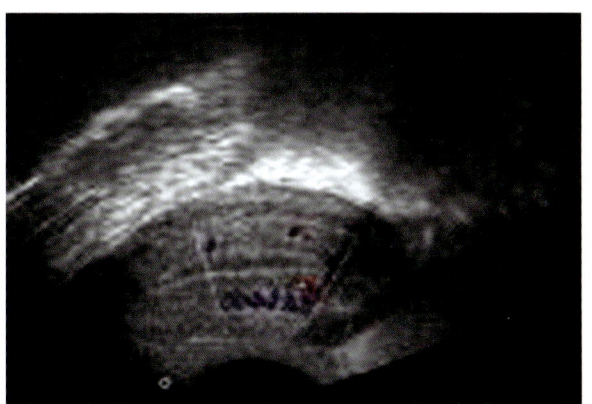

图 3-36　子宫内膜血流

（二）子宫内膜血流

在子宫肌层及子宫内膜之间超声显示为一低回声薄层，厚度不超过 1mm，这一区域及子宫内膜的血供在子宫内膜容受性方面起重要作用。大量研究表明子宫内膜血流与妊娠结局相关，子宫内膜内及内膜下血流均可探测到者，其妊娠率及胚胎种植率明显提高，流产率明显降低。当子宫内膜内血流可探及时，子宫内膜厚度和形态变得不再重要（图 3-36）。

五、子宫内膜质量超声评估标准

典型"三线征"，内膜厚度 ≥ 7mm，子宫动脉 PI < 3.0，提示 IVF 时具有较高的妊娠率。

第 6 节　促排卵后并发症的超声诊断

一、卵巢过度刺激综合征

卵巢过度刺激综合征（ovarian hyperstimulate syndrome, OHSS）是促排卵过程中较常见的医源性并发症。由于助孕技术的发展和促排卵药物的广泛应用，OHSS 的发生有增多趋势，IVF 周期中 OHSS 发生率为 1%～14%，重度 OHSS 为 0.5%～2%。

OHSS 的超声表现为：卵巢明显增大，最大时直径可达 15cm。卵巢内含大量大小不等的卵泡和黄体，呈多房性囊肿样改变。囊壁菲薄，囊腔形态因相互挤压而不规则，囊内可见极低回声，常分布在囊壁下方，囊腔大小一般在 2～6cm（图 3-37）。盆腹腔内可见大量液性暗区，严重时出现胸水。

二、卵巢扭转

卵巢扭转（adnexal torsion）正常情况下罕见，应用促排卵药物后发生率增加，IVF-ET 后卵巢扭转发生率近 0.1%。早期识别、早期诊断和及时治疗，可以保留卵巢，保护生育功能。

卵巢扭转的超声声像特点为卵巢增大，回声增强，并有显著的周围滤泡。包块内无囊肿或其他实性结节回声，其周围及子宫直肠陷凹可见少量无回声区。卵巢血管蒂扭转部位可以是紧贴卵巢，也可以在子宫与有扭转的卵巢之间，扭转的血管蒂在二维超声可以显示为在圆形的强回声中有多线条的低回声；或椭圆形或管状结构中心为不均质回声。彩色多普勒超声在增大的卵巢内显示血流明显减少或缺乏可作

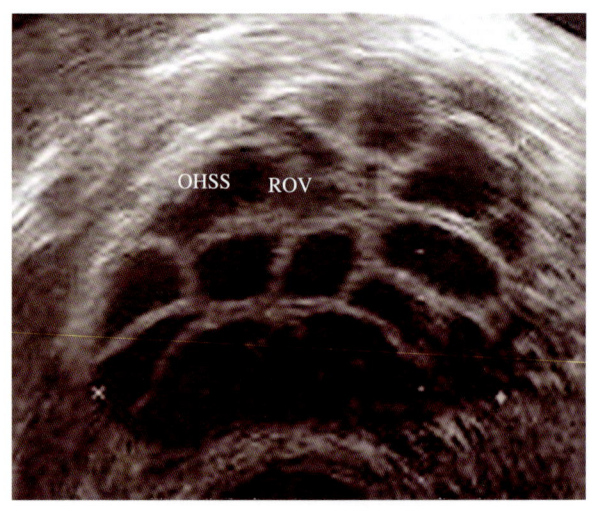

图 3-37　OHSS 卵巢声像图

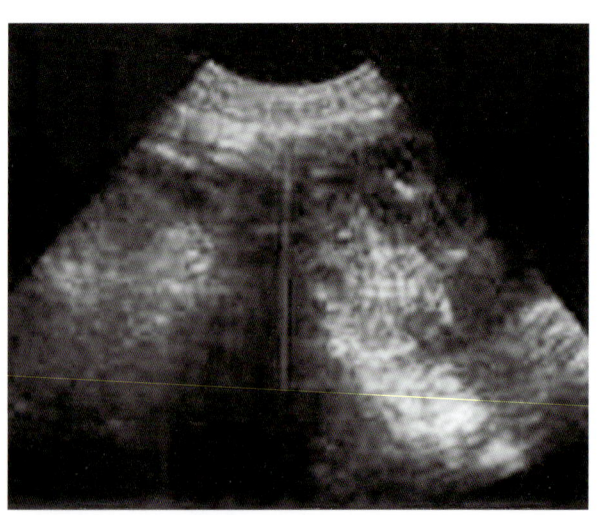

图 3-38　彩色多普勒超声显示卵巢内无血流信号

为判定卵巢扭转的早期诊断指标。在扭转早期、部分扭转、动静脉栓塞之前，血管蒂内有时可能测到血流信号（图 3-38~40）。

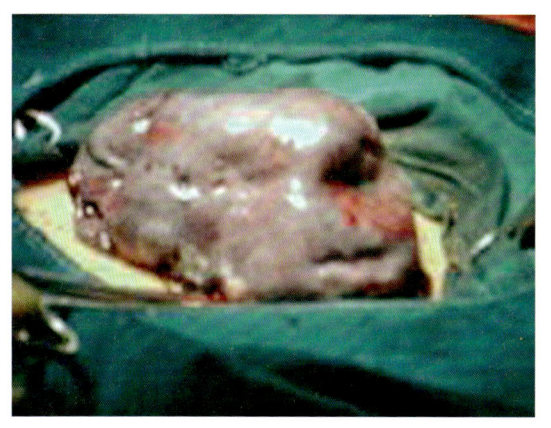

图 3-39　扭转坏死的卵巢标本

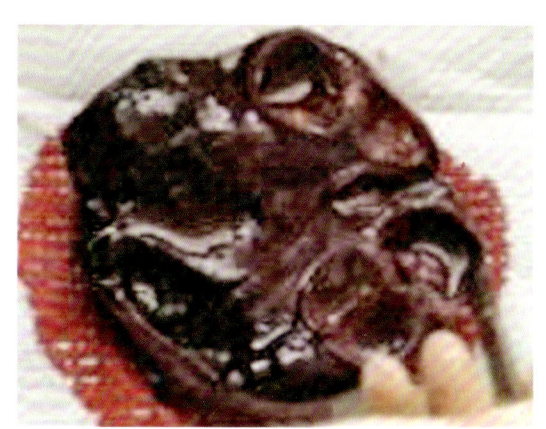

图 3-40　卵巢标本内部凝血块

第 7 节　子宫内膜异位症——卵巢巧克力囊肿

子宫内膜异位症（endometriosis）是指子宫内膜腺体及间质生长在子宫腔以外的部位。异位的内膜受卵巢激素的控制和影响可出现增生和分泌期改变，引发一系列临床表现，也是不孕症的常见原因之一。

异位的子宫内膜常位于卵巢、子宫骶韧带、子宫直肠陷凹、盆腔腹膜处。临床上可以查到的子宫后壁及子宫骶韧带的小的异位灶直径常＜5mm，超声很难探查到，阴道超声较容易探查到的、而且能确诊的是卵巢内的子宫内膜异位，即卵巢巧克力囊肿。卵巢内的子宫内膜异位病灶病理改变有反复出血、凝血、形成血块、吸收、机化、钙化等，因此超声图像呈多样类型，常见的有以下几种：

一、囊肿型

囊肿呈圆形或椭圆形，边界清，壁薄，内壁光，内为无回声伴少许稀疏散在的细小点状回声（图 3-41）。

此类型囊内常为新鲜血液，发病时间短，如囊内持续出血，囊肿增长迅速，易发生破裂。此类型囊肿易与卵巢生理性囊肿和卵巢新生物混淆，可根据病史、临床检查鉴别，也可观察 1~2 个月经周期，生理性囊肿可在月经前后消失。

二、多囊肿型

多个大小不等的囊肿相连，各囊壁薄厚不同，囊内回声不同，含点状回声多少不同（图 3-42）。

此类型为多个囊肿发生的时间不同，病程久者囊内回声较多。此类型与卵巢新生物容易鉴别，因囊肿由多个囊构成，外形凹凸不平，而卵巢其他性质囊肿常为一圆形完整囊肿。

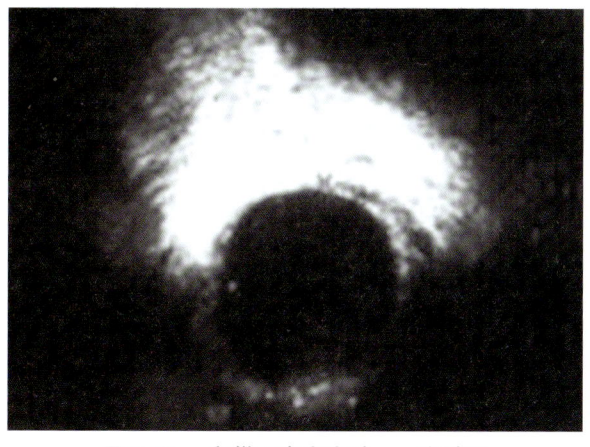

图 3-41　卵巢巧克力囊肿——囊肿型

三、典型巧克力囊肿

典型的卵巢巧克力囊肿呈圆形、壁厚、光滑、边界清，内含大量均匀分布的密集点状回声，似毛玻璃状（图3-43）。

典型的巧克力囊肿与其他类型相比，因有较特异的声像特征，易与卵巢新生物鉴别。但是如果卵巢新生物囊内出血可出现类似的声像图，仍应注意鉴别。

以上三种类型囊内容为液性，故囊肿后方回声均增强。

四、混合型

此类型常发生于病程较长者。囊内血液机化、纤维素沉着甚至钙化，囊肿壁厚，内壁毛糙，贴内壁有规则或不规则的团块（图3-44）。

此类型不易与卵巢囊实性肿瘤鉴别。因卵巢巧克力囊肿内常为出血及机化钙化血块，无血管，故彩色多普勒在其实性部分内无血流信号显示；而卵巢恶性肿瘤内存在大量异型血管，彩色多普勒可显示低阻高速的血流信号。

五、实体型

囊肿呈不均质的实性，有时仔细观察可见多囊肿性的声像特点，但是多个囊肿均表现为内部回声较多（图3-45）。此类型不易与卵巢实性肿瘤鉴别，需结合临床与其他检查予以鉴别。

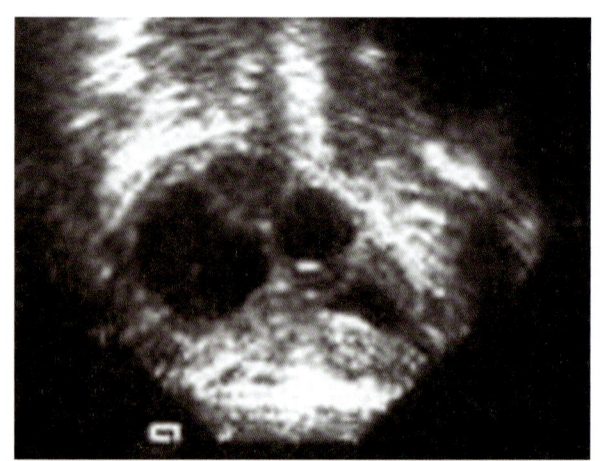

图3-42 卵巢巧克力囊肿——多囊肿型

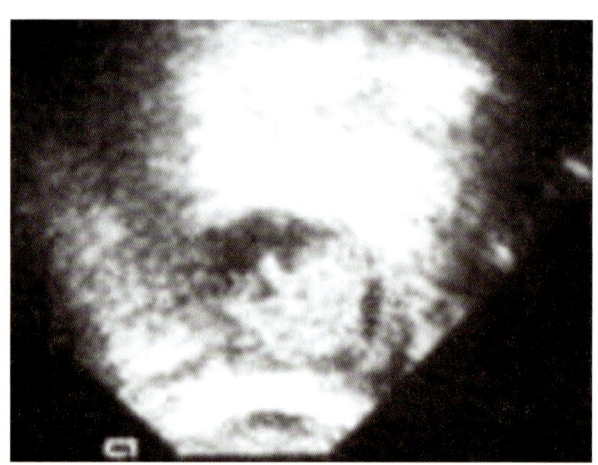

图3-44 卵巢巧克力囊肿——混合型

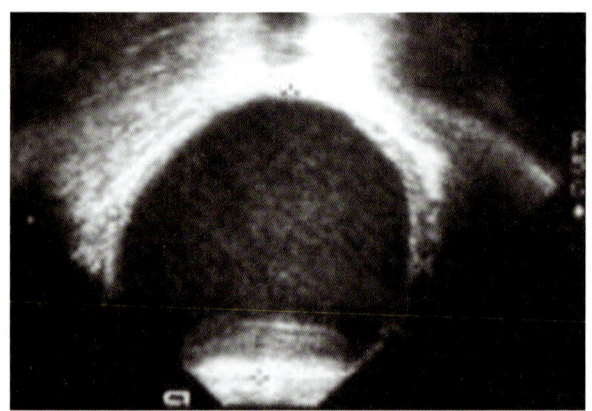

图3-43 典型的卵巢巧克力囊肿

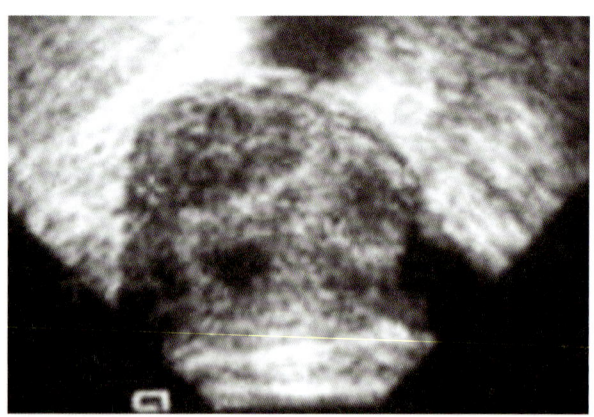

图3-45 卵巢巧克力囊肿——实体型

第8节 输卵管病变

一、输卵管积脓

于子宫一侧或双侧出现异常回声。炎症早期输卵管边界模糊，后逐渐边界清楚。包膜完整，外形不规则呈曲颈瓶状、腊肠状或椭圆形。囊内脓汁呈低回声，含大量分布不均匀的点状回声（图3-46）。当炎症未波及卵巢时，同侧的卵巢显示正常。

卵巢表面因有卵巢白膜保护不易单独发生炎症，常因输卵管炎症波及到卵巢并沟通形成输卵管卵巢脓肿。脓肿壁薄厚不均匀，为圆形或不规则肾形，有时可见不全分隔。内部回声多呈混合性，低回声区由炎性液体产生，此时探测不到正常卵巢声像，卵巢已成为脓肿囊壁的一部分（图3-47）。

二、输卵管积水

当炎症导致输卵管伞端粘连，管腔内分泌物滞留或输卵管脓肿腔内脓液吸收、液化时形成输卵管积水。由于分泌物排不出去，致输卵管扩张，超声显示为边界清、囊壁薄、光滑、张力差的无回声肿物，常呈曲颈瓶状或腊肠状。由于输卵管扭曲、粘连形成管腔内的不全分隔，超声扫查时一个切面可见多个囊肿相连，转动探头时多个囊肿可相互贯通（图3-48）。

三、输卵管妊娠

孕卵在子宫腔以外的部位着床发育称为异位妊娠，也称宫外孕，是妇产科常见的急腹症之

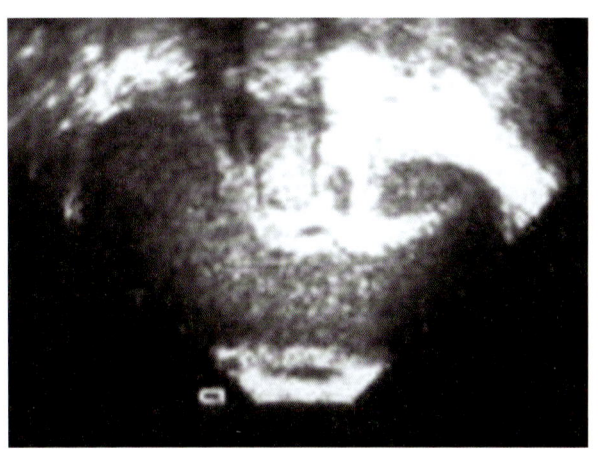

图3-46 输卵管积脓声像图

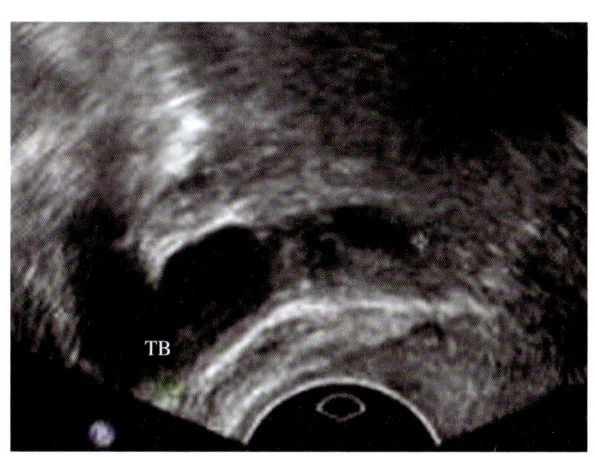

图3-48 输卵管积水声像图

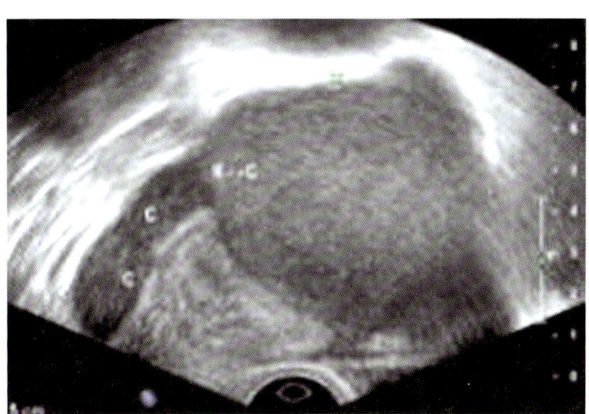

图3-47 输卵管卵巢脓肿声像图

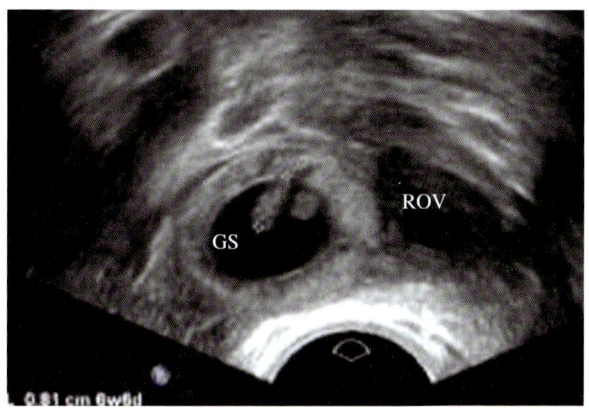

图3-49 输卵管妊娠活胎型

一。若不及时诊断和积极抢救可危及生命。异位妊娠包括输卵管妊娠、卵巢妊娠、腹腔妊娠、阔韧带妊娠和宫颈妊娠，其中以输卵管妊娠最为常见，占异位妊娠的95%左右。当输卵管妊娠未发生流产和破裂时，临床表现不明显，诊断较困难，需采用辅助检查才能确诊。目前，超声已成为异位妊娠最重要的辅助诊断手段，尤其是经阴道超声检查，准确率更高。但早期诊断宫外孕仍需结合临床表现如停经史、不规则阴道出血、腹痛及血或尿hCG测定（+）。

（一）宫外孕的超声特征

1．宫腔内无胎囊。

2．附件区包块。在子宫外、附件区、卵巢旁发现包块，多为混合性包块。如果异位妊娠尚未发生流产或破裂，包块内可见较厚的环状强回声围绕一个小无回声区即妊娠囊，也称为"面包圈征"。有时囊内可见卵黄囊、胎芽及胎心搏动。在包块周边彩色多普勒可显示滋养层血流信号（图3-49～51）。如胎囊变形则包块内见不规则的强回声团，为绒毛声像（图3-52）。输卵管妊娠流产或破裂后，混合性包块往往较大，边界欠清，外形不规则，回声杂乱以实性为主，为血块包裹流产或破裂后的妊娠组织及输卵管卵巢；或者病程较长出血机化，又称为陈旧性宫外孕（图3-53）。

3．盆腔游离液体。输卵管妊娠流产或破裂后，血液积聚在盆腹腔内，当出血量少时，于子宫直肠陷凹可见游离液体；出血量多时，腹腔内髂窝处可见大量游离液体。

（二）输卵管间质部妊娠

输卵管间质部是输卵管位于子宫肌壁内的一段，在宫角处穿入子宫壁，长约1cm，宽约

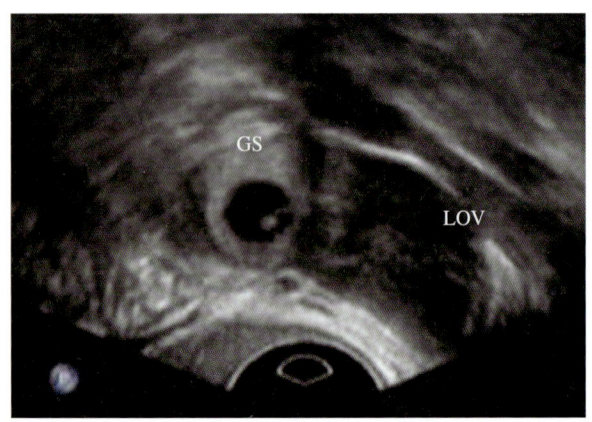

图3-50　输卵管妊娠胎囊型

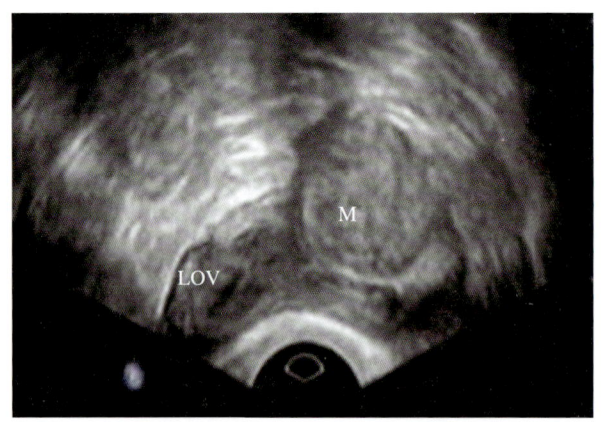

图3-52　包块内见不规则的强回声团

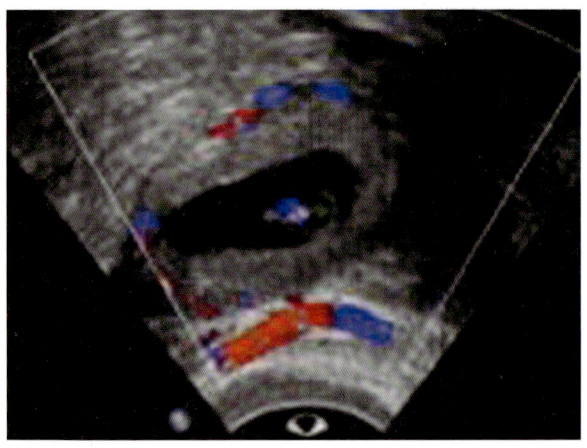

图3-51　异位的妊娠囊周边彩色多普勒可显示血流信号

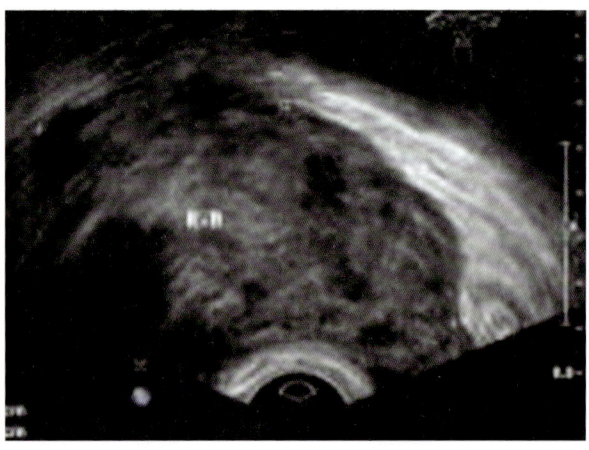

图3-53　陈旧性宫外孕声像图

0.7mm，如孕卵植入在这个部位称为输卵管间质部妊娠。发生率占所有异位妊娠的2%～4%。因管壁周围肌层厚，有来自子宫动脉和卵巢动脉的双重血供，一旦发生破裂犹如子宫破裂，死亡率高，约为2%～2.5%。间质部妊娠的病因与其他常见部位异位妊娠的病因相同，如盆腔炎症、既往盆腔手术史、肿瘤、子宫畸形等。特别要提出的是同侧输卵管切除是间质部妊娠独有的危险因素，因此应用辅助生殖技术（ART）增加了间质部妊娠的发生率。

间质部妊娠超声诊断标准是：宫腔空虚未见胎囊，胎囊位于宫腔外偏离宫腔且距宫腔侧壁＞1cm，胎囊周围包绕薄的肌层＜5mm（图3-54、55）。诊断特异性为90%，敏感性仅为40%。也有文献报道，孕囊与宫腔侧缘的距离常常＜1cm，平均长度为11.2mm（6～15mm），1cm的标准过于严格，可能导致误诊。

输卵管间质部妊娠时超声可见一条强回声线自宫角延伸并与间质部胎囊或包块连接，称为间质线。间质线为输卵管的间质部回声，如能显示间质线，可提高诊断准确性，特异性为98%，敏感性为80%（图3-56）。

阴道三维超声扫查可以重建子宫的冠状切面，是二维超声很难获得的子宫平面，在这个平面可显示输卵管间质部，有助于间质部妊娠的诊断（图3-57）。

（三）宫内、间质部同时妊娠

宫内、间质部同时妊娠发生率在自然妊娠为1/30 000，接受ART治疗包括IVF、GIFT（gamete intra-fallopian transfer，输卵管内配子转移技术）和促排卵治疗时为1/100。IVF移植4个胚胎宫内外同妊娠的危险是1/119。移植胚胎数≥5个，危险性增加为1/45。ART的应用增加了宫内、间质部同时妊娠的危险。

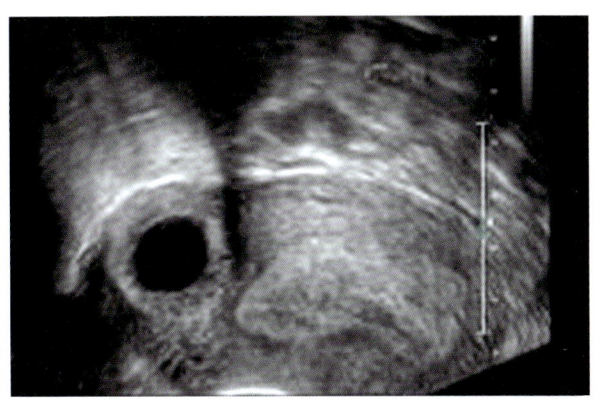

图3-54　输卵管间质部妊娠声像图

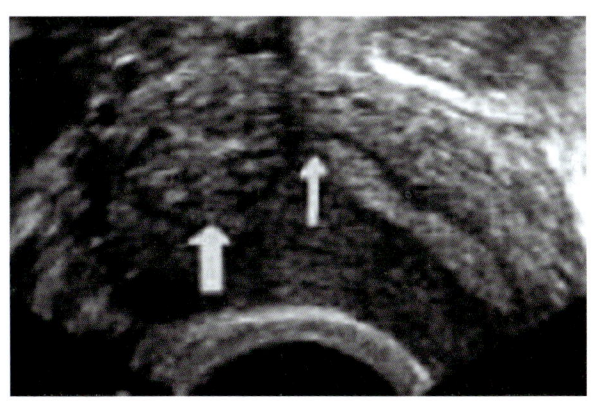

图3-56　间质线声像图

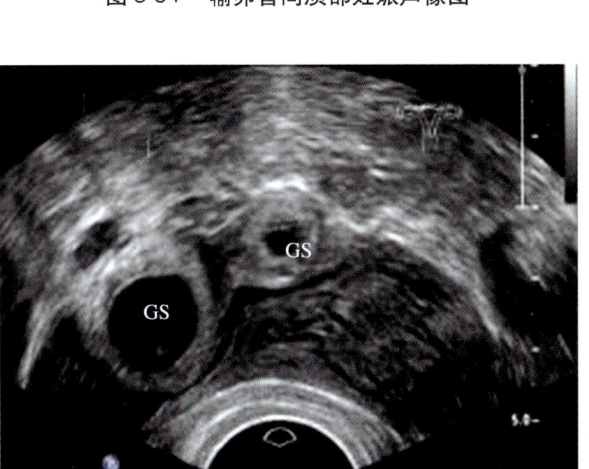

图3-55　输卵管间质部妊娠2个胎囊

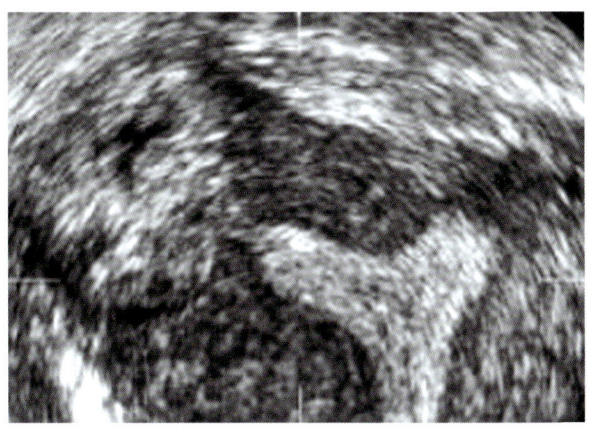

图3-57　间质部妊娠三维超声声像图

第9节 子宫肌瘤

子宫肌瘤是女性生殖器中最常见的良性肿瘤，由子宫平滑肌组织增生而成，其间有少量纤维结缔组织。

肌瘤原发于子宫肌层，根据肌瘤发展过程中与子宫肌壁的关系分为三类。

一、肌壁间肌瘤

肌壁间肌瘤位于子宫肌层内，占所有肌瘤的60%~70%，周围均被肌层包围，肌瘤由平滑肌与纤维结缔组织交叉排列组成，呈旋涡状。肌瘤周围与被压迫的子宫肌纤维之间有疏松的结缔组织，称为假包膜。典型的子宫肌瘤超声表现为子宫内中低回声肿物，含纤维结缔组织成分多则肌瘤回声增强，含平滑肌组织多则肌瘤回声低。可看到向心性排列的旋涡状结构，即中低回声相间的声像（图3-58）。肌壁间肌瘤血供来自假包膜内的血管，呈树枝状分布，彩色多普勒可显示肌瘤周边及内部的彩色血流。

二、浆膜下肌瘤

肌瘤向子宫浆膜面生长，突起在子宫表面，仅由子宫浆膜层覆盖，可有蒂（图3-59、60），约占所有肌瘤的20%。浆膜下肌瘤血供来自蒂部血管。

三、黏膜下肌瘤

肌瘤向子宫黏膜面生长，突出于宫腔，仅由

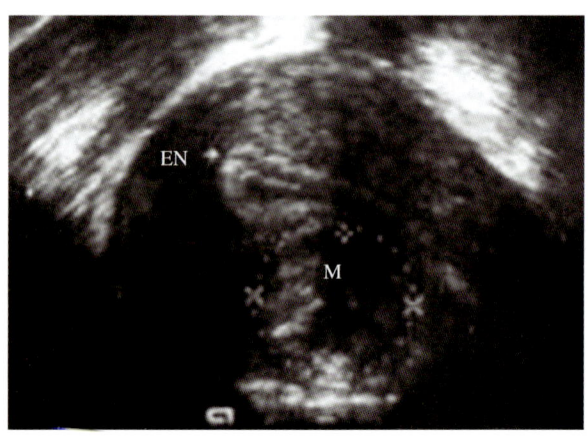

图3-58　肌壁间肌瘤

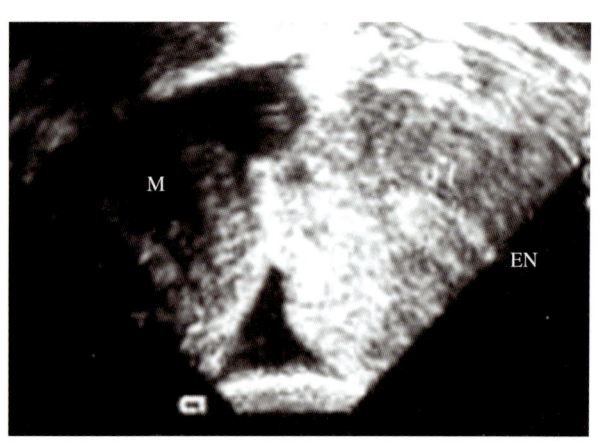

图3-60　带蒂的浆膜下肌瘤

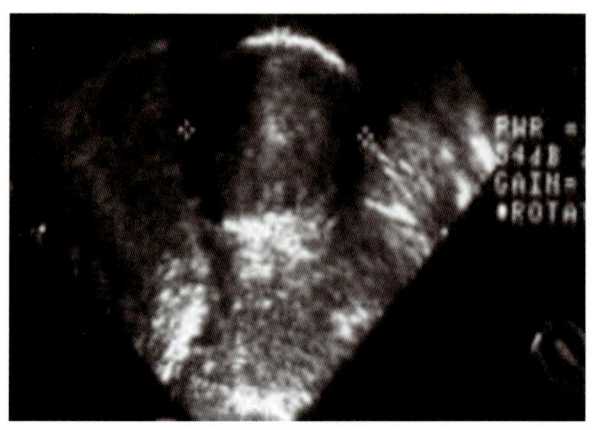

图3-59　无蒂的浆膜下肌瘤

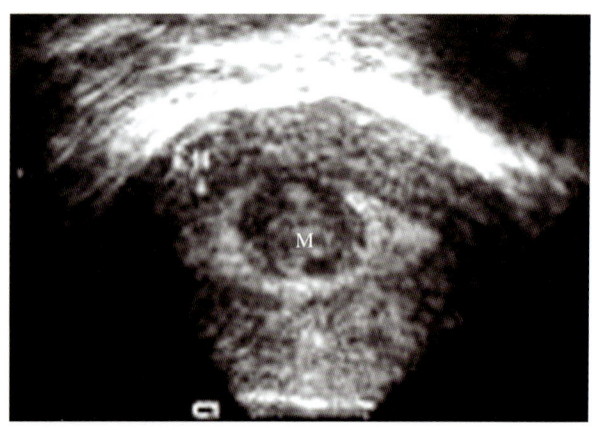

图3-61　黏膜下肌瘤声像图

黏膜层覆盖，可有蒂（图3-61）。在宫腔内常引起子宫收缩，可将肌瘤排出宫腔突入阴道。黏膜下肌瘤血供丰富，彩色多普勒显示呈彩球状。

肌瘤血供不足时易发生变性、坏死，常见的变性有囊性变，超声可见肌瘤内部的无回声区。蒂细、血供不足的浆膜下肌瘤及绝经后妇女的肌瘤易发生钙化，肌瘤内可见斑片状强回声，后方伴声影（图3-62）。

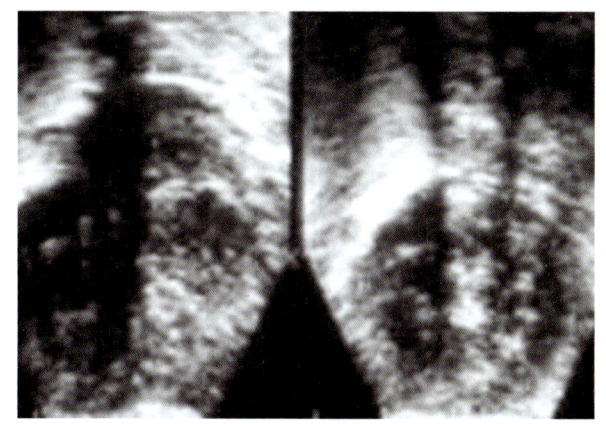

图3-62　子宫肌瘤钙化声像图

第10节　子宫腺肌病

子宫内膜腺体及间质侵入子宫肌层称为子宫腺肌病（adenomyosis）。由于子宫内膜在肌层内呈弥漫性、浸润生长，刺激周围的平滑肌与纤维结缔组织增生，使子宫均匀性增大。病灶多累及子宫后壁，肌壁内有多个微小囊腔，这种弥漫性病变称为子宫腺肌病。超声特征为子宫增大呈球形，后壁明显增厚，内膜前移，子宫肌层内可见点状低回声区（图3-63），彩色多普勒可在腺肌症部位显示较多的血流信号。

如果异位的子宫内膜在肌层内呈局限性、浸润生长，局部纤维组织增生，形成结节或团块，称为子宫腺肌瘤。腺肌瘤周围无假包膜，与周围的子宫肌层无明显分界，超声有时很难鉴别腺肌瘤与肌瘤，而且子宫腺肌病常与子宫肌瘤共同存在。

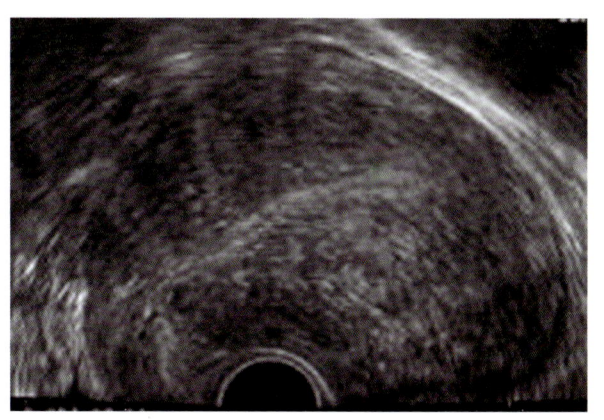

图3-63　子宫腺肌病声像图

第11节　卵巢肿瘤及盆腔肿物的超声鉴别

卵巢肿瘤组织来源复杂，分类方法多，但从形态上可分为实性、囊实性和囊性，超声可根据不同形态肿瘤的特点进行诊断及鉴别诊断。

一、卵巢实性肿瘤

常见的卵巢实性肿瘤有卵泡膜细胞瘤、颗粒细胞瘤、卵巢纤维瘤、生殖细胞肿瘤，易发生于年轻女性。

（一）卵泡膜细胞瘤

良性卵巢肿瘤，实性，质硬。超声特征为低回声，肿物后方回声衰减明显（图3-64）。

（二）颗粒细胞瘤

低度恶性卵巢肿瘤，实性或部分囊性。超声特点为中低回声肿物，透声较卵泡膜细胞瘤好，彩色多普勒可见肿物内血流信号（图3-65）。

以上两种实性卵巢肿瘤因可分泌雌激素，又称为功能性卵巢肿瘤。生育年龄患者可出现月经紊乱，绝经后患者可有阴道出血，常合并子宫内膜增生过长，甚至子宫内膜癌，如合并胸腔或腹腔积液又称为麦格综合征（Meigs syndrome）。

（三）无性细胞瘤

为生殖细胞来源的低度恶性卵巢肿瘤，好发于青春期及生育期妇女。肿瘤中等大小，分叶状，切面实性、色灰白，触之如橡皮。超声特点为形态不规则的低回声，彩色多普勒可见肿物内血流信号（图3-66）。

二、卵巢囊实性肿瘤

囊实性肿瘤即混合性肿物，是指肿物内既含液体成分又有实性成分。卵巢浆液性乳头状囊腺癌、黏液性乳头状囊腺癌、交界性癌等多表现为混合性肿物。如有乳头超声可见肿瘤内部不规则的实性区或多个分隔，其实性部分内彩色多普勒常可见丰富的血流信号（图3-67、68）。肿瘤内部的实性区和不规则区越多，恶性的可能性越大。

畸胎瘤（teratoma）为最常见的生殖细胞肿瘤。肿瘤内容物由脂肪、皮肤、牙齿、毛发组成，因内容物不同超声所见也不同，为以实性为主的混合性肿物。其实性部分回声为脂肪及钙化成分，可表现为脂液分层、"面团征"、"彗尾征"、"星花征"等（图3-69~71）。

三、卵巢囊性肿瘤

卵巢囊性肿瘤超声表现为无回声肿物，有时内可见分隔。绝经后的卵巢囊肿病理表现多样，一般认为如囊肿＜5cm、单房、无乳头，良

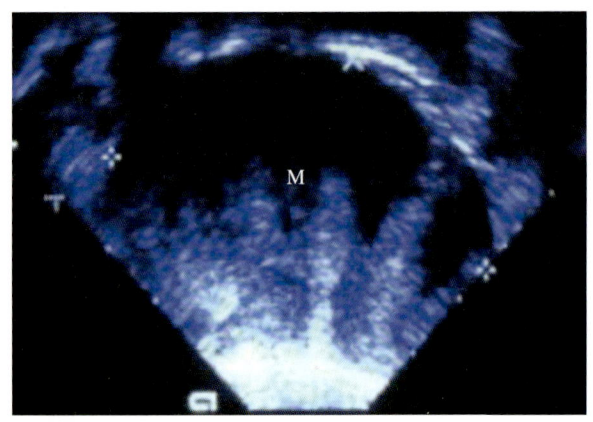

图3-64 卵泡膜细胞瘤声像图

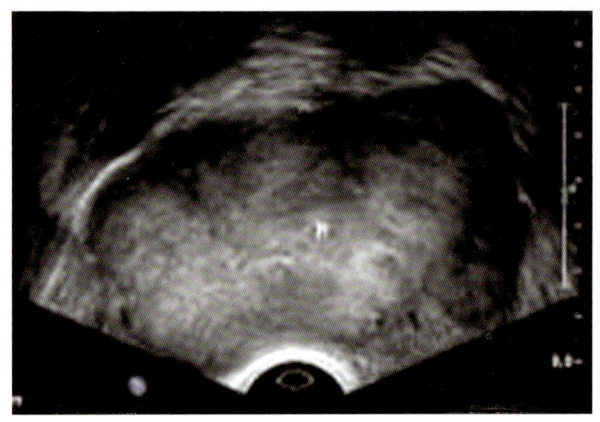

图3-66 卵巢无性细胞瘤声像图

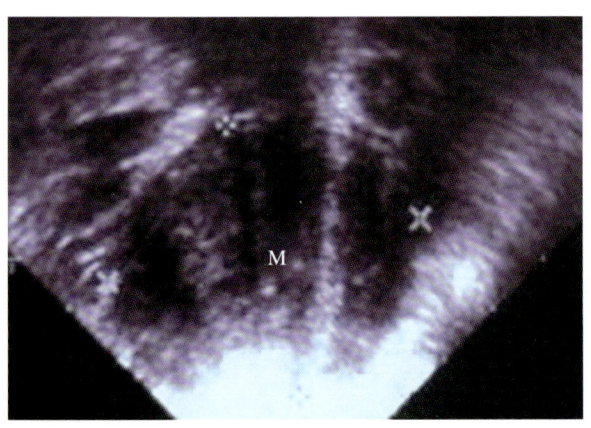

图3-65 卵巢颗粒细胞瘤声像图

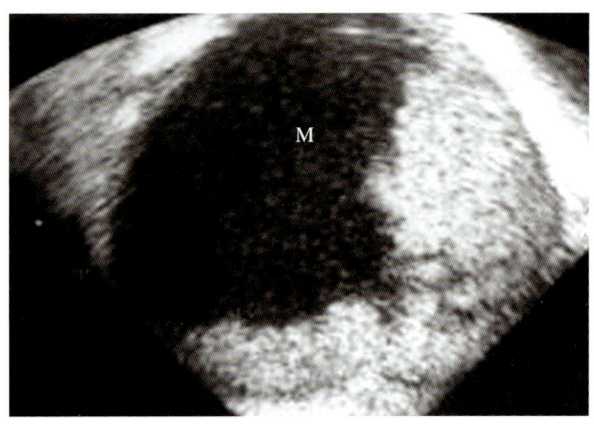

图3-67 卵巢黏液性囊腺癌声像图

性可能性大（图3-72、73）。

四、卵巢冠囊肿

卵巢冠囊肿（parovarian cyst）来自输卵管系膜的中肾管遗迹。在女性，中肾管退化只留下胚胎期遗迹，遗迹存留在阔韧带内沿输卵管系膜及子宫、阴道侧方走行，位于卵巢上方输卵管系膜内的称为卵巢冠，形成囊肿称为卵巢冠囊肿。肿物直径多为3～5cm，但个别也可较大，很少

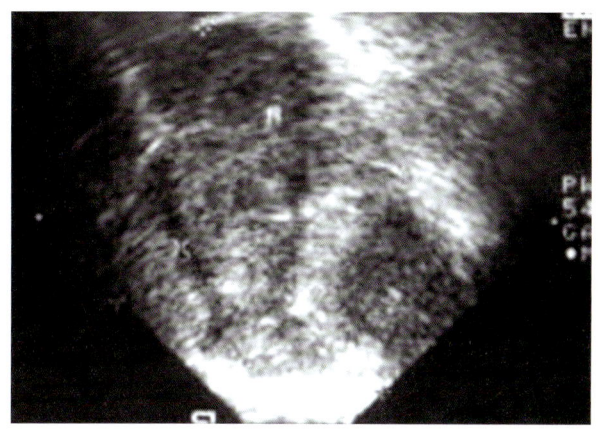

图3-68 卵巢浆液性乳头状囊腺癌声像图

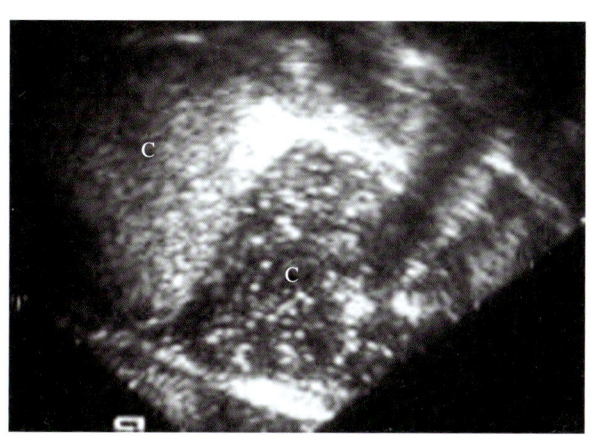

图3-71 卵巢畸胎瘤呈脂液分层及"星花征"

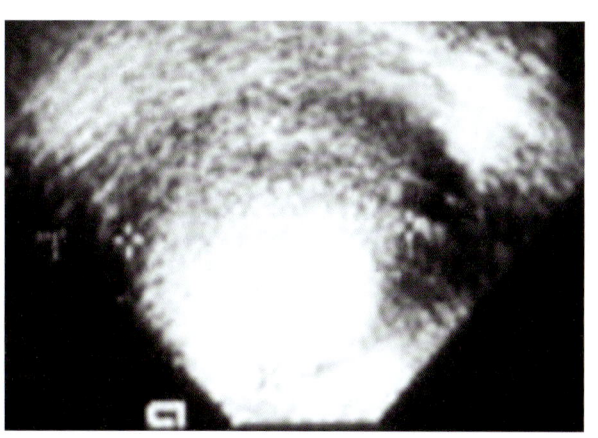

图3-69 卵巢畸胎瘤呈"面团征"

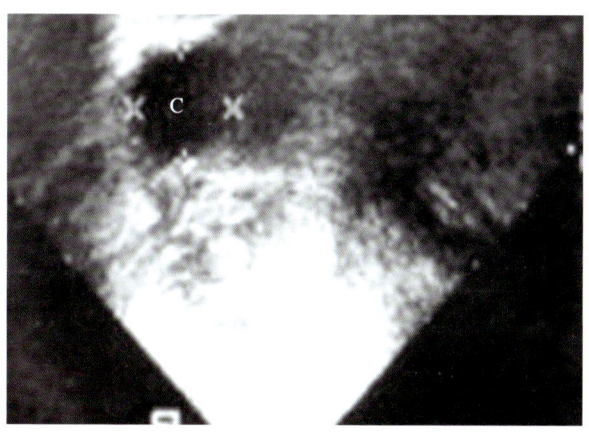

图3-72 绝经后卵巢囊肿（病理为单纯性卵巢囊肿）

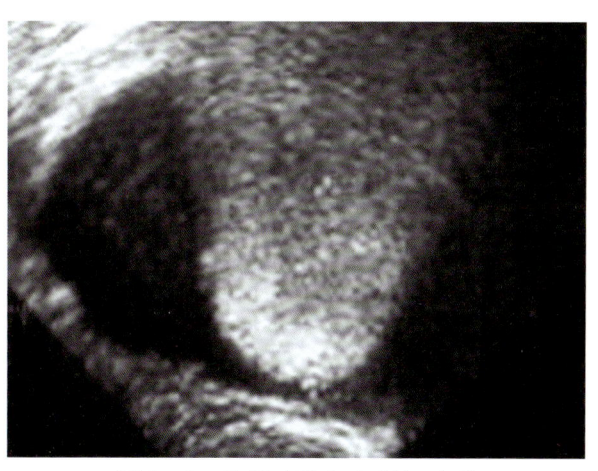

图3-70 卵巢畸胎瘤呈"彗尾征"

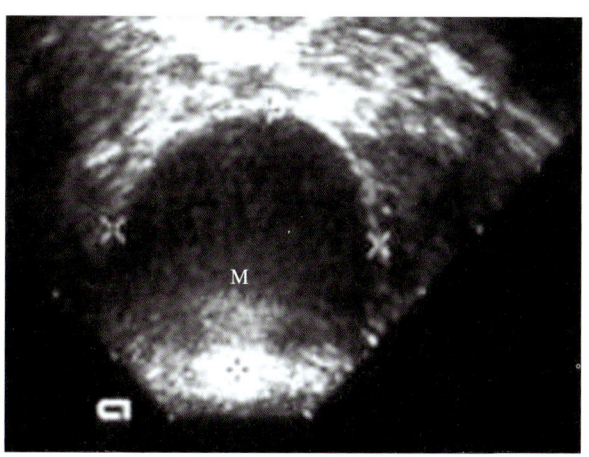

图3-73 绝经后卵巢囊肿（病理为卵巢巧克力囊肿）

有分隔。与其他卵巢囊肿一样,也可引起附件扭转(图3-74)。

五、卵巢肿瘤评分系统

以超声形态学为基础,人们制定了确定卵巢良性或恶性肿瘤的评分系统,即根据肿瘤内壁结构、壁的厚度、分隔及内部回声,分为1~5级。评分>9分为恶性。但是此系统不包括肿物的大小和畸胎瘤,因为畸胎瘤多为以实性为主的混合性肿物。

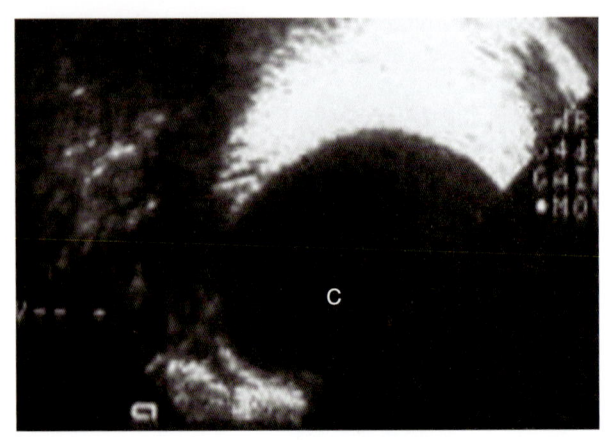

图3-74 卵巢冠囊肿声像图

第12节 子宫腔内病变

一、功能性子宫出血

功能性子宫出血是由于促性腺激素或卵巢激素的调节失控而导致的月经失调。全身及内、外生殖器无器质性病变,子宫内膜病理可表现出不同的增生变化。根据国际妇科病理协会(ISGP 1998)的分类可分为以下几类。

(一)子宫内膜增生过长

子宫内膜增生过长又可分为简单型增生过长、复杂型增生过长和不典型增生过长。子宫内膜简单型、复杂型、不典型增生在超声声像图上鉴别困难,需依靠病理组织学检查确诊。子宫内膜增生时超声可见内膜增厚呈长椭圆形强回声团,其内散在分布大小不等的点状无回声或低弱回声区,呈蜂窝状;内膜与肌层间有明显分界;子宫体增大或正常;子宫肌层回声正常(图3-75)。

(二)增生期子宫内膜

子宫内膜与正常月经周期中的增生期内膜无区别,只是在月经周期后半期甚至月经期仍表现为增生期状态。例如多囊卵巢综合征的子宫内膜。

(三)萎缩型子宫内膜

多发生于绝经10~20年后,子宫内膜萎缩、菲薄(2~4mm),呈线状强回声。有宫腔积液时可见宫腔略分开,内为无回声(图3-76)。

萎缩的子宫内膜可受内源性或外源性激素的刺激导致阴道出血。绝经后阴道出血多为病理状态,但仅有10%~20%为恶性病变,其余多由良性病变所致。一般情况下,子宫内膜厚度>5mm,有可能存在病理改变;如子宫内膜厚度<5mm,则为典型的萎缩性子宫内膜炎。

二、子宫内膜息肉

子宫内膜息肉由子宫内膜局灶性增生过剩引起。临床症状为异常子宫出血和不孕。超声可见宫腔内均匀一致的强回声团块,呈圆形或卵圆

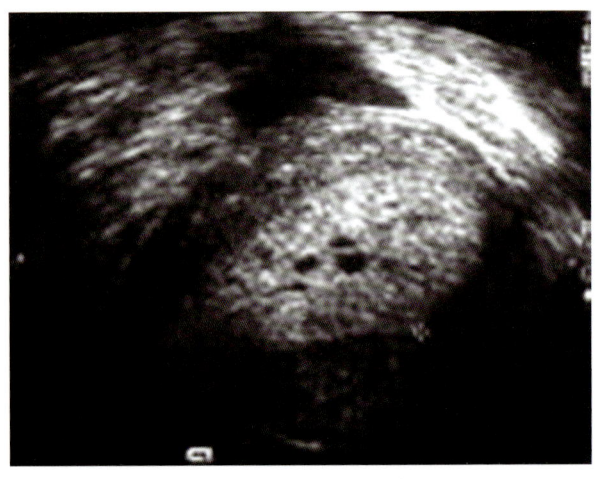

图3-75 子宫内膜增生声像图

形，单个或多个，有蒂或无蒂（图 3-77）。

三、子宫内膜癌

患子宫内膜癌的妇女平均年龄为 59 岁，大部分为绝经后妇女。子宫内膜癌早期可表现为内膜增厚，故超声以子宫内膜厚度的改变作为诊断的重要依据。超声特征为绝经后内膜增厚 ≥ 7mm，内膜回声不均匀（图 3-78），显示内膜腔隙的强回声线消失或宫腔增宽，其内积液呈无回声，内膜表面不平，有实性回声突向宫腔，增厚的内膜血流丰富，阻力指数 RI < 0.4（图 3-79）。

子宫内膜癌最常见的症状为异常子宫出血，但是绝经后出血 80% 为良性病变，阴道超声最重要的作用之一就是确定哪些患者需要做子宫内膜活检。目前较公认的是萎缩性子宫内膜炎厚度 < 5mm，子宫内膜癌的内膜厚度常 ≥ 7mm，故可将内膜厚度 5mm 作为判断良、恶性内膜的参数。当绝经后出血妇女内膜厚度 > 5mm 时可作诊断性刮宫确诊。

40 岁以下年轻妇女子宫内膜癌发病多为雌激素依赖型，临床上常见于卵巢功能障碍、无排卵性功血、多囊卵巢综合征的妇女，多合并肥胖，有不孕不育史。因不排卵或少排卵，导致孕酮缺乏或不足，子宫内膜受雌激素持续刺激发生子宫内膜增生甚至癌变，这类患者如超声发现内膜增厚、回声不均匀，应及时诊断性刮宫确诊。

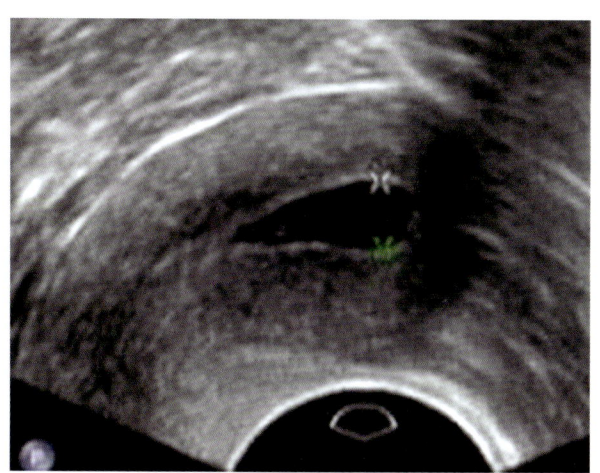

图 3-76　宫腔积液声像图

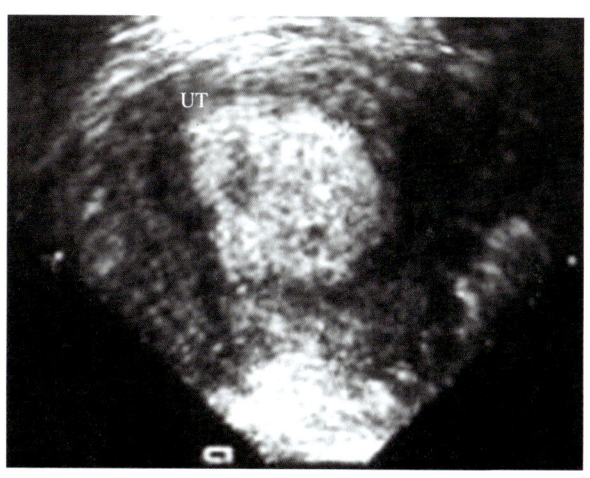

图 3-78　子宫内膜癌——绝经后子宫内膜增厚回声不均

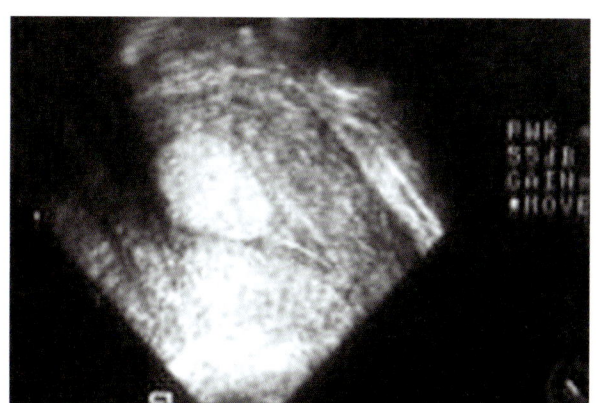

图 3-77　子宫内膜息肉声像图

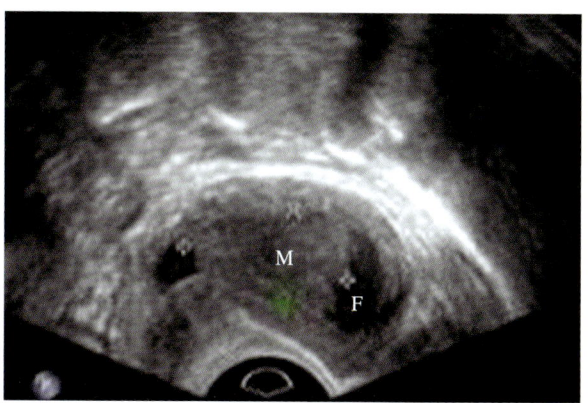

图 3-79　子宫内膜癌——实性回声突向宫腔

第13节 子宫发育异常

在胚胎第6周时，无论男性或女性在生殖嵴外侧都有中肾管和副中肾管两对纵行管道。当生殖腺分化，这两对管道就开始发生不同的演变。男性副中肾管退化，中肾管发育成男性生殖器官。女性中肾管退化，副中肾管发育，胚胎第10周两侧副中肾管的头段形成两侧输卵管，中段和尾段在中线与对侧会合形成子宫体、子宫颈及阴道上1/3。初会合时中隔分为两个腔，12周时两侧副中肾管间的中隔自下向上吸收成为单一宫腔。

子宫畸形是由于两侧副中肾管在胚胎时期发育、融合及中隔吸收的某一过程停滞而造成的子宫形态异常，是生殖器官发育异常中最常见的一种，临床意义也较大。在此主要讨论子宫发育异常。

一、分类

1979年Buttram和Gibbons按子宫发育异常的形态，结合临床表现、治疗、胎儿预后进行分类。1988年美国生殖学会（American Fertility Society，AFS）在Buttram分类的基础上制定了新的分类。常见的子宫畸形有以下几种：

1. 副中肾管停止发育　包括先天性无子宫、始基子宫、幼稚子宫、单角子宫、残角子宫。
2. 副中肾管会合不良　包括双子宫、双角子宫、弓形子宫。
3. 副中肾管会合后中隔未完全退化　包括完全子宫中隔、不全子宫中隔。

二、双子宫

双子宫（double uterus）是由于两侧副中肾管未融合，两个子宫完全分离，形成两套子宫体、宫颈及阴道，仅一侧有韧带固定。双子宫流产或早产发生率与单子宫近似。因子宫发育差，妊娠期可发生子宫扭转、子宫破裂。

双子宫的超声声像特点：横切时子宫颈为左、右两个，自峡部至宫底的每一个横断面均可见两个完全分开的子宫体，其内各有一团内膜回声。纵切可分别扫出两个形态正常的子宫及宫颈的纵断面（图3-80～83）。

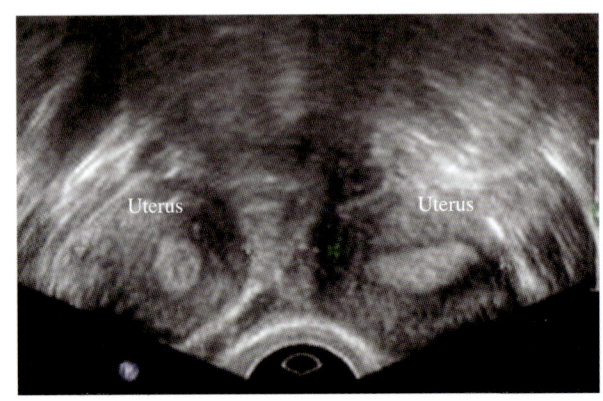

图3-80　双子宫两个分开的子宫体横切面

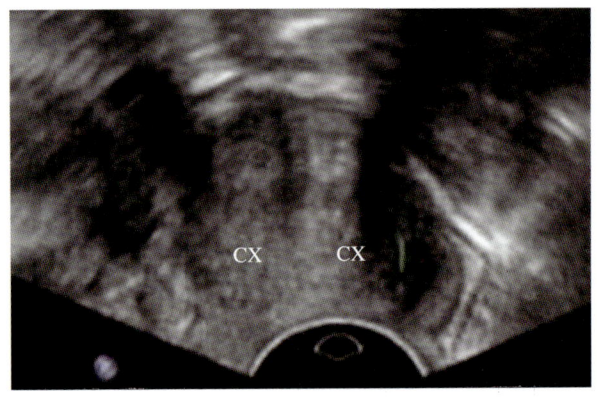

图3-81　双子宫两个子宫颈横切面

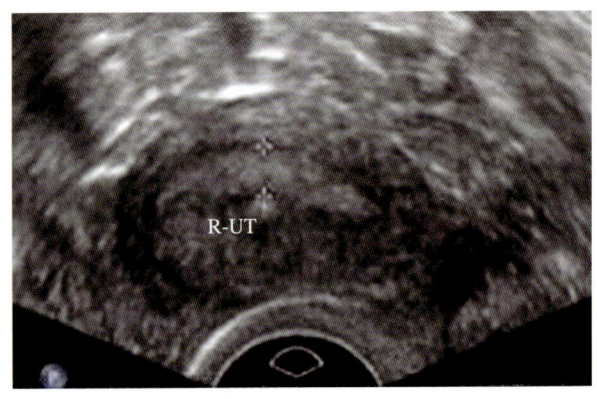

图3-82　双子宫右侧子宫体纵切面

三、双角子宫

双角子宫（bicomuate uterus）是由于两侧副中肾管未完全融合，造成有两个宫腔，子宫下段和宫颈已融合为一个腔。双角子宫常伴有宫颈闭锁不全，其发生率达38%。有人建议妊娠时应常规行宫颈内口环扎术。

双角子宫超声声像特点：横切时宫颈为一个，内膜为一团，在向宫底移动探头的过程中出现两团子宫内膜，宫体随之凹陷或分为两个。纵切可分别扫出两个形态正常的子宫体、一个子宫颈的纵断面（图3-84～86）。

四、子宫中隔

子宫中隔（uterus septus）是双侧副中肾管已完全融合，只是融合后的中隔未消失或部分消失。子宫外观正常，腔内遗留中隔，将子宫体分为两个腔。此种类型子宫流产或早产率高，几乎比双角子宫高一倍。

（一）完全子宫中隔

横切时宫颈为左、右两个，自峡部至宫底的所有横断扫查中，宫体外形正常，宫体增宽，内膜为两团。纵切时外形为一正常的子宫，内膜为并行两条，宫颈为两个。三维超声时自宫底至宫颈可清晰显示两条内膜（图3-87～89）。

（二）不全子宫中隔

横切时宫颈为一个，峡部外形为椭圆形，内膜为一团，探头逐渐向宫底移动出现渐分开的两团内膜，宫体外形始终为一个椭圆体。纵切时外形为一正常的子宫，内膜线于子宫体分为两条，宫颈为一个。三维超声子宫冠状切面可见内膜呈Y形，两内膜夹角＜90°（图3-90～92）。

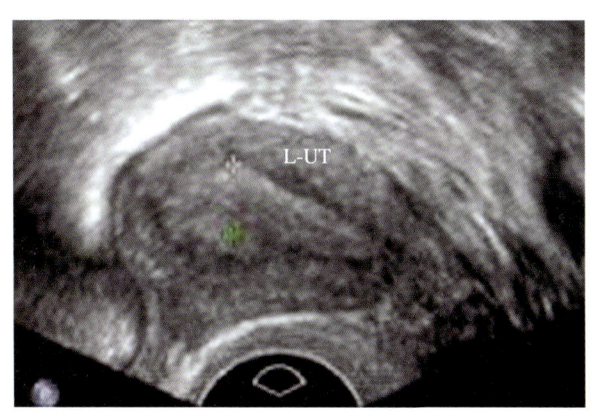

图3-83　双子宫左侧子宫体纵切面

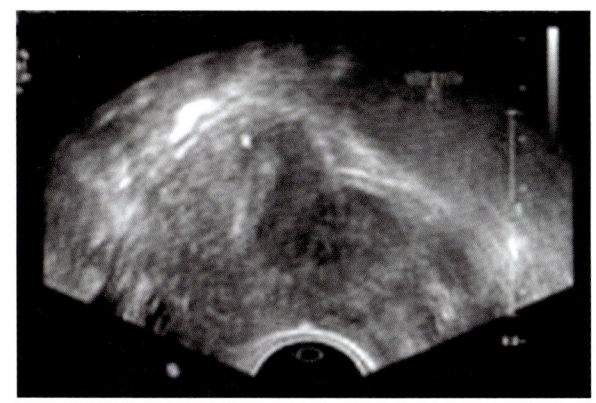

图3-85　双角子宫右侧子宫体

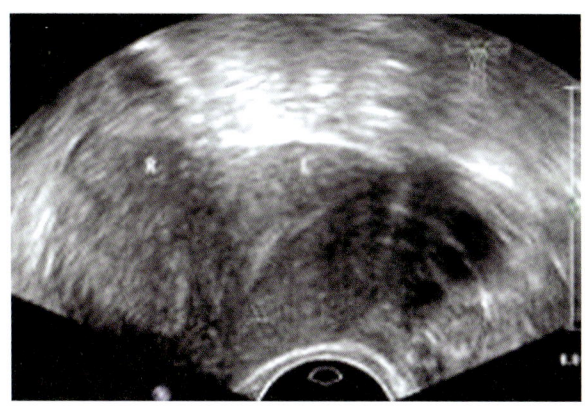

图3-84　双角子宫声像图

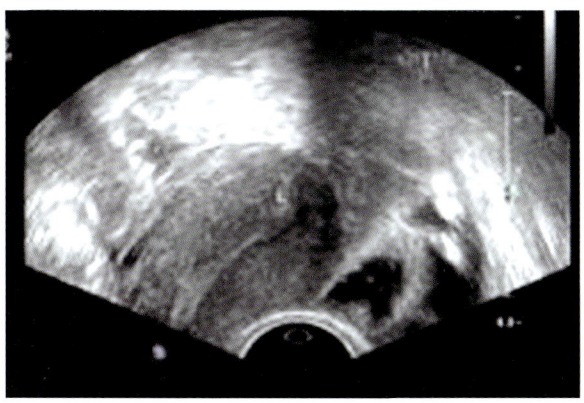

图3-86　双角子宫左侧子宫体

五、单角子宫、残角子宫

单角子宫（unicornuate uterus）为一侧副中肾管发育良好，另一侧未发育，仅有一侧输卵管。单角子宫受孕后，流产发生率33%，早产发生率17%~29%。

残角子宫（rudimentary horn of uterus）为一侧副中肾管中下段发育缺陷，发育侧子宫旁有一

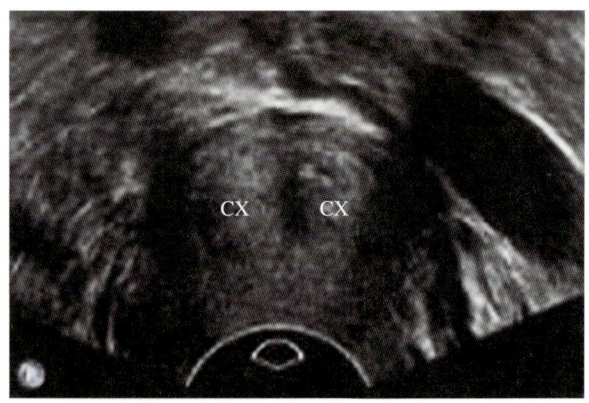

图3-87　完全子宫中隔宫颈横切面

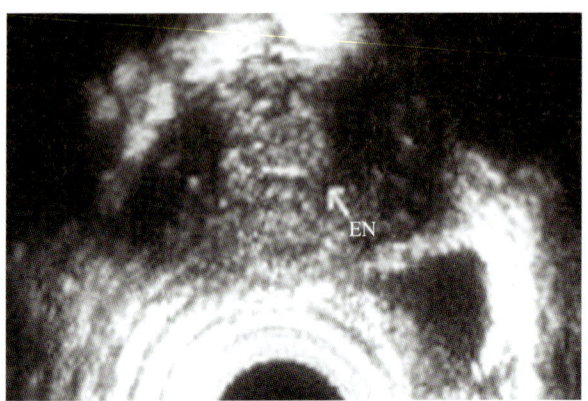

图3-90　不全子宫中隔显示一个宫颈横切面

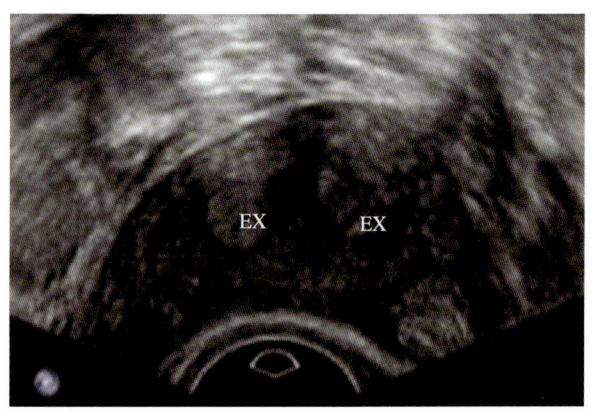

图3-88　完全子宫中隔宫底部横切面

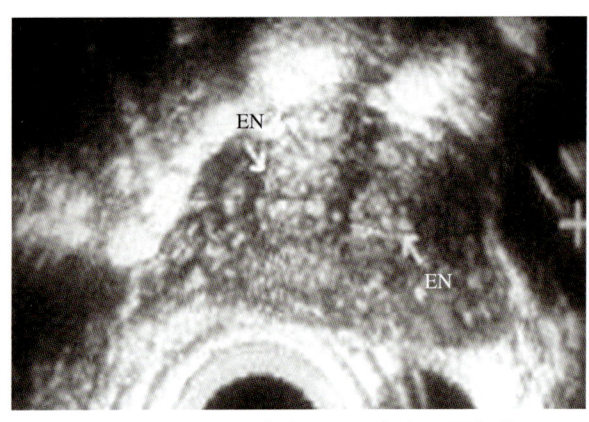

图3-91　不全子宫中隔显示宫底两团内膜

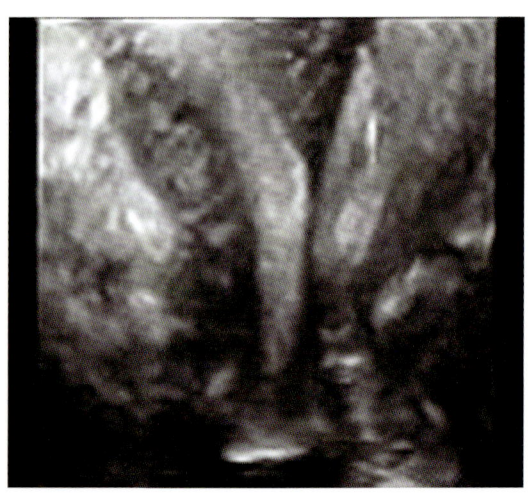

图3-89　完全子宫中隔三维超声声图像

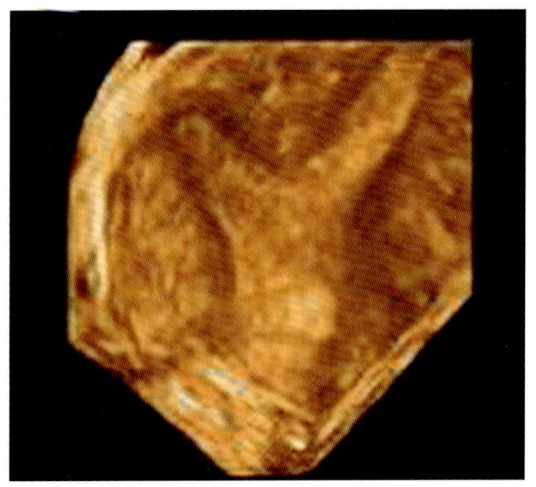

图3-92　不全子宫中隔三维超声声像图

小子宫及其附件。按残角子宫形态、是否与发育侧子宫相通 Buttram 将其分为三种类型：Ⅰ型无宫颈有宫腔，与发育侧单角子宫腔相通；Ⅱ型无宫颈有宫腔，与发育侧单角子宫腔不相通，仅有一纤维带相连或其中有极细小管相通；Ⅲ型残角子宫是始基子宫，为实性无宫腔。残角子宫有正常输卵管、卵巢及韧带（图 3-93）。

若残角子宫有宫腔和内膜，又与另一侧子宫不通，由于其经血不能引流可引起痛经。残角子宫妊娠发展至破裂时出血严重，残角子宫与另一侧单角子宫间无通道时，受孕的可能有两种：一是受精卵外游到残角侧的输卵管；二是残角同侧卵巢排卵，精子外游到残角侧输卵管。

六、弓形子宫

弓形子宫（uterus arcuatus）又称为鞍状子宫，为双侧副中肾管在中线靠拢不全，致宫底部融合不全。子宫底部轻度凹陷呈鞍状，但宫体和宫颈正常。三维超声子宫内膜冠状切面两内膜夹角 > 90°（图 3-94）。此类型通常被认为是正常变异，一般不引起临床症状。

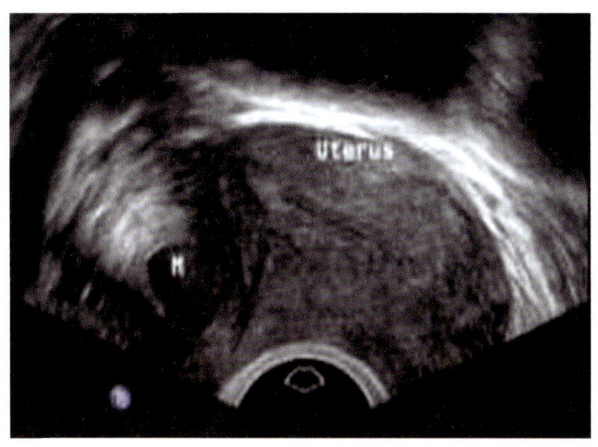

图 3-93　残角子宫有宫腔内膜

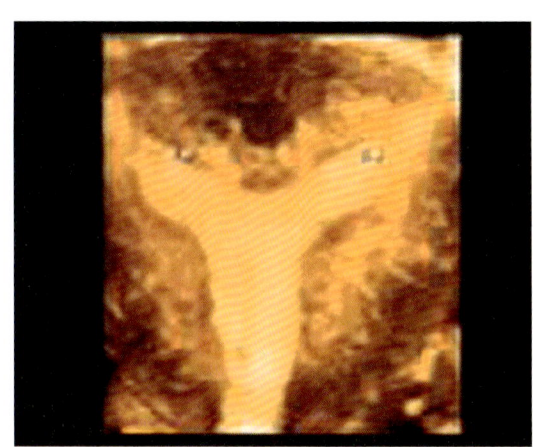

图 3-94　弓形子宫三维声像图

第 14 节　超声子宫造影术

经阴道超声与传统的经腹超声相比大大改善了子宫内膜和卵巢的显像，可准确地测量内膜厚度，但对局灶性病变的鉴别和定位困难。宫腔镜能直接显示宫腔内的病变，但仍属于有创的诊断。在阴道超声基础上发展起来的超声子宫造影术（saline infusion sonohysterography，SIS）是向宫腔内注入生理盐水，通过阴道超声观察子宫腔内病变的超声诊断技术。它为检测内膜息肉、黏膜下肌瘤、内膜增生、宫腔粘连、子宫畸形等疾病提供了新的诊断方法。生理盐水为阴性对比剂，声像图显示为无回声，与子宫内膜形成较理想的声学界面，可清晰地描绘出子宫内膜的形态，识别宫腔内异常，提高了阴道超声对宫腔内病变的诊断能力。与宫腔镜和病理结果对照，SIS 诊断内膜息肉、黏膜下肌瘤、内膜病变（内膜增生和内膜癌）的敏感性、特异性、准确性明显优于常规经阴道超声[3]。

一、适应证

1. 绝经前或绝经后异常子宫出血。
2. 常规阴道超声不能评价的内膜病变，如增厚不规则或不能测量的子宫内膜。
3. 接受雌激素替代治疗不规则阴道出血。
4. 接受三苯氧胺治疗子宫内膜增厚。
5. 需要鉴别宫腔内包块是否有蒂。
6. 宫腔镜术前评价黏膜下肌瘤突入宫腔的程度。

二、禁忌证和合并症

SIS 的禁忌证包括宫腔积血、盆腔炎症、阴道炎症、阴道萎缩或狭窄、宫颈狭窄。如果子宫增大如孕 12～14 周妊娠、黏膜下肌瘤大于 4～5cm 和大的肌壁间肌瘤，因妨碍宫腔扩张也不适合检查。SIS 尚未见子宫穿孔的报道。术中可有轻微的疼痛，术前 1～2 小时口服止痛剂可减轻疼痛。一般情况下可不必预防性应用抗生素，如术后有体温升高、分泌物有臭味或持续性腹痛，应注意有盆腔感染的可能性。

三、方法

月经干净后 3～7 天内，患者排空膀胱，取膀胱截石位，常规消毒外阴，放入窥阴器，消毒宫颈，将 10Fr 气囊导尿管经宫颈插入宫腔（图 3-95）。

到达宫底后向导尿管球囊内注入 2～3ml 生理盐水，并将球囊向下拉至宫颈内口处，取出窥阴器，放入阴道探头，再经导尿管向宫腔内缓慢注入生理盐水 10～20ml。一般液体量不超过 100ml，或可加入庆大霉素 8 万～16 万单位。待宫腔分离扩张后进行动态超声观察（图 3-96）。扫查时注意宫腔形态、内膜厚度，如有异常则观察其大小、部位、回声特点，并记录拍片存档。整个检查时间大约 10～15 分钟。

四、超声所见

（一）子宫黏膜下肌瘤

SIS 不仅能准确地看到肌瘤的大小和部位，还能显示出其突入肌层的程度或瘤蒂的情况，为临床选择合理的治疗方案提供可靠的依据。它可以评价黏膜下肌瘤经宫腔镜完全切除的可能性[4]。

宫腔注入盐水后，黏膜下肌瘤呈圆形低回声包块突向宫腔，有蒂或无蒂（图 3-97、98）。肌瘤基底部的内膜回声中断，其表面可覆盖内膜回声。通常黏膜下肌瘤的回声低于内膜息肉且不均匀。

黏膜下肌瘤有较大的血管自肌壁进入瘤体，肌瘤内部血流信号较为丰富，呈"彩球征"，而息肉无此特征。所以彩色多普勒血流能对两者的鉴别诊断提供有价值的信息。带蒂的黏膜下肌瘤应与较大的息肉鉴别。

（二）内膜息肉

内膜息肉较易被常规的诊刮漏掉，阴道超声下小的息肉表现为非特异性的、散在或局灶性的内膜增厚，大的息肉不易与分泌期内膜区分，常不易被检出，故诊断率较低。在宫腔注入盐水后，息肉被周围的液体包围，呈一边界清晰、均匀的强回声团块突向宫腔（图 3-99）。

无蒂的息肉基底部内膜线完整，较大的息肉因内部腺体梗阻扩张有小的囊性区[5]。蒂细长的息肉可在门诊摘除，广基且含有血管的息肉常需要在宫腔镜下摘除。内膜不典型增生和内膜癌常可呈无蒂的息肉状，单凭二维声像图、SIS 很

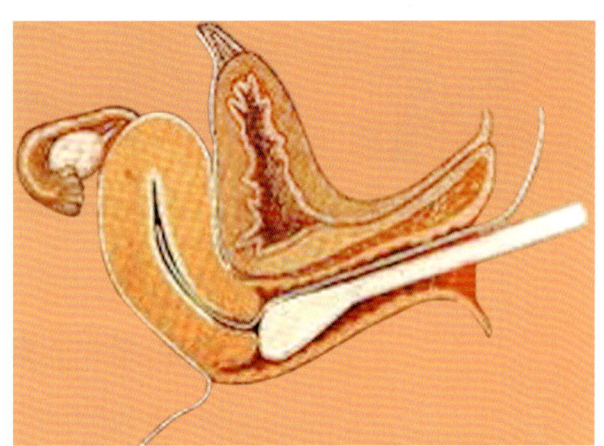

图 3-95　气囊导尿管经宫颈插入宫腔示意图

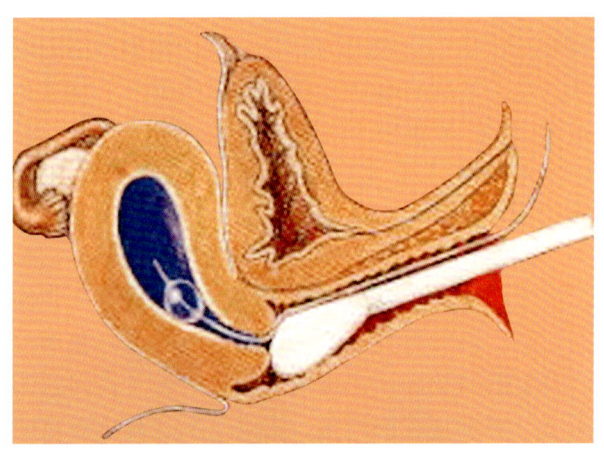

图 3-96　超声子宫造影示意图

难区别良性内膜息肉和息肉状肿瘤,但敏感的彩色多普勒血流常能显示内膜癌杂乱的内部血流信号,可对两者的鉴别提供帮助。此外,在超声定位后,利用宫腔镜进行有目的的活检,对提高活检阳性率有重要价值。

(三)内膜增生和内膜癌

内膜增生和内膜癌通常是一个弥散的病变,但有时也可呈局灶或广基的息肉状。大多数研究表明,内膜癌明显厚于良性病变的内膜,但因二者内膜增厚的范围有重叠,故不能仅由 SIS 诊断,仍需组织学确诊,SIS 可作为内膜癌的筛查手段。SIS 下,内膜增生可见宫腔分开,内膜呈对称性增厚,内膜与肌层的界面完整(图3-100)。而内膜癌在注入盐水后,内膜表面不规则并呈不对称增厚,内膜与肌层的界面被破坏。子宫内膜癌患者行 SIS 检查后癌细胞腹腔扩散的危险虽然很小但确实存在[6],故临床怀疑内膜癌的患者行 SIS 时应谨慎操作,注入盐水时应缓慢,避免压力过高和过多的液体在子宫直肠陷凹蓄积。

(四)绝经后出血的评价

正常绝经后未接受雌激素替代治疗的妇女内膜厚度 < 4mm。内膜厚度 < 5mm 时未发现有内膜癌,故绝经后出血的患者如果内膜厚度

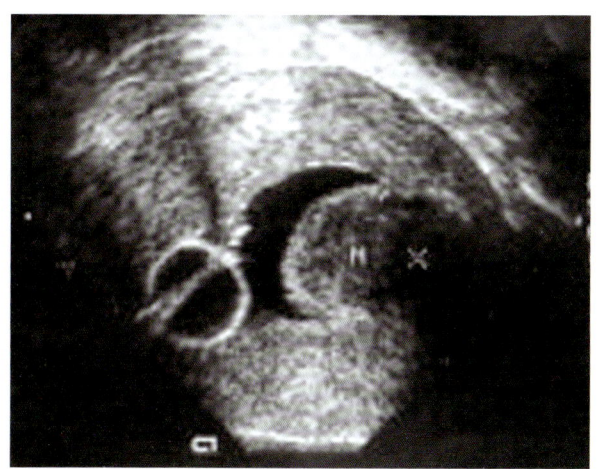

图 3-97　宫腔注入盐水后,可见一无蒂的黏膜下肌瘤,约 1/2 突入宫腔

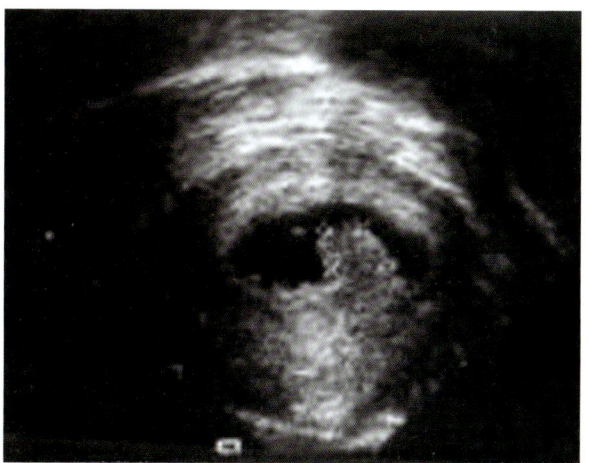

图 3-99　注入盐水后显示宫腔内子宫内膜息肉

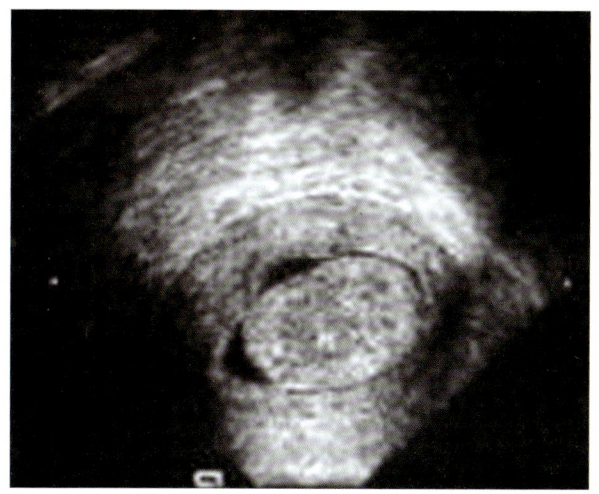

图 3-98　宫腔注入盐水后,可见一黏膜下肌瘤完全突入宫腔

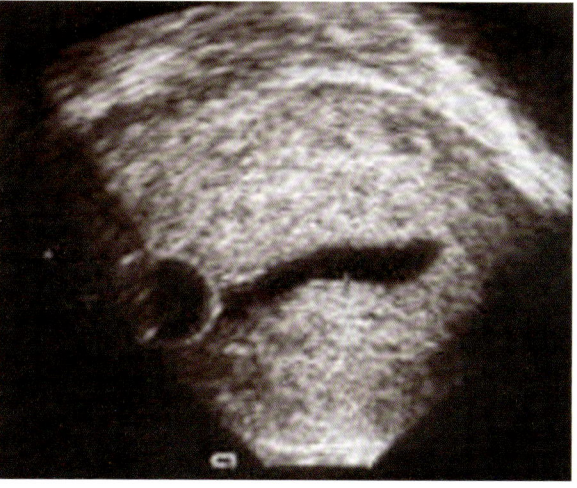

图 3-100　子宫内膜单纯性增生 SIS 声像图,注入盐水后宫腔被液体分开,内膜呈对称性均匀增厚

< 5mm，则不需要诊刮；内膜局灶性增厚可在宫腔镜下活检。如果 SIS 显示内膜薄并伴有内膜息肉或黏膜下肌瘤，可在宫腔镜下手术切除。SIS 无阳性发现，诊刮又不易获取内膜，但仍有持续性出血者可行门诊宫腔镜进一步检查。

（五）宫腔粘连和子宫畸形

常规阴道超声对宫腔内的粘连带很难显示。注入液体后粘连呈中等或低回声的光带，可跨越宫腔，也可使宫腔难以扩张。SIS 可识别宫腔粘连的部位和范围。

子宫畸形如双角子宫、子宫中隔可在宫腔注入液体后通过观测其形态，尤其是宫底部有无凹陷来鉴别。

（六）输卵管通畅检查

SIS 检查时，如果双侧输卵管通畅，术中可见到液体通过输卵管口并在子宫直肠陷凹处蓄积。

（刘朝晖）

参考文献

[1] 张丽珠. 临床生殖内分泌与不孕症. 2 版. 北京：科学出版社, 2006: 271-312.
[2] Arthur C. Fleischer. 临床妇科影像学. 王泽密主译. 沈阳：辽宁教育出版社, 1999: 310-321.
[3] 刘朝晖, 韩劲松, 王泽密等. 经阴道超声和超声子宫造影对子宫腔内病变诊断的比较. 中国超声医学杂志, 2003, 19(5):385-388.
[4] Vries LD, Dijkhuizen FPHLJ, Mol BWJ, et al. Comparison of transvaginal sonography, saline infusion sonography and hysteroscopy in premenopausal women with abnormal uterine bleeding. J Clin Ultrasound, 2000, 28(5):217-233.
[5] Bradley LD, Falcone T, Magen AB, et al. Radiographic imaging techniques for the diagnosis of abnormal uterine bleeding. Obstet Gynecol Clin North Am, 2000, 27(2):245-276.
[6] Alcazar JL, Errasti T, Zornoza A, et al. Saline infusion sonohysterography in endometrial cancer: assessment of malignant cells dissemination risk. Acta Obstet Gynecol Scand, 2000, 79:321-33.

第2篇 腹腔镜技术篇

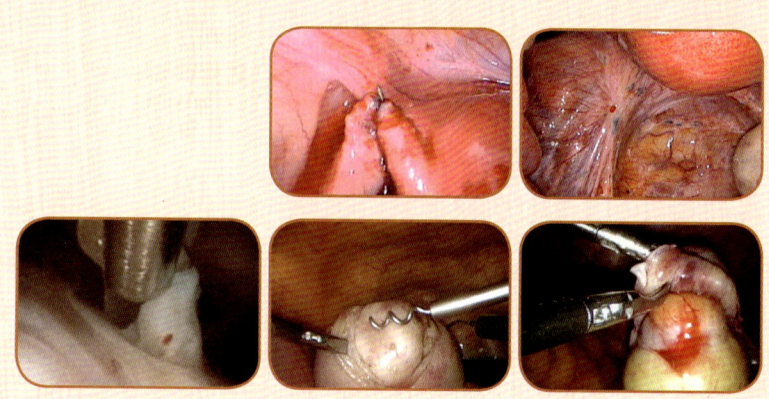

4 腹腔镜手术的围术期处理与基本操作

韩红敬　关　菁　宋雪凌

第1节　腹腔镜手术的围术期处理

一、术前准备

（一）心理准备

术前医务人员必须详细了解患者的病情、手术适应证、手术范围，对术中及术后可能发生的问题及预防对策进行认真的术前讨论。向患者及家属充分交代病情，使其做好心理准备，知情同意并签字。

（二）术前化验

血、尿常规，血型，凝血功能，感染疾病筛查，肝、肾功能，心电图，X线胸片。老年患者或有合并症患者，根据需要加测血糖、血脂、血电解质、超声心动图、肺功能等。

（三）肠道准备

1. 术前一天下午口服缓泻剂，如含电解质的口服洗肠液，术前禁食、禁水6～8小时。手术当日晨清洁灌肠。
2. 若疑宫外孕者，手术前禁止灌肠。

（四）皮肤准备

1. 通常无需皮肤准备。如有特殊需要，腹部剃毛从剑突下直至外阴，两侧至腋前线；整个外阴部剃毛，延至肛门部及双大腿上1/3内侧。
2. 脐部是重点处理部位。彻底清洁脐部污垢，必要时应用液体石蜡棉球处理。务必不要损伤脐部皮肤。

二、术后处理

1. 手术完毕，由麻醉医师和手术医师护送患者回病房，并向值班护士交代病情及护理事宜。
2. 密切观察患者生命体征和一般情况的变化。必要时进行心电监护12～24小时。
3. 如患者感觉疼痛，可适当给予镇静或止痛剂。
4. 根据患者全身情况、术后胃肠功能的恢复及饮食情况等决定补液内容、量及时间等。
5. 根据情况保留尿管至术后24小时。
6. 腹腔镜手术当日禁食，第1日可进半流质饮食，待排气后，可进普食。
7. 放置腹部引流管者，注意引流液的量、色泽、性质等。引流液每日<100ml后可拔除引流管（一般在术后24～48h）。
8. 术后鼓励患者酌情起床活动，以利于肠蠕动、减少肺部并发症等。术后初次活动时需注意陪护，避免患者摔伤。

三、麻醉

（一）腹腔镜手术中患者的病理生理变化

生殖领域行腹腔镜手术的患者大多数为年轻患者，可很好地耐受腹腔镜手术引起的心血管、呼吸和内分泌系统的变化。麻醉医师需特别注意的是腹腔镜手术过程中气腹和头低脚高位引起的病理生理改变。

腹腔内充CO_2气，腹腔内压力>10mmHg

时，可使心脏血管输出量降低25%~35%，动脉压升高，全身及肺血管阻力增大，心输出量下降及下腔静脉回流减少，血液被挤压至下肢和全身。头低脚高位可使心脏前负荷增加，肺毛细血管和肺动脉压增高，而后负荷趋于正常。气腹可使肾小球滤过率降低75%，尿量减少50%。气腹引起的内分泌变化如儿茶酚胺、皮质醇、肾素和醛固酮水平与其他开腹手术相同。腹腔内机械性膨胀和盆腔脏器操作可诱发心动过缓和缓慢性心律失常，因而应在给予抗胆碱药治疗和加深麻醉后再开始手术。

建立气腹后膈肌上抬，下胸壁强直使得肺膨胀受限、呼气气道峰压升高和肺顺应性下降。尤其在头低脚高位时，腹腔脏器上移压迫膈肌使得上述变化更为显著。气腹应用的CO_2可自腹腔内吸收，在气腹最初20分钟，CO_2负荷逐渐增加直至达到平台，约高于充气前的25%。随着腹腔内压力增加，腹腔血流灌注减少，CO_2吸收减慢。CO_2皮下气肿引起的$PaCO_2$明显增高，很难通过加大每分通气量来纠正[1]。皮下气肿时由于颈部受累可引起气管受压，如发现颈部肿大，则建议延迟拔管直至肿胀消除。当手术中发生皮下气肿时，应想到气胸和纵隔气肿的可能。

（二）腹腔镜手术的麻醉

1. 术前评估　目的是确定那些可能引起围术期并发症的疾病，了解相关疾病并评估是否能耐受手术。麻醉医生术前访视患者可缓解患者的焦虑。腹腔镜手术的禁忌证很少，如颅压升高、脑室腹腔分流和青光眼。妇科腹腔镜操作过程中患者采用头低脚高位常可使上述病情加重。

心脏疾病患者，术前请内科医师或心脏科专科医师对病情进行评估，判断是否可以耐受全身麻醉及气腹。随着腹腔镜对心血管系统影响的研究，在全麻下，有严重心脏疾病的患者也可以安全地进行腹腔镜手术。对患有呼吸系统疾病的患者，腹腔镜手术同样好于开腹手术，因为腹腔镜手术患者术后的呼吸功能要好于开腹手术，但需警惕建立气腹后呼吸、循环负担的增加可能导致的并发症。

多数患者术前不需要应用镇静剂，同时不需要常规应用阿托品类药物减少腺体分泌。对于紧张的患者，术前可给予苯二氮䓬类药物。

2. 麻醉选择

（1）局部麻醉：门诊腹腔镜是在非住院环境下的腹腔镜操作，手术在局麻和静脉药物镇静条件下完成。要求手术医生操作必须轻柔、熟练。处理腹腔器官过程中，患者常感到不适或疼痛，因而必须在局麻基础上给予镇静药，并且需要患者的高度配合，否则可能出现过度换气、呼吸窘迫和缺氧等。

（2）区域麻醉：对于相对复杂的腹腔镜操作，需要在腰麻或硬膜外等区域麻醉下进行。区域麻醉可获得缓解疼痛和肌肉松弛的效果，但由于腰麻平面较高，产生交感神经阻断，患者头低脚高位时可出现低血压。

（3）全身麻醉：全麻下腹腔镜手术是最安全、舒适的麻醉方式，可满足头低脚高位、肌肉松弛、气腹等手术条件，麻醉中采用气管插管、呼吸机辅助通气。气管内插管可防止胃液误吸；呼吸机辅助通气降低了换气不足的可能性。通过调整潮气量和呼吸频率，患者呼出的气体CO_2分压可达35~40mmHg。通常我们选择增加呼吸频率而不是调整潮气量，因为单纯增加呼吸频率可以降低气道内的压力，对慢性阻塞性肺疾病患者非常重要。

（三）麻醉后恢复

1. 术后疼痛　腹腔镜术后疼痛主要是腹部、肩部和背部疼痛。肩痛主要是由膈神经受刺激引起，一般在术后第1天最严重。术后疼痛严重程度取决于腹腔残留CO_2气体的量，因此腹腔镜手术结束前应尽量排净腹腔内气体。局麻药局部浸润伤口可缓解腹部伤口疼痛。非甾体抗炎药也可用于术后镇痛。

2. 术后恶心、呕吐　术后恶心、呕吐发生率约为30%。恶心可不伴有呕吐，常常影响患者的恢复。鉴于呕吐原因复杂，复合用药效果较单一用药更好。甲氧氯普胺（胃复安）是胃肠动力药，可增加食管下段括约肌张力，具有抗5-羟色胺和抗多巴胺能的作用。选择性5-羟色胺拮抗剂可有效地预防和治疗恶心、呕吐，副作用主要包括头痛和头晕。

第 2 节　生殖医学腹腔镜手术的基本操作

一、消毒及皮肤准备

由于生殖医学大部分需要宫腔镜及腹腔镜联合手术，即便只是腹腔镜手术也需同时行输卵管通液检查，因此手术体位采取截石位，手术消毒应包括下腹部术野和外阴部（图 4-1、2）。注意脐部应彻底消毒。需术中通液者彻底消毒阴道、宫颈、穹窿，留置宫腔管，气囊内置入 4～5ml 生理盐水，以防脱落。同时留置尿管。

二、气腹针穿刺与气腹形成

腹腔镜手术的多数意外发生在气腹针（Veress 针）或套管针做最初穿刺时，尤其是在腹腔镜应用早期或初学腹腔镜手术操作者。

（一）气腹针放置

由于脐部皮肤直接与筋膜层和前腹壁腹膜相连而无皮下脂肪和肌肉的干扰，因而脐部是气腹针的最佳插入位置。在特殊情况下也可选择其他位置。

首先，将患者置于完全平卧位，手术床尽量低以保证术者插入气腹针时最大限度地控制身体上部。在脐缘上、下做约 1cm 的皮肤横切口或纵切口（图 4-3），具体可根据脐部的形态或是否有上次手术切口瘢痕来选择。然后用血管钳分离皮下组织并钳夹筋膜层，同时用一把或两把巾钳抓提两侧脐部，使之远离腹内脏器。插入气腹针前检查其是否通畅。触诊腹主动脉和骶岬，然后持气腹针柄，向骶岬方向插入。一般来讲，气腹针插入的角度在患者平卧位时应朝向脐下 45°角左右，经充分训练该穿刺技术后，建议以 90°角垂直经脐穿刺置入（图 4-4）。肥胖患者，应用 90°角垂直插入腹腔。伸直小指将手支撑腹壁，以免穿刺时用力过度。仅用拇指和示指把持住 Veress 针，然后进入皮肤和脐区筋膜。当运用腕力将针缓慢插进时，能觉察到腹壁各层被针的弹簧装置"啪啪"逐层穿过[2]。

（二）确认气腹针在腹腔内的位置

抽吸注水试验：将一支盛满生理盐水的 5ml

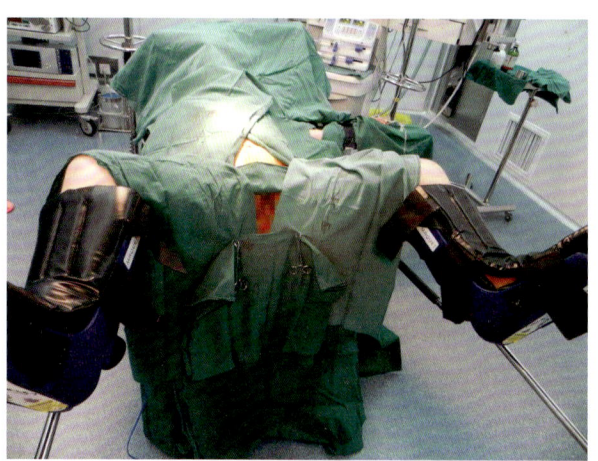

图 4-1　患者体位及小治疗巾铺巾范围

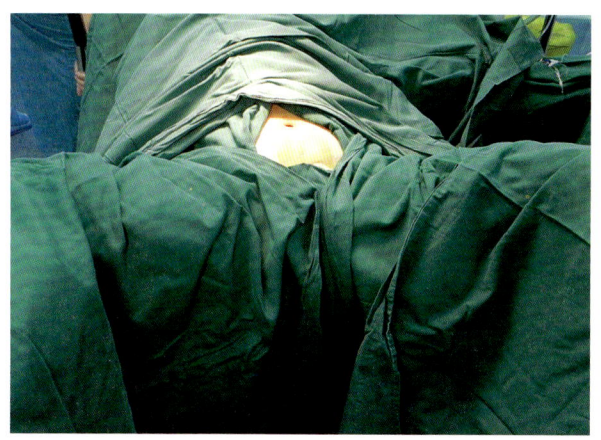

图 4-2　双腿及上腹部覆盖大单

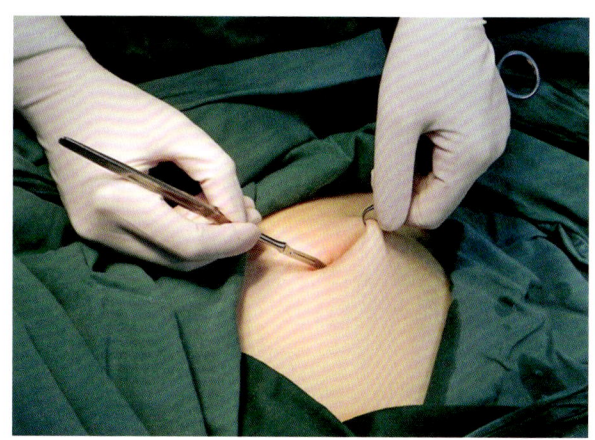

图 4-3　切开脐部皮肤

注射器与 Veress 气腹针相连，通过抽吸来确认未见到肠内容物或血液后（图 4-5），将生理盐水注入腹腔。如果气腹针位置正确，则由于液体已在腹腔内散开而无法吸回（图 4-6）；如果气腹针位于粘连组织或前腹膜间隙，则液体常常会重新抽回注射器；如果气腹针插入血管、小肠或膀胱内，则可抽回相应的内容物。

（三）气腹针的其他穿刺部位

对于那些已接受过数次开腹手术的患者，可选择左锁骨中线肋缘下。此处经触诊、叩诊以除外脾大或由于气管插管错误放置而导致的胃胀气。当无盆腔组织增厚、子宫直肠陷凹内无肿物存在、子宫活动好时，也可经阴道进入后穹窿，这尤其适用于多次气腹针插入脐部或腹部其他位置失败而导致前腹膜间隙气肿的情况。

（四）气腹

良好的气腹是腹腔镜手术成功进行的保证。在确定气腹针进入腹腔后，连接 CO_2 装置的进气管，低流量充气，再次确认腹内压是 0 或负压。如腹内压持续高值，超过 9mmHg 或 10mmHg，提示气腹针位置不当。此时可操纵针尾转向不同方向，以使气腹针的远端侧孔离开附着的前腹壁或大网膜。如果仍未能使腹内压下降，则应拔出穿刺针再次穿刺（图 4-7～10）。

充入 1 升 CO_2 气体后，术者应叩诊右肋缘下检查肝浊音界是否消失。如果肝浊音界仍存在，说明气腹针所放位置不正确，应拔出重新插

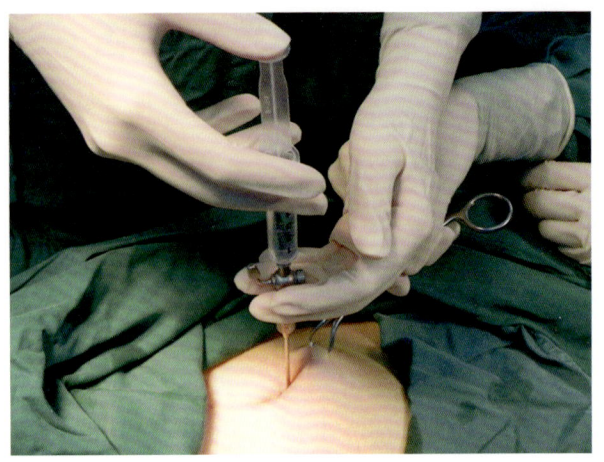

图 4-5　抽吸气腹针

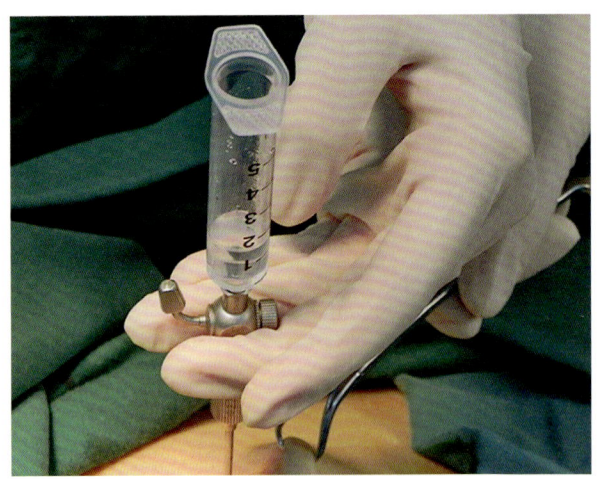

图 4-6　生理盐水流入腹腔顺利

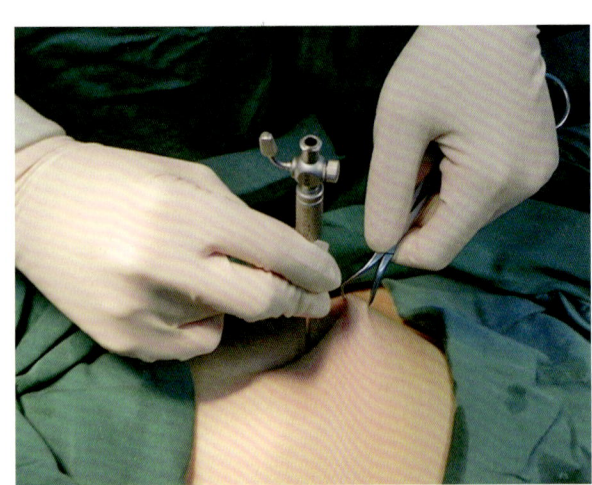

图 4-4　垂直穿刺气腹针

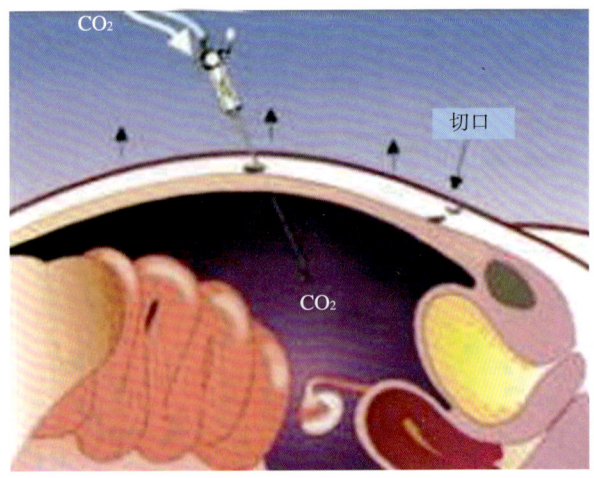

图 4-7　气腹形成示意图

入。插入穿刺套管后，腹腔内压力在整个手术过程中应设定在 12～16mmHg 之间。长时间的高气腹压可导致皮下气肿。

三、套管针穿刺

（一）常规穿刺

经脐部穿刺首枚套管应向着骶岬方向插入。患者应平卧位，手术床位于术者腰部或稍低水平。术者将示指置于穿刺套管预计插入的最大限度水平处，防止锐利的穿刺套管尖端插入过深。将穿刺套管握于手掌中，用优势手（左或右）进行操作。以半圆形方式沿长轴转动，并施以向下的压力。当穿刺套管插进时，操作者应在感觉到筋膜被穿透后，立即减轻力量，使穿刺套管缓慢进至腹腔（图 4-11）。二氧化碳控制阀门要开放。如已建立气腹，进入腹腔后可以听到气体流出的声音；如无气腹，进入腹腔后，气体进入腹腔，缓解腹腔的负压。但我们坚持建立气腹后再行套管针穿刺。

（二）开放式腹腔镜技术

开放式腹腔镜技术不先建立气腹，而是通过一个小皮肤切口将穿刺套管直接插入。专门设计的器械由套管和连接在锥形不锈钢套管上的喇叭形阀门组成，钝头锥芯长出套管 1cm。圆锥形套管封住腹膜和筋膜裂隙。

脐部做一横向弧形或直切口，用 Alice 钳或自动拉钩充分暴露，依次切开筋膜、腹膜，长

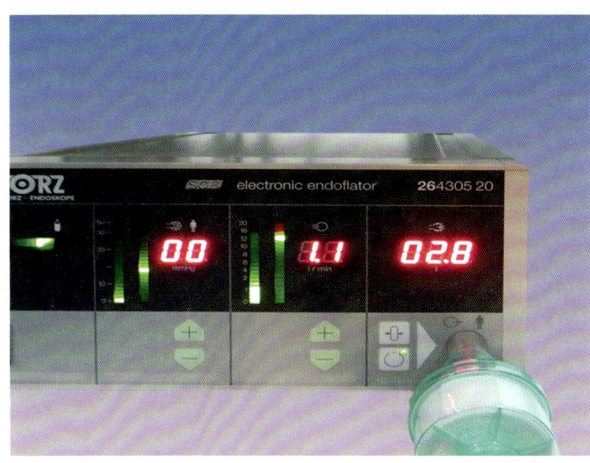

图 4-8　正常气腹压力形成初期，腹腔内压力为 0 mmHg

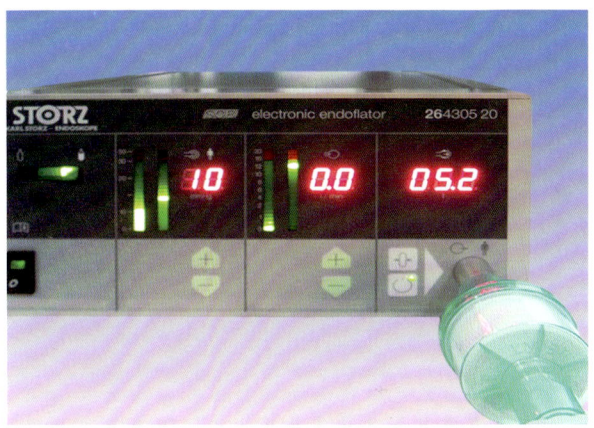

图 4-9　正常气腹压力，腹腔内冲满气体，压力 10 mmHg，流量 0 L /min

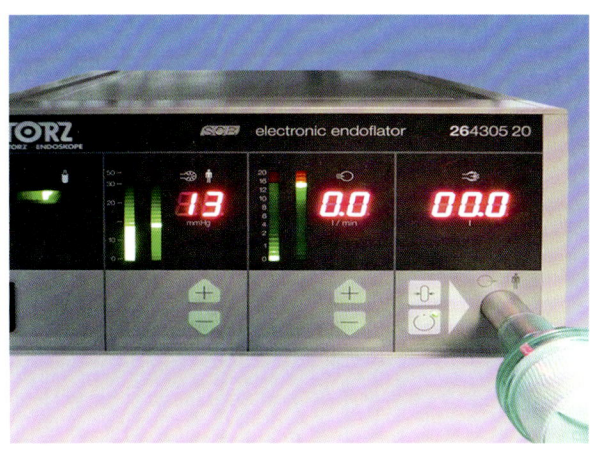

图 4-10　腹腔内压力高，流量为 0 L /min，气腹针穿刺位置异常

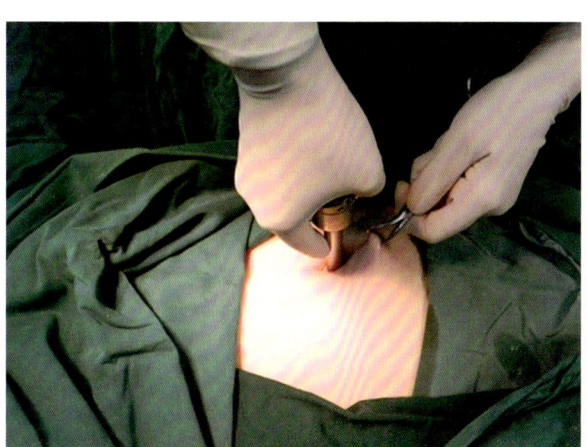

图 4-11　脐部 Trocar 穿刺

约 1cm。用 1 号肠线缝合腹膜边缘与筋膜并做标记。将携带钝头锥形的套管从开口处插入腹腔。撤出锥芯，通过套管注入 CO_2 气体。用缝好的缝线固定套管，在手术结束后关闭腹腔时，可使用原先的缝线。这项技术在一些地区是常规应用的，或者可用于不适于先气腹再常规穿刺的患者。开放式腹腔镜技术减少了造气腹失败、注气不当、气体栓塞、膀胱和盆腔脏器穿刺伤、大血管损伤和术后疝形成的发生率。但在初学此技术者小肠撕裂伤是严重的并发症。为减少小肠撕裂风险，在切开腹膜时应充分暴露，分离暴露腹膜应交替钳夹确认后在两钳之间切开。

（三）附属穿刺套管

附属穿刺套管的安放位置取决于患者的解剖、手术方案和术者习惯。诊断性腹腔镜检查通常在耻骨联合上方 4～5cm 的下腹正中线处做切口。该处位于两条脐韧带和膀胱底中间，通常无血管。手术性腹腔镜，两个附属套管（5mm）应放置在腹直肌外缘耻骨联合上 4～5cm 水平处，髂嵴水平下 3～4cm，深部腹壁下血管侧方 2～3cm，这些穿刺套管应在直视下插入以减少腹内脏器、子宫和血管损伤，并易于到达后陷凹。为了减少腹壁损伤的机会，拟行腹壁戳口的部位应在腹腔镜直视下指压定位以便找到最佳穿刺点。皮肤切开后，由示指在套管杆上控制穿刺深度，握住穿刺套管依次穿过皮肤、脂肪和筋膜层。再往里插一定要在腹腔镜直视下进行，穿刺套管朝向髂窝。生殖手术因需要精细的腔内缝合等操作，所以需要至少三个辅助操作孔。其他的穿刺点包括耻骨联合与脐的中点，以及麦氏点（图 4-12、13）。

四、止血方法

（一）药物和局部止血

有些药物可以用来预防和控制小血管和毛细血管的出血。输卵管妊娠进行输卵管切开的保守治疗和子宫肌瘤行子宫肌瘤剥除术中常发生出血，应用稀释后的血管加压素可以预防和减少手术部位的出血。具体方法：将 10U 的血管加压素用生理盐水稀释成 60ml，注射器吸取 10ml；

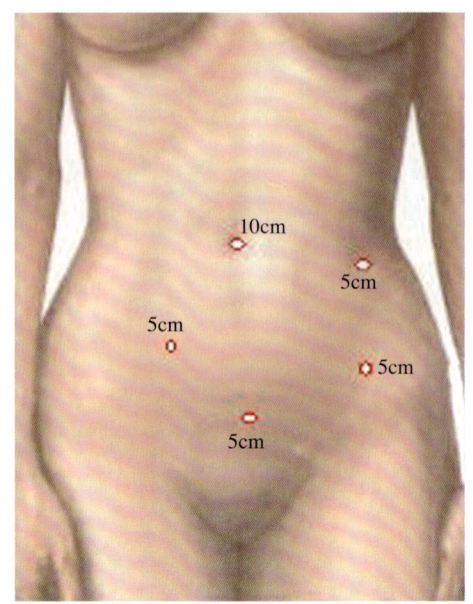

图 4-12　常用穿刺点

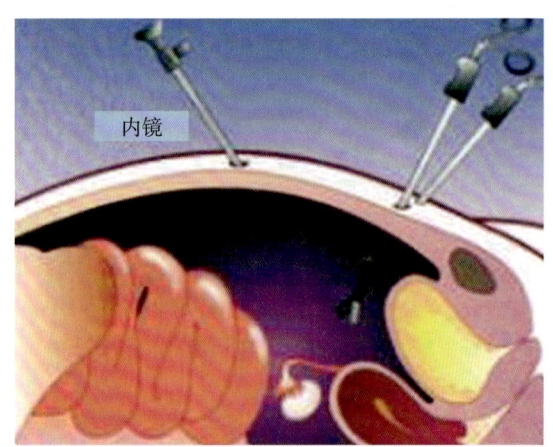

图 4-13　耻骨联合上穿刺点示意图

将注射器连接到特殊的腹腔镜穿刺针上或连接到 20-22 号腰穿针上，将腰穿针通过腹壁送入腹腔接近异位妊娠病灶；穿刺针穿入扩张的输卵管根部及周围的输卵管系膜内，直视下回抽确认没有血液回流后，注入药物。通常注射的部位距输卵管 1cm，此部位血管少，水肿程度轻。对子宫肌瘤患者则直接注入子宫肌壁间。

（二）机械止血

止血钉夹在妇科手术中应用相对较少。止血钉夹通常是小的 V 形金属夹，材料多为金属钛，用来对直径超过 3mm 的血管止血。手术医师首先要明确血管位置，然后充分游离血管，最后在计划切开的部位两侧各夹 1~2 个止血钉夹。钉夹固定后，余下的操作过程中尽量避免接触钉夹，以减少脱落。

（三）电外科止血

在腹腔镜手术过程中，恰当地应用电外科技术可能是最有效、最便宜的止血方法。恰当应用的前提是对电源要有全面的了解，掌握所有影响电外科技术效果的因素。

正确应用电外科技术，可以有效地阻断直径达到数毫米的血管。血管腔内的血液是流动的，流动的血液可以将电外科操作中产生的热量带走，从而降低局部电外科技术的效果。在多数情况下，只要能恰当应用，单极电极（monopolar）是适合和安全的技术。双极电极（bipolar）在腹腔镜手术中的止血效果更好、效率更高而且更安全。使用单极电极时，启动电极前一定要确认电极未与肠道或其他重要组织邻近或直接接触。

（四）组织止血

应用腹腔镜下缝合技术，恰当而有效地缝合是确切止血的保证。如卵巢肿物剥除后，可在双极电凝出血点后，利用 3-0 号可吸收线缝合卵巢，缝合方法同开腹手术，起到止血兼卵巢成形的效果。子宫肌瘤剥除后创面应用 1-0 号可吸收线分层缝合可达到与开腹手术相同的效果。

（韩红敬　关　菁　宋雪凌）

参考文献

[1] Mencaglia L, Minelli L. Manual of Gynecolgyical Laparoscopic Surgery, 2nd ed. Storz, 2008.
[2] Nutan Jain. 妇科内窥镜手术图解. 岳天孚译. 天津：天津科技翻译出版公司, 2006.

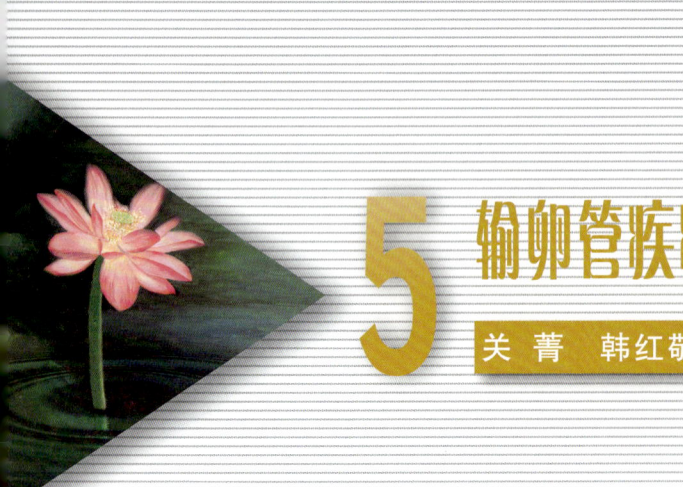

5 输卵管疾病

关 菁　韩红敬

女性不孕中大约30%~40%为输卵管因素性不孕，而输卵管因素是指输卵管损伤或阻塞，常见的原因有：盆腔外科手术史、盆腔炎性感染史、子宫内膜异位症。炎症使输卵管黏膜上皮损伤，输卵管壶腹部纤毛细胞受损，导致这些负责运输配子和胚胎的纤毛细胞功能在输卵管炎症治愈后仍不能恢复。输卵管纤毛细胞缺失或损伤导致输卵管管腔和管壁病变，引起输卵管阻塞和盆腔粘连。腹部手术史、感染性流产、阑尾炎伴破裂、子宫内膜异位症等可能导致输卵管周围粘连性疾病。

对于输卵管因素引起的不孕症，目前采取的治疗方法有手术治疗和辅助生殖技术助孕。辅助生殖技术的目的是绕开盆腔病变，而手术则是纠正疾病状态，同时还有可能改善盆腔痛与月经异常。20世纪末期，随着腔镜技术的日臻完善，镜下细微操作取得了长足的进步，那些以往必须经开腹显微操作的精细输卵管手术越来越多地被腹腔镜手术所取代。时至今日，修复输卵管、改善盆腔状况的手术基本在腹腔镜下完成。近年来随着辅助生殖技术的提高，需要腹腔镜手术治疗不孕症的指征也在发生着变化。那些严重损伤的输卵管由于术后妊娠率低下，宫外孕发生率升高，已直接由辅助生殖技术替代。尽管如此，腹腔镜手术作为输卵管不孕症的常规治疗方法仍然有其重要地位。

伴随纤维光学的进步，更好的光源和成像系统使得腹腔镜的成像质量得以提高。腹腔镜下缝合技术使得许多原本需开腹显微手术的重建性手术得以在腹腔镜下成为可能。显微外科手术通过手术显微镜，以其放大、解剖层次的精确对合、精细的缝合（6-0号~10-0号缝线）、组织轻柔的操作以及有效的止血而得到较高的妊娠率。

对于一些输卵管远端的阻塞，腹腔镜下行输卵管周围粘连松解术以及伞端成形术的术后妊娠率与显微外科手术相似，甚至高于开腹的显微外科手术。Saleh、Dlugi和Audebert报道的腹腔镜术后妊娠率为50%~60%[1-2]。对于一些中等难度的手术，最初的报道显示腹腔镜下的输卵管吻合术术后妊娠率要低于开腹显微外科手术。随着手术技巧的提高，一些外科医生可以将腹腔镜输卵管吻合的术后妊娠率提高到与显微外科技术相同。而腹腔镜手术与开腹显微外科手术相比具有损伤小、恢复快且术后粘连少的优点，因此，腹腔镜手术正在逐步取代开腹的显微外科手术，用来解决轻中度的输卵管损伤而导致的不孕症。

对于严重的输卵管损伤的患者来说，施行开腹的显微外科手术的术后妊娠率比腹腔镜手术略有优势。但这种中重度的输卵管疾病长期术后随访发现，妊娠率低而异位妊娠率高，因此，对于这类患者，选择辅助生殖更有利于解决不孕症的问题。

Le等人根据输卵管损伤的程度将输卵管损伤分为四期（表5-1）。

对于输卵管的手术，无论是显微外科开腹手术，还是腹腔镜手术都要从下面几个方面考虑：① 输卵管损伤程度；② 盆腔是否有严重的粘连；③ 不孕症的其他因素；④ IVF的结局。根据大量的循证医学研究发现Ⅰ期宫内妊娠率为57%；Ⅱ期宫内妊娠率为38.7%；Ⅲ期宫内妊娠率为13.5%；而Ⅳ期的宫内妊娠率仅有1.1%。

由此可见，在输卵管手术中受益的是那些轻

表5-1 输卵管损伤程度分期

输卵管伞端开放	正常	部分闭锁	完全闭锁（盲端）
得分	0	2	5
壶腹部黏膜皱襞	正常	减少	缺失
得分	0	5	10
管壁肌层纤维化	无	薄	厚且硬
得分	0	5	10

Ⅰ期：2～5分；Ⅱ期：7～10分；Ⅲ期：11～15分；Ⅳ期：≥15分

中度输卵管损伤的患者，腹腔镜手术术后的妊娠率可以达到35%～65%，远远高于IVF的平均妊娠率。因此，在除外其他导致不孕的疾病后，对于轻中度输卵管损伤的患者来说，选择腹腔镜手术治疗是较为明智的选择。

输卵管损伤按其部位来区分可分为近端、中段及远端的损伤，以下我们将分别予以介绍。

第1节 近端输卵管疾病

一、概述

近端输卵管损伤在所有输卵管疾病中约占10%～25%[3]。其主要病理变化为：闭锁性纤维化、结节性输卵管炎、输卵管息肉、角部纤维瘤。一直以来，对于近端输卵管阻塞性疾病的生理及病理生理机制，人们并没有足够多的认识。对于输卵管近端通路形态的争议也进行了很多年。1954年，Lisa等在切除的子宫标本中发现，输卵管的子宫段为一个直行的通路，长约1cm，管腔直径为1mm（Lisa, et al. 1954）。而Sweeney（1962）在100例子宫切除标本的解剖中发现大多数输卵管的近端通路是扭曲的，长约1～3.5cm。在这种情况下要想用探针或导丝通过是不可能的，也会对输卵管造成伤害。这一理论在很长时间内占据着主导地位[4-7]。直到20世纪90年代输卵管镜开始使用后，人们才清楚地发现近端输卵管通路事实上是一个直行的通路或有些小的弯曲，一个直径1～1.2mm的套管完全可以插入管腔而不会损伤它。那种前述的扭曲和狭窄是肌层收缩的结果[7]。

至于近端输卵管管腔内阻塞物的性质，多数观点认为最初的管腔阻塞是非结晶性的管型，而后由于内分泌等因素的存在这些管型没有得到吸收而沉积在管壁表面逐渐形成狭窄直至永久性阻塞形成[3]。因此，我们目前对于近端输卵管阻塞进行的治疗不外两种：经输卵管开口插入导丝疏通和发现局部阻塞后行部分输卵管切除再吻合。

二、适应证

1. 原发或继发不孕症患者。
2. HSG一侧或双侧输卵管近端不显影。
3. 已排除其他不孕因素。
4. 无急性阴道炎及盆腔炎。
5. 无全身手术禁忌证。

三、禁忌证

术前评估输卵管损伤严重、盆腔重度粘连，术后妊娠率低下者应考虑直接IVF治疗。

四、术前准备

术前准备与宫、腹腔镜联合手术相同，包括清洁肠道处理。不同之处在于输卵管近端插管需用Cook导丝经宫腔插入，故阴道清洁应特别注意，以防止逆行感染的发生。此外，目前所用引导Cook导丝的宫腔镜手架多为直径较小的镜壳，如果宫颈口过分松弛会出现膨宫效果欠佳、近端输卵管开口寻找困难的问题。因此，对于近端输卵管插管的患者，术前不用前列腺素类药物扩张宫颈。特别值得注意的是，由于近端输卵管插管主要为宫腔操作，所以手术时间的选择应该在早卵泡期，也就是宫腔内膜最薄的时期进行。因为此期输卵管开口暴露清晰，输卵管腔内黏液成分较少。

五、手术步骤

1. 患者取膀胱截石位,全身麻醉,按宫、腹腔镜联合手术铺无菌巾。

2. 腹部 Trocar 穿刺,腹腔镜置镜,观察盆腔、子宫、输卵管情况,特别注意子宫直肠陷凹是否存在子宫内膜异位症病灶。

3. 宫腔镜术者常规置镜观察,找到双侧输卵管开口,首先放入 Cook 导丝外套管,确定已插入管腔后取出金属内芯,沿外套管指示的方向缓慢插入内套管及导丝。此时台上术者应将插入导管侧输卵管抻直,使导管与近端输卵管走行呈一直线,以防导丝穿孔(图 5-1)。

4. 如果输卵管近端阻塞物为黏液、组织碎片或细小的息肉组织,导丝可顺利通过管腔直至输卵管峡部。此时从内套管注入亚甲蓝,可见到整个输卵管充盈,伞端顺利流出蓝色液体,手术成功(图 5-2)。

5. 当输卵管近端阻塞时导丝插入可出现明显阻力,推注亚甲蓝时可在局部见到蓝色隆起区域。如果此区域位于间质部,说明间质部有梗阻物质或已经发生宫角部纤维化,应放弃手术。如双侧输卵管近端均为此种情形,可考虑 IVF 治疗。

6. 如果阻塞部位位于输卵管峡部,可打开阻塞部位输卵管系膜,找到病变区域,切除病变输卵管管腔,证实近端与远端断段确实通畅后行输卵管再吻合术(图 5-3~6)。

六、并发症

主要并发症为输卵管穿孔,因为同时有腹腔镜作为监视,穿孔情况较少发生。一旦发生穿孔,如有出血,可在腹腔镜直视下进行止血处理。

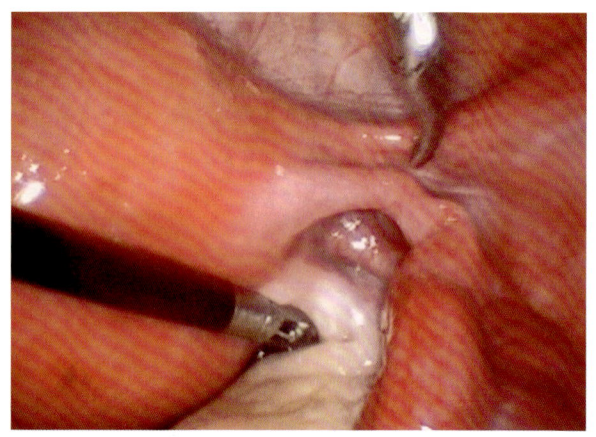

图 5-1　近端输卵管疏通,导丝进入输卵管峡部

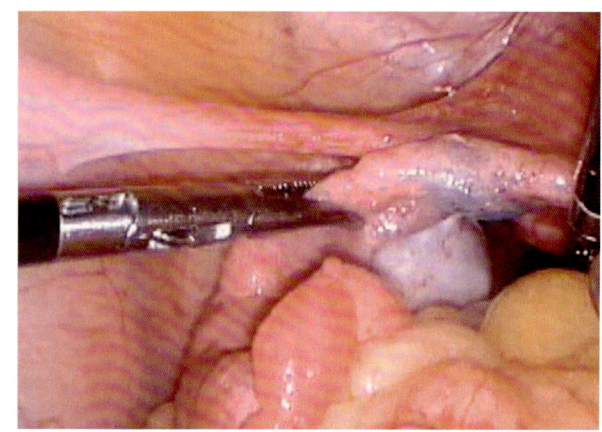

图 5-3　输卵管峡部阻塞

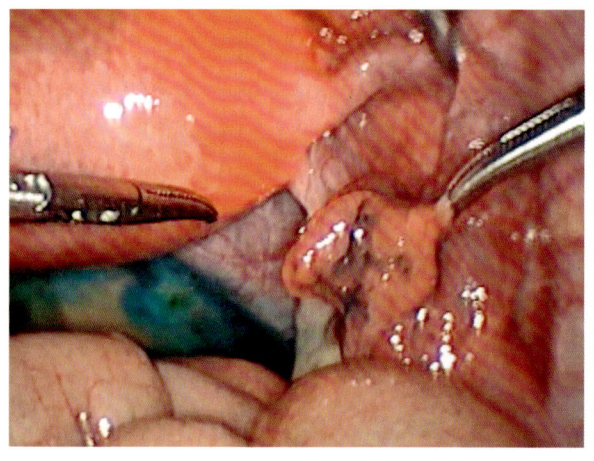

图 5-2　导丝通过后亚甲蓝液体通过输卵管伞端

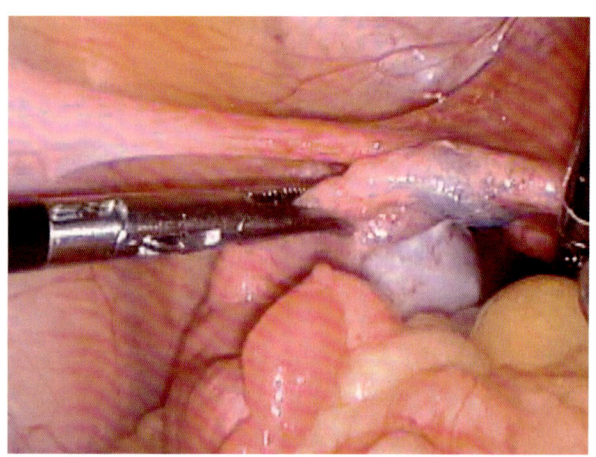

图 5-4　检测近端是否通畅

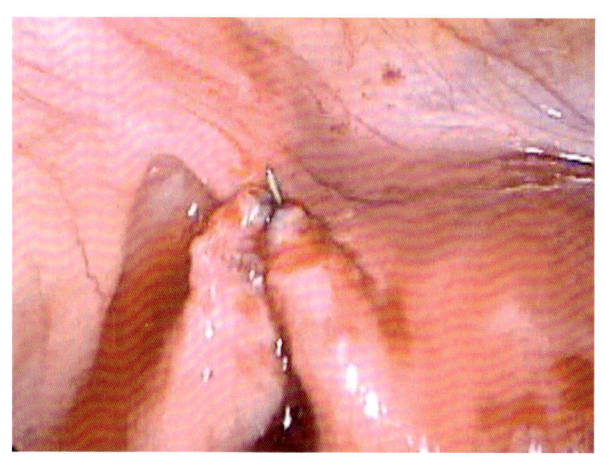

图 5-5　检测远端是否通畅

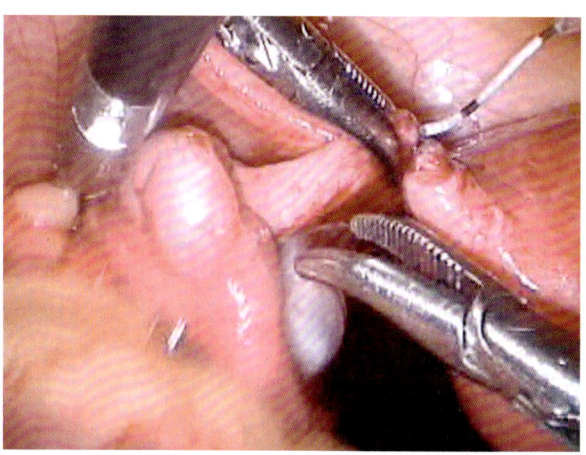

图 5-6　吻合输卵管

七、预后

约 85% 的近端输卵管阻塞可以通过近端导丝疏通得到解决，但术后妊娠率各家报道差异较大，为 12%～39%，宫外孕的发生率为 2%～9%[8]。

第 2 节　中段输卵管疾病

中段输卵管病变是指输卵管中间部位阻塞或缺失性改变，引起疾病的原因为输卵管妊娠与输卵管绝育，另有一些输卵管中间部位的病变如炎症引起的管腔内粘连及先天性输卵管中部缺失等症在此不作特别描述。

一、输卵管再通术

（一）概述

输卵管吻合术（tubal reanastomosis）是在腹腔镜下切除输卵管阻塞部分并吻合输卵管两断端。研究发现，随绝育时间的延长，输卵管腔内纤毛脱落、黏膜受损、息肉形成等病理变化从绝育 3 年后的 28% 上升到 10 年后的 72%。因此，绝育 10 年以上者建议其首选辅助生殖技术。但 5 年以内及 5 年以上病变输卵管无显著性差异。

影响输卵管吻合术的因素有：

1. 复通术距结扎术的时间　复通术距输卵管结扎年限长短对复孕效果的影响各家报道不一。1980 年 Xasguez 等发现绝育术与复通术相距大于 5 年，成功率减半，认为随绝育术时间的延长，输卵管黏膜皱襞变平萎缩、纤毛脱落及息肉形成。

2. 支架的安放及留置　输卵管复通术使用支架依术者习惯及用途而选定。一般有实心支架如马尾鬃、聚乙烯支架、尼龙丝及羊肠线；空心支架如小儿麻醉导管、硅胶管、特制的直的或螺旋形特氟隆支架。

（1）主张安放支架的理由：Mulligon、Rock 创始应用支架以后被一些研究人员所提倡。Roland 是主张使用支架的，在 322 例手术中无论是显微手术，还是不用显微手术，都应用了支架。伞端成形术后用螺旋形特氟隆支架，输卵管中段吻合则用直的特氟隆支架，认为可防止宫外孕发生[9]。

（2）不主张使用支架的原因：Winston 在动物模型兔子身上用显微手术复通输卵管，然后分两组观察，一组用尼龙线或羊肠线作支架，并保留 7 天，另一组则无支架，结果显示保留支架组输卵管上皮损伤及粘连的发生率高，无支架组妊娠率明显高于放支架组。故不主张使用支架[10]。Swolin、Marik、Diamond 等利用显微手术方法做输卵管造口或输卵管成形术都没有安放支架，输卵管的通畅率及妊娠率都较高，故也不主张安放支架。我们的经验是不安放任何支架,术后通畅率可达85%,最新统计的妊娠率可达70%以上。

3. 复通时年龄　接受输卵管复通术妇女的年龄在35岁以下为合适。35岁以上,尤其是40岁以上妇女是否给予手术,是要慎重对待的问题。对情况特殊者,手术年龄可适当放宽,但术后应加强随访及治疗。

（二）手术指证

1. 适应证

（1）输卵管中段阻塞的不孕症。

（2）输卵管正常通畅部分长达4cm。

（3）输卵管近端能够进针缝合。

2. 禁忌证

（1）子宫内膜异位症、女性生殖器结核。

（2）年龄超过40岁,已出现更年期综合征,或经检查提示卵巢无排卵或卵巢功能早衰。

（三）手术步骤

1. 患者取头低脚高截石位。
2. 使用4个套管置入腹腔镜及器械。
3. 先去除输卵管、卵巢周围粘连。
4. 用无损伤钳夹住输卵管浆膜层。
5. 阻塞部位的辨认及处理　结扎后的输卵管阻塞处可见结扎缝线或结扎用的金属夹,或者积水的输卵管,标志都是显而易见;经腹腔镜电灼结扎时,就无上述标志物。只有在切除结扎瘢痕后做通畅试验不通及临时支架插不进时,提示还有阻塞部位。找出阻塞部位,稍分离并证实为阻塞后,按照具体情况决定是吻合两处,还是切除这段输卵管后吻合一处。如阻塞部位至结扎部位距离短,仅1cm左右,而剩余的输卵管长度在5cm以上,输卵管组织为健康组织时,可将此段阻塞部分输卵管切除,吻合一处即可。对于阻塞部位距结扎部位达2cm左右、其余部分健康输卵管长度不足5cm者,应将此段阻塞部位分离后切除瘢痕两处吻合输卵管。

再次输卵管吻合时因无结扎瘢痕标志,阻塞部位的辨认需要一定的技巧,若盲目寻找,会增加手术创伤。要遵循一定顺序寻找输卵管原吻合部位,输卵管扭曲、粗细不一、无连续性处多为阻塞部位;判断困难时,用导管从伞端插入,注入生理盐水,远端输卵管充盈,而近端输卵管不充盈、不鼓胀,鼓胀与不鼓胀交界处为阻塞部位。

6. 分离输卵管系膜及管腔,在输卵管阻塞部系膜用1 IU垂体后叶素加入生理盐水10ml,取5ml浸润性注射,注意输卵管吻合能否成功与系膜分离是否充分有很大的关系。管腔与系膜充分分离后,剪开输卵管系膜,暴露结扎后的输卵管远端与近端组织并剪断（图5-7）。此时应该高度注意的是在输卵管管腔的正下方有一根营养动脉,剪开输卵管阻塞端时应避免伤及此动脉（图5-8）。阻塞部位输卵管,明显出血者用双极电凝止血,避免损伤输卵管内膜的皱襞。亚甲蓝通液,检查输卵管远近端是否通畅。

7. 吻合管腔　缝合线为6-0号外科缝合线（缝合线要求线与针的连接部位不易断裂）。第一

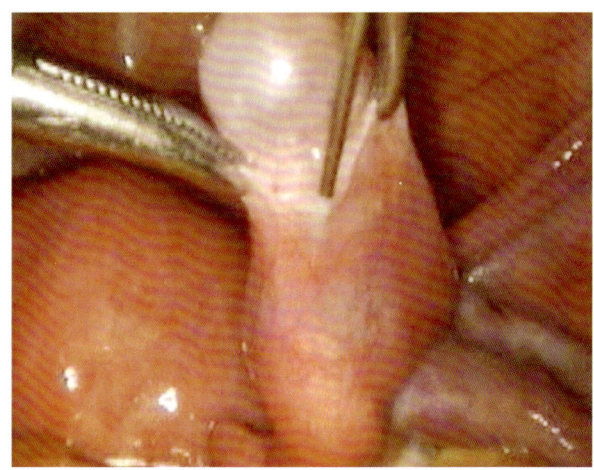

图5-7　分离输卵管系膜与管腔的水垫

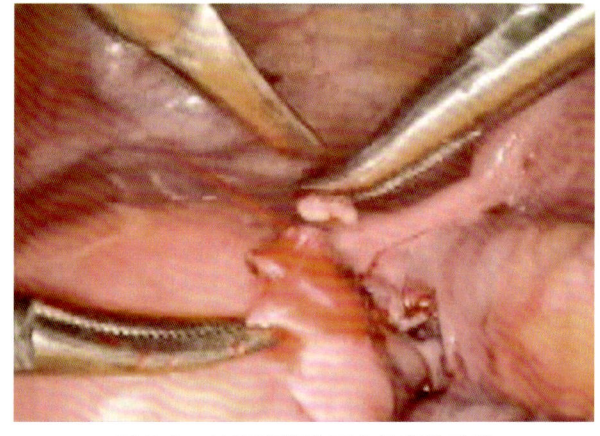

图5-8　输卵管管腔下方的营养动脉

针从远端管腔 6 点处浆膜面进针，黏膜面出针；再从近端管腔 6 点处黏膜面进针，浆膜面出针。缝线结应打在管腔之外，并注意不可过紧，以免局部坏死导致吻合失败。第二、三、四针分别在管腔的 12、3、9 点处，缝合方式与第一针相同。注意第一针是吻合成功的关键，也是整个手术中最困难的一个环节，因此要给予足够的重视。

8. 吻合系膜　输卵管吻合能否成功与吻合处管腔表面是否有足够的腹膜覆盖有关。管腔表面的充分腹膜化可以防止术后粘连及输卵管瘘的形成。因此施术者在手术开始后就应该注意保护管腔周围的浆膜组织。输卵管系膜的缝合相对管腔的缝合较容易，以 6-0 号外科缝合线做连续缝合即可。缝合避免过紧，以防术后系膜挛缩导致管腔迂曲。吻合完毕腹腔内放置透明质酸钠 5ml，防止腹腔内粘连（图 5-9～13）。

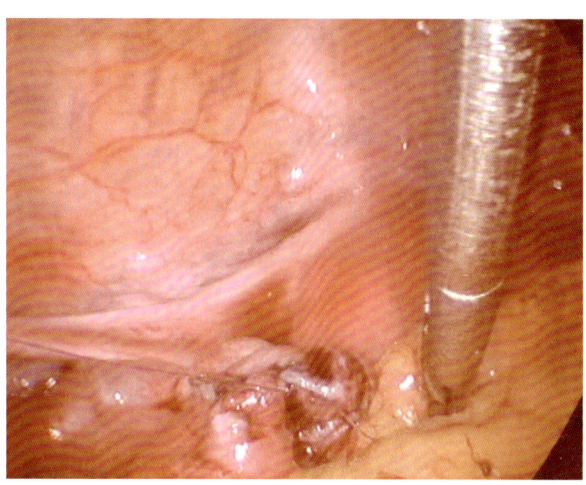

图 5-11　第一个结打在管腔外

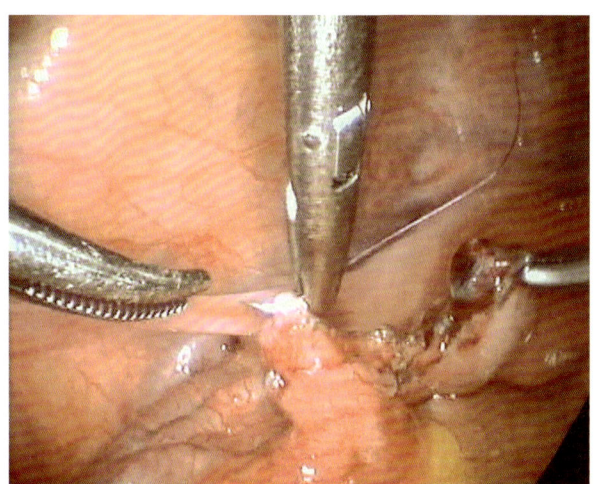

图 5-9　吻合第一针：远端输卵管 6 点处浆膜面进针，黏膜面出针

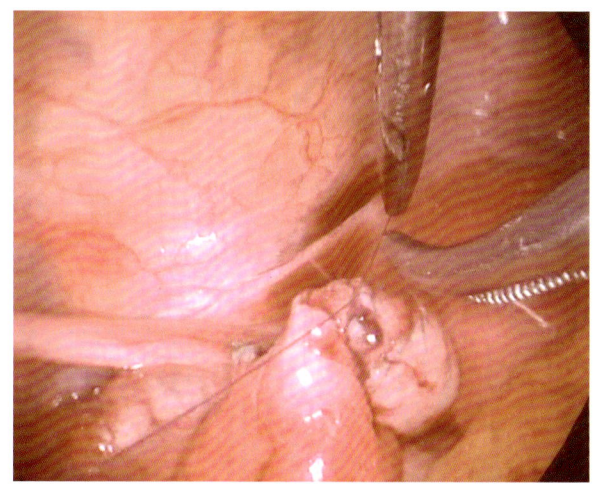

图 5-12　打结不可过紧，充分对合管腔表面即可

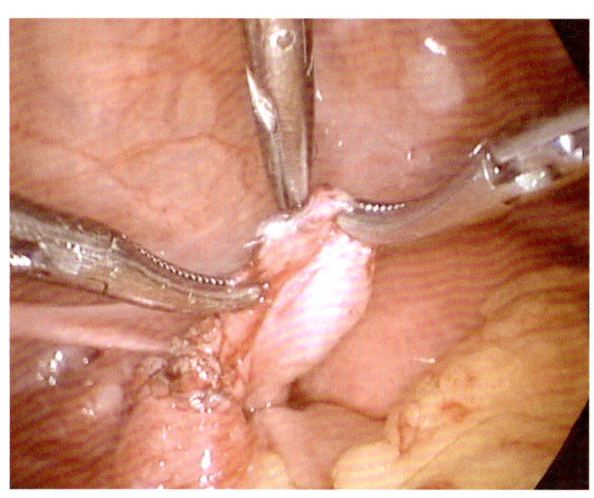

图 5-10　近端黏膜面进针，浆膜面出针

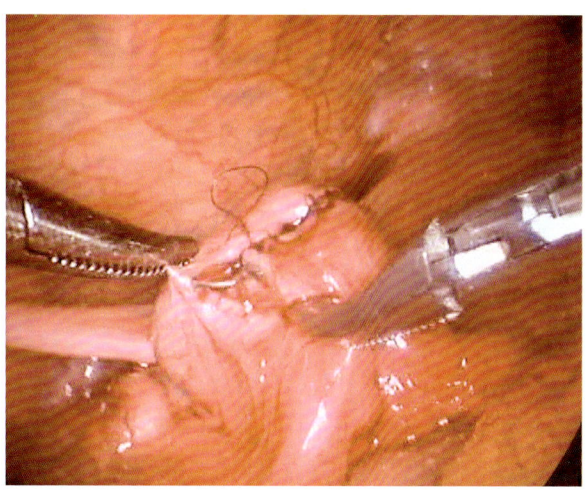

图 5-13　缝合输卵管系膜覆盖创面

（四）手术预后

国外报道输卵管吻合术的术后妊娠率为74%~81%，宫外孕发生率为4.8%。北京大学人民医院输卵管吻合术的术后妊娠率为72%，宫外孕发生率为2.1%。

二、保留生育功能的输卵管妊娠处理

（一）概述

异位妊娠定义为滋养细胞组织种植在子宫腔以外的妊娠，包括输卵管妊娠、卵巢妊娠、宫颈妊娠、子宫肌壁间妊娠等。其发病率为1.1%左右[1]，且在世界范围内还有逐年升高的趋势，这种升高可能有因为诊断措施提高使得以往那些可能在早期流产的宫外孕者得以被发现的缘故。异位妊娠好发于育龄妇女，95%以上发生于输卵管管腔内，而其中大多数患者还有再生育的需求，因此以下主要讨论输卵管妊娠患者保留生育功能的处理。对于输卵管妊娠的治疗选择既要考虑到患者将来的生育问题，又要考虑到继发于此次手术后再次异位妊娠的风险问题。因此，治疗的真正目的在于：① 减少出血、消灭异位的滋养细胞。② 评估盆腔及对侧输卵管状态，处理任何现存与潜在的影响今后妊娠的不利因素。③ 对后续妊娠详尽的指导。

（二）治疗前评估

对有生育要求的输卵管妊娠患者来说，一个详尽的术前、术后生育状态的评估是十分必要的。因为输卵管妊娠意味着此患者可能存在有患侧和对侧输卵管的异常情况，还可能因此次宫外孕的发生而进入不孕症的行列。一个个性化治疗方式的选择应包括如下内容：

1. 患者的年龄与病史　对于一个年龄超过35岁伴有不孕病史者，应考虑到她们将来很有可能需要借助辅助生殖的手段来完成生育。因而对于此类患者就需要放宽手术指征，因为一个详尽的盆腔检查和处理是提高辅助生殖成功率的极为关键的因素。对此类患者的处理应包括细致的沟通以得到她们的理解与认同。

2. 既往有否外科手术特别是宫外孕病史及盆腔炎性疾病史　这三种情况都有可能存在盆腔粘连导致输卵管功能受限或伞端病变造成拾卵障碍。尤其对于前次宫外孕患者，即使此次有保守治疗的指征，也应动员患者行腹腔镜探查并处理盆腔内影响正常生殖功能的因素。

3. 对侧输卵管状态　可根据阴道B超的提示初步确定对侧输卵管有否炎性包块、粘连甚至远端积水。对于那些已经明确存在对侧输卵管积水者，尽管有保守治疗的指征，也应该尽量动员患者手术治疗。因为现有的大量资料证实，输卵管积水可影响试管婴儿的成功率。

4. 不明原因不孕、自然流产和痛经病史　三者单一存在或其中两项甚至三项共存又合并了异位妊娠者也是放宽外科处理的指征。因为原因不明不孕者有50%以上为盆腔子宫内膜异位症患者，这类患者多存在输卵管伞端或管腔内的微小病变，后者则是影响生育能力的重要因素。此外，子宫内膜异位症还可造成黄体功能的异常继而导致患者自然流产率也高于正常人群。因此，对这类患者的腹腔镜探查和适当处理有助于提高患者的生育能力。

（三）适应证

1. 患者要求保留生殖功能。
2. 输卵管妊娠未破裂。
3. 输卵管壶腹部或伞部妊娠流产型。
4. 输卵管妊娠但腹腔内出血≤2000ml。

（四）禁忌证

1. 绝对禁忌证　①患者无法接受麻醉；②休克的患者。
2. 相对禁忌证　①B超提示可见原始胎心管搏动；②曾有同侧输卵管妊娠史或同侧输卵管矫治手术史；③腹腔内出血>2000ml。

（五）手术操作

1. 患者取头低脚高截石位。
2. 使用4个套管置入腹腔镜及器械。
3. 先吸净盆腔内积血，去除输卵管、卵巢周围粘连。
4. 以无损伤抓钳抓起患侧输卵管，6 IU的垂体后叶素稀释至20ml盐水中，避开血管注入输卵管系膜用于止血。由于输卵管妊娠最突出处常为凝血块，妊娠物多位于凝血块的子宫侧，于凝血块子宫侧用无损伤钳夹输卵管，在输卵管系膜对侧缘、妊娠包块最突出之处用电针做分层纵切口。所谓分层就是将输卵管浆膜及肌层分层打开，目的在于可以分层缝合输卵管，使输卵管创面有足够的腹膜覆盖，避免术后粘连形成。电针切开管腔的同时还有凝固组织和止血的作用。切口应足够大，近端应延伸到输卵管妊娠局部隆起的子宫侧。

5. 切开输卵管后，管腔内绒毛及血块自行突出切口。用匙状抓钳抓住输卵管内妊娠物，轻轻上提使之与输卵管着床部位的黏膜分离。取出妊娠物，注意勿将输卵管黏膜钳夹在内，以免牵拉输卵管黏膜引起出血。如果绒毛及血块较大，可用10mm吸管在切口处吸引，用另一把无损伤抓钳轻轻推动输卵管壁，使绒毛及血块排出。

6. 输卵管内妊娠物完全清除后，用吸引管对准输卵管腔冲洗，以检查输卵管妊娠物着床部位及输卵管切缘有无出血。若妊娠组织侵蚀输卵管管壁引起植入，将导致输卵管着床部位出血。

7. 胎盘附着面出血的处理 少量出血时可用无损伤钳轻压管腔组织止血。如不奏效，也可用明胶海绵或其他止血物质填入创面压迫止血。大部分创面经此法处理后都可以顺利止血，止血后应把填塞在管腔内的物质取出以防管腔阻塞。如果经此法处理后仍有活动性出血，可让助手冲洗创面以发现活动性出血点，然后用针状单极电凝点对点止血。大面积电凝止血的做法不可取，因为电凝的干燥作用可能会使输卵管管壁受损并在愈合过程中形成窦道影响后续的妊娠。这一点在我们的临床实践中得到了证实。我们发现1年前经电凝止血的输卵管腔虽经缝合处理后浆膜面愈合良好，但亚甲蓝通液时可发现大量蓝色液体从管腔内渗入系膜间。

8. 有些术者在输卵管开窗后不做缝合处理。尽管国内外文献报道开窗后不吻合的输卵管与吻合者预后无明显差异，但多例于外院行输卵管开窗术的患者，因某种原因我们对其再次手术时发现，开窗后不缝合者断端常各自愈合导致输卵管阻塞。这种由于不缝合造成的输卵管瘢痕愈合的

病例也有不少（图5-14～17）。

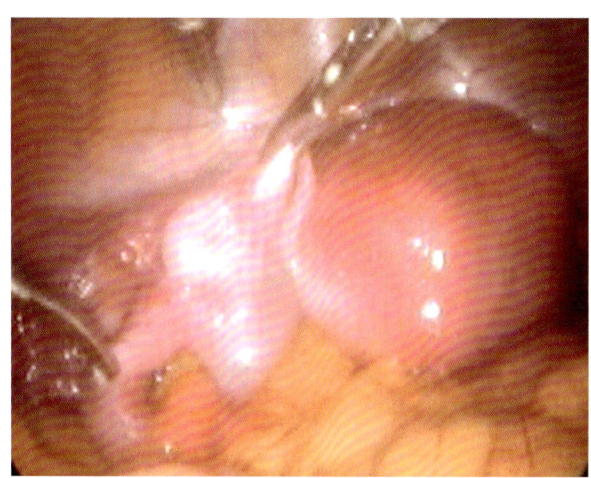

图5-14　输卵管妊娠开窗后的管腔离断

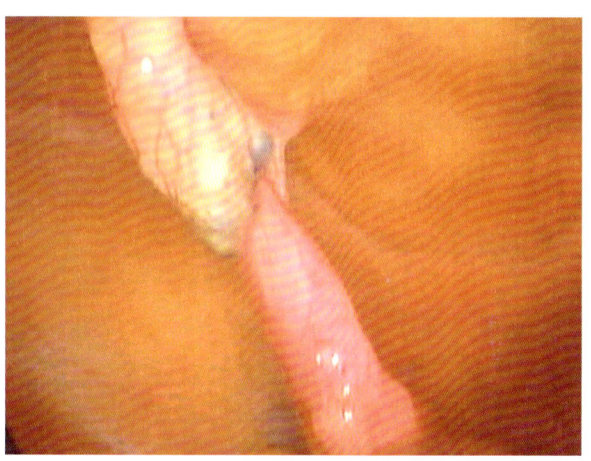

图5-15　2年前开窗未缝合的输卵管与腹壁粘连

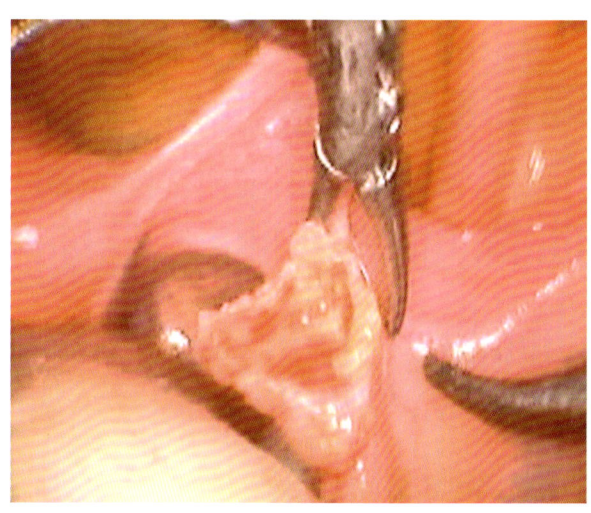

图5-16　开窗后断裂的输卵管表面的胚物残留

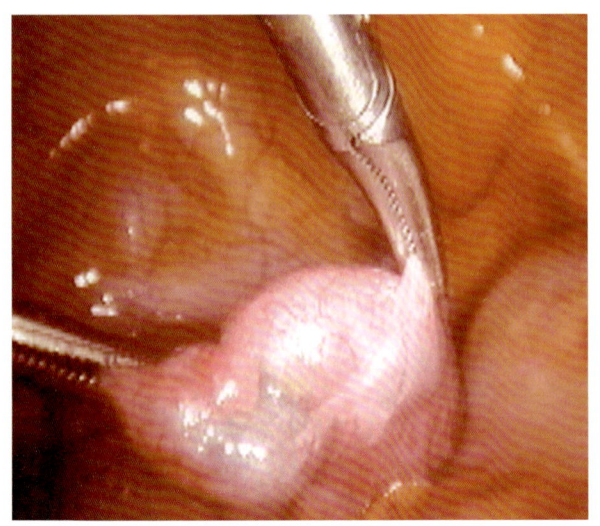

图 5-17　开窗缝合处理后输卵管表面愈合良好

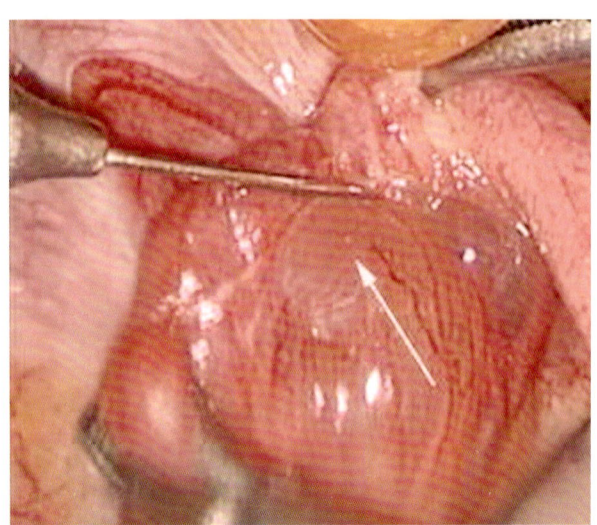

图 5-19　输卵管内膜注射垂体后叶素

　　我们所诊治的数例宫外孕开窗缝合后再次手术的患者，术中发现输卵管吻合部位愈合良好，亚甲蓝通液通畅。因此我们的经验是输卵管妊娠开窗后尽量做显微缝合。

　　方法为：先以 6-0 号外科线间断缝合输卵管肌层，再以同种缝合线连续缝合输卵管浆膜层。缝合的要求与输卵管吻合术基本相同。

　　9. 术后行通液检查输卵管通畅，表面放置透明质酸钠（图 5-18）。

　　10. 输卵管开窗加缝合术的具体手术步骤见图 5-19～27。电凝输卵管腔后再分层缝合管腔，愈合后形成输卵管壁瘘（图 5-28～32）。

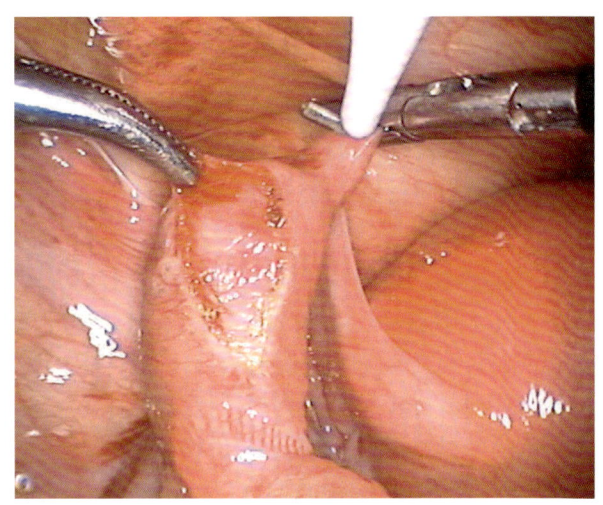

图 5-20　打开输卵管系膜层

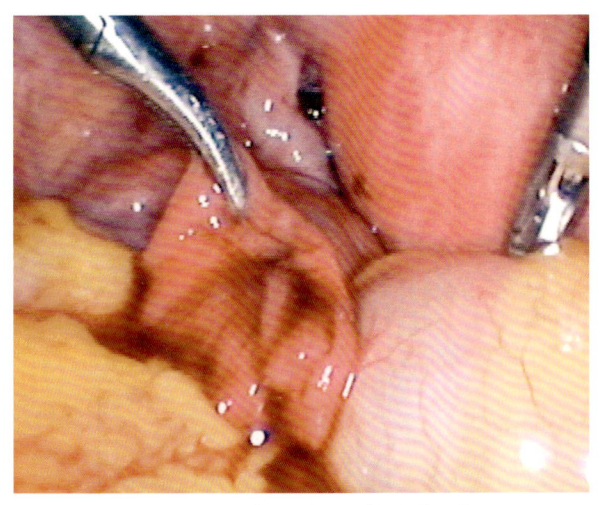

图 5-18　修复后的左侧输卵管通畅

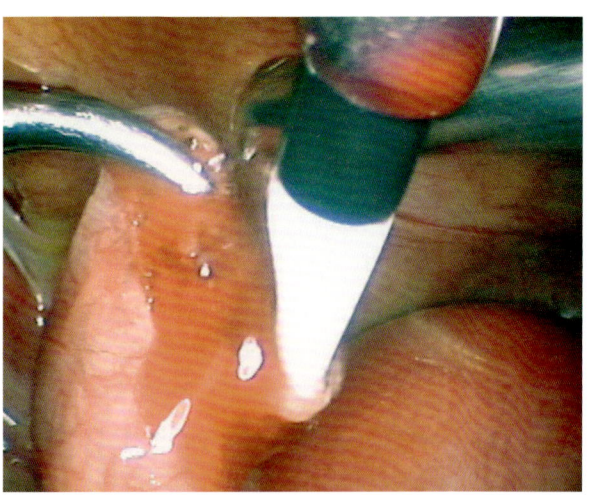

图 5-21　打开输卵管管腔

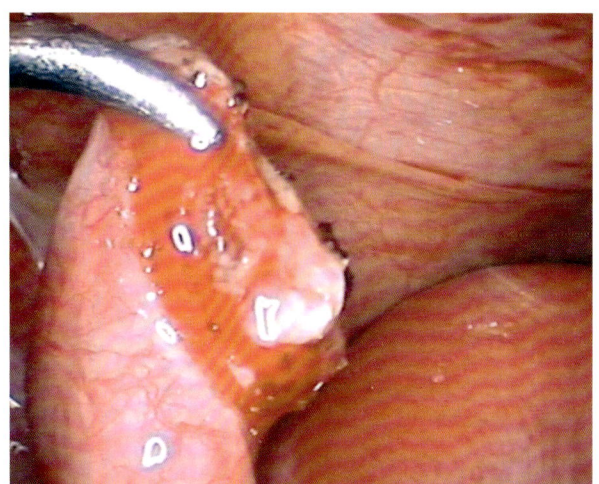

图 5-22　暴露腔内组织

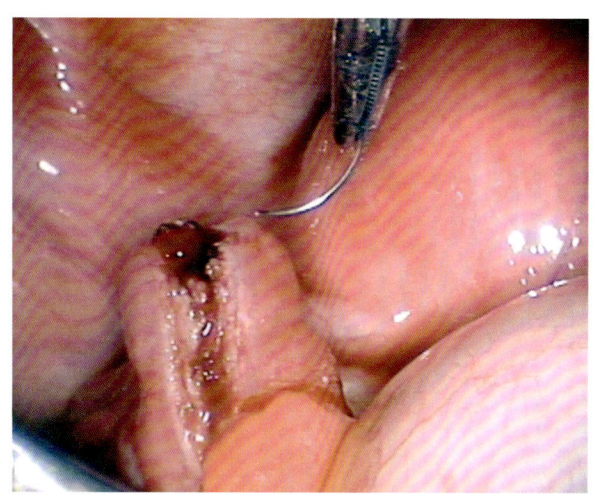

图 5-25　第二层：缝合系膜

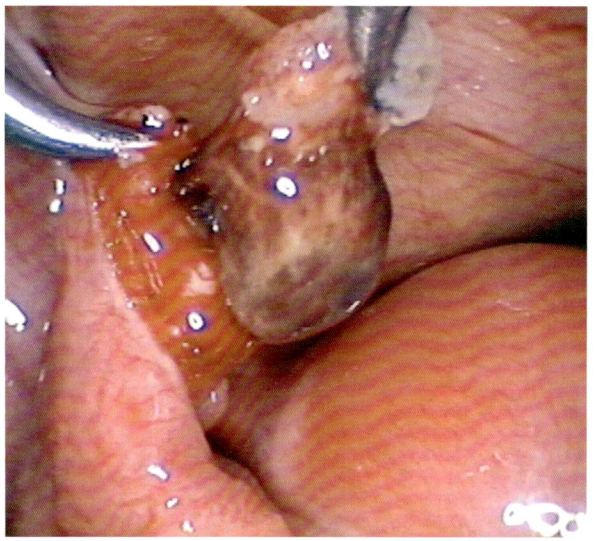

图 5-23　完整取出胚物

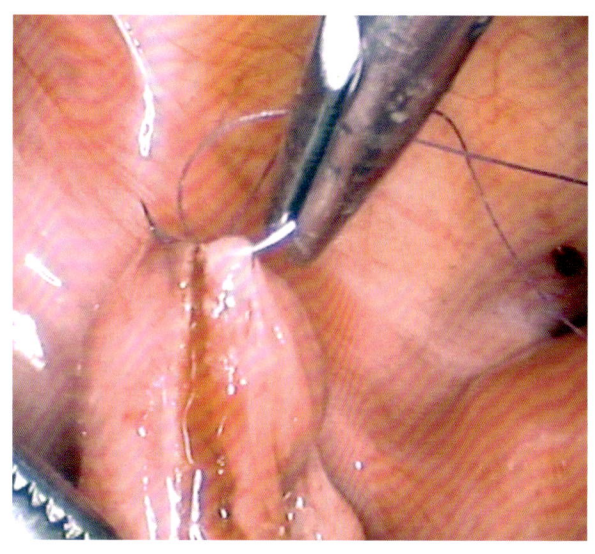

图 5-26　系膜对合完好

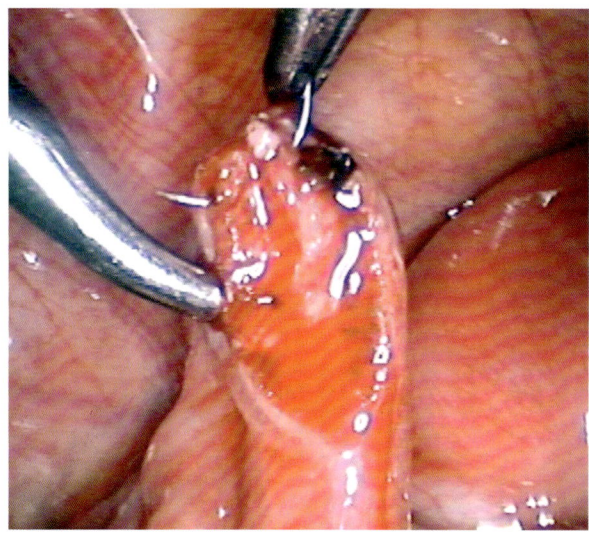

图 5-24　第一层：缝合管腔

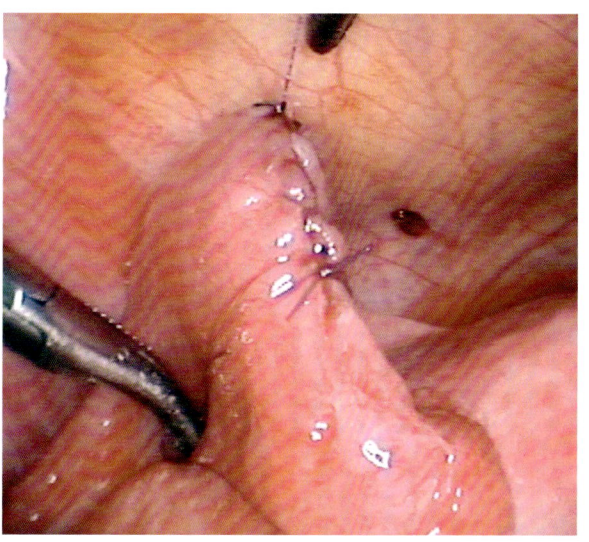

图 5-27　创面有足够浆膜覆盖

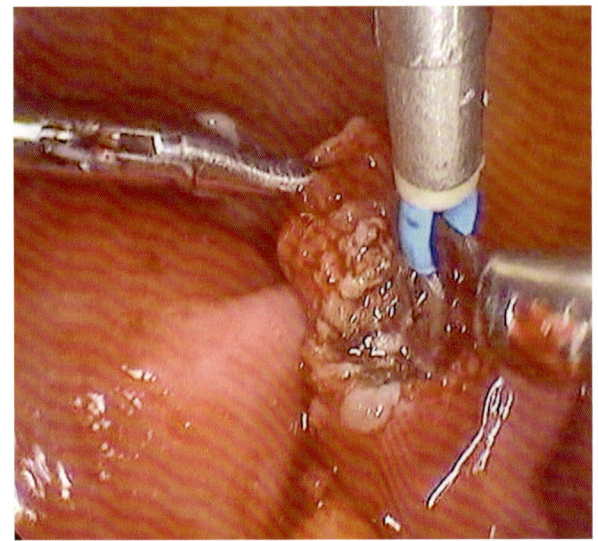

图 5-28　2 年前电凝输卵管管腔

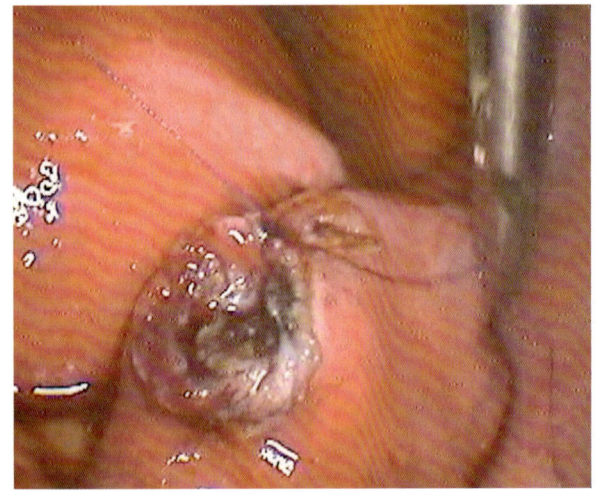

图 5-29　电凝后分层缝合管壁

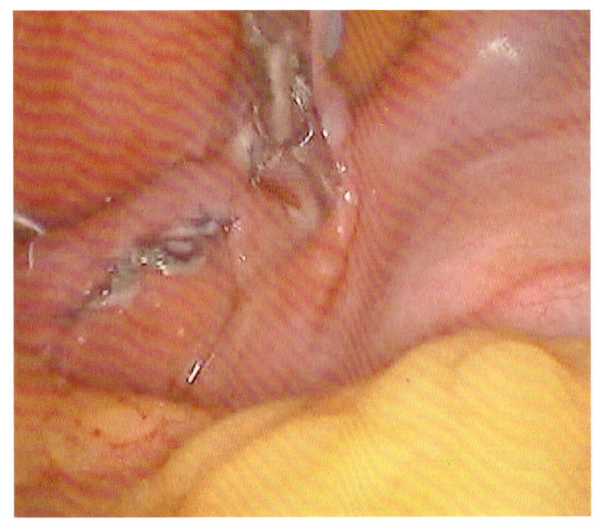

图 5-30　缝合后浆膜面对合良好

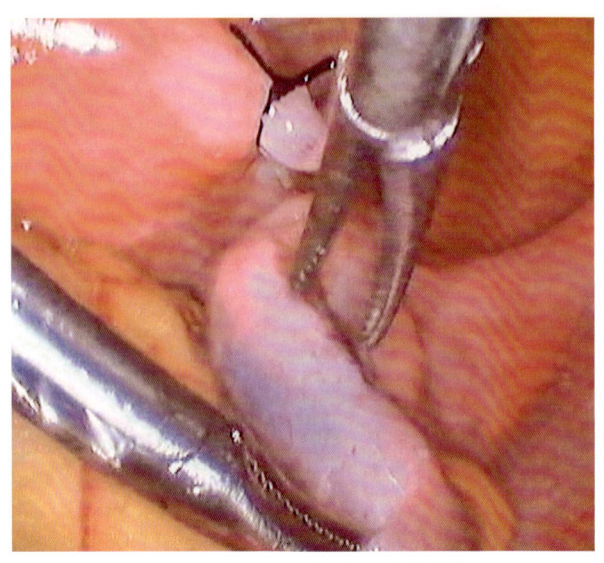

图 5-31　缝合后浆膜面愈合良好

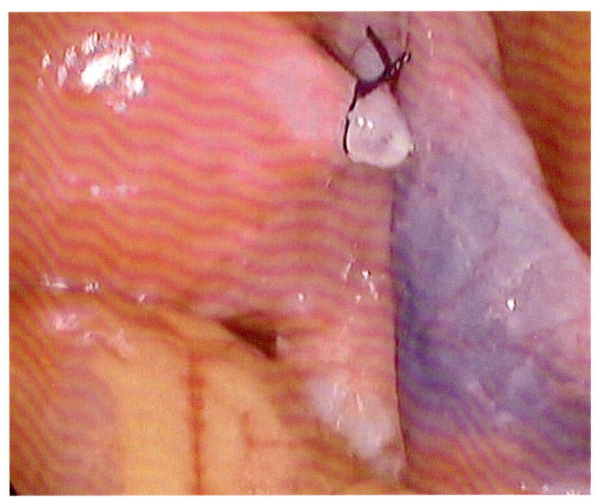

图 5-32　亚甲蓝通液后可见大量蓝色液体渗入管壁与浆膜之间

（六）术后妊娠指导

建议患者术后避孕至少 3 个月，有条件者下次妊娠前应作输卵管碘油造影检查，评估患侧输卵管恢复情况及对侧输卵管有无术后粘连的可能。如造影结果无明显异常，可指导患者 B 超监测卵泡发育。输卵管妊娠侧卵巢优势卵泡形成时，可指导患者避孕；对侧卵巢有优势卵泡长成时可指导同房，将再次宫外孕的可能降至最低。

第3节 远端输卵管疾病

本组疾病包括：输卵管远端非闭锁性损伤、闭锁性损伤与子宫内膜异位症引起的输卵管远端微小病变。

一、输卵管远端闭锁性病变：输卵管远端积水及闭锁

（一）概述

输卵管积水（hydrosalpinx）是指输卵管远端完全阻塞且因液体聚集而不同程度膨大。在 IVF 技术突飞猛进的今天，关于输卵管积水与 IVF 结局的关系国内外学者做了大量回顾性分析。研究发现，广泛的输卵管病变，尤其是输卵管积水，有可能影响体外受精胚胎移植（IVF）结局。输卵管积水使 IVF 妊娠率下降 50%，同时自然流产率增加 2 倍以上。动物试验和体外试验证实，输卵管积水液体能够抑制精子活力，并且有胚胎毒性。输卵管积水患者内膜容受性受损。存在输卵管积水的子宫内膜表达整合素水平显著下降（与没有输卵管积水者相比）；而在输卵管切除后恢复正常表达。在黄体中期输卵管积水不孕患者子宫内膜白血病抑制因子表达显著低于正常有生育组；切除输卵管后白血病抑制因子表达增强。

研究还发现，IVF 前切除输卵管积水能够将 IVF 妊娠率和活产率恢复到正常水平。2001 年美国生殖协会、2004 年 NICE（National institute for clinical excellence）指南建议输卵管积水者在 IVF 前切除输卵管，且最好应用腹腔镜[12]。

尽管早期回顾性研究报告并没有发现输卵管切除后立即发生卵巢功能下降的问题，但此手术对卵巢功能的影响仍令人担忧。如果切除输卵管时没有紧贴输卵管切除，可能破坏卵巢的正常血供，因而可能导致 IVF 周期手术侧取卵少于完整的附件侧。故建议切除输卵管时要尽量紧贴输卵管，减少损伤卵巢血供。经阴道积水抽吸没有益处，因为潜在的病变没有改变，积水很快复发，同时还增加感染风险。另一选择是腹腔镜输卵管近端结扎。因为盆腔严重粘连导致很难切除输卵管，可进行输卵管结扎。但是，结扎可能因为近端、远端输卵管都阻塞而积水加重，导致盆腔疼痛、不适。

尽管输卵管积水对生殖功能的影响巨大，但并不是所有的输卵管积水都需要行输卵管结扎或切除。如果积水的输卵管黏膜存在或仅有轻度损伤提示手术预后良好。所以，在决定手术方案时应常规进行输卵管黏膜的正确评估。重建性输卵管手术应该优先于切除；在轻、中度输卵管损伤者，输卵管切除是最后的选择，应该在输卵管不能正常修复或 IVF 失败后进行。

输卵管造口术（salpingostomy）是解决输卵管远端梗阻致不孕的常用方法之一。但是由于梗阻的输卵管常伴输卵管腔纤毛组织的严重破坏以及输卵管肌层蠕动能力的损伤，因此，术后妊娠率仅在 30% 左右。决定手术成功与否的因素除了操作技巧外还与输卵管的破坏程度有关。子宫内膜异位症、阑尾炎等形成的输卵管外部粘连，输卵管本身的纤毛细胞及黏膜皱襞未受损伤，术后妊娠率相对较高（图 5-33、34）；相反，由衣原体、淋球菌或结核杆菌感染所致的输卵管梗阻，往往造成输卵管内膜的严重破坏，输卵管造口术的效果就比较差。

输卵管远端积水可分为薄壁与厚壁两种类型，前者虽积水很多，但因管腔纤维化不明显，因此术后伞端再生及活动能力较强，术后妊娠率也相对较高（图 5-35、36）；而厚壁积水者因管

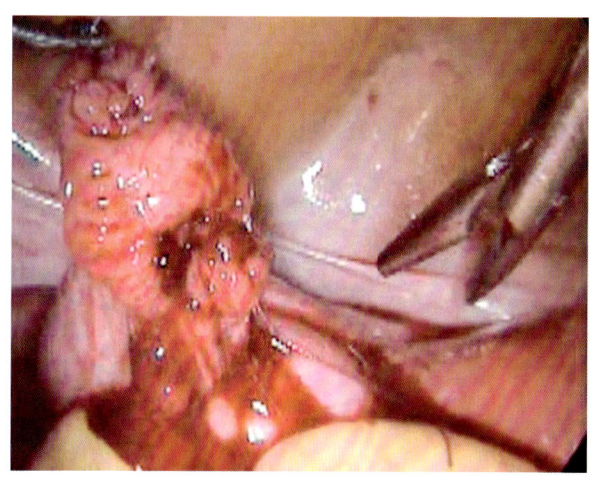

图 5-33　外翻缝合后的管腔黏膜丰富，术后妊娠

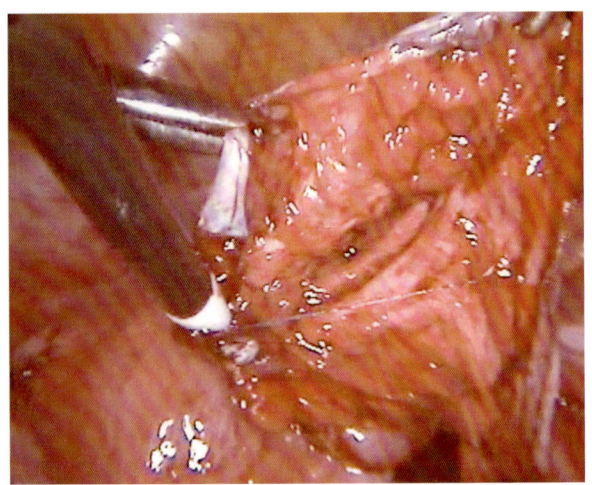

图 5-34　管腔黏膜消失，术后 2 年输卵管妊娠

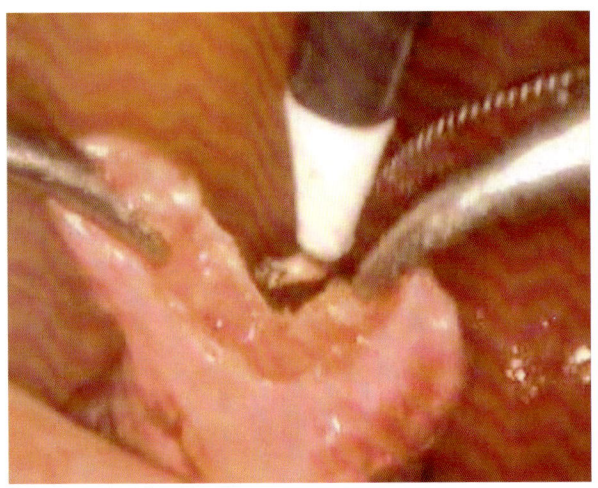

图 5-37　厚壁积水术后 3 年未孕，造影提示双侧输卵管通畅

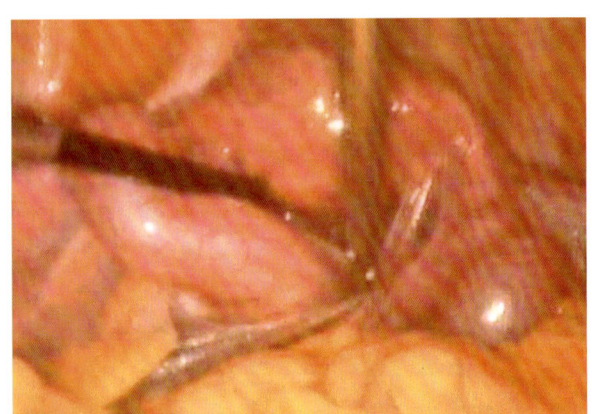

图 5-35　双侧输卵管薄壁积水，术后妊娠

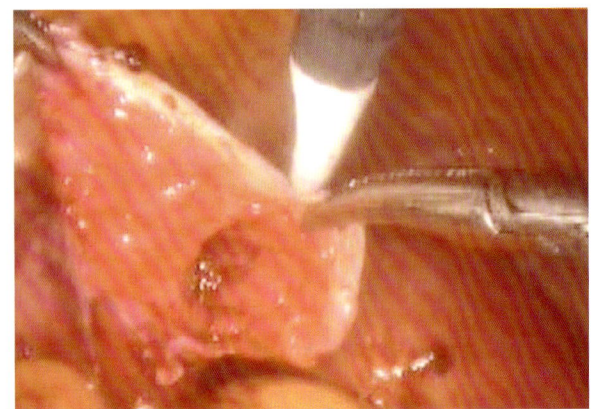

图 5-36　薄壁积水开窗后的管腔纤毛

壁增厚，纤维化明显，术后伞端再生能力减弱，妊娠率随之明显下降（图 5-37）。有文献报道：薄壁积水伞端造口后妊娠率可达 45% 左右，而厚壁积水者术后妊娠率几乎为 0。

此外，我们这里介绍的腹腔镜下输卵管造口术均按照显微外科开腹手术方式进行，即人造伞瓣后必须外翻缝合固定伞瓣防止积水复发。在我们多年临床实践中，经常会遇到输卵管整形后需要二次手术的患者。我们在这些二次手术中发现，那些没有常规外翻缝合的输卵管整形手术无一例外地伞端再次封闭甚至积水，有些还形成了难以分离的输卵管卵巢包裹粘连（图 5-38、39）。而我们经过外翻缝合的输卵管伞端处理，可能会因壶腹部黏膜修复欠佳出现输卵管妊娠，但是二次手术中可以发现外翻缝合后的输卵管伞端新生良好，很少再次形成积水或粘连。图 5-40、41 示输卵管外翻缝合后盆腔情况，前后两次手术对比资料。

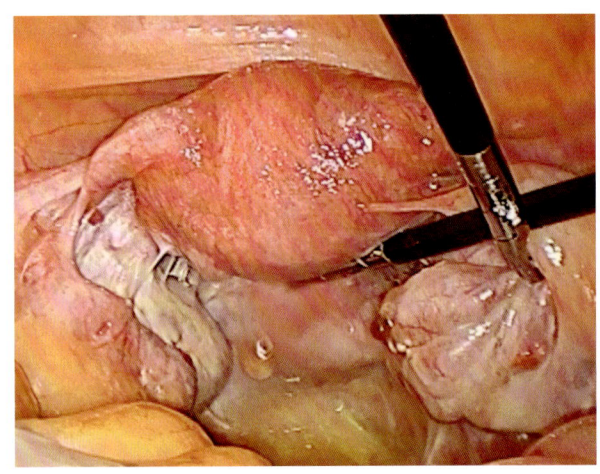

图 5-38　输卵管整形 3 年后的盆腔

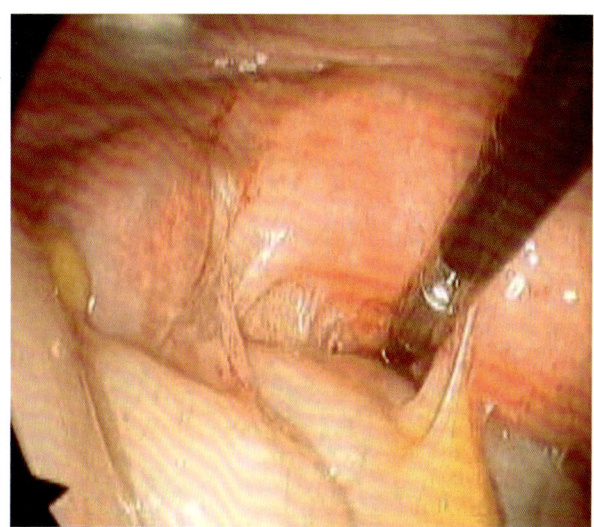

图 5-39　4 个月前整形的盆腔

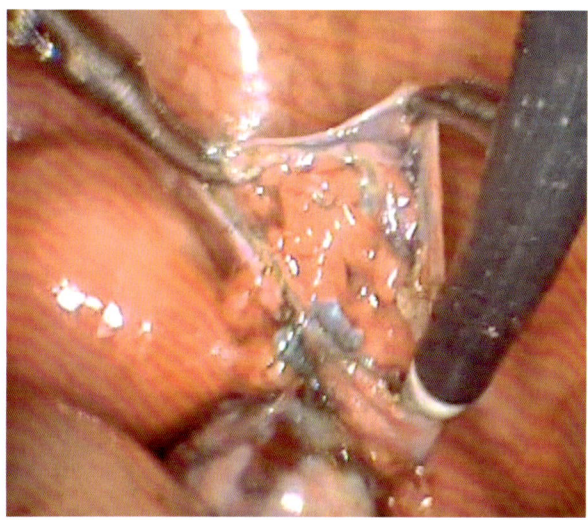

图 5-40　2 年前打开的右侧输卵管伞端，可见内部纤毛丰富

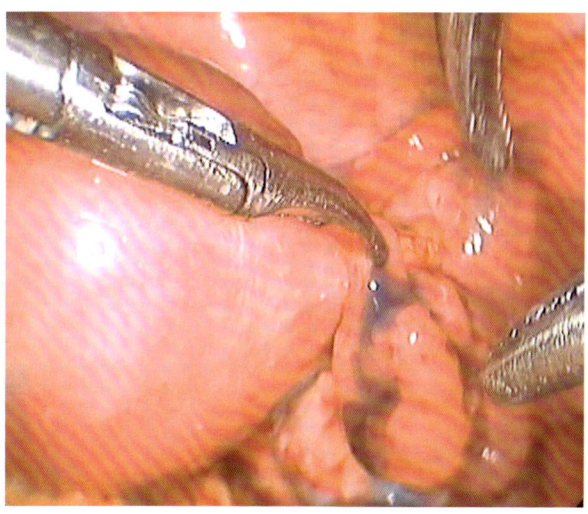

图 5-41　2 年后生长良好的右侧输卵管伞端纤毛

（二）术前准备

术前常规行子宫输卵管造影，可以检查出腹腔镜不易直接诊断的子宫发育异常及输卵管腔内受损情况。

（三）手术指征

1.适应证

（1）输卵管通液检查提示阻力大，有反流。

（2）输卵管碘油造影提示输卵管远端增粗，造影剂不弥散或弥散不佳等。

2.禁忌证

（1）厚壁输卵管积水。

（2）输卵管腔内粘连。

（3）输卵管内膜萎缩或消失。

（4）浆膜面融和的重度粘连。

（5）卵巢表面超过一半以上的广泛性粘连。

（6）输卵管极度水肿、扩张。

（7）盆腔结核。

（8）急性盆腔炎。

（9）输卵管长度 <4cm 或壶腹部少于一半。

（10）前次输卵管手术失败者。

（11）存在不适合手术的全身性疾病时。

（四）手术步骤

1.患者取头低脚高截石位，使用 4 个套管置入腹腔镜及器械。

2.输卵管容易受钳夹伤害，故钳夹时不要太用力，且不要钳夹管腔。

3.先去除输卵管、卵巢周围粘连。输卵管伞端的膜状粘连可用剪刀紧贴输卵管剪断；较粗的粘连电凝时应距离伞端 1cm 以上，避免电凝传导至伞端引起输卵管挛缩。切断后的粘连组织再用剪刀贴近伞端修平。如伞端与卵巢间的游离度 <1cm，则可影响拾卵功能，而伞端与卵巢间的粘连常被忽视，故如确有粘连存在，必须予以分离，分离时到达输卵管系膜处即可。

4.于输卵管远端闭锁的凹陷处以电钩做"十"字形或"T"字形 1～2cm 切口打开浆膜层至黏膜层，人工造伞瓣 3～4 个，修剪周围粘连（图 5-42～44）。

5.出血点使用单极或双极电凝止血，止血时

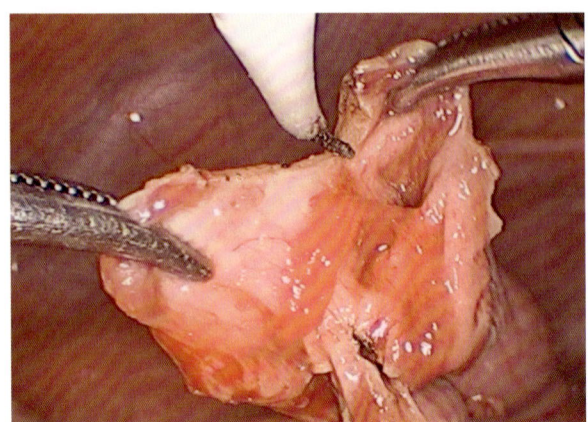

图 5-42 远端切口，人工造伞瓣 3～4 个

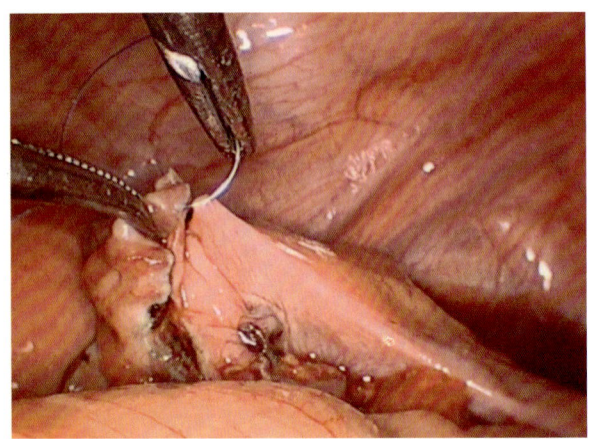

图 5-43 外翻缝合后的伞端

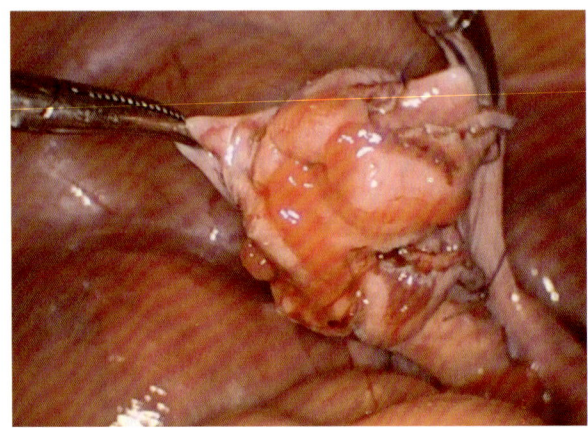

图 5-44 术后 1 年恢复的伞端纤毛

尽量不伤及输卵管内侧黏膜细胞，遵循小范围精确止血原则。

6. 将输卵管浆膜外翻，有两种方法：一种方法是电凝浆膜面使伞瓣外翻，此方法简单易学，但效果略差，术后伞瓣可能再次闭合；另一种方法是人工造伞后，将伞端用 5-0 号可吸收线外翻缝合固定在浆膜面，以避免切开的切缘再度愈合。输卵管伞端黏膜有极强的再生能力，可在短时间内有新生伞形成。

7. 术中行亚甲蓝通液检查，观察双侧输卵管通畅程度。

8. 完全止血，清除视野。要分清解剖结构，避免术后粘连及不适，创面涂抹透明质酸钠。

9. 术后使用 3～5 天抗生素预防感染。

（五）预后

本组患者术后能否妊娠的关键有两个：一是人造的输卵管伞端是否有新生的伞端纤毛生长；二是人造的伞瓣是否再次关闭形成积水。国外报道积水复发率很高，多在 70% 以上[13]。我们采用了显微外科的缝合处理方式，人造伞瓣后一律外翻缝合，术后积水的再发率低于国外文献的报道，约为 27%。但积水整形后的妊娠率却一直低徊于 20% 左右。妊娠率低下的原因除与伞端再生能力有关，还与患者的年龄及存在其他不孕因素有关。

二、输卵管远端非闭锁性病变：输卵管伞端成形

（一）概述

输卵管伞端成形术（fimbrioplasty）是指那些还没有完全闭合形成积水的输卵管伞端粘连的分解或扩张狭窄的输卵管。相对来讲，这部分患者输卵管的损伤较完全闭锁或积水形成者明显轻微。因此，手术的效果也比较显著。如果没有明显的输卵管和卵巢周围粘连，分离后的伞端黏膜良好，80% 以上的患者可在术后获得宫内妊娠。但如果输卵管与卵巢或周围组织形成致密的粘连，分离后创面巨大，则手术的预后较差，术后自然受孕率下降，宫外孕风险增加。当输卵管远端和近端阻塞同时存在，手术成功率为 5% 或更少。

（二）手术指证

1. 适应证

（1）输卵管通液检查提示阻力大，有反流。

（2）输卵管碘油造影提示造影剂弥散不佳、

团块状或片状聚积等。

（3）不明原因不孕者。

2. 禁忌证

（1）可疑盆腔结核或腹茧症者。

（2）输卵管腔内粘连。

（3）输卵管内膜萎缩或消失。

（4）浆膜面融和的重度粘连。

（5）卵巢表面超过一半以上的广泛性粘连。

（6）输卵管极度水肿、扩张。

（7）盆腔结核。

（8）急性盆腔炎。

（9）输卵管长度<4cm或壶腹部少于一半。

（10）前次输卵管手术失败者。

（11）存在不适合手术的全身性疾病时。

（三）手术步骤

1. 患者取头低脚高截石位，使用4个套管置入腹腔镜及器械。

2. 先去除输卵管、卵巢周围粘连。

3. 用无损伤钳夹住输卵管浆膜层（浆膜面内聚的输卵管伞端）。

4. 经输卵管伞端置入小号无损伤抓钳2cm，将输卵管腔撑开，使输卵管伞部尽量扩张。沿无血管的伞状部分切开，尽量避免出血，用5-0号可吸收线外翻缝合，以避免切开的切缘再度闭合。

5. 若伞部粘连严重，无法利用此种方法复原，则利用电刀予以切开，手术过程同输卵管造口术。

6. 止血时避免大范围的广泛烧灼，以免黏膜严重破坏，造成术后粘连再度形成。

第4节 输卵管卵巢粘连分解术

一、概述

输卵管卵巢粘连分解术（salpingoovariolysis）是指分解卵巢和输卵管之间以及一切附件周围的粘连。

输卵管周围粘连干扰了输卵管的拾卵功能和配子运输功能，如果卵巢周围粘连形成，还会抑制卵子的排出。输卵管卵巢粘连分解术使累积妊娠率增加3倍（与未处理组相比；12个月，32% vs 11%；24个月，45% vs 16%）。如果为轻度膜状粘连，则术后妊娠率良好（24个月，60%）；但是如果粘连致密，则结局很差[14]。

二、术前评估

输卵管周围粘连患者的术前评估尤为重要。对于那些盆腔粘连极为严重的患者来说，如果能在术前得知术后极低的妊娠率，就可以避免一次手术的创伤而直接寻求辅助生殖技术。特别是那些以往有过阑尾穿孔病史、肠梗阻手术史及困难的子宫内膜异位囊肿手术史者，更应在本次手术前详细了解前次手术情况。这里特别强调既往有过肠梗阻手术史的不孕症患者，她们的情况更为特殊，这些患者往往因原发不孕就诊，输卵管造影可能会提示双侧输卵管显影良好、弥散欠佳的表现。这种体征与实际情况分离的表现源于肠道手术后虽然引起了广泛的肠粘连甚至腹茧症，但位于盆腔的输卵管本身并未受到严重损坏，因而表现出显影良好的特点。如果术前评估仅凭造影片判断盆腔粘连的严重程度，很容易得出错误的判断，甚至在穿刺中损伤肠管。因此，对于既往有盆腹腔外科手术史的患者应借助彩超、细致的盆腔双合诊与三合诊检查探明盆腔粘连的严重程度。如果评估盆腔为大面积致密粘连时应放弃手术。因为强行手术可能造成周围脏器如肠管、膀胱甚至输尿管的损伤，变微创手术为重创手术（图5-45~48）。

三、手术指征

（一）适应证

1. 不孕症怀疑有盆腔粘连。

2. 有盆腔炎病史；妇科检查提示附件区增厚伴压痛。

3. 输卵管碘油造影提示输卵管卷曲、输卵管上举、子宫偏斜、造影剂团块状或片状聚积等。存在两项以上情况提示输卵管周围粘连，应该进

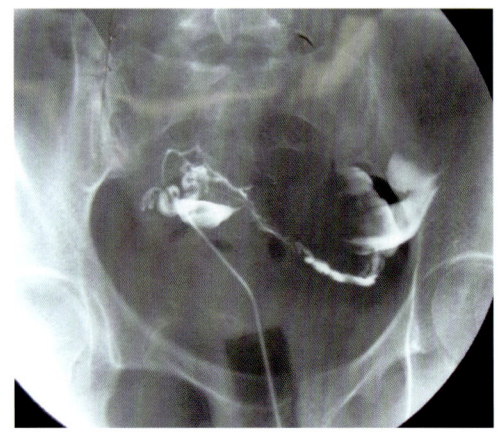

图 5-45　肠梗阻后的输卵管造影片：输卵管显影尚好

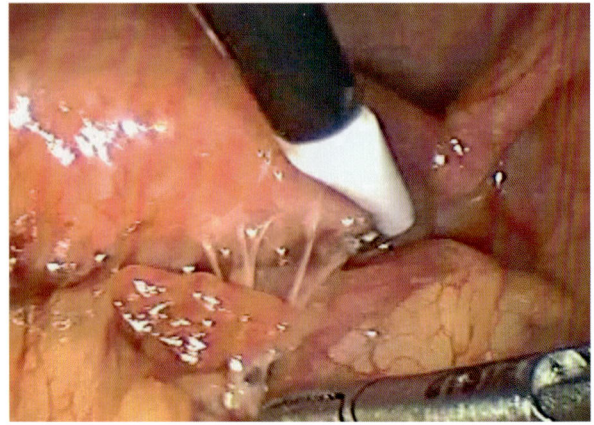

图 5-47　双侧巧克力囊肿剥除后的输卵管卵巢包裹粘连

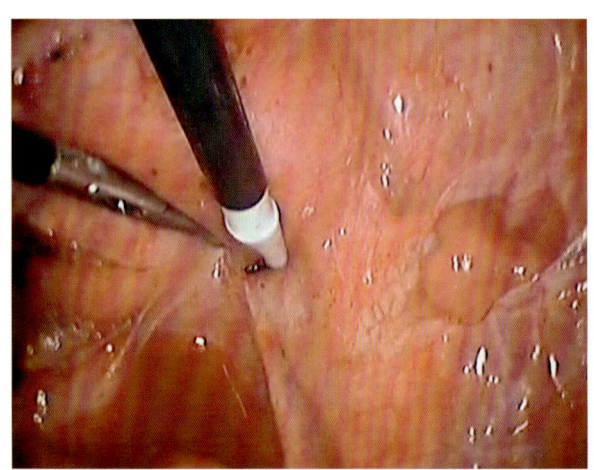

图 5-46　肠梗阻后的盆腔致密粘连

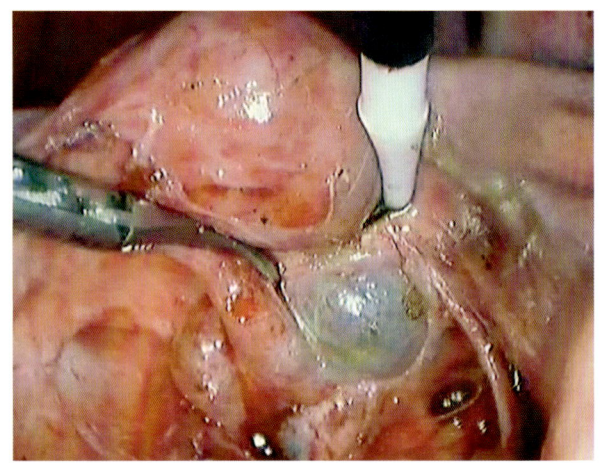

图 5-48　阑尾穿孔后的输卵管卵巢包裹粘连

行腹腔镜检查。

4. 不孕症怀疑有盆腔子宫内膜异位症：痛经进行性加重，有腺肌瘤或腺肌病病史，妇科检查扪及后穹窿有触痛结节。

5. 不明原因不孕。

（二）相对禁忌证

1. 有多次开腹手术或怀疑有肚脐附近粘连的患者。

2. 可疑腹茧症者。

3. 年龄 >43 岁，FSH ≥ 15mIU/ml。

4. 曾经有输卵管修复手术史者。

5. 精液分析异常。

四、手术步骤

1. 由于术后受孕的机会与粘连的程度有很大关系，因此手术过程中一定要注意显微手术的技巧，术前常规做肠道准备。

2. 患者取头低脚高截石位。

3. 使用 4 个套管置入腹腔镜及器械。

4. 置入举宫器。

5. 先去除大网膜与任何器官的粘连，由于大网膜包含的血管相当丰富，故采用电刀切开。对于较大的血管，则先使用双极电凝止血后再切开。全面检查盆腔及子宫附件，找出可能的影响因素，决定手术方式。

6. 采用电凝烧灼散在的盆腔子宫内膜异位症病灶，必须清楚输尿管在盆腔的解剖位置，防止腹膜下的输尿管或肠管的电灼伤。

7. 对于多层的粘连要一层层地由内往外剥离，以避免其中夹杂血管及肠道。对广泛紧密的附件周围粘连，特别是与肠管分界不清者，不可盲目分离。如对术后妊娠意义不大，建议只游离出卵巢便于日后做IVF-ET。

8. 大部分严重的粘连去除后,再开始清除卵巢表面或较轻微的输卵管粘连。输卵管卵巢的包裹性粘连,首先要认出各器官的边缘,再利用无损伤钳反向分开两界面,利用电刀予以切开。卵巢与盆壁的紧密粘连多由于内膜异位症引起,故应尽量予以分离,既可游离出卵巢,便于日后排卵,也容易发现较小的卵巢内膜异位囊肿。多数通过钝性上拨卵巢便于分离,也可视情况用电刀进行分离。

9. 卵巢表面的膜状粘连薄而透明,将卵巢蚕茧状包裹(图5-49),既影响卵子的排出,又影响输卵管伞对卵子的捡拾。一般通过剪刀紧贴卵巢剪去膜状粘连,暴露卵巢。

10. 输卵管特别是伞端是受孕过程的重要部位,根据粘连部位及粘连程度有不同的分离方法。对组织较厚、间距较长的粘连,先用弯钳在距输卵管表面至少1cm处钳夹后电凝,切断,再用剪刀紧贴输卵管浆膜层修剪。输卵管扭曲多由膜状粘连造成,输卵管系膜与卵巢之间的粘连易于发现,钝性拨开多可分离。有时在输卵管浆膜表面的光滑粘连较难发现,输卵管局部常呈弓形,用弯钳轻轻钳夹输卵管远端常可发现,给予剥除粘连使输卵管恢复柔软状态。

11. 输卵管卵巢之间的致密粘连必须予以分离,否则影响胚胎运输及卵巢排卵。分离时应找准两者间的界限,应刻意保留输卵管浆膜组织以便做输卵管创面的腹膜化处理,防止粘连形成。分离粘连后的卵巢白膜也应该缝合处理,因为卵巢创面也是最容易形成粘连的部位(图5-50、51)。

12. 对于子宫周围粘连多采用电钩、电切松解,特别是直肠子宫陷凹的粘连要尽量松解以便于拾卵,松解时尽量贴近子宫壁。

13. 分离粘连后应仔细检查直肠子宫陷凹、子宫骶韧带、卵巢表面有无子宫内膜异位症病灶,如发现则给予电凝处理。

14. 行输卵管通液,冲洗腹腔。

五、手术主要并发症预防及处理

(一)术中出血

腹腔镜下的粘连分解可以直接采用相对比较

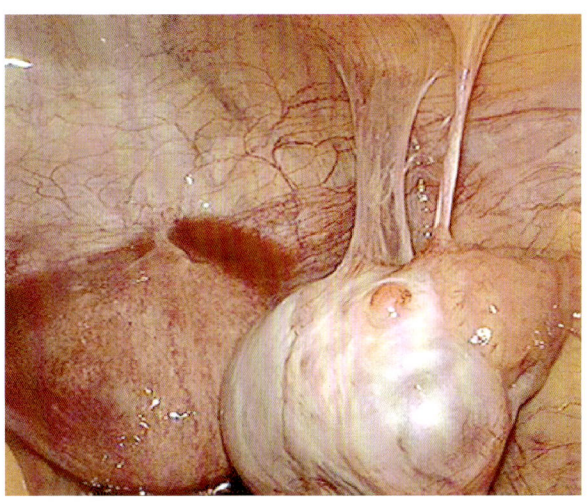

图5-49 蚕茧状卵巢(卵巢外附以膜状粘连层)

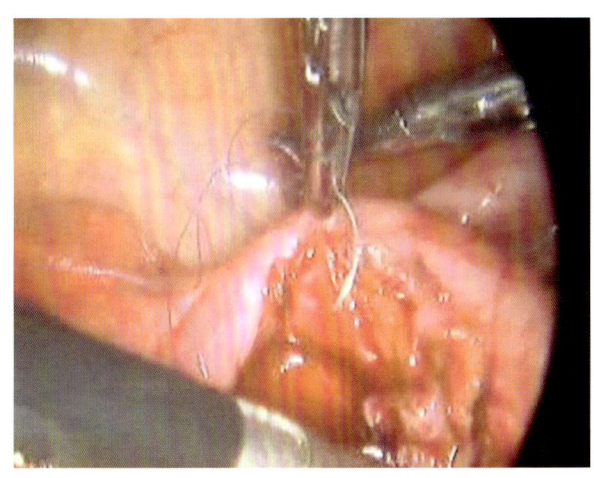

图5-50 分离粘连后管壁输卵管表面创面

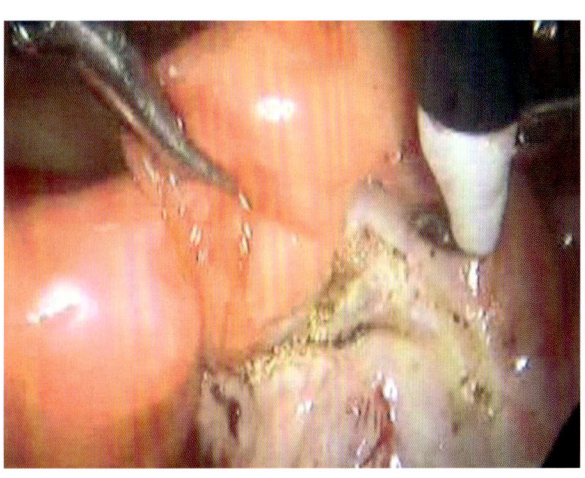

图5-51 分离输卵管卵巢之间的粘连:找准粘连界限

锋利的单极电切分离，这样可以在止血的同时去除粘连。较严重的出血除使用双击电凝止血外还可以采用缝合止血，缝合时注意尽量使创面有足够的浆膜层覆盖，避免术后大面积的粘连形成。

（二）再次粘连

手术中应避免过量的牵拉，以免粘连处发生撕裂伤。过多使用电刀容易造成局部缺血、坏死导致术后粘连的发生，因此粘连分离后不要反复电凝创面造成局部干燥。术后使用大量生理盐水冲洗腹腔，并尽量去除血块及残渣，使用透明质酸钠创面涂抹以避免粘连再度发生。

（关 菁　韩红敬）

参考文献

[1] Saleh WA, Dlugi AM. Pregnancy outcome after laparoscopic fimbrioplasty in nonocclusive distal tubal disease. Fertil Steril, 1997, 67(3):474-480.

[2] Audebert AJ, Pouly JL, von Theobald P. Laparoscopic fimbrioplasty: an evaluation of 35 cases. Hum Reprod, 1998, 13(6):1496-1499.

[3] Sulak PJ, Letterie GS, Coddington CC, et al. Histology of proximal tubal occlusion. Fertil Steril, 1987, 48:437-440.

[4] Lisa JR, Gioia JD, Rubin IC. Observations on the interstitial portion of the fallopian tube. Surg Gynecol Obstet, 1954, 99:159.

[5] Dubuisson JB, Swolin K. Laparoscopic tubal anastomosis (the one stitch technique): preliminary results. Hum Reprod, 1995, 10(8):2044-2046.

[6] Yossry M, Aboulghar M, D'Angelo A, Gillett W. In vitro fertilization versus tubal reanastomosis (sterilization reversal) for subfertility after tubal sterilization. Cochrane Database Syst Rev, 2006, 19, 3:CD004144.

[7] Sweeney WJ .The interstitial portion of the uterine tube: its gross anatomy, course and length. Obstet Gynecol, 1962, 19:3-8.

[8] Thurmond AS. Selective salpingography and fallopian tube recanalization. AJR Am J Roentgenol, 1991, 156:33-38.

[9] Honore GM, Holden AE, Schenken RS. Pathophysiology and management of proximal tubal blockage. Fertil Steril, 1999, 71:785-795.

[10] Winston RM. Microsurgical reanastomosis of rabbit oviduct and its functional and pathological sequelae. Br J Obstet Gynaecol, 1975, 82(7):513-522.

[11] Rajesh Varma, Lawrence Mascarenhasw. Evidence-basedmanagement of ectopic pregnancy. Current Obstetrics & Gynaecology, 2002, 12:191-199.

[12] National Institute for Clinical Excellence. Fertility: assessment and treatment for people with fertility problems. Clinical guideline. London: NICE, February, 2004.

[13] Bayrak A, Harp D, Saadat P, et al. Recurrence of hydrosalpinges after cuff neosalpingostomy in a poor prognosis population. J Assist Reprod Genet, 2006, 23:285-288.

[14] Spielvogel K, Shwayder J, Coddington CC. Surgical management of adhesions, endometriosis, and tubal pathology in the woman with infertility. Clin Obstet Gynecol, 2000, 43:916-928.

6 子宫平滑肌瘤

马彩虹　Tin-Chiu Li

子宫平滑肌瘤（uterine leiomyoma）（也称为纤维瘤或肌瘤）是女性生殖道最常见的良性肿瘤。肌瘤的生长似乎存在基因易感性，非洲裔女性子宫肌瘤的发生率是高加索后裔的3~9倍，而后者又明显高于亚裔。

肌瘤导致生育力降低的可能机制有：造成输卵管的机械梗阻，子宫不规律收缩，子宫内膜血管分布失衡，影响精子、卵子运行和着床，血管活性物质增加，子宫内膜类似炎症反应，相对高的雄激素环境等[1]。黏膜下肌瘤影响生殖及降低IVF成功率得到肯定。肌壁间肌瘤造成宫腔形态改变者胚胎种植率明显下降。肌壁间或浆膜下肌瘤没有造成宫腔形态改变者对妊娠的影响一直都有争议[2]。Oliveira F G认为肌壁间肌瘤直径≥4cm时妊娠率将会下降[3]。

妊娠导致的内分泌环境会对肌瘤产生影响。部分肌瘤妊娠期可能迅速生长，但是大多数肌瘤经历整个孕期，其直径并没有改变。而我们也无法预测哪些肌瘤将会生长。子宫肌瘤导致的并发症包括腹痛、妊娠丢失、早产、产后出血和前置胎盘。子宫下段肌瘤由于产道梗阻或胎位不正可能增加剖宫产的概率[4]。

一、子宫肌瘤的手术指征

1. 有月经改变或压迫症状。
2. 长期不孕而无其他明确原因的患者或有妊娠并发症史的患者。
3. 5~7cm以上浆膜下肌瘤、4~5cm以上肌壁间肌瘤或宫腔变形者。
4. 黏膜下肌瘤（参见宫腔镜手术章）。

二、子宫肌瘤的手术方式

黏膜下肌瘤首选宫腔镜下肌瘤切除。肌壁间或浆膜下肌瘤的保守治疗有较多方法，如药物治疗、子宫动脉阻断或栓塞、肌瘤消融术等，但首选的方法仍然是肌瘤剔除术。如果手术医生技术允许，优先选择腹腔镜下子宫肌瘤剔除术。

三、腹腔镜下子宫肌瘤剔除术

（一）术前评估

超声检查了解肌瘤的个数、位置、各自的大小和血供，评价手术的难度。阴道超声对所有肌瘤进行充分的定位。一般3个以下肌瘤、最大直径不超过10cm者较适宜镜下手术。后壁肌瘤会增加手术难度。如超声提示有压迫内膜或宫腔变形，应术前常规宫腔镜检查，评估有无宫腔镜手术指征。不孕症患者术前还应了解男方精液状况，女方卵巢储备功能、排卵情况和输卵管通畅程度，综合评价妊娠的影响因素并制订周密的助孕计划，尤其是评估手术的必要性和益处。术前还需了解患者的一般健康状况，纠正贫血。必要时可使用GnRH激动剂。

（二）手术步骤

1. 宫腔镜检查　不孕妇女常规行宫腔镜检查。了解宫腔形态、子宫内膜形状及厚度、输卵管开口等。了解是否存在孤立的黏膜下肌瘤。同时观察正常宫腔压力及降低宫腔压力时宫腔形态。部分肌壁间肌瘤只有在宫腔压力降低后才突向宫腔。

2. 输卵管通液术　宫腔放置Foley尿管，注射稀释的亚甲蓝液，在腹腔镜下了解输卵管通畅情况。

3. 根据子宫大小和肌瘤位置选择穿刺点。通常情况下，腹腔镜镜头经过脐部切口进入腹腔。如果子宫大于妊娠18周或者存在脐周粘连危险时，可选择左上腹部切口。第二、第三穿刺点应偏向子宫顶部和侧面，利于缝合。

4. 肌瘤周围子宫肌壁注射垂体后叶素或缩宫素。用20～50ml生理盐水稀释6U垂体后叶素在肌瘤周围子宫肌壁注射，直至肌层发白（图6-1、2）；如有使用垂体后叶素的禁忌证，也可以注射缩宫素（50～100ml含30U）。注射时切记防止药物注入血管，先回吸未见血液后再缓慢注射。局部注射不仅减少术中出血，还利于肌瘤从肌层分离。

5. 单极电针或电钩切开肌瘤假包膜（图6-3）。采用高频电刀的电切模式，切开包膜及部分肌瘤组织，包膜收缩后肌瘤突出于切口外。

6. 完整剥离肌瘤。使用肌瘤剥离器钝性分离肌瘤和包膜直达蒂部（图6-4）。如变性肌瘤剥离相对困难，肌瘤钻或结实有力的抓取钳是必须的（图6-5）。剥离时不用电切或电凝止血，避免损伤肌层组织影响愈合。

7. 分层缝合切口。较深的切口分两层缝合，第一层间断或"8"字缝合或连续缝合深部肌层，必须关闭剥离腔；然后连续或套锁缝合浆肌层（图6-6～8）。

8. 粉碎肌瘤，取出标本。因为肌瘤粉碎和取出需要通过10～12mm套管进行，可以在5mm

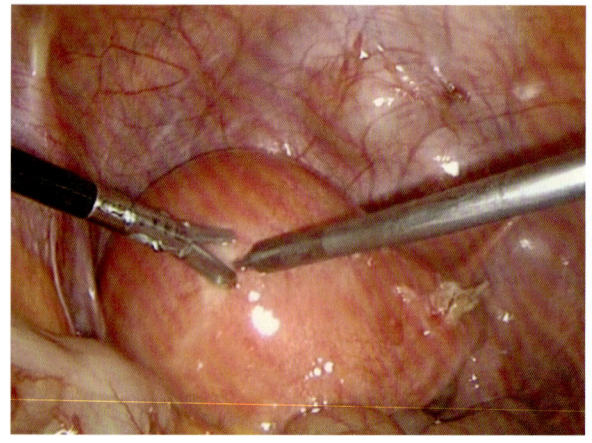

图6-1　肌瘤周围子宫肌壁注射垂体后叶素

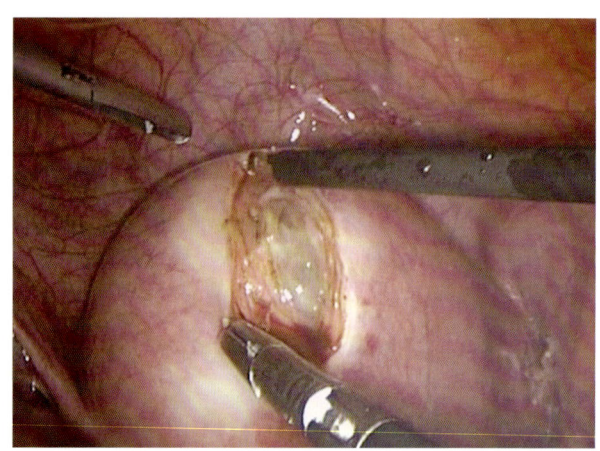

图6-3　单极电针切开肌瘤假包膜

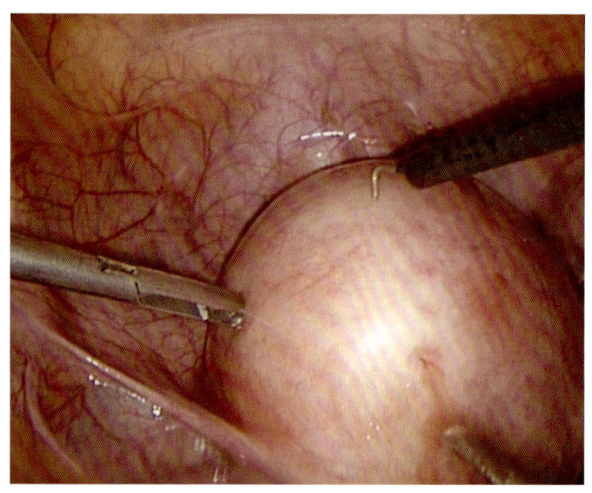

图6-2　子宫肌壁注射垂体后叶素后肌壁发白

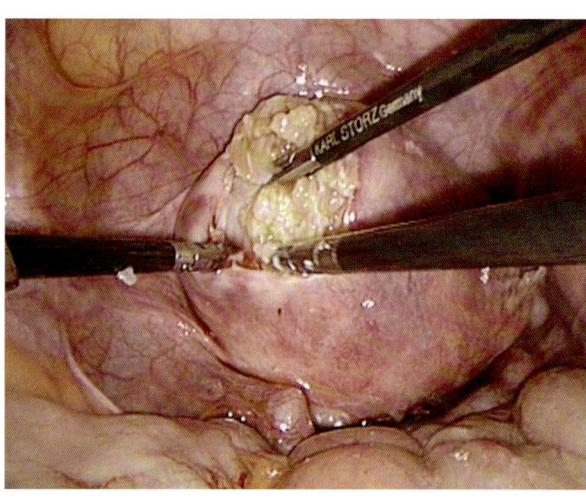

图6-4　钝性剥离肌瘤

套管中放入一个 5mm 目镜，如第二穿刺点位置在脐水平，通过 5mm 目镜可获得满意视野。

9. 子宫创面覆盖 Interceed 防粘连膜。

（三）注意要点

1. 子宫切口应根据手术医生操作孔位置而定，可先举宫，子宫呈斜向位置，使子宫切口呈纵向，同时又便于术者缝合。切口跨越肌瘤最突出部位，长度略小于肌瘤直径。选择切口尽量远离两侧输卵管间质部，保证缝合后不改变输卵管间质部的正常形态和位置。

2. 剥离肌瘤过程中不要过多电凝止血，以免损伤肌层组织，导致肌壁愈合不良，增加妊娠期子宫破裂的风险。

3. 缝合是肌瘤剔除术的关键步骤。缝合时不要留腔，根据切口深浅，可多层或单层缝合。

4. 预防粘连的措施包括缝合浆膜层尽可能对合整齐、止血严密、冲洗盆腔、切口表面覆盖隔离层或涂抹防粘连剂。

5. 术后放置引流管，利于腹腔内液体的引流和监测子宫切口出血。

6. 并发症包括术后出血、疝、肺栓塞、盆腔脓肿。

7. 子宫肌瘤剔除术后妊娠

（1）妊娠期子宫破裂：腹腔镜下子宫肌瘤剔除术后的妊娠期子宫破裂有文献个例报道，发生率在 1% 以下[4]。

（2）术后适宜妊娠的时限：目前没有关于妊娠时限的证据。肌壁间肌瘤剔除术后 6 个月以上，无术后并发症，超声检查未发现明显异常者

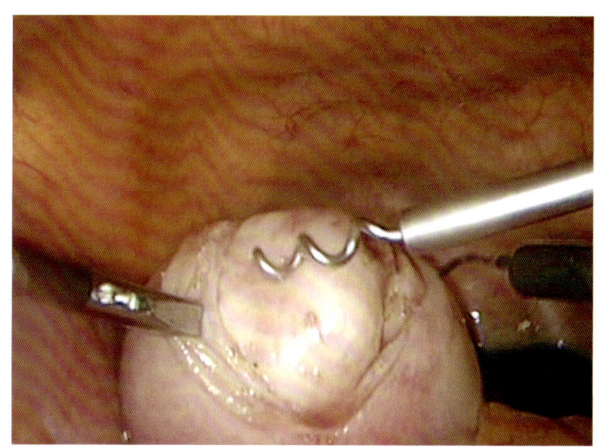

图 6-5 肌瘤钻提起肌瘤帮助剥离

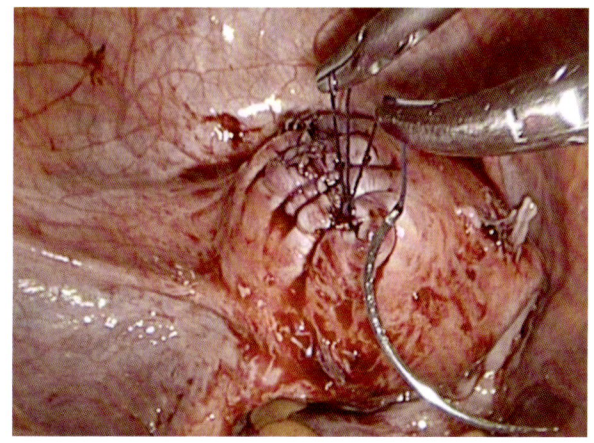

图 6-7 连续缝合浆肌层

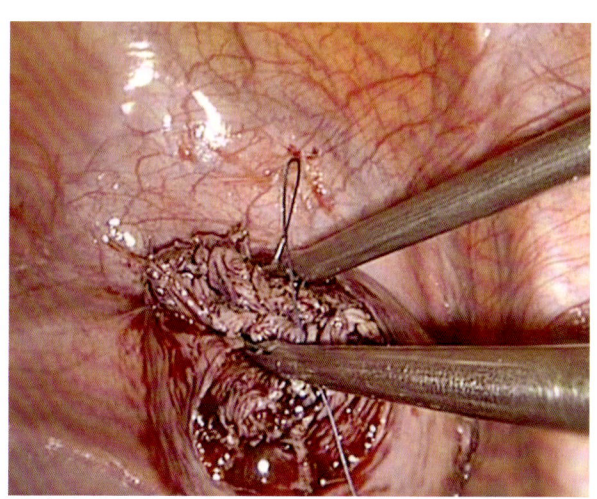

图 6-6 缝合深层肌层，关闭剥离腔

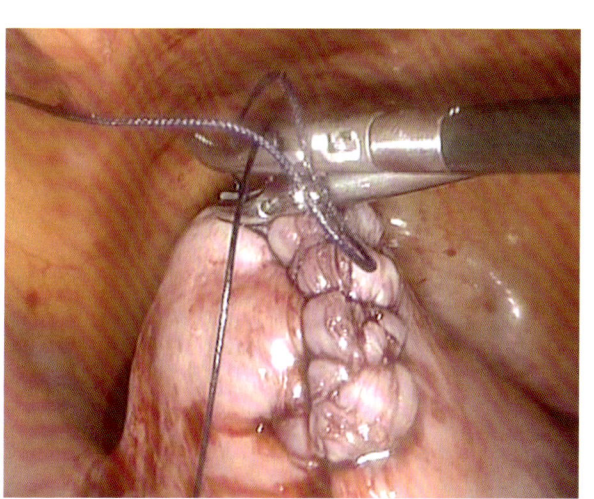

图 6-8 套锁缝合浆肌层

可考虑妊娠。

四、腹腔镜下特殊部位平滑肌瘤剔除术

女性内生殖器官特殊部位平滑肌瘤主要包括阔韧带内肌瘤、宫颈肌瘤、子宫下段肌瘤等。宫体侧壁肌瘤向宫旁生长，突入阔韧带两叶之间，称为阔韧带肌瘤。此类肌瘤常压迫膀胱、输尿管及髂血管，可引起有关脏器的功能障碍。宫颈肌瘤则是起源于宫颈细胞，而不是子宫体细胞。阔韧带内肌瘤剔除需注意防止输尿管损伤，可先暴露一侧输尿管。前壁子宫下段或宫颈部位肌瘤剥离前先打开膀胱反折腹膜，将膀胱推离可能缝合的部位。这些特殊部位肌瘤因与子宫动脉距离近，血供一般比较丰富。

宫颈肌瘤剔除术的手术步骤：

1. 宫颈突向左侧阔韧带的肌瘤，先辨认输尿管走行（图6-9）；切开阔韧带后叶（图6-10）。

2. 分离出肌瘤结节，辨认输尿管及子宫动脉的可能位置（图6-11、12）。

3. 放置举宫器，分清宫颈与肌瘤的关系。

4. 粉碎肌瘤组织（图6-13）。

5. 与宫颈相连处出血，双极电凝止血无效，2-0号Dexon线缝合止血（图6-14～16）。

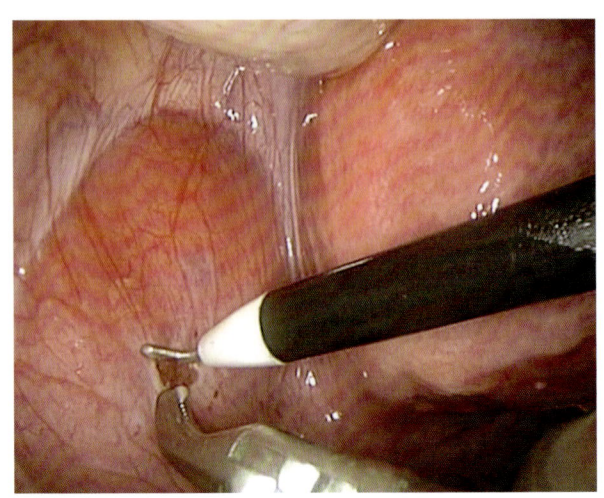

图6-10　切开阔韧带后叶

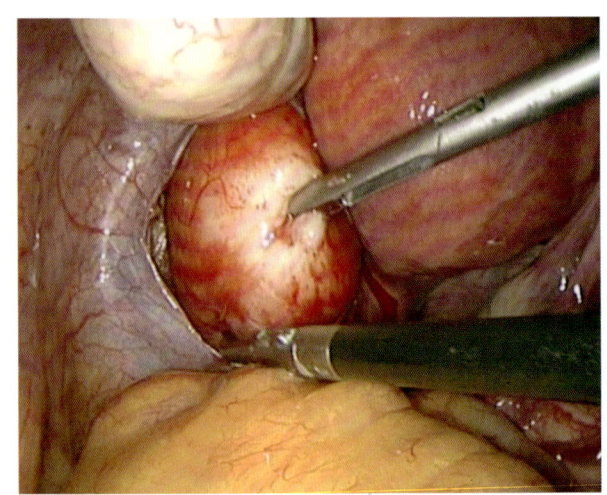

图6-11　剥离肌瘤结节

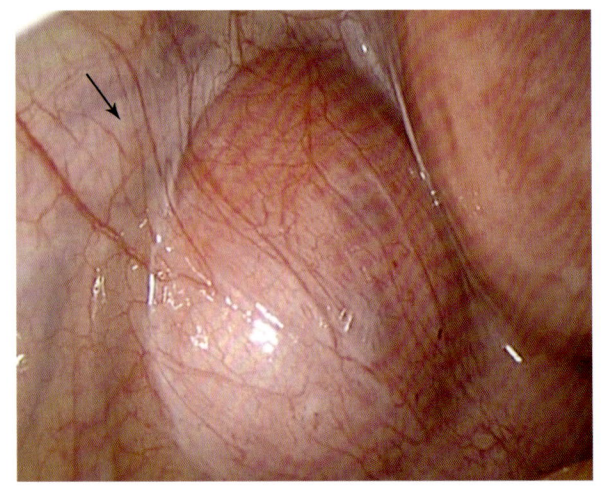

图6-9　辨认输尿管走行（箭头）

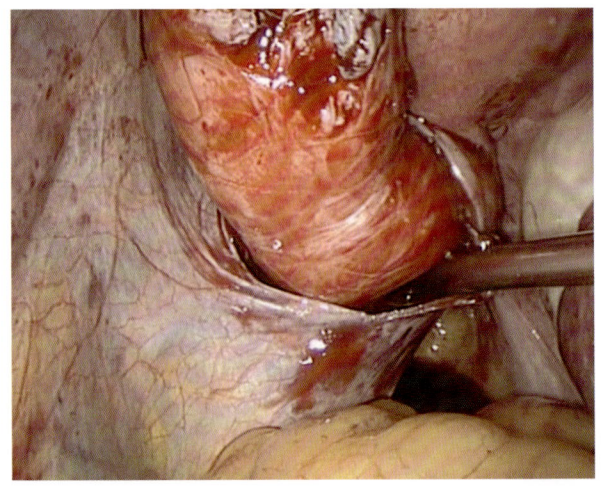

图6-12　肌瘤结节与宫颈相连处注意分清界限，注意子宫动脉走行

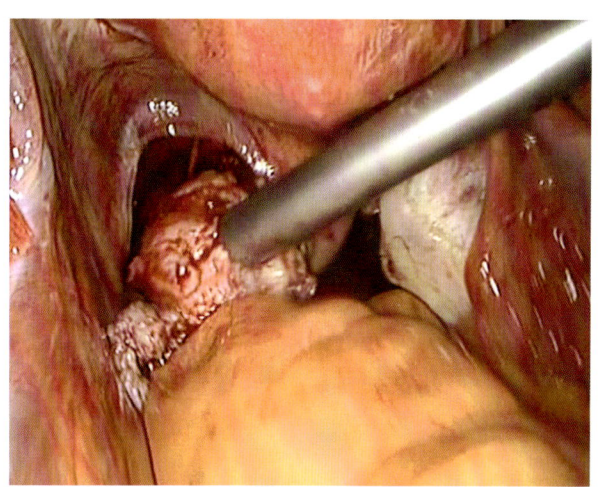

图 6-13　粉碎肌瘤组织

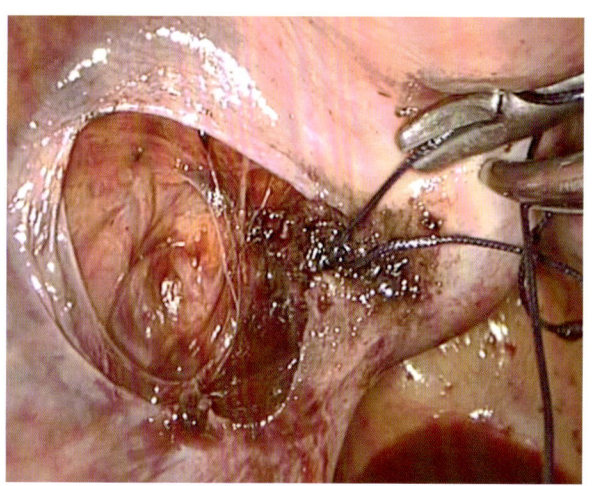

图 6-16　缝合后出血停止

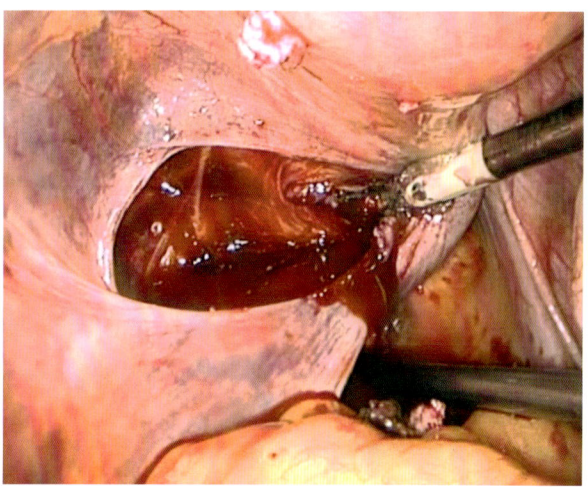

图 6-14　双极电凝止血

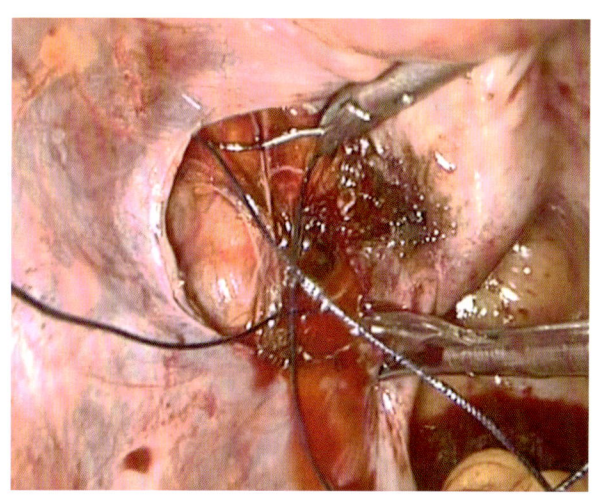

图 6-15　电凝止血无效，缝合止血

五、开腹子宫肌瘤剔除术

对于较大的子宫肌瘤、多发子宫肌瘤或继发感染粘连重的患者，或医生的内镜缝合技术欠佳，建议行开腹子宫肌瘤剔除术。用更细的线分层缝合，使组织对合更整齐，愈合更佳，降低妊娠子宫破裂的风险。

手术步骤（子宫增大如妊娠 20 周的子宫肌瘤为例）：

1. 将子宫娩出于腹壁切口外，肌壁注射垂体后叶素（图 6-17）。

2. 沿中线纵向切开子宫前壁和宫底肌层，找到子宫肌瘤与子宫肌层的界限，剔除子宫肌瘤（图 6-18），部分肌瘤组织糟脆。

3. 子宫肌壁出血明显，乳胶管或 14 号 Foley 管在子宫峡部围住扎紧，可以每 20～30 分钟放开（图 6-19）。

4. 检查并辨别子宫腔和肌瘤剔除后的空腔，2-0 号 Vicryl 线分层缝合肌瘤剔除的空腔；间断缝合子宫肌层，保证宫腔对合良好（图 6-20）。

5. 子宫表面浆肌层用 2-0 号 PDS 线连续套锁缝合（图 6-21）。

6. 放开乳胶管，观察出血。

7. 冲洗子宫表面，检查无出血。剪相应大小的大网膜或 Interceed 覆盖在子宫创面，并用 4-0 号 PDS 线固定，预防粘连（图 6-22、23）。

8. 检查和测量切除的子宫肌瘤标本（图 6-24）。

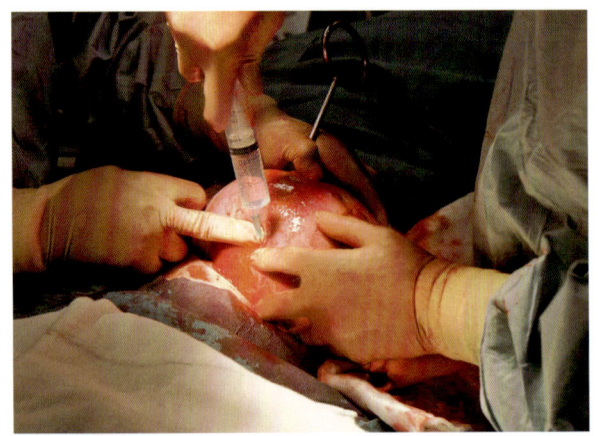

图 6-17　子宫肌壁注射垂体后叶素

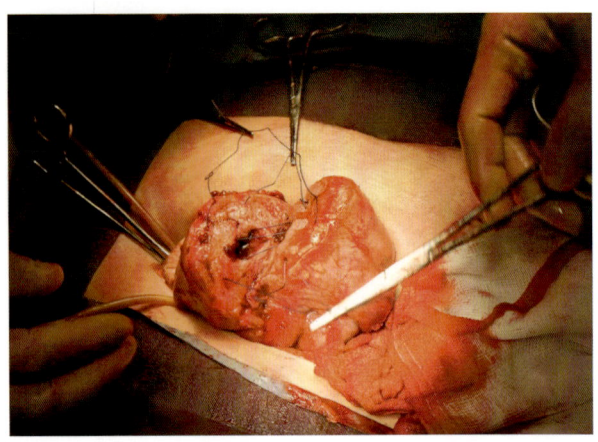

图 6-20　缝合肌瘤剥离腔，辨清宫腔后分层缝合子宫肌层

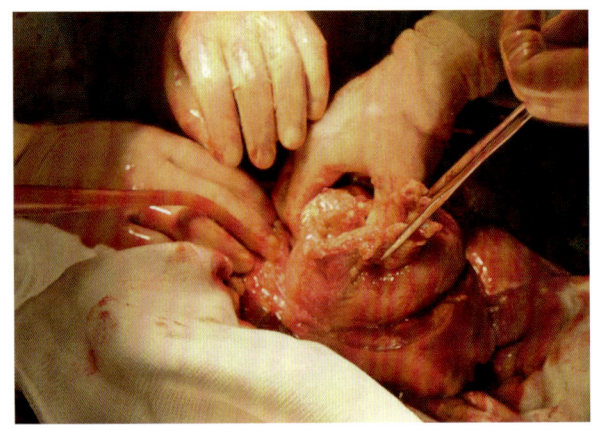

图 6-18　剥离肌瘤组织

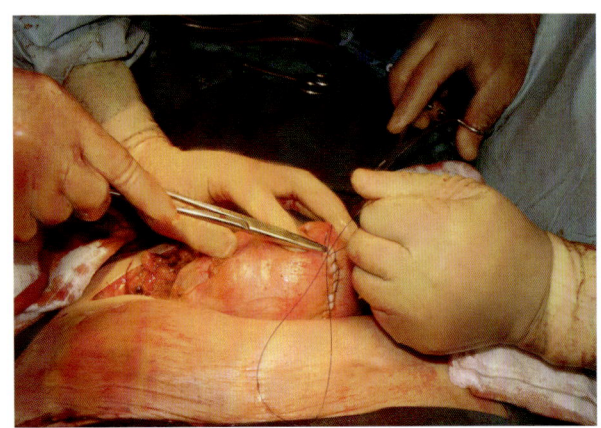

图 6-21　缝合浆肌层

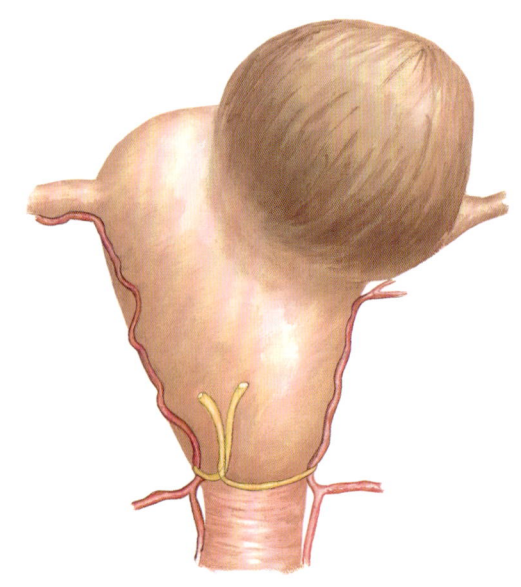

图 6-19　乳胶管在子宫峡部扎紧，暂时阻断子宫动脉上行支

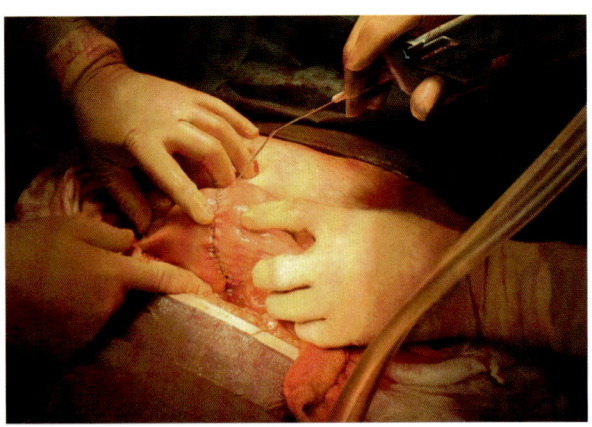

图 6-22　生理盐水冲洗子宫表面

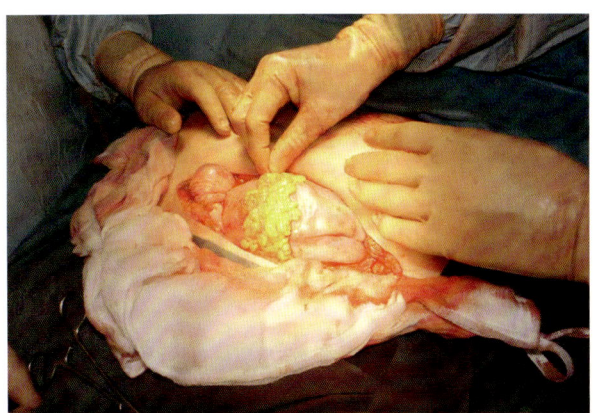

图 6-23　剪相应大小的大网膜覆盖子宫切口，并缝合固定

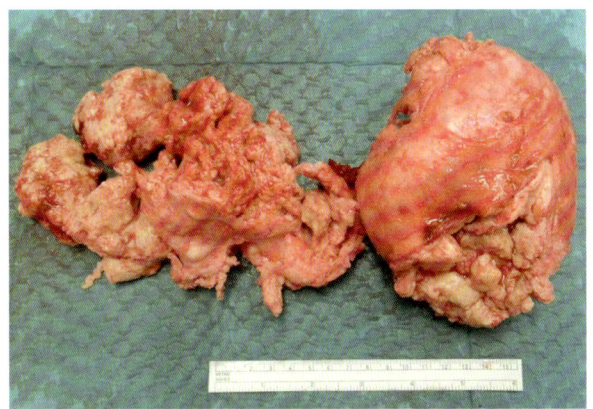

图 6-24　切除的子宫肌瘤标本

（马彩虹　Tin-Chiu Li）

参考文献

[1] Donnez J, Jadoul P. What are the implications of myomas on fertility? A need for debate? Hum Reprod, 2002,17:1424–1430.

[2] Oliveira FG, Abdelmassih VG, Diamond MP, et al. Impact of subserosal and intramural uterine fibroids that do not distort the endometrial cavity on the outcome of in vitro fertilization–intracytoplasmic sperm injection. Fertil Steril, 2004, 81: 582–587.

[3] Stovall DW. Clinical symptomatology of uterine leiomyomas. Clin Obstet Gynecol, 2001, 44: 364–371.

[4] Dubuisson J-B, Fauconnier A, Deffarges J-V, et al. Pregnancy outcome and deliveries following laparoscopic myomectomy. Hum Reprod, 2000, 15: 869–873.

7 子宫内膜异位症

马彩虹　周应芳

子宫内膜异位症 (endometriosis) 简称内异症，是指子宫内膜组织（腺体和间质）在子宫腔被覆内膜及子宫肌层以外的部位出现、生长、浸润、反复出血，可形成结节及包块，引起疼痛、不孕等，是生育年龄妇女的常见病，且发病率有明显上升趋势。病变广泛、形态表现多样，极具浸润性，可形成广泛、严重的粘连，且症状、体征与疾病的严重程度不成比例。由于其具有激素依赖性，治疗后易于复发。

第1节　术前诊断和评估

一、常见症状和体征

包括继发性、进行性加剧的痛经、非经期的慢性盆腔痛及性交痛。50%的患者合并不孕、盆腔包块和月经失调。典型病例子宫多后倾、固定；三合诊可扪及子宫直肠陷凹、子宫骶韧带及子宫后壁触痛性结节；有卵巢子宫内膜异位囊肿时，在附件区可同时扪及不规则、偏实性、活动欠佳的囊肿[1]。

二、辅助检查

（一）超声检查

经阴道超声检查对卵巢子宫内膜异位症有诊断意义。典型的超声表现为附件区低回声囊性包块，边界模糊、囊壁较厚，内部散在点状细小回声，囊肿大小可随月经周期变化。超声检查有助于探查囊肿位置和数量，指导手术[2]（图7-1、2）。随着超声分辨率的提高，部分深部结节型子宫内膜异位症病灶也可以通过超声诊断（图7-3）。

（二）生化标志物

血清CA125水平轻中度升高。子宫内膜异

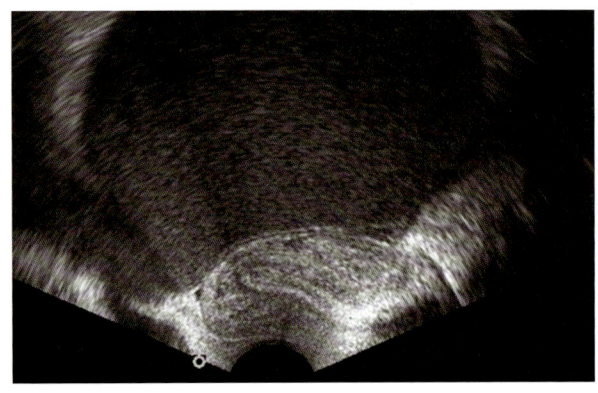

图7-1　右侧卵巢低回声囊性包块，内为密集点状回声，大小9 cm×9 cm

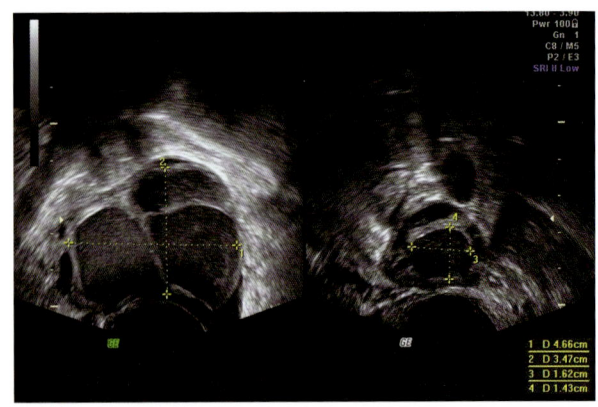

图7-2　左侧卵巢内3个密集点状回声区，右侧卵巢中心部位一个密集点状回声区

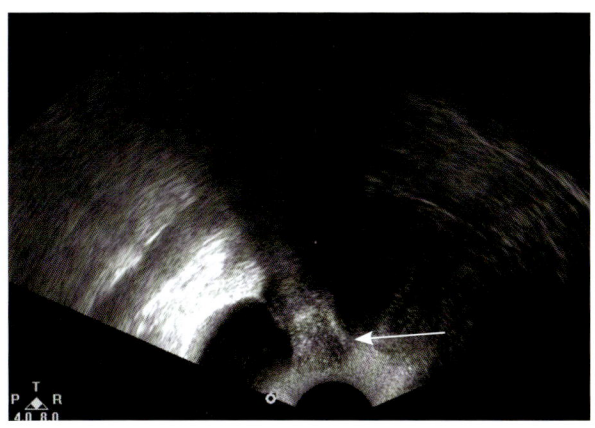

图 7-3　膀胱阴道间隙内的子宫内膜异位症病灶（箭头）

位症患者血清 CA125 与疾病严重程度、治疗反应相关。血清 CA125>200 IU/L，要警惕恶性卵巢上皮性肿瘤的可能。

（三）磁共振检查

对部分深部结节型子宫内膜异位病灶和子宫腺肌病的诊断有价值。

（四）腹腔镜检查

腹腔镜检查是目前诊断子宫内膜异位症的金标准，尤其适用于无阳性体征的不孕或腹痛患者。腹腔镜可评估病变的范围、进行 r-AFS（美国生育学会修正分期法）分期。腹腔镜诊断主要依据镜下病灶的形态，但对微小的、非典型的、腹膜外的病变或盆腔严重粘连有漏诊可能（图 7-4～8）。

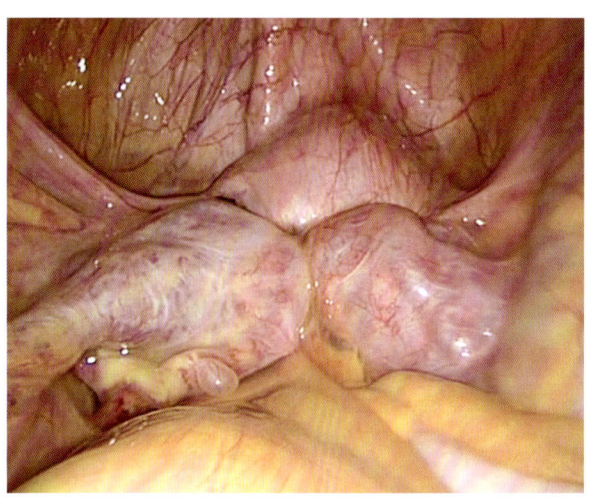

图 7-5　双侧卵巢粘连（KISS 征）

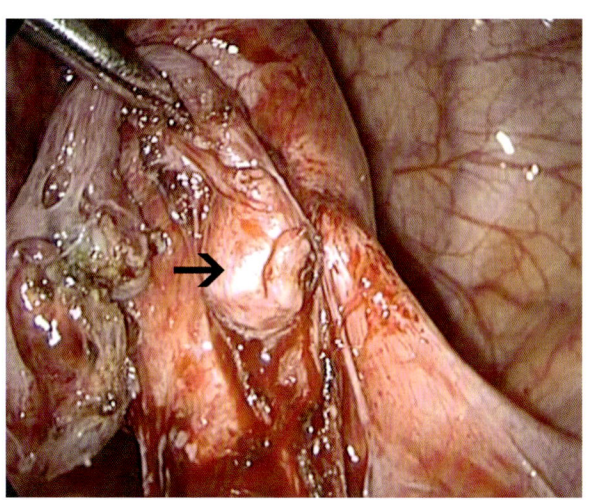

图 7-6　右侧输卵管峡部子宫内膜异位症结节（箭头）

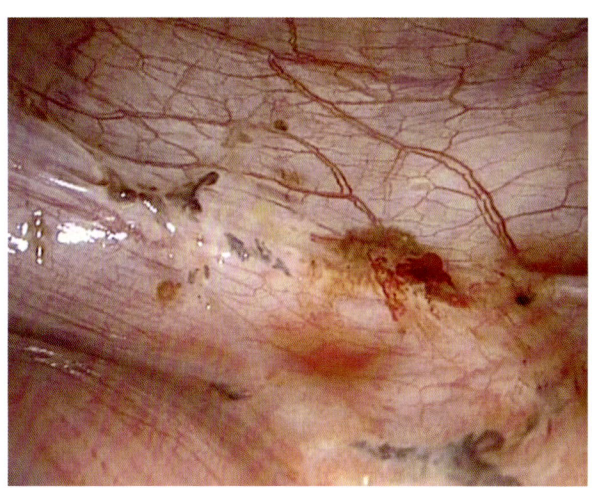

图 7-4　膀胱腹膜反折上的子宫内膜异位症病灶，有早期红色病灶、典型紫蓝色结节

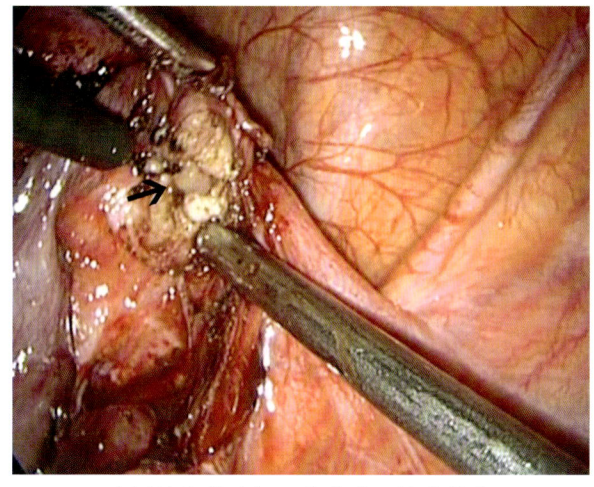

图 7-7　右侧输卵管峡部子宫内膜异位症结节，切开见子宫内膜组织（箭头）

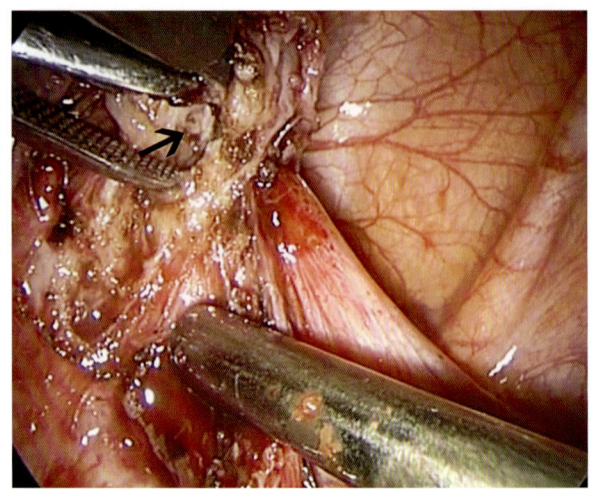

图7-8　右侧输卵管峡部子宫内膜异位症结节内囊内壁（箭头）

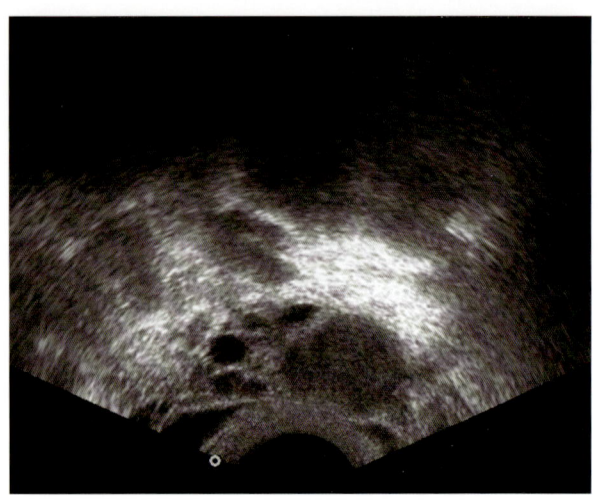

图7-9　卵巢内见巧克力囊肿和窦卵泡

（五）双侧肾、输尿管超声检查

伴随腹痛或卵巢子宫内膜异位囊肿的子宫内膜异位症患者术前建议进行双侧肾、输尿管超声检查，明确是否存在输尿管梗阻。

三、卵巢储备功能评估

根据患者年龄、基础FSH值、卵巢窦卵泡数、血清AMH水平、是否有卵巢手术史等，综合评估卵巢储备功能，以评估手术的益处和风险，并选择相应的手术方式和术后指导（图7-9）。

卵巢储备功能降低的预测指标：①年龄≥38岁；②基础血清FSH≥12 IU/L；③窦卵泡数<5个；④基础血清E_2水平升高；⑤血清AMH水平下降；⑥既往超促排卵中卵巢反应不良史；⑦卵巢手术史。

四、配偶精液常规分析

根据第5版"WHO精液分析标准"判断配偶精液状况，如果重度少、弱、畸精症，准备行卵细胞单精子注射（ICSI）或着床前遗传学诊断（PGD），需再综合评价女方的手术必要性。

第2节　治疗方法选择

一、治疗指南

中华医学会子宫内膜异位症学组推荐的治疗流程见图7-10[3]。

二、手术适应证

1. 症状和体征均提示子宫内膜异位症。
2. 影像学证据提示子宫内膜异位症。
3. 超声提示附件混合性包块。
4. 卵巢囊肿直径大于4cm。
5. 无法排除卵巢肿瘤，尤其是恶性肿瘤。

6. 输尿管梗阻或肠管狭窄。

三、手术原则

1. 首选腹腔镜手术。
2. 确诊及r-AFS分期（表7-1）[4]。
3. 尽量切除病灶，重建盆腔正常解剖关系。
4. 术中同时了解输卵管的通畅情况。
5. 行宫腔镜检查，约30%的子宫内膜异位症患者合并子宫内膜息肉和子宫内膜炎[5]（图7-11）。
6. 卵巢子宫内膜异位囊肿手术时必须警惕并采取适当的手术方式保护卵巢储备功能。

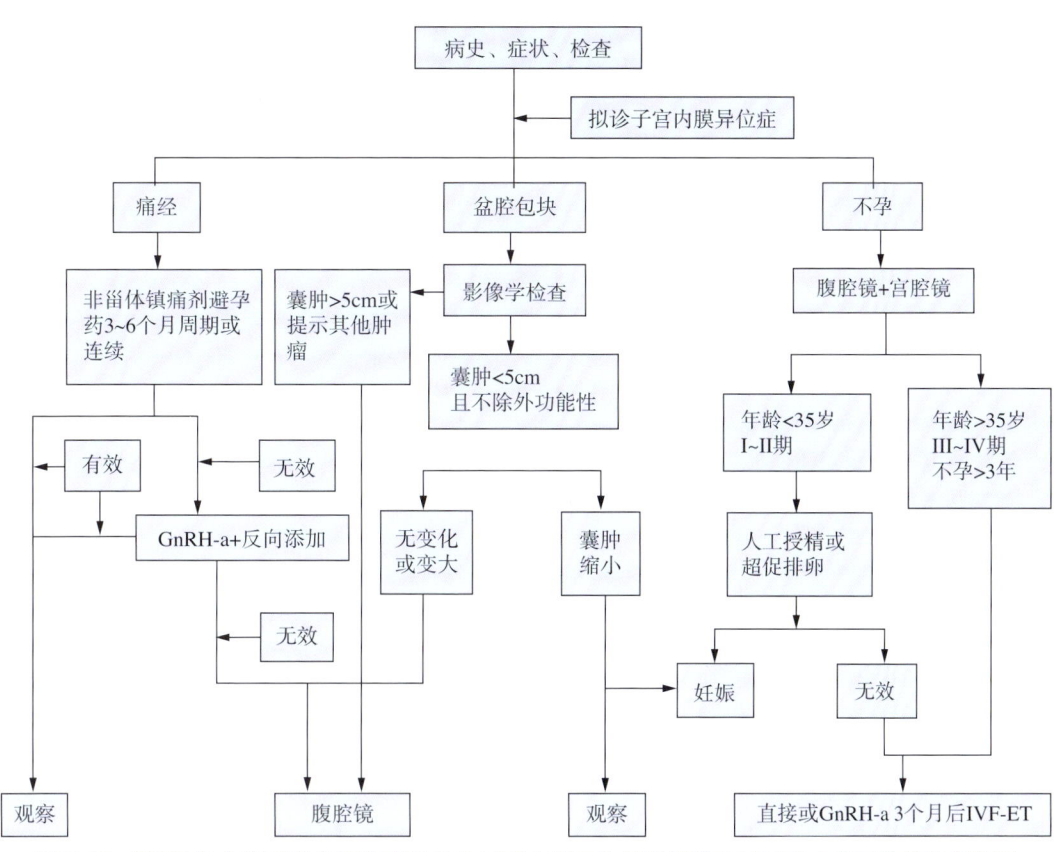

图7-10 2007年中华医学会妇产科学分会子宫内膜异位症学组推荐的子宫内膜异位症治疗流程

表7-1 子宫内膜异位症r-AFS分期

病灶			<1cm	1~3cm	>3cm
腹膜		浅表	1	2	4
		深部	2	4	6
卵巢	右	浅表	1	2	4
		深部	4	16	20
	左	浅表	1	2	4
		深部	4	16	20
粘连			<1/3	1/3~2/3	>2/3
卵巢	右	膜状	1	2	4
		致密	4	8	16
	左	膜状	1	2	4
		致密	4	8	16
输卵管*	右	膜状	1	2	4
		致密	4	8	16
	左	膜状	1	2	4
		致密	4	8	16
子宫直肠陷凹闭锁			部分 4		完全 40

I期——轻微 1~5分；II期——轻度 6~15分；
III期——中度 16~40分；IV期——重度 ≥41分

*输卵管完全堵塞计16分

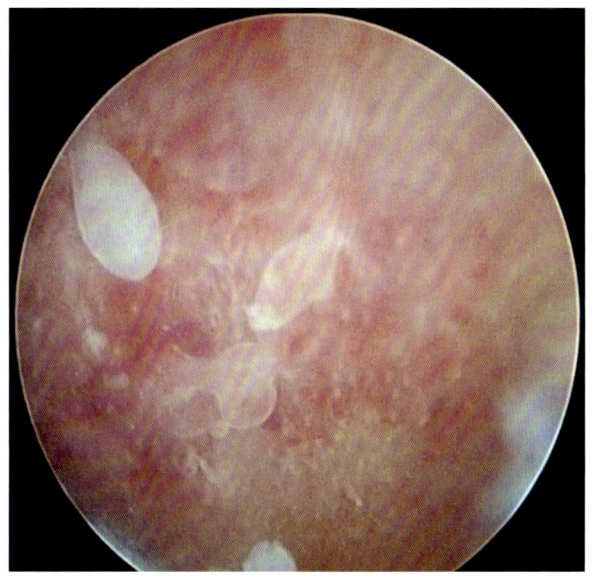

图7-11 子宫内膜异位症患者子宫内膜的小泡状炎性病灶

四、子宫内膜异位症合并不育妇女术中生育指数评分法

r-AFS 分期法的缺陷是难以预测生育能力。近期提出了"子宫内膜异位症生育指数（Endometriosis Fertility Index, EFI）评分法"[5]。EFI 结合了年龄、不孕年限、既往妊娠史、输卵管和卵巢的最小功能评分、r-AFS 子宫内膜异位症病灶评分和 r-AFS 子宫内膜异位症总积分。

1. 卵巢、输卵管最小功能评分　根据表 7-2 对输卵管、输卵管伞、卵巢的功能进行分级。根据表 7-3 对相应功能分级给出得分，选出最低分相加，即为卵巢、输卵管的最小功能分。

2. 根据表 7-1 计算出子宫内膜异位症病灶得分和总积分。根据表 7-4 计算出病史因素积分和手术因素积分，相加即为 EFI。EFI 在 0~10 之间。Adason 等对 801 名患者进行验证，EFI 与妊娠率的相关性见图 7-12。如 EFI 7~8 分，术后 12 个月累计妊娠率为 40%，24 个月为 60%。

表7-2　子宫内膜异位症患者生育力最小功能形态描述

部位	功能异常	描述
输卵管	轻度	轻微损伤致输卵管浆膜炎
	中度	中度损伤致浆膜或肌层炎症；中度运动功能受限
	重度	输卵管纤维化或轻度/中度峡部结节，严重运动受限
	丧失功能	完全梗阻，广泛纤维化或炎性输卵管峡部结节
输卵管伞	轻度	轻度损伤致极小的瘢痕
	中度	中度损伤致中度瘢痕，伞结构中度丧失和伞内纤维化
	重度	重度损伤致重度瘢痕，伞结构严重丧失和伞内纤维化
	功能丧失	完全丧失输卵管伞结构，输卵管完全闭锁或积水
卵巢	轻度	卵巢体积正常；卵巢浆膜炎
	中度	卵巢体积减少1/3或以上；卵巢表面中度损伤
	重度	卵巢体积减少2/3或以上；卵巢表面严重损伤
	功能丧失	卵巢缺如或被粘连完全包裹

表7-3　子宫内膜异位症患者生育力最小功能评分（LF）

得分　描述		左侧	右侧
4 = 正常	输卵管	☐	☐
3 = 轻度功能障碍			
2 = 中度功能障碍	输卵管伞	☐	☐
1 = 严重功能障碍			
0 = 缺失或无功能	卵巢	☐	☐
最小功能分计算：	最低分	☐ +	☐ = ☐

注：如果一侧缺失，另一侧最低得分乘2

表7-4　子宫内膜异位症患者生育力评估（EFI）

病史因素			手术因素		
因素	描述	得分	因素	描述	得分
年龄			LF分		
	≤35岁	2		7~8（高分）	3
	36~39岁	1		4~6（中等）	2
	≥40岁	0		1~3（低分）	0
不孕时间			AFS子宫内膜异位症评分		
	≤3年	2		<16	1
	>3年	0		≥16	0
既往妊娠			AFS总分		
	有	1		<71	1
	无	0		≥71	0

病史因素积分　　　手术因素积分

EFI=病史因素积分+手术因素积分：☐ + ☐ = ☐

　　　　　　　　　　　　　　　病史　手术　EFI得分

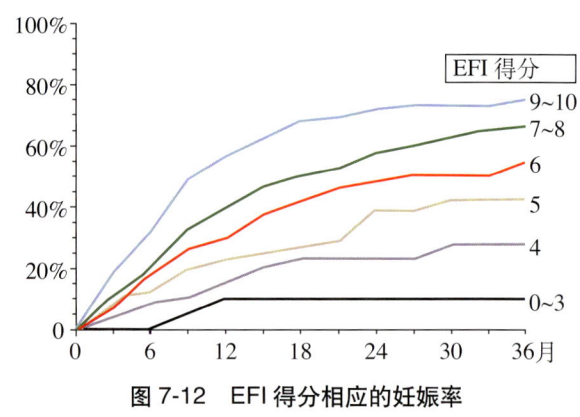

图 7-12　EFI 得分相应的妊娠率

第 3 节 腹膜型子宫内膜异位症

一、形成过程

腹膜型子宫内膜异位症（peritoneal endometriosis, PEM）的形成过程：异位的子宫内膜刺激周围组织并引起炎性反应，导致巨噬细胞增加、新生血管建立、出血和腹水量增加，随之周围形成纤维粘连组织。随着纤维化的形成，血液供应和激素供应逐渐减少，纤维化组织逐渐深入到子宫内膜异位组织中，粘连组织将取代基质，但纤维化组织不会深入到腺上皮中，最终，该组织会逐渐萎缩。

二、典型病变

（一）早期表现

子宫内膜种植后血管形成，常常混杂有出血而呈现红色外观，如水泡样出血，局部区域新形成的辐射状血管分布增加。无色素沉着，外观为无色清亮的囊泡或非出血性小结节。覆盖有纤维化的子宫内膜异位组织出血时就会形成血性囊肿，表现为腹膜上针头大小的蓝黑色或棕黑色病变，有时称火焰样病变，是色素沉着样形成物（图 7-13 ~ 15）。

（二）典型表现

子宫内膜异位症组织中的血液将逐渐降解为各种产物，如含铁血黄素，这些病变表现为蓝棕色或紫蓝色，其纤维化和色素沉着程度变化很大。另外常常可在盆腔发现腹膜窗（Allan master's window）。在这些腹膜窗中常常发现子宫内膜异位症病灶，子宫骶韧带是病变的好发部位[6]（图 7-16 ~ 19）。

三、腹膜深部的浸润性疾病

经常表现为慢性盆腔痛和痛经，病灶多见于子宫直肠陷凹和子宫骶韧带（图 7-20）。

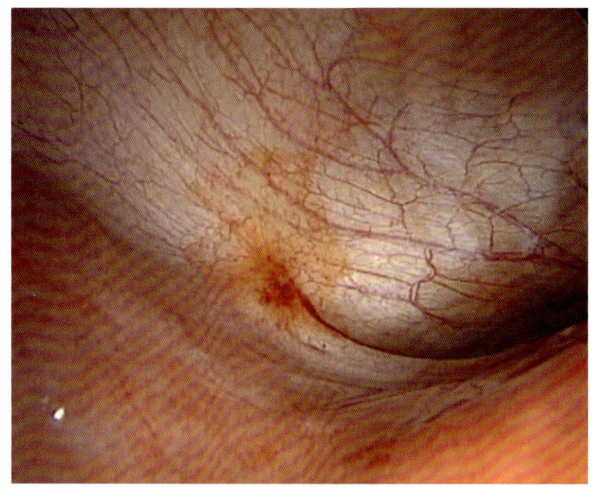

图 7-13 膀胱腹膜反折上的子宫内膜异位症病灶

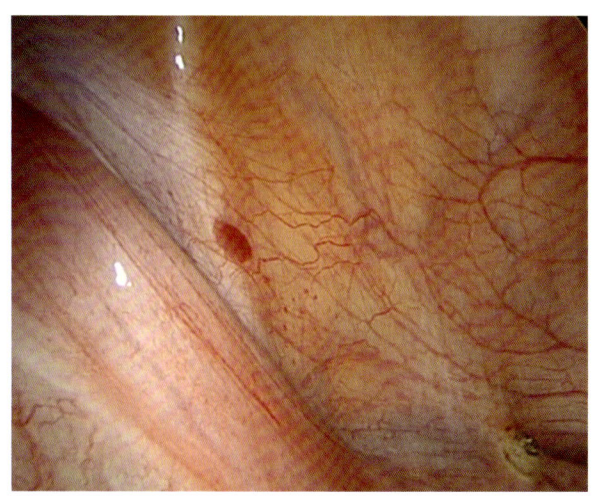

图 7-14 腹膜上的出血斑块和出血点

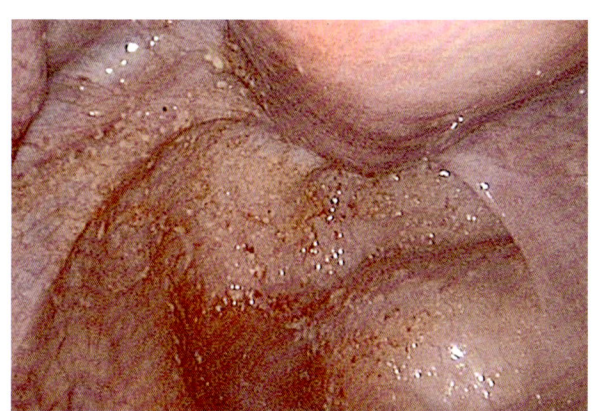

图 7-15 左侧子宫骶韧带及子宫直肠腹膜反折上的无色素子宫内膜异位症病灶

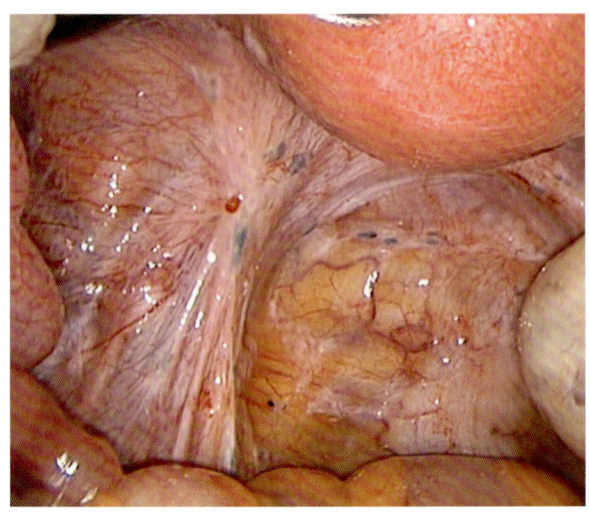

图 7-16　左侧子宫骶韧带及子宫直肠腹膜反折上的典型子宫内膜异位症病灶

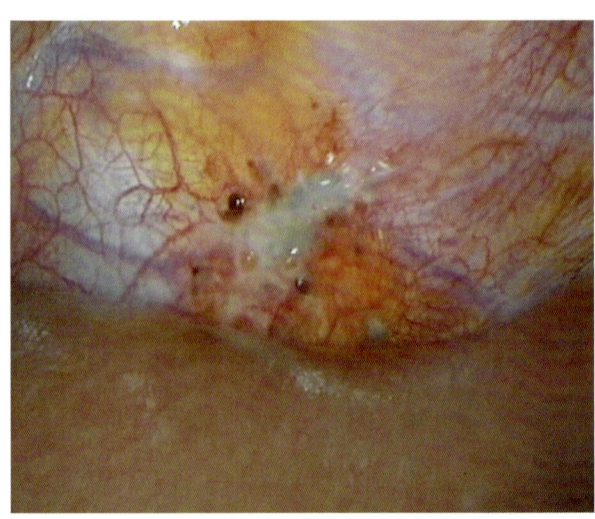

图 7-19　右侧横膈腹腔面腹膜的典型子宫内膜异位症病灶

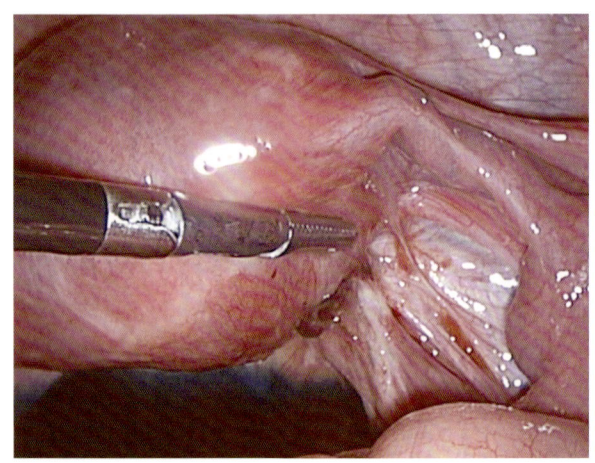

图 7-17　右侧阔韧带后叶子宫内膜异位症病灶，腹膜粘连形成皱褶

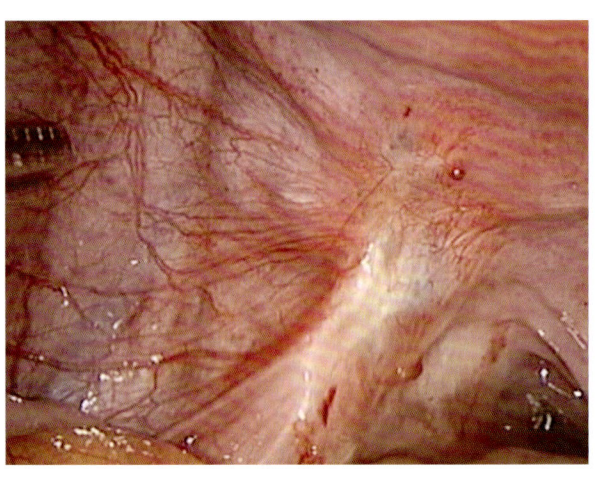

图 7-20　左侧子宫骶韧带上的腹膜深部子宫内膜异位症病灶

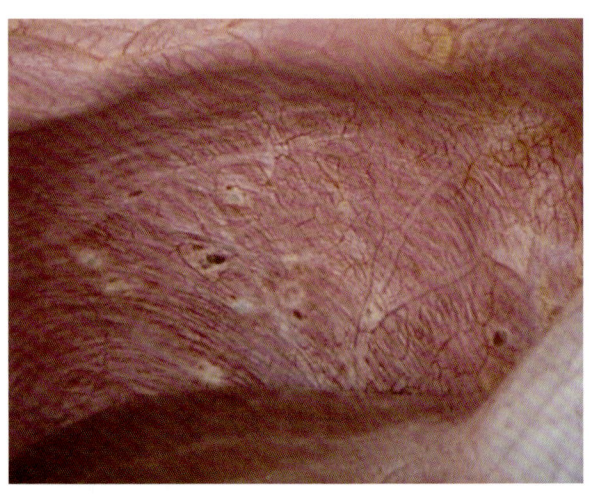

图 7-18　左侧横膈腹腔面腹膜的典型子宫内膜异位症病灶

四、手术治疗

可以用双极、单极电凝，或激光汽化或切除病灶。如位于输尿管或大血管附近的大的种植病灶，可以用水分离切除的方法，注意需小心操作，尽量减少副损伤。

我们的体会，因双极电凝较表浅，在靠近膀胱、输尿管、肠管或大血管的病灶用双极电凝病灶，其他腹膜的子宫内膜异位症病灶采用单极电针或电钩，电切或电凝病灶，以保证破坏深度，而尽量减少对正常腹膜的损伤，减少术后粘连的风险。术后腹腔内留置林格液 200～300 ml，对预防粘连和改善盆腔环境有益（图 7-21～26）。

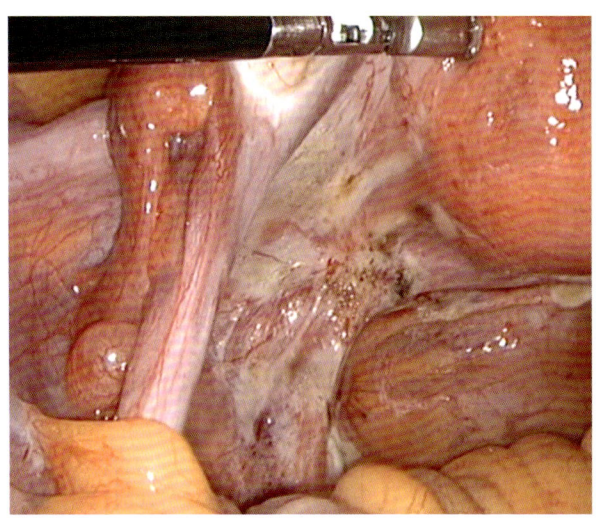

图 7-21　双极电凝子宫内膜异位症病灶后

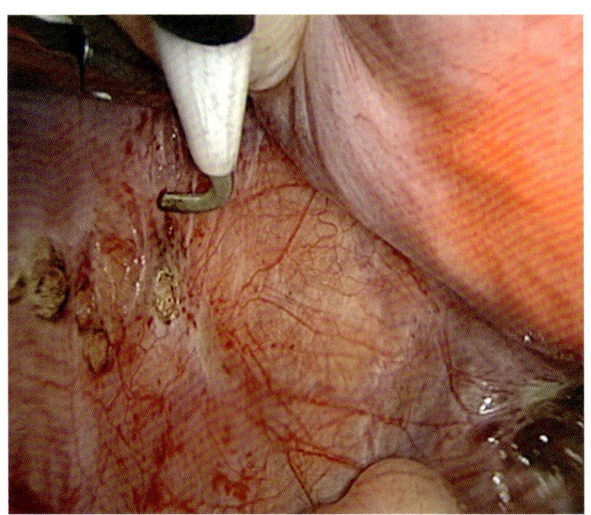

图 7-24　单极电凝腹膜上的子宫内膜异位症病灶

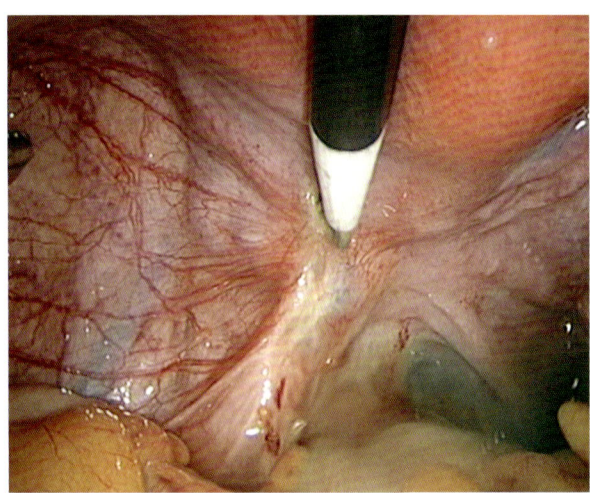

图 7-22　单极电凝左侧子宫骶韧带上的病灶

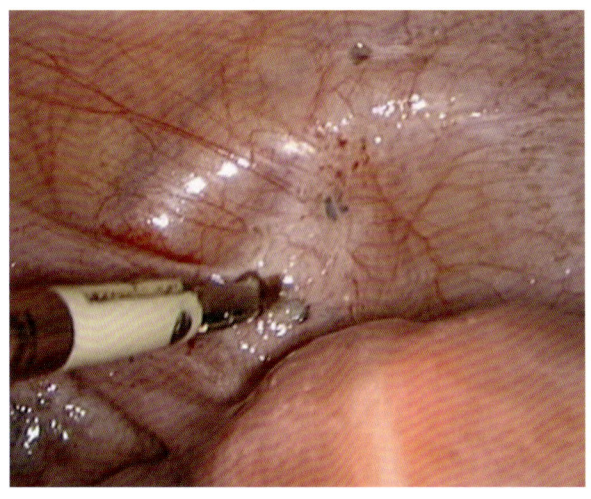

图 7-25　双极钳电凝膀胱腹膜表面子宫内膜异位症病灶

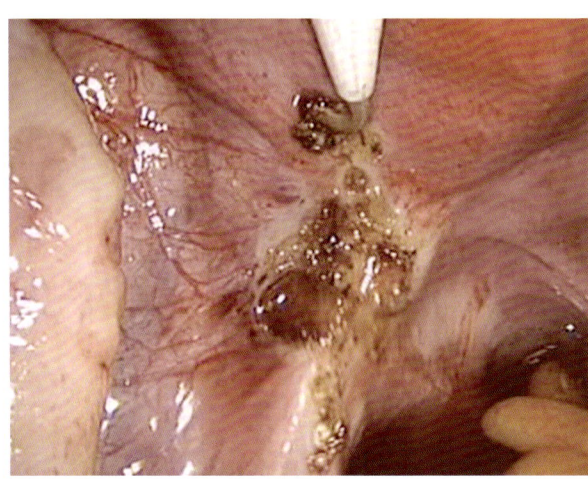

图 7-23　病灶内含巧克力样液体

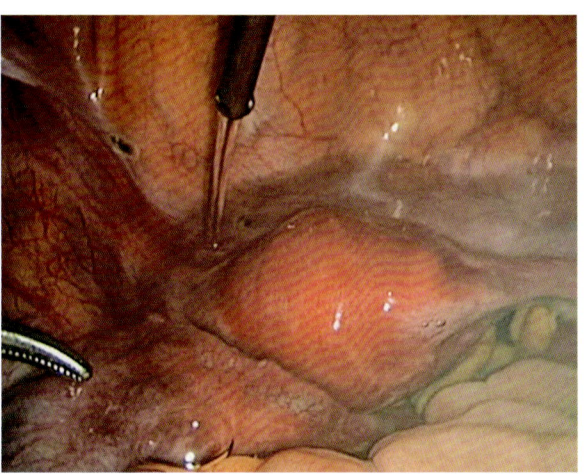

图 7-26　病灶电凝后留置乳酸林格液

第4节 卵巢型子宫内膜异位症

一、术前诊断

超声检查已经广泛用于卵巢型子宫内膜异位症（ovarian endometriosis, OEM）的诊断中，联合使用彩色多普勒可获得更准确的诊断。

卵巢型子宫内膜异位症的形态学特征：圆形、均匀，其内有或无间隔的低回声囊肿，囊肿和间隔没有或极少有血管形成。上述形态学特征对于鉴别卵巢子宫内膜异位症和其他卵巢肿瘤非常重要（图7-27）。

二、卵巢储备功能正常者的手术方式

（一）选择术式

卵巢子宫内膜异位囊肿剔除术[7]。

（二）手术步骤

1. 将卵巢自与其粘连的侧盆壁、相邻器官游离。此时，许多子宫内膜异位囊肿可能会破裂，并流出浓稠的"巧克力"液。吸尽囊内深棕色浓稠液体并将囊内壁冲洗干净；如果囊肿仍然完整，通常会在切开被覆的卵巢上皮时破裂（图7-28～30）。通常选择远离卵巢门和输卵管伞的部位切开。

2. 仔细冲洗并检查囊内壁是否有赘生物、新生血管形成，除外肿瘤。

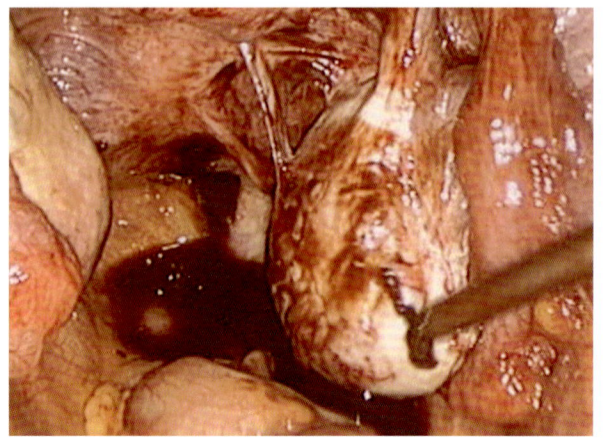

图7-28 分离右侧卵巢子宫内膜异位症囊肿与子宫的粘连

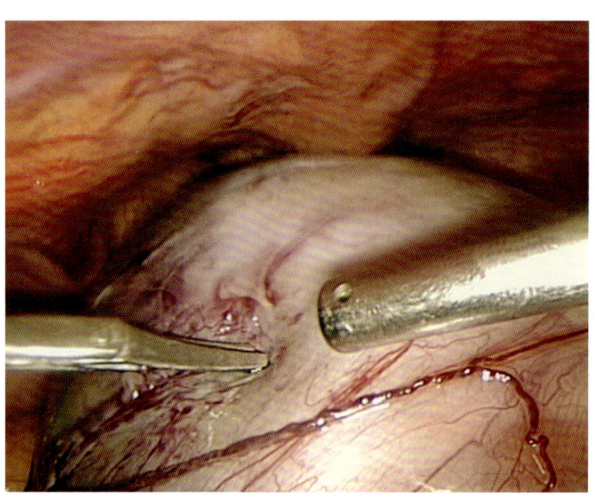

图7-29 右侧卵巢子宫内膜异位症囊肿

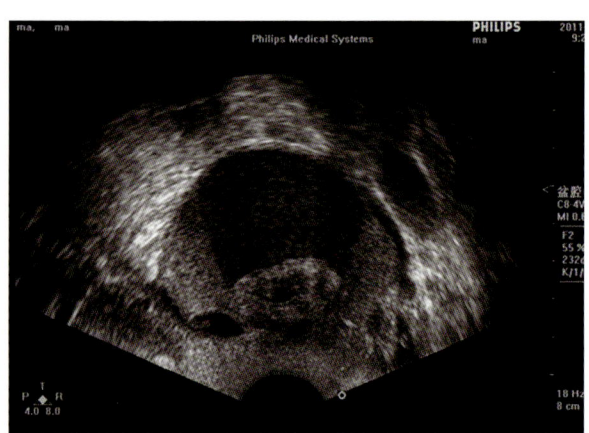

图7-27 卵巢囊肿内不均质回声，需与卵巢肿瘤鉴别

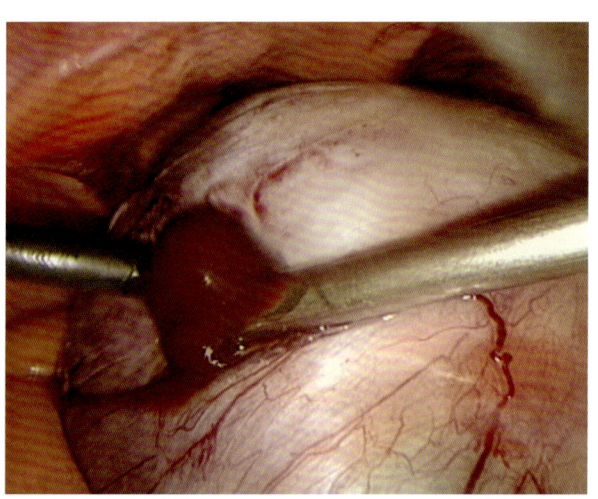

图7-30 剪开右侧卵巢巧克力囊肿，吸净囊内液

3. 切除囊肿破口周围纤维组织环，分清囊内壁，必要时用锐剪剪开囊壁，分清层次；如囊肿大，可适时剪除分离的囊壁，以便分清层次，避免误将正常卵巢组织剥除（图7-31、32）。仔细剥离9cm直径的子宫内膜异位症囊肿壁后仍能保留正常的卵巢组织（图7-33）。

4. 有时超声提示卵巢巧克力囊肿，可是腹腔镜下无法发现，穿刺也未能发现，寻找卵巢与腹膜粘连处，分开粘连后，可发现巧克力囊肿；扩开囊肿开口，分清囊壁层次，小心剥除囊壁（图7-34~38）。

5. 用取物袋或经10mm套管取出手术切除的组织。

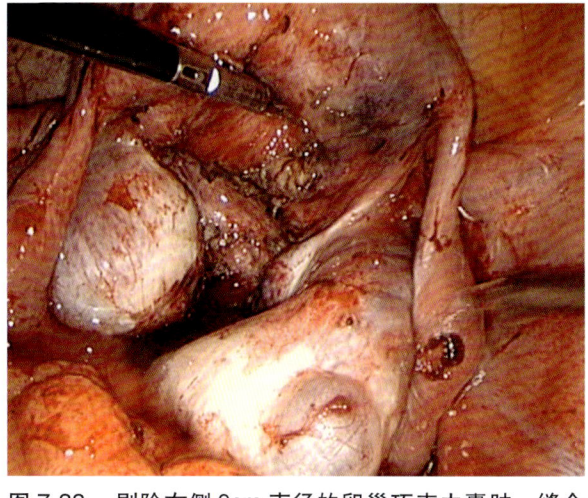

图7-33　剔除右侧9cm直径的卵巢巧克力囊肿，缝合后的卵巢

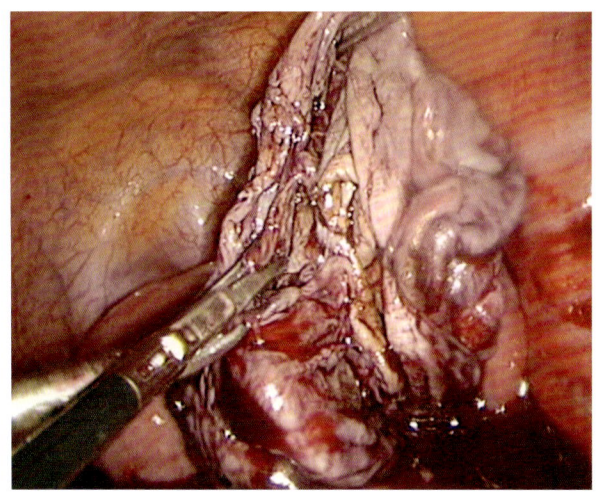

图7-31　用剪刀剪开囊壁，有助于分清层次

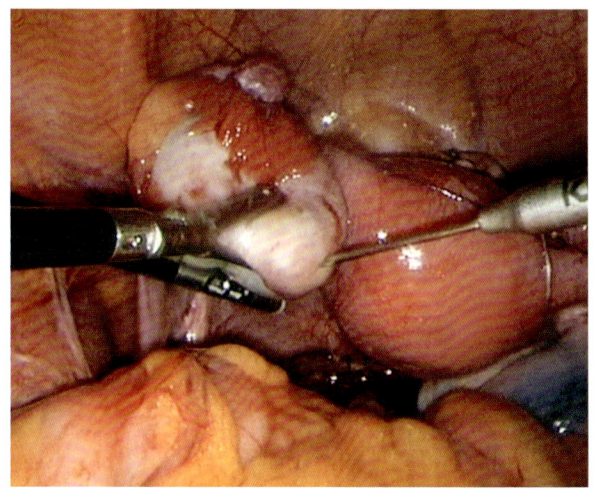

图7-34　左侧卵巢穿刺寻找子宫内膜异位症囊肿（超声提示1cm的子宫内膜异位症囊肿）

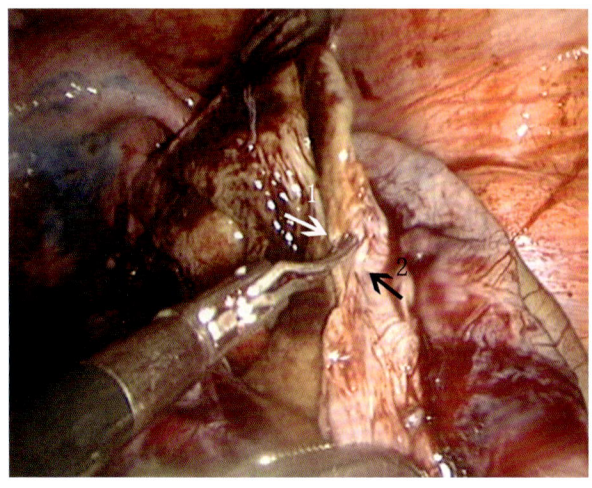

图7-32　用剪刀剪除分离开的囊肿内壁，以便分清层次继续剥除囊壁
1：囊肿内壁；2：卵巢组织

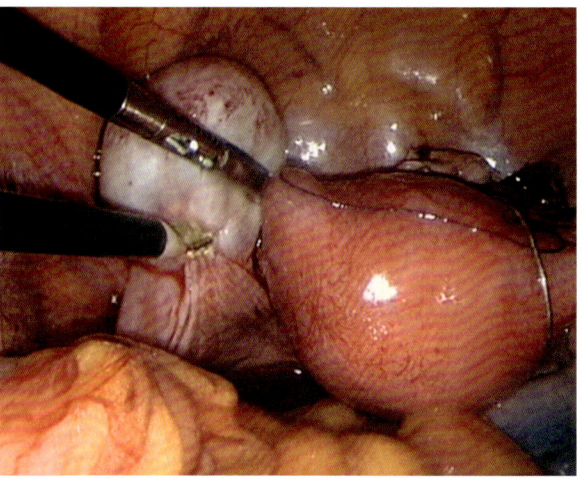

图7-35　穿刺未抽出巧克力样液体，发现卵巢与腹膜粘连

6. 止血注意要点

（1）如单个较小的囊肿剥离，囊壁剥除后出血少，可用双极电凝蜻蜓点水式电凝止血（图7-39）。

（2）如多个囊肿囊壁剥除，卵巢剥离面出血明显，建议缝合止血。3-0号可吸收缝线在卵巢内剥离面缝合，线结在卵巢内。避免缝线外露增加粘连的风险[8]（图7-40～43）。

7. 如患者囊肿壁侵入粘连致密，分离粘连困难，除外恶变后，囊肿壁的剥离无须彻底，可以用双极或单极电凝烧灼囊壁。

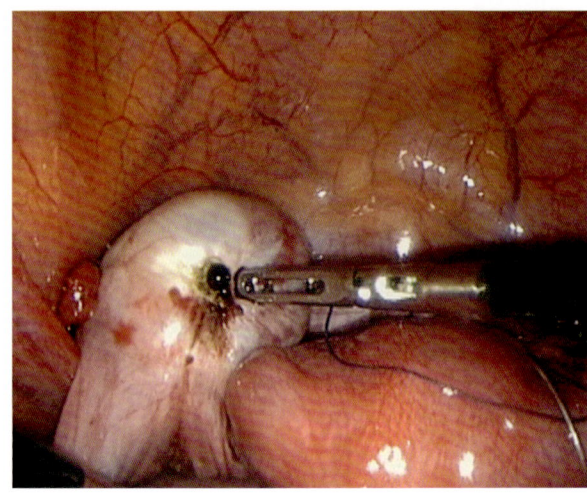

图7-36　分开粘连后流出黏稠的巧克力样液体

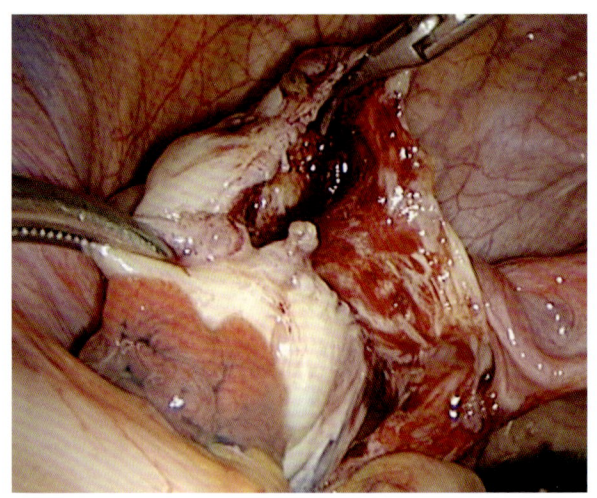

图7-37　适当扩开囊肿口，寻找囊壁的层次

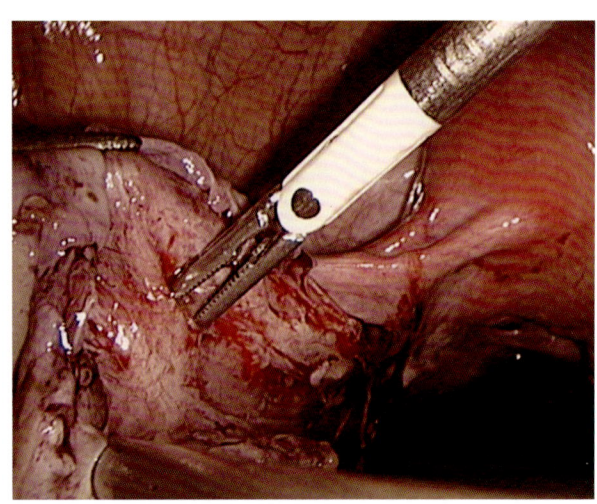

图7-39　明显的出血点双极电凝止血，避开卵巢门

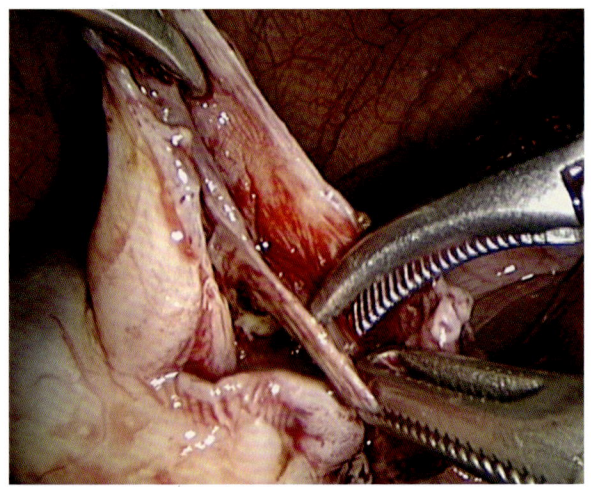

图7-38　分清囊壁，小心剥离囊壁，随时注意保护卵巢正常组织

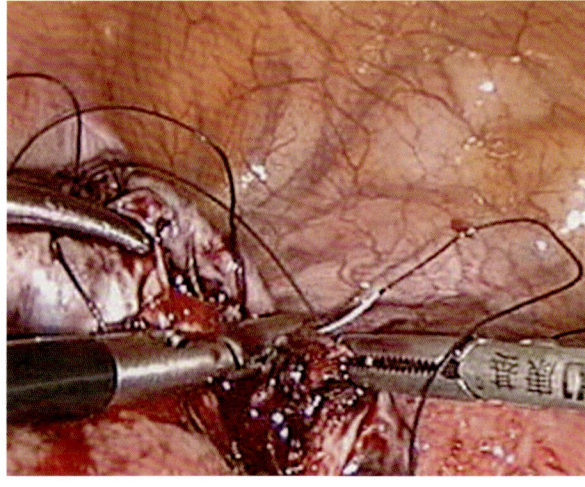

图7-40　左侧卵巢子宫内膜异位症囊肿剥除后缝合止血，在内侧剥离面进针和出针（内缝合）

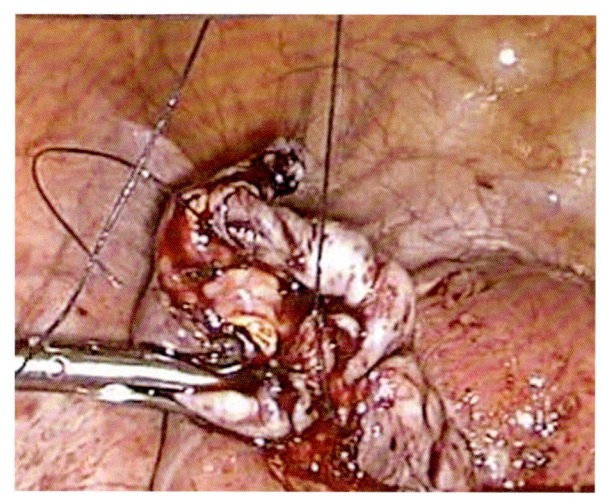

图 7-41　内缝合打结也在卵巢剥离面内

8. 如合并输卵管积水，可同时行输卵管造口术或切除术。

9. 子宫内膜异位症患者中子宫的游离对减轻疼痛、提高妊娠机会非常重要。Interceed 覆盖创面，有助于预防术后粘连（图 7-44～48）。

10. 有时从外观无法鉴别子宫内膜异位囊肿是否为恶性，应将标本送病理检查。必要时行肿瘤分期手术。并向患者和家属知情告知。

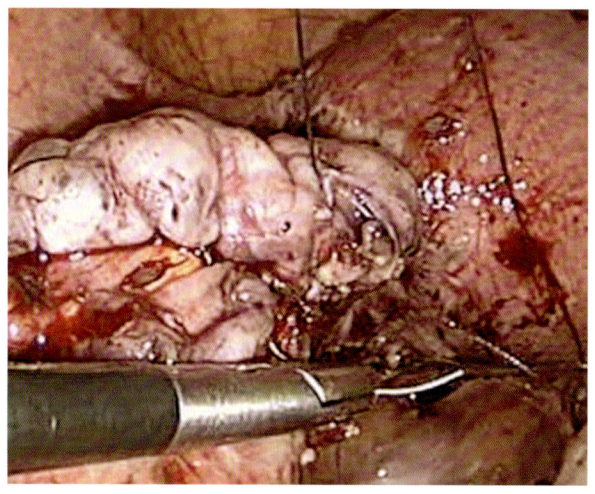

图 7-42　内缝合使卵巢边稍朝内卷，线结留在卵巢剥离面内，保持卵巢表面的光滑，降低粘连风险

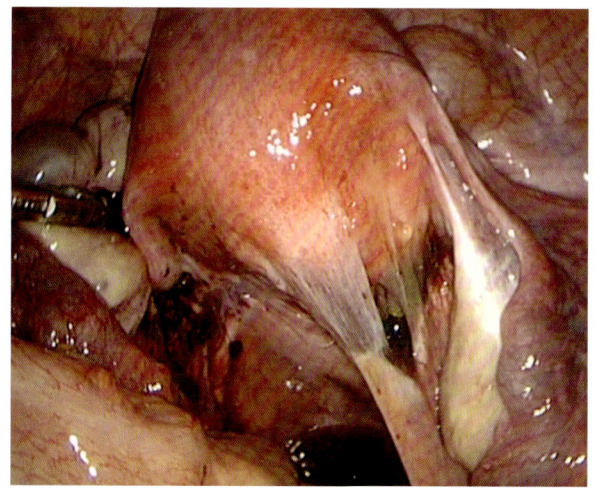

图 7-44　分离子宫与附件、腹膜的粘连

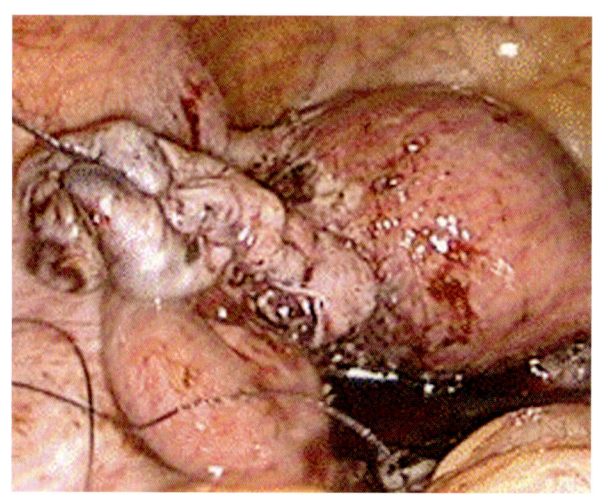

图 7-43　内缝合后保持卵巢表面的光滑，降低粘连风险

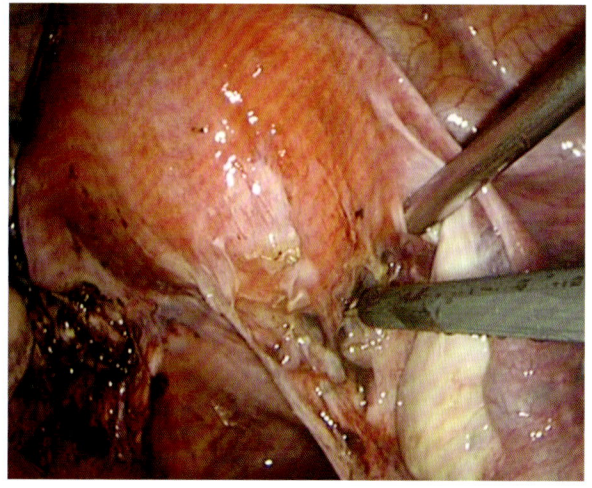

图 7-45　单极电钩功率 20W 分离盆腔膜状粘连

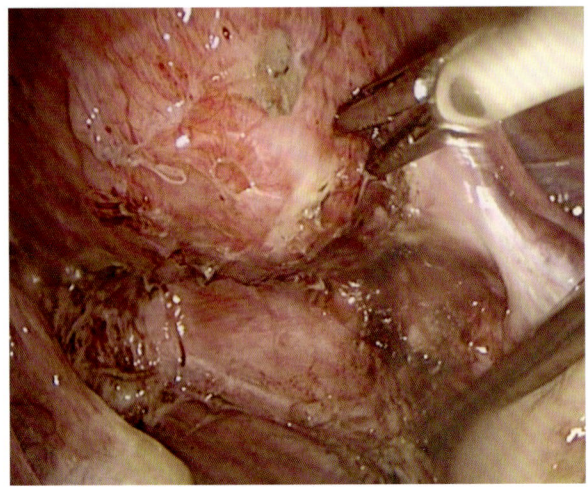

图 7-46　分离盆腔粘连后双极电凝出血点

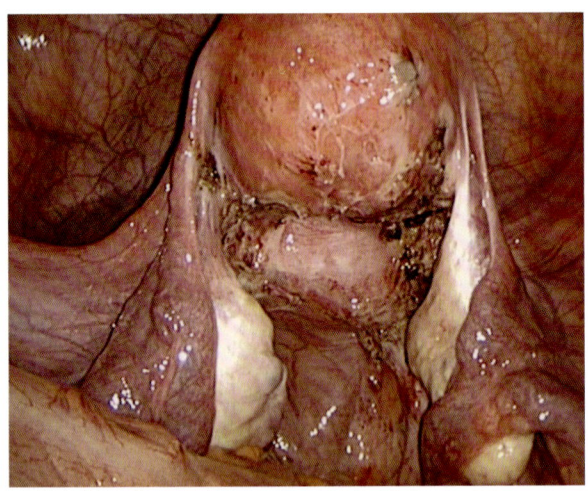

图 7-47　游离子宫、剔除双侧卵巢子宫内膜异位症囊肿后

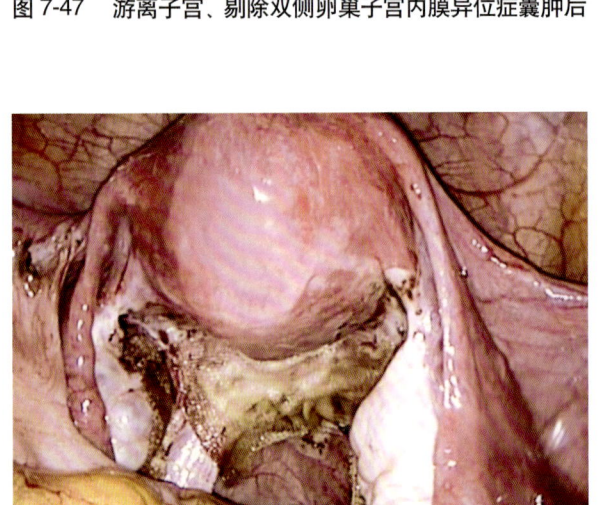

图 7-48　Interceed 覆盖创面，预防粘连

三、卵巢储备功能下降或复发卵巢子宫内膜异位症囊肿再次手术的方式选择

术前评估手术的利弊，患者充分知情，了解卵巢储备功能对妊娠的重要性。

（一）选择术式

部分囊壁剔除术[9]。

（二）手术步骤

1. 应先分离与周围组织的粘连，吸尽囊内深棕色黏稠液体并将囊内壁冲洗干净。

2. 检查囊内壁，必要时用锐剪剪开囊壁，分清层次；剥除容易剥离的组织，可随时用剪刀剪除剥下的组织，尽量避免用力撕，以免带走正常的卵巢组织（图 7-49）。

3. 剥除部分囊壁，用激光、单极或双极电凝留下的囊壁（图 7-50、51）。

4. 同时进行宫腔镜检查以及输卵管通液术。

5. 如合并输卵管积水，建议行输卵管伞端造口术或行输卵管切除术；如粘连严重，不能切除输卵管，则建议行输卵管峡部切断术（图 7-52～54）。

6. 子宫的游离　子宫内膜异位症患者中子宫的游离对减轻疼痛、提高妊娠率非常重要。

7. 术后超声检查卵巢窦卵泡（图 7-55）。

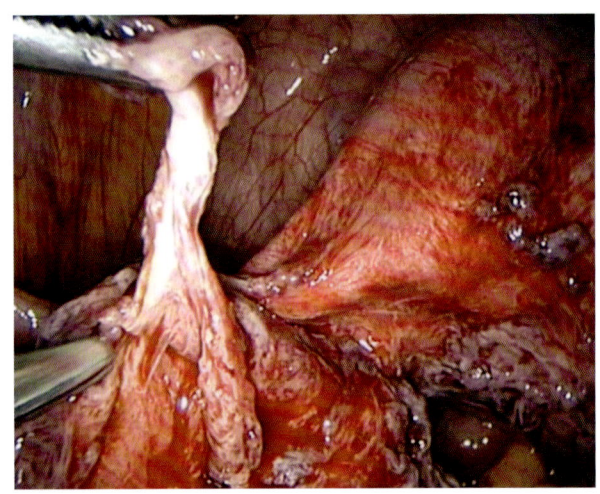

图 7-49　分清层次，容易剥离的组织剥除，可随时用剪刀剪除剥下的组织

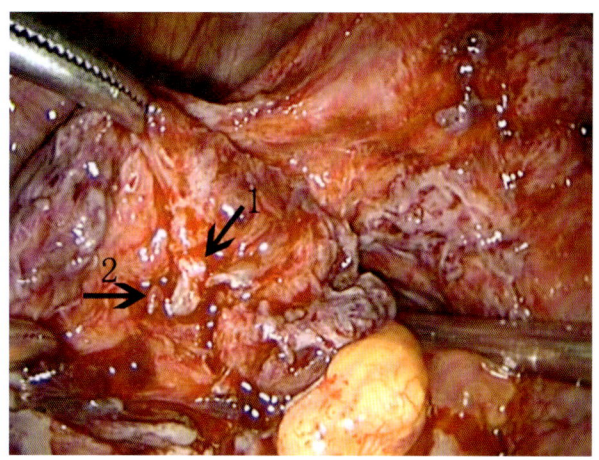

图 7-50　留下部分卵巢内膜异位症囊肿的囊壁
1：残留的子宫内膜异位症囊肿壁；2：剥除囊壁后的卵巢组织

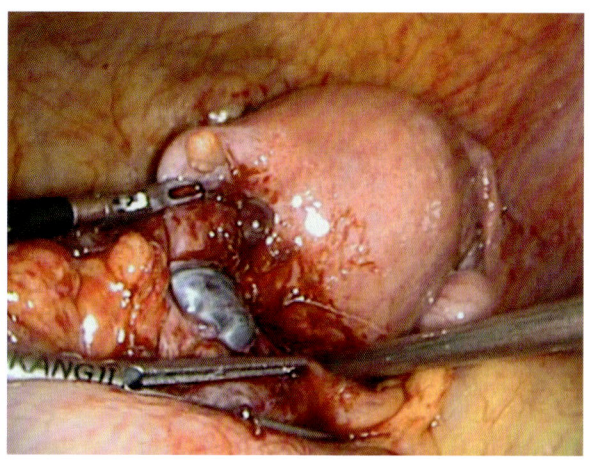

图 7-53　分离肠管与子宫输卵管粘连，游离出部分左侧输卵管

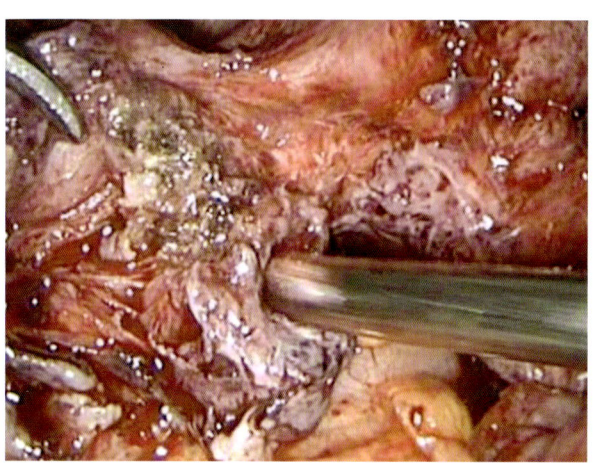

图 7-51　用双极或单极电凝残留的囊壁

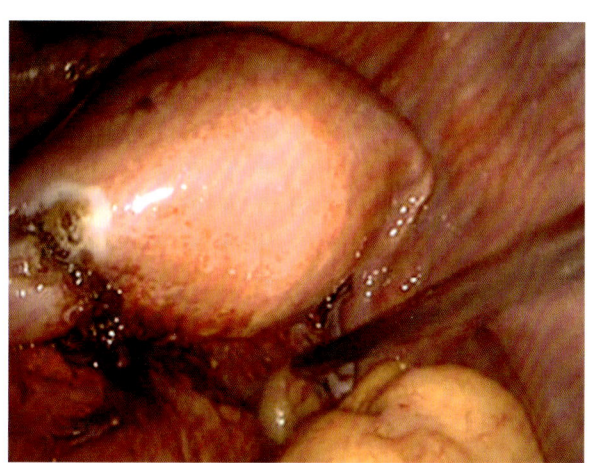

图 7-54　单极切除左侧输卵管峡部

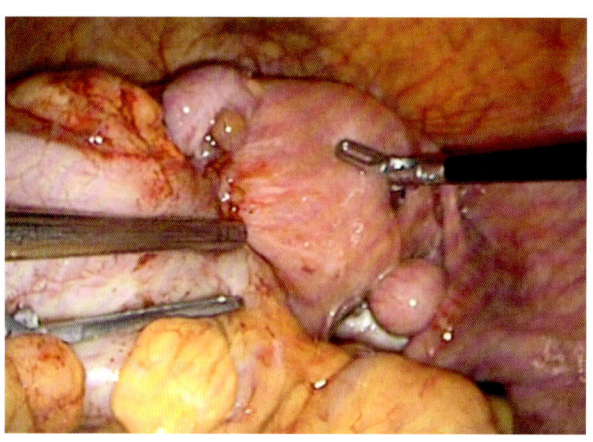

图 7-52　左侧输卵管积水，与肠管粘连致密

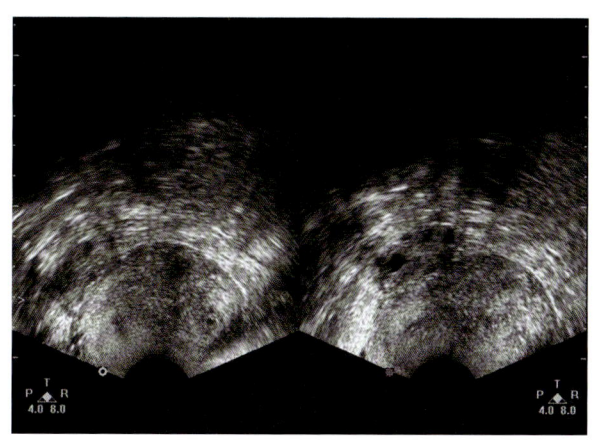

图 7-55　术后复查超声检查卵巢的窦卵泡

第5节 深部浸润型子宫内膜异位症

一、概述

20世纪初，子宫内膜深部浸润的概念首先被提出来，但直到20世纪90年代才有明确定义并沿用至今。深部浸润型子宫内膜异位症（deep infiltrating endometriosis，DIE）指异位病灶浸润后腹膜深度≥5mm，常侵犯的部位包括子宫骶韧带、直肠阴道隔、阴道穹后部、直（结）肠、膀胱和输尿管等[10]。子宫内膜异位症侵及直肠阴道隔包括两种情况：一种为假性阴道直肠隔子宫内膜异位症，即由于直肠窝的粘连封闭，病灶位于粘连下方；另一种为真性阴道直肠隔子宫内膜异位症，即病灶位于腹膜外，在阴道直肠隔内，子宫直肠陷凹无明显解剖异常。

DIE确切发病率尚不清楚，有学者曾经研究了经手术治疗的连续的132例子宫内膜异位症患者，发现有深部病变的比例高达33%，肠道受累在14%~73.3%[11]。法国Chapron总结426例DIE，常见发病部位为子宫骶韧带（52.7%），其次为肠道（22.7%）、阴道穹（16.2%）、膀胱（6.3%）和输尿管（2.1%）[12]。在我国，DIE尚未引起临床医生的普遍关注，因此，经常被漏诊或误诊。越来越多的证据表明，子宫内膜异位症患者的痛经、深部性交痛和直肠部位疼痛与这些深部异位病灶有密切关系，而与巧克力囊肿关系较小[17-19]。因此，只做囊肿剥除显然不是彻底治疗。

子宫内膜异位症患者出现深部性交痛、经期排便痛，甚至黏液便或血便、慢性盆腔痛以及肾积水或直肠狭窄常提示有DIE。盆腔三合诊检查有时可见阴道穹蓝色结节（14.4%），或有触痛硬结（43.1%），若合并巧克力囊肿则包块活动差，子宫多为后位。国外许多专家认为，磁共振是诊断DIE最好的方法，但国内由于经验不足，诊断仍有一定困难。术中若发现子宫直肠陷凹消失，提示直肠阴道隔有DIE，也表明局部区域包括肠管、阴道穹、子宫颈后方、输尿管和大血管等解剖异常。需要注意的是，巧克力囊肿侧子宫骶韧带更容易患有DIE。

对DIE手术切除是主要治疗方法。腹腔镜手术比开腹手术有优势，但需要有良好的内镜手术技巧[13-15]。DIE罕见穿透结直肠黏膜，大多数情况下，病变即使侵犯直肠及直肠阴道隔，也不一定需做肠切除术。目前对肠道子宫内膜异位症的处理尽管有较大争议，但是多数学者的意见是如果病变侵犯肠黏膜引起出血、疼痛或梗阻症状则行肠管切除和吻合术，否则可行病灶部分切除，像刮胡子似地切除病灶（shaving operation），尽量不损伤肠管。

膀胱DIE根据病灶的大小行病灶切除或部分膀胱壁切除。输尿管病理上可分为外在型（extrinsic）和内在型（intrinsic）两种类型，两者发生比例大约是4:1[16]。前者多为盆腔子宫内膜异位症直接蔓延压迫输尿管，后者指子宫内膜异位症侵入输尿管肌层甚至黏膜致管腔阻塞。内在型输尿管子宫内膜异位症虽不多见，但诊断明确时几乎半数患者肾功能已丧失。输尿管子宫内膜异位症治疗推荐术前行膀胱镜下输尿管插管并留置，术中根据病变情况以及输尿管梗阻程度行粘连松解或部分输尿管切除及吻合术。若膀胱镜下放置D-J管失败，提示患者输尿管梗阻严重，多为内在型输尿管子宫内膜异位症，建议由泌尿科医生进行手术[14]。对这些患者需要切除病变输尿管后行输尿管端端吻合术或输尿管膀胱植入术。

DIE病灶广泛的、较彻底的切除手术，可以减少复发，但却有较高的手术并发症，可达10%。切除子宫内膜异位症病灶时，因为常有致密粘连，电凝止血或切割时容易损伤直肠或膀胱的神经，术后15%~20%的患者出现排尿功能障碍。在子宫骶韧带切除的病例中，尿排空障碍的术后近期发生率可达30%[17]。甚至有报道此类术后绝大多数患者都有不同程度和类型的泌尿系统症状[18]。保留神经的异位病灶彻底切除术（nerve-sparing complete excision），可能会减少神经损伤带来的尿潴留和大便干结等，但是，因为常有致密粘连的缘故，即使手术医生有高超的技巧，也不易躲避损伤这些神经。

总之，DIE已成为妇科医生面临的急需解决的问题之一。然而，由于该类手术损伤发生风险大，对技术要求较高，我国妇科医生大多数又缺乏手术经验，一般不敢或不愿做这些手术。相信妇科医生与肠道外科和（或）泌尿科医生联合手术是以后发展的方向。

二、手术适应证

深部浸润型子宫内膜异位症患者，有明显痛经或其他疼痛症状；有阴道淋漓出血或便血、尿血者；有输尿管狭窄和肾积水者；合并不孕者。

三、手术禁忌证

深部浸润型子宫内膜异位症患者无明显症状；无深部结节导致的压迫体征者可暂不手术，但需要密切随访观察。

四、术前准备

深部浸润型子宫内膜异位症手术容易损伤直肠或输尿管，因此，术前需要和患者及家属认真商谈手术的必要性和手术损伤的风险，一定要知情同意并签字。决定手术后按肠道手术准备肠道，术晨给患者清洁洗肠。术前和外科或泌尿科医生沟通，必要时，可能要相关科室医生协同手术。

五、手术步骤

（一）子宫骶韧带的深部子宫内膜异位结节切除术

1. 麻醉及体位　全身麻醉，头低臀高膀胱截石位（Trendelenburg 位），插导尿管并保留。

2. 放置举宫器　有一个助手站在患者两腿之间，使用硬性带弯度的举宫器向上向前举宫（图7-56），随时做好直肠和（或）阴道检查的准备。

3. 常规腹腔镜检查　分离子宫后方的粘连，充分暴露后盆腔手术野。

4. 注射水垫　用穿刺针向直肠侧间隙注入含血管加压素的稀释液（6 IU 溶于 20ml 生理盐水中）（图7-57）。单侧病灶时只需在患侧注射。

5. 游离直肠　用弯钳和剪刀由下向上分离直肠侧间隙，必要时游离前间隙。

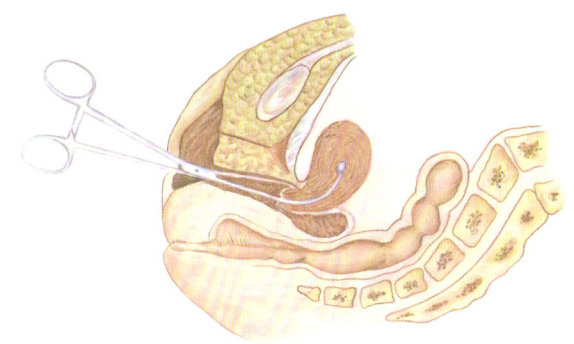

图 7-56　放置举宫器后示意图

6. 切除子宫骶韧带的深部病灶（图7-58），取出送病理检查，术中可令助手做阴道检查和直肠指诊协助判断病灶是否切除干净。注意其外侧的输尿管走行，必要时游离输尿管，有时需要从髂内外血管分叉处辨认后游离。

7. 放置引流　术毕在子宫直肠陷凹放置引流管引流。

（二）阴道穹深部浸润型子宫内膜异位症手术

步骤 1~4 同子宫骶韧带的深部子宫内膜异位结节切除术。

5. 游离直肠　用弯钳和剪刀由下向上分离直肠侧间隙和前间隙，打开盆底筋膜，将直肠自宫颈及阴道穹游离（图7-59）。

6. 打开阴道穹后部切除病灶　用卵圆钳夹持止血纱布顶起阴道穹后部，使用单极电钩切开阴道（图7-60），在镜下切除质硬的病灶（图7-61）。

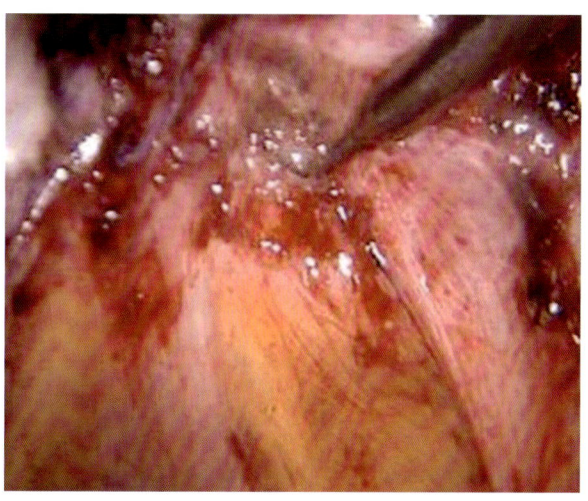

图 7-57　直肠侧间隙注入含血管加压素的稀释液

必要时，术中可令助手做阴道检查和直肠指诊协助判断病灶是否切除干净。阴道穹后部切口用0号可吸收线缝合，用双极电凝止血。

7. 直肠完整性测试　先向子宫直肠陷凹内注入冲洗液，用肠钳轻压乙状结肠，再经肛门往直肠内注入空气（图7-62），未见有气泡出现。

8. 放置引流　术毕在子宫直肠陷凹放置引流管引流。

（三）直肠子宫内膜异位症的腹腔镜手术

步骤1~5同阴道穹深部浸润型子宫内膜异位症手术。

直肠子宫内膜异位症导致肠狭窄甚至肠梗阻，病灶侵犯直肠周径达1/3以上或经期有明显便血

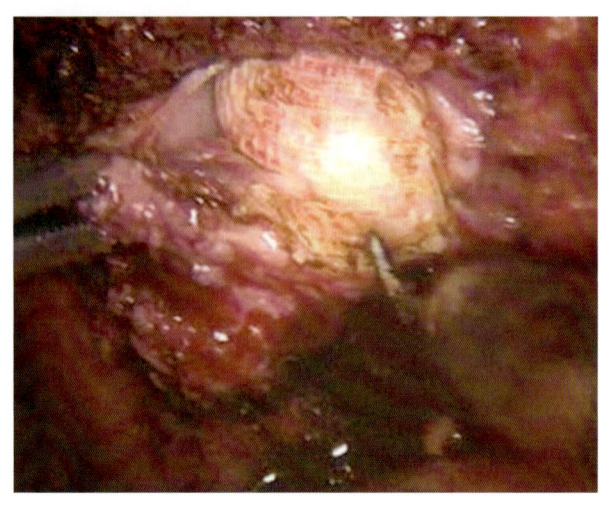

图7-60　用单极电钩切开阴道

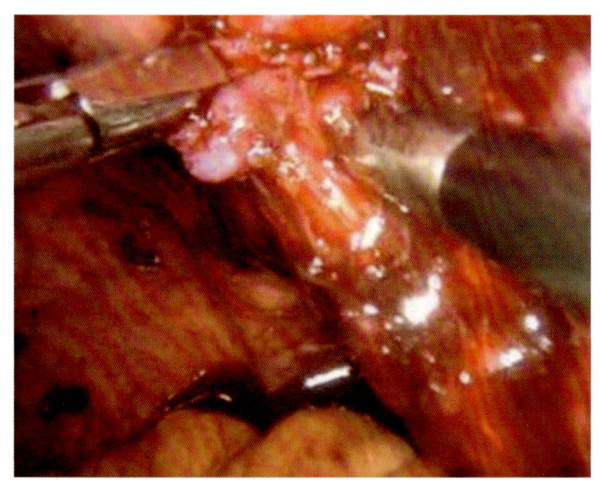

图7-58　切除子宫骶韧带的深部病灶

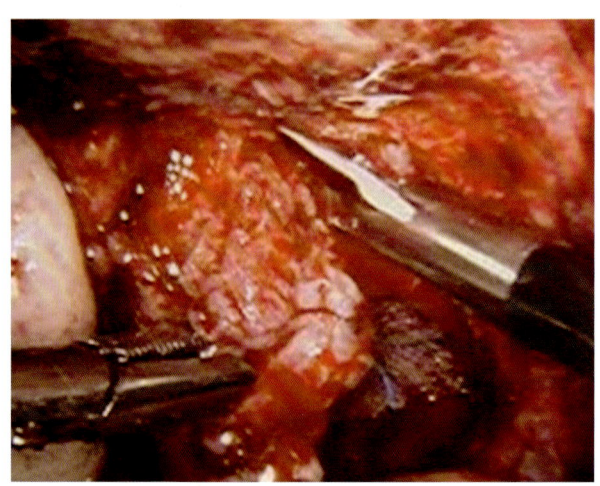

图7-61　镜下切除可以感觉到的质硬的病灶

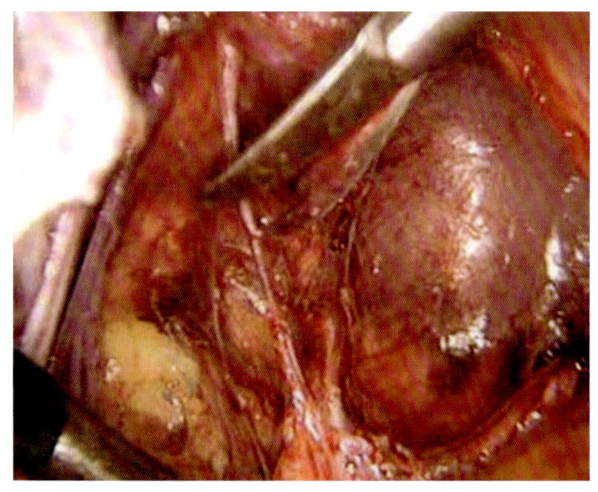

图7-59　自宫颈及阴道穹游离直肠

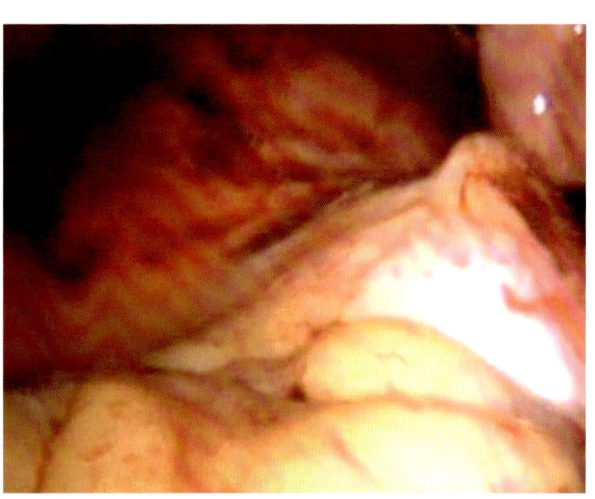

图7-62　直肠注气试验，检查直肠是否损伤

症状者应该做肠段切除术和端端吻合术。近年来倾向于使用腹腔镜手术，需要外科医生协助手术。术前要进行严格的肠道准备。直肠子宫内膜异位症患者子宫后方阔韧带后叶与直肠间经常有广泛而致密的粘连（图7-63），需要先进行分离。

此类患者异位病灶常呈哑铃状，一个臂位于直肠，另一个臂位于宫颈后方和阴道穹处，中间相对细小。我们倾向于从中间相对细小部分分离开直肠和阴道直至打开阴道后壁（图7-64），之后再切除宫颈后方和阴道穹处的病灶。

6. 分开痔动脉分支，分离左、右直肠旁间隙。充分游离骶前间隙至肛提肌水平游离整个直肠，游离下段结肠，在病灶远心端使用切割吻合器（Ethicon）切断（图7-65）。

7. 在耻骨联合上方做3cm小切口，将近心端直肠提出腹腔（图7-66），切除病变肠段（图7-67），插入吻合器的钉针座后荷包缝合近端直肠，放回腹腔（也可以将近心端直肠从阴道牵出完成该操作）。向直肠内放入吻合钉头，使用腹腔镜将吻合钉头的中心导针插入近心端肠管内的针座中孔内（图7-68），上好后扣动扳机击发吻合器，完成端端吻合（图7-69）。

8. 取出吻合器，检查切下的肠段是否完整以判断是否吻合完整。盆腔注入乳酸林格液，然后向直肠内灌气，腹腔镜下检查缝合口是否有泄露。漏气时可用3/0号可吸收线进行补缝。必要时可做直肠镜检查了解缝合是否严密及有无出血。

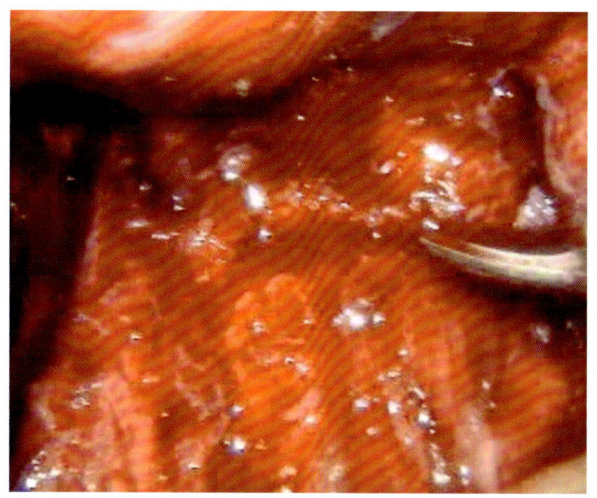

图7-64　分离开直肠和阴道直至打开阴道后壁

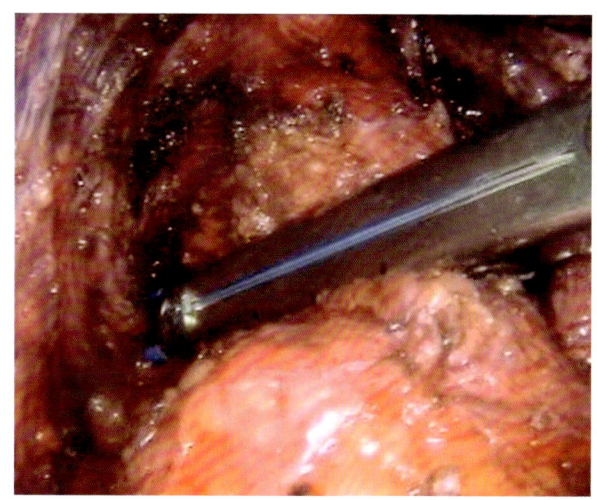

图7-65　在病灶远心端使用切割吻合器切断

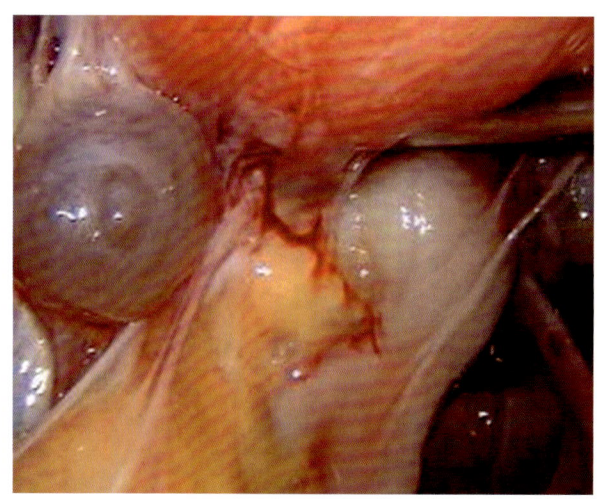

图7-63　子宫后方阔韧带后叶与直肠间经常有广泛而致密的粘连

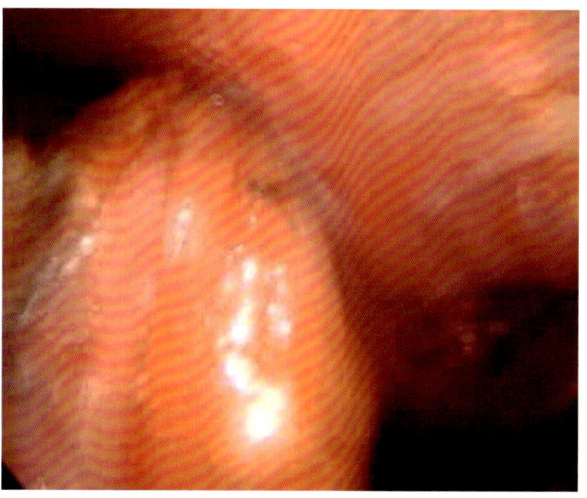

图7-66　将近心端直肠提出腹腔

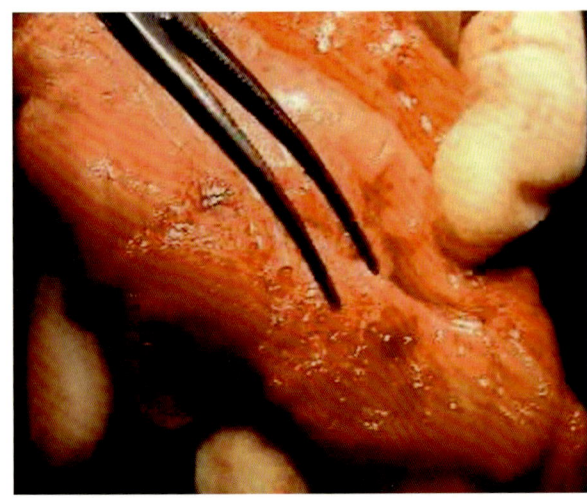

图 7-67　切除病变肠段

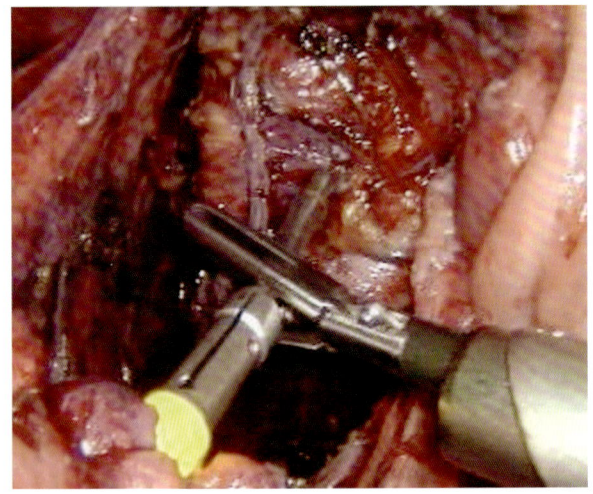

图 7-68　腹腔镜下将吻合钉头的中心导针插入近心端肠管内的针座中孔内

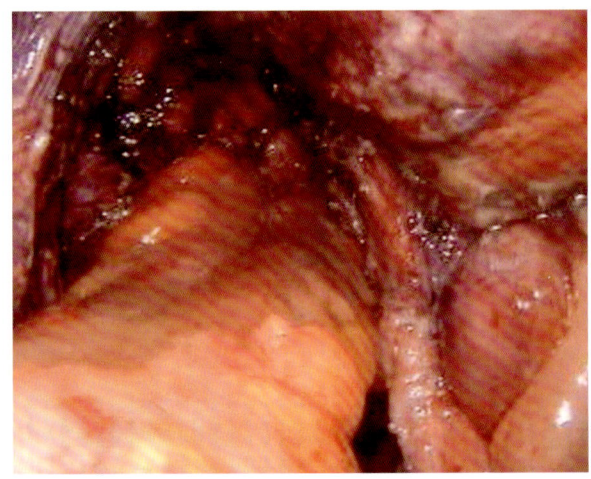

图 7-69　扣动扳机击发吻合器，完成端端吻合

（四）膀胱阴道间隙子宫内膜异位结节的腹腔镜手术

一例患者持续阴道和腿部放射性疼痛，每天需要服用止痛药物。妇科检查和膀胱镜检查未发现异常。阴道超声检查发现膀胱阴道间隙内异常回声（图 7-70），提示深部浸润型子宫内膜异位症。MRI 也发现膀胱阴道间隙内 1.5cm 直径的病灶，提示深部浸润型子宫内膜异位症。长效 GnRH-a 治疗 6 个月无效。患者要求手术治疗。

手术步骤：

1. 常规术前准备。

2. 宫腔镜检查了解宫腔情况；放置 Foley 尿管备输卵管通液检查用。

3. 膀胱镜下插输尿管导管（图 7-71）；放置 14 号 Foley 管。

4. 腹腔镜下探查发现子宫右前壁峡部以下与膀胱腹膜粘连，触之有约 2cm 直径的质硬包块（图 7-72）。

5. 切断右侧圆韧带，打开右侧子宫膀胱腹膜反折。分离粘连，暴露结节，边界不清（图 7-73）。

6. 切除结节，膀胱破口约 1cm（图 7-74）。

7. 3-0 号可吸收线缝合膀胱（图 7-75）。

8. 术毕子宫前面观，子宫后壁及子宫直肠陷凹腹膜未发现异常（图 7-76）。

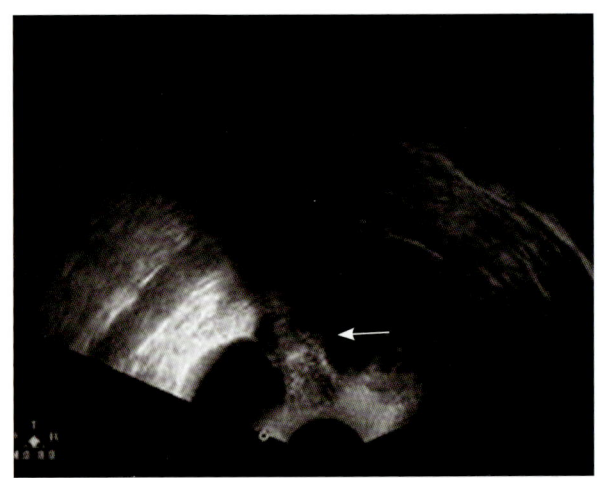

图 7-70　阴道超声提示膀胱阴道间隙内异常回声

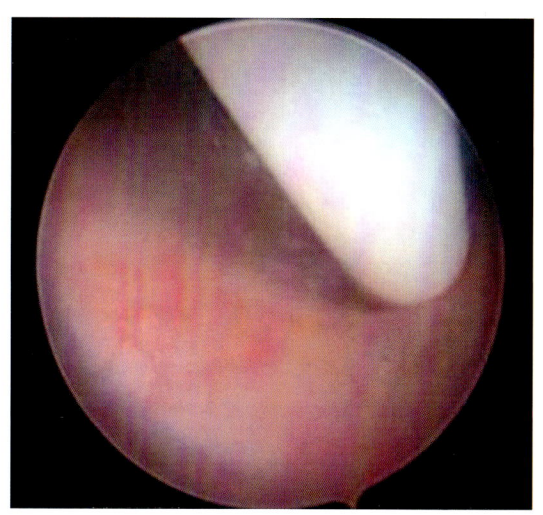

图 7-71　膀胱镜下插输尿管导管

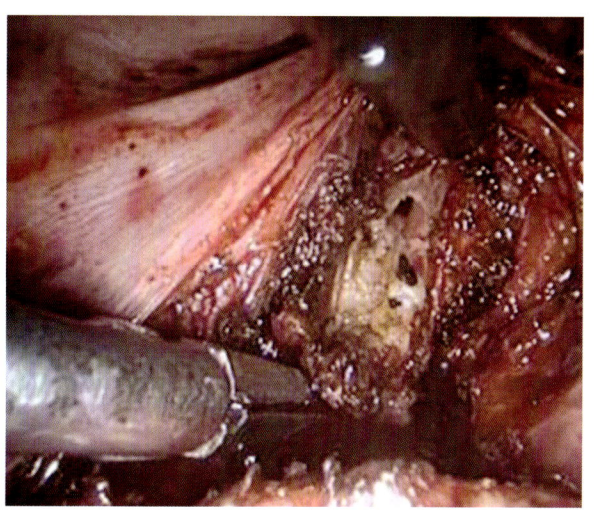

图 7-74　膀胱破口约 1cm

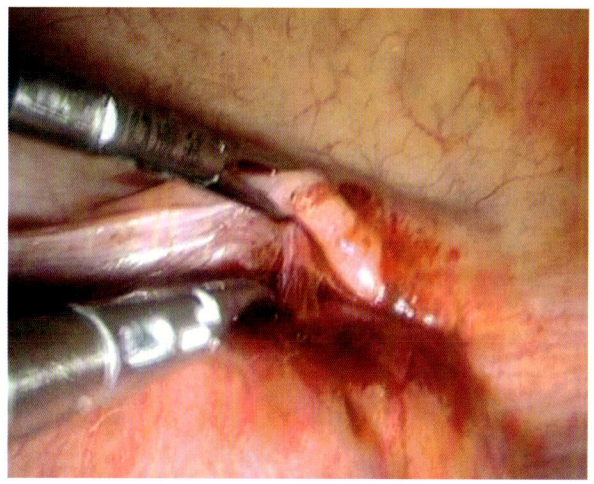

图 7-72　子宫右前壁峡部与膀胱腹膜粘连，触之有约 2cm 直径的质硬结节

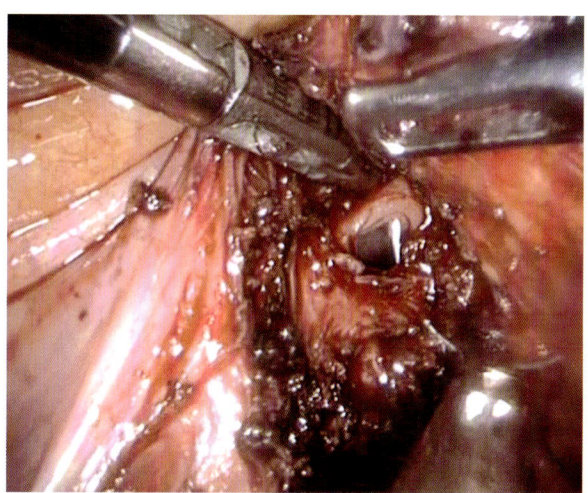

图 7-75　3-0 号可吸收线缝合膀胱

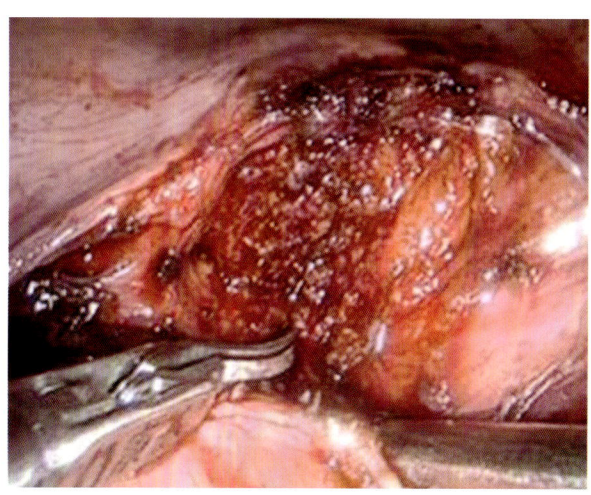

图 7-73　暴露结节，边界不清

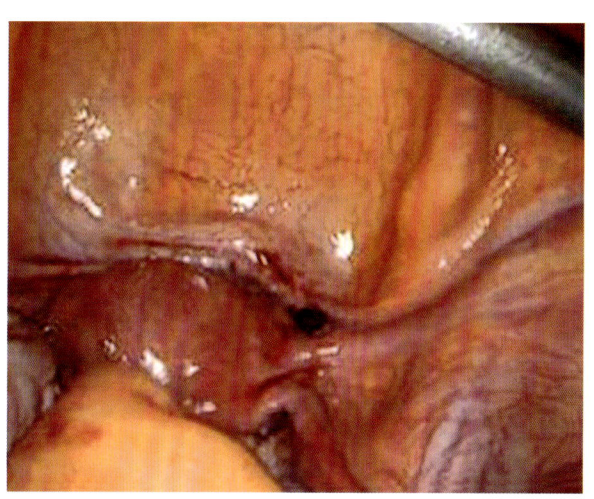

图 7-76　子宫内膜异位症结节切除，缝合膀胱后

六、术后处理

术后常规应用抗生素，保留导尿管 24 小时。视引流液多少一般术后第 3 天拔除腹腔引流管。直肠子宫内膜异位症手术患者需要禁食，留置胃管进行持续胃肠减压至胃肠功能恢复。使用药物抑制肠蠕动，术后 1 周内不可排大便，严格按肠道手术处理。缝合膀胱后须留置尿管 7～10 天。

对迫切希望生育者术后 2 个月即可试着怀孕。对不急于生育者术后给予药物治疗半年。

第 6 节 子宫内膜异位症合并不孕症的诊治原则

1. 妊娠是子宫内膜异位症最好的治疗。有生育要求的妇女要对其进行积极的受孕指导。

2. 卵巢子宫内膜异位囊肿的手术有可能降低卵巢储备功能，所以术前必须评估卵巢储备功能和配偶的生育能力。综合患者的病情和年龄等，选择手术或辅助生殖技术助孕。

3. 卵巢子宫内膜异位囊肿的手术应根据患者卵巢的储备功能选择不同的手术方式，如抽吸、部分剥除囊壁、烧灼囊壁或囊壁全部剥除等。

4. 须重视患者在位内膜的检查和治疗，如子宫内膜息肉和子宫内膜炎。必要时进行宫腔镜检查和相应的治疗。

5. 术后如患者年轻、不孕年限较短、输卵管功能未明显受损，期待自然受孕 6～18 个月。必要时进行排卵监测，指导受孕。

6. 如不孕年限大于 2 年、年龄大于 35 岁、输卵管功能未明显受损，可促排卵治疗，指导受孕或行宫腔内人工授精（IUI）；如治疗 3～6 个疗程不成功，调整助孕方案。

7. 体外受精 - 胚胎移植（IVF-ET）是治疗子宫内膜异位症相关不孕的有效方法[19]。对于年龄 35 岁以上、大于 2 年不孕病史、中重度子宫内膜异位症、输卵管功能受损、卵巢储备功能降低、伴有男性因素不孕的患者，IVF 应作为首选的治疗方案。

8. 复发的卵巢内膜异位囊肿除外卵巢肿瘤后可以直接行 IVF。大多数情况下囊肿不影响卵泡的发育（图 7-77）。如囊肿影响取卵、腹腔镜手术风险大、囊内液稀薄时也可行超声引导下的囊肿穿刺。术中必须注意囊肿的边界，警惕术后形成卵巢脓肿的可能。避免对双侧卵巢囊肿进行穿刺。

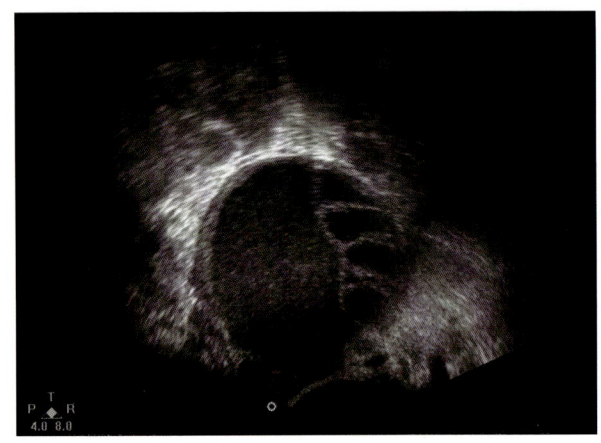

图 7-77 超促排卵后卵巢巧克力囊肿不影响卵泡发育

9. 对术后拟进行 IVF 治疗的中 - 重度（Ⅲ～Ⅳ期）子宫内膜异位症患者在 IVF 前 GnRH-a 预处理，有助于提高助孕的成功率[19, 20]。用药长短依据患者子宫内膜异位症严重程度、卵巢储备功能进行调整。常用方法：长效 GnRH-a 注射 2～3 支，在最后一支 GnRH-a 注射后的 4～5 周左右，启用外源性促性腺激素刺激卵泡生长。合并子宫腺肌病的患者长效 GnRH-a 预治疗 3～6 个周期[21]。本方案的优点是在子宫内膜异位症控制最好的时间内进行助孕治疗，缺点是因为卵巢抑制的程度较深，有卵巢反应低下可能，促性腺激素的需要量增加。

子宫内膜异位症合并不孕症的建议治疗流程见图 7-78[22]。

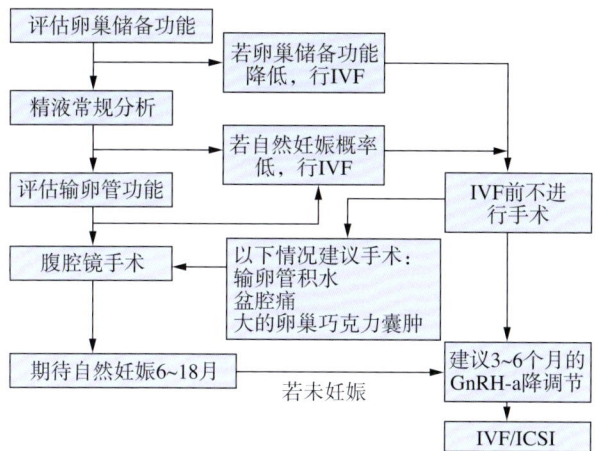

图 7-78　子宫内膜异位症合并不孕症的治疗流程图

（马彩虹　周应芳）

参考文献

[1] 冷金花, 郎景和, 李华军, 等. 子宫内膜异位症非手术诊断方法探讨. 现代妇产科进展, 2007, 16(11):846-852.

[2] Alcazar JL, Laparte C, Jurado M, et al. The role of transvaginal ultrasonography combined with color velocity imaging and pulsed Doppler in the diagnosis of endometrioma. Fertil Steril, 1997, 67:487-491.

[3] 中华医学会妇产科学分会. 子宫内膜异位症协作组子宫内膜异位症的诊断与治疗规范. 中华妇产科杂志, 2007, 42:645-647.

[4] American Society for Reproductive Medicine. Revised American Society for Reproductive Medicine classification of endometriosis: 1996. Fertil Steril, 1997, 65:817-821.

[5] Adamson GD. Pasta DJ. Endometriosis fertility index: the new, validated endometriosis staging system. Fertil Steril, 2010, 94:1609-1615.

[6] Mettler L, Schollmeyer T, Lehmann-Willenbrock E, et al. Accuracy of laparoscopic diagnosis of endometriosis. JSLS, 2003, 7:15-18.

[7] Muzii L, Bianchi A, Croce C, et al. Laparoscopic excision of ovariancysts: Is the stripping technique a tissue-sparing procedure? Fertil Steril, 2002, 77:609-614.

[8] Pellicano M, Bramante S, Guida M. Ovarian endometrioma: postoperative adhesions following bipolar coagulation and suture. Fertil Steril, 2008, 89:796-799.

[9] Donnez J, Lousse JC, Jadoul P, et al. Laparoscopic management of endometriomas using a combined technique of excisional (cystectomy) and ablative surgery. Fertil Steril, 2010, 94:28-32.

[10] 张军, 周应芳. 深部浸润型子宫内膜异位症的临床及研究进展. 中国微创外科杂志, 2009,15(8):760-763.

[11] Martin D, Hubert G, Levy B. Depth of infiltration of endometriosis. Gynecol Surg,1989, 5:55-60.

[12] Chapron C, Chopin N, Borghese B, et al. Deeply infiltrating endometriosis: pathogenetic implications of the anatomical distribution. Hum Reprod, 2006, 21(7):1839-1845.

[13] 戴毅, 冷金花, 郎景和. 后盆腔深部浸润型子宫内膜异位症的临床病理特点及腹腔镜手术治疗效果. 中华妇产科杂志, 2010,45(2):93-98.

[14] 蔡柏岑, 彭超, 孙笑, 等. 腹腔镜治疗深部浸润型子宫内膜异位症临床疗效 61 例分析. 中国妇产科临床杂志, 2010, 11(4):274-277.

[15] Chopin N, Ballester M, Borghese B, et al. Relation between severity of dysmenorrhea and endometrioma. Acta Obstet Gynecol Scand,2006,85(11):1375-1380.

[16] Yohannes P. Ureteral endometriosis. J Urol, 2003, 170(1):20-25.

[17] Deffieux X, Raibaut P, Hubeaux K, et al. Voiding dysfunction after surgical resection of deeply infiltrating endometriosis: pathophysiology and management. Gynecol Obstet Fertil.2007, 35(1):8-13.

[18] Dubernard G, Rouzier R, David-Montefiore E, et al. Urinary complications after surgery for posterior deep infiltrating endometriosis are related to the extent of dissection and to uterosacral ligaments resection. J Minim Invasive Gynecol, 2008, 15(2):235-240.

[19] 马彩虹, 乔杰. 子宫内膜异位症与胚胎着床. 实用妇产科杂志, 2008, 24(10):581-582.

[20] Kennedy S, Bergqvist A, Chapron C, et al. ESHRE guideline for the diagnosis and treatment of endometriosis. Human Reproduction, 2005, 20:2698-2704.

[21] 盛燕霞, 马彩虹, 乔杰, 等. 不同控制促排卵方案对子宫腺肌病患者体外受精－胚胎移植结局的影响. 生殖与避孕, 2010, 30(6):368-375.

[22] Dominique Z, Borghese B, Chapron C. Endometriosis and infertility: pathophysiology and management, Lancet, 2010, 376:730-738.

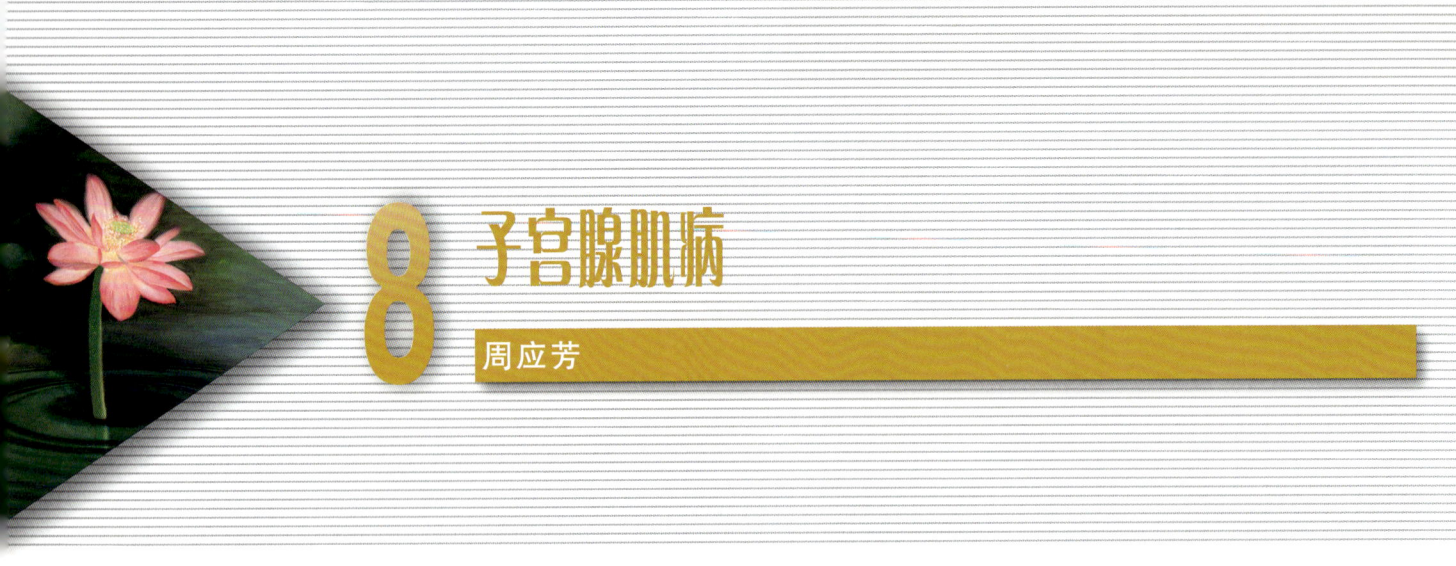

8 子宫腺肌病

周应芳

一、概述

子宫内膜侵入子宫肌层达一个高倍视野以上称为子宫腺肌病。以往认为它是内在性的子宫内膜异位症，现认为是一种独立的疾病。子宫腺肌病发病率较高，已成为妇科常见病，因而受到人们的重视。

根据症状和体征可做出子宫腺肌病的初步诊断，依靠辅助检查可进一步明确诊断。MRI 是国内外公认诊断子宫腺肌病最可靠的非创伤性方法，但因价格昂贵，仅在依靠其他非创伤性诊断方法仍不能诊断而影响手术治疗的决策时才使用[1]。超声检查是协助诊断子宫腺肌病最常用的方法，也是首选的方法，但是诊断的准确性与技术人员的培训和个人技术有很大的关系。超声引导下的穿刺活检对子宫腺肌病有确诊价值，阴道超声检查的敏感性及特异性分别为 82.7% 及 67.1%，而穿刺活检的敏感性及特异性分别为 44.8% 及 95.9%，两种方法的阳性预测率分别为 50% 及 81.2%，穿刺活检诊断子宫腺肌病特异性高，但敏感性还有待于提高[2]。

宫腔镜检查子宫腔增大，有时可见异常腺体开口，并可除外子宫内膜病变。腹腔镜检查见子宫均匀增大，前后径更明显，子宫较硬，外观灰白或暗紫色，有时浆膜面突出紫蓝色结节。有条件时可行多点粗针穿刺活检确诊。

子宫腺肌病患者血 CA125 水平明显升高，阳性率达 80%，而子宫肌瘤 CA125 阳性率仅为 20%。子宫腺肌病患者 CA125 水平和子宫大小呈正相关，子宫越大，CA125 水平越高[3]。

子宫腺肌病诊断的金标准仍然是病理学诊断。

子宫腺肌病的治疗应视患者症状、年龄及有无生育要求而定。对年龄较大且无生育要求者一般采用子宫切除术，可达到根除。子宫腺肌病病灶挖除术适用于年轻、要求保留生育功能的患者。子宫腺肌瘤一般能挖除干净，可以明显地改善症状、增加妊娠机会。对局限型子宫腺肌病可以切除大部分病灶，缓解症状。术前可使用 GnRH-a 治疗 3 个月，以缩小病灶，利于手术。近年来，有腹腔镜下子宫腺肌病病灶挖除术后妊娠子宫破裂的报道。因此，对年轻有生育要求者，为了保证子宫创面缝合后能良好愈合，我们只是在切开浅肌层时用单极电钩在病灶最突出处做横梭形切口，随后用钩剪将病灶大部分剪除。行病灶挖除术的同时还可以行子宫神经去除术（近年来倾向于行骶前神经切除术）或子宫动脉阻断术以增加疗效[4]。我们已经有 40 多例手术的经验，患者主要是已经生育过但要求保留子宫者，切除病灶称重在 15～120g 之间，术后痛经均缓解，随访 1 年痛经复发率为 10% 左右，但疼痛程度轻于手术前，远期效果仍在观察中。日本学者 Takeuchi 等[5] 报道腹腔镜下手术的经验，先在手术部位注射稀释的垂体后叶素盐水，然后在病灶处做横 H 形切口，可挖出大部分病灶，且不容易穿透到宫腔，最后将包绕病灶的肌层折叠缝合。最近，日本学者 Osada 等[6] 报道使用一种所谓三肌瓣（a triple-flap method）技术，彻底切除病灶后行子宫成形术，作者从 1998 年到 2008 年治疗 104 例严重子宫腺肌病，术后痛经和月经过多均好转，仅 4 例症状复发；26 例有生育要求者 16 例妊娠，14 例(53.8%) 足月分娩健康婴儿。新近有报道子宫腺肌病病灶挖除术后使用 GnRH-a 半年，随访 2 年，发现能降低患者疼痛复发率[7]。远期疗效尚需观察。

子宫腺肌病合并不孕者并非少见。子宫腺肌病导致不孕机制比较复杂[8]，临床医生对此类患者的处理有很大的难度。目前对这些患者尚缺乏明确、有效的处理方案，可个体化治疗。例如若患者同时还有子宫内膜异位症，可先按子宫内膜异位症治疗观察。对弥漫性子宫腺肌病可用 GnRH-a 治疗 3～6 个月，停药后有一定妊娠率。对局限性子宫腺肌病也可考虑手术挖除病灶（可能不彻底），术后也有一定的妊娠率。对药物和（或）手术治疗无效者或年龄较大者，应及时使用助孕技术如宫腔内人工授精及 IVF-ET 等促进妊娠。在 IVF-ET 前可使用 GnRH-a 做预处理。

二、腹腔镜子宫腺肌病病灶挖除术适应证

痛经、子宫增大，或伴有不孕，超声或其他影像学检查提示为局限型子宫腺肌病或腺肌瘤；药物治疗无效者。

三、手术禁忌证

弥漫型子宫腺肌病；局限型子宫腺肌病或腺肌瘤直径大于 7cm 者手术困难，建议使用开腹手术。

四、术前准备

术前清洗腹壁皮肤，备皮。肠道准备，灌肠。若考虑合并有深部浸润型子宫内膜异位症则按肠道手术准备肠道，术晨给予清洁洗肠。术前麻醉后插导尿管。

五、手术步骤

1. 麻醉及体位　全身麻醉，头低臀高膀胱截石位（Trendelenburg 位），插尿管并保留。
2. 放置举宫器　同一般腹腔镜手术。若考虑合并有深部浸润型子宫内膜异位症则使用硬性带弯度的举宫器向上向前举宫（同深部浸润型子宫内膜异位症腹腔镜手术）。
3. 腹腔镜检查和手术　分离子宫后方的粘连（若存在的话），充分暴露后盆腔手术野。可见子宫增大，病变部位突出、较硬，外观灰白或暗紫色，血管紊乱，有时浆膜面突出紫蓝色结节（图 8-1）。

在手术部位病灶内注射稀释的垂体后叶素盐水（12U 溶于 50ml 生理盐水中）可明显减少出血，降低手术难度（图 8-2）。在病灶最突出处外侧用单极电刀做梭形切口（图 8-3），注意保留周围正常组织，将病灶尽量切除干净，可用单极电刀，也可用钩剪，使用钩剪时病灶与正常组织界限容易辨认（图 8-4）。病灶切除之后子宫有明显的缺损（图 8-5），必须缝合。如果切口较深可以分深浅两层连续或者间断缝合切口（图 8-6）。也可使用剖宫产术中治疗产时出血缝合子宫用的大圆针进行全层缝合。术毕子宫创面使用防粘连药

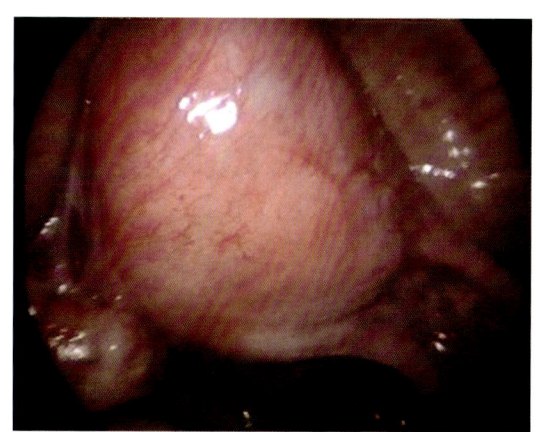

图 8-1　子宫后壁病灶突出、质硬

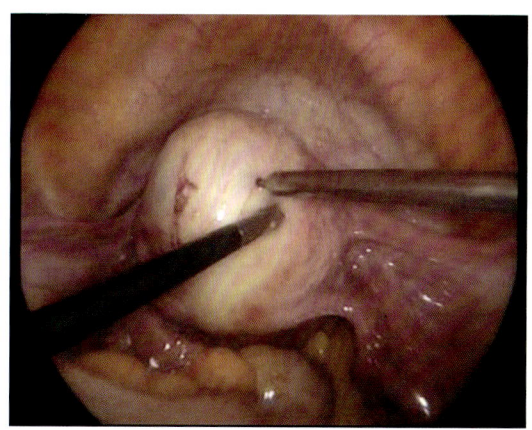

图 8-2　注射垂体后叶素后子宫壁明显缺血、发白

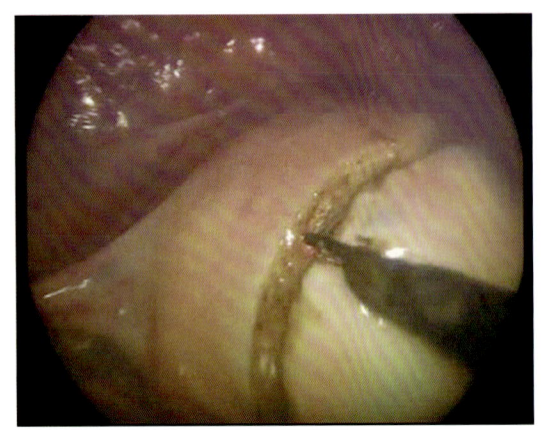

图 8-3　在病灶最突出外侧做梭形切口

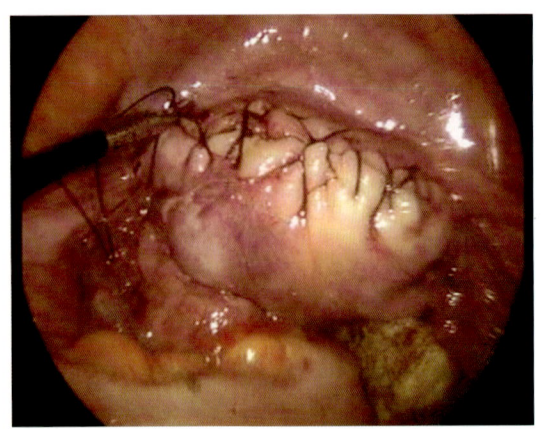

图 8-6　连续缝合肌壁

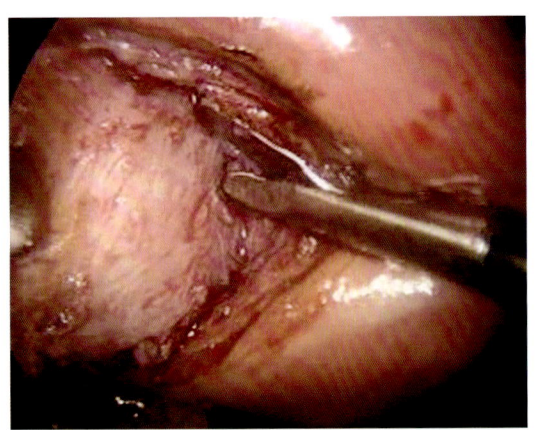

图 8-4　辨认病灶与正常组织界限

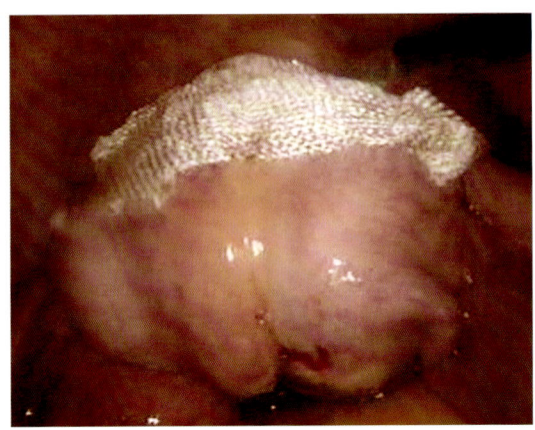

图 8-7　缝合创面覆盖止血纱布

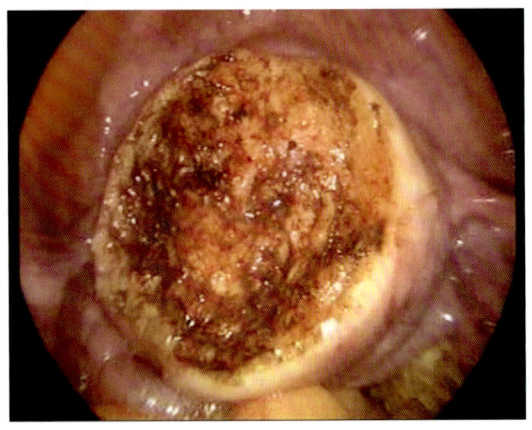

图 8-5　病灶切除术后子宫缺损

物，我们喜欢用可吸收止血纱布覆盖创面(图 8-7)。使用子宫粉碎器取出切下的子宫标本，称重后送病理检查。必要时后陷凹放置引流管引流。

六、术后处理

术后按照规范应用抗生素，保留导尿管 24 小时。视引流液多少一般术后第 3 天拔除腹腔引流管，第 4 天拆线出院。术后给予药物治疗半年，之后可试着怀孕。对年龄 35 岁以上或不孕患者积极助孕治疗。

七、并发症

合并子宫内膜异位症时可有子宫直肠陷凹封闭，为了更好地暴露病灶，时常需要开放子宫直肠陷凹，分离直肠和宫颈后方的致密粘连，可能误伤直肠。合并卵巢巧克力囊肿行手术治疗时会增加输尿管损伤的风险。手术结束时后陷凹放置引流可降低术后发热和肠梗阻的机会。

(周应芳)

参考文献

[1] 周应芳,白文佩.子宫腺肌病诊断及治疗研究进展.中华妇产科杂志,2006,41(2):142-144.

[2] Vercellini P, Cortesi I, De Giorgi O,et al. Transvaginal ultrasonography versus uterine needle biopsy in the diagnosis of diffuse adenomyosis. Hum Reprod, 1998,13(1O):2884-2887.

[3] 周应芳,吴北生,李辉,等.CA125测定对子宫肌腺病的诊断价值.中华妇产科杂志,1996,31(10):590-593.

[4] 杨秀丽,周应芳,廖秦平.腹腔镜下子宫腺肌病病灶部分挖除及宫骶韧带切断术治疗子宫腺肌病疼痛研究.中国妇幼保健杂志,2007,22(16):2382-2384.

[5] Takeuchi H, Kitade M, Kikuchi I, et al. Laparoscopic adenomyomectomy and hysteroplasty: a novel method. J Minim Invasive Gynecol, 2006,13(2):150-154.

[6] Osada H, Silber S, Kakinuma T,et al. Surgical procedure to conserve the uterus for future pregnancy in patients suffering from massive adenomyosis. Reprod Biomed Online, 2011, 22(1):94-99.

[7] Wang PH, Liu WM, Fuh JL,et al. Comparison of surgery alone and combined surgical-medical treatment in the management of symptomatic uterine adenomyoma. Fertil Steril, 2009, 92(3):876-885.

[8] Xiao Y, Sun X, Yang X, et al. Leukemia inhibitory factor is dysregulated in the endometrium and uterine flushing fluid of adenomyosis patients during implantation window, Fertil Steril, 2010, 94(1):85-89.

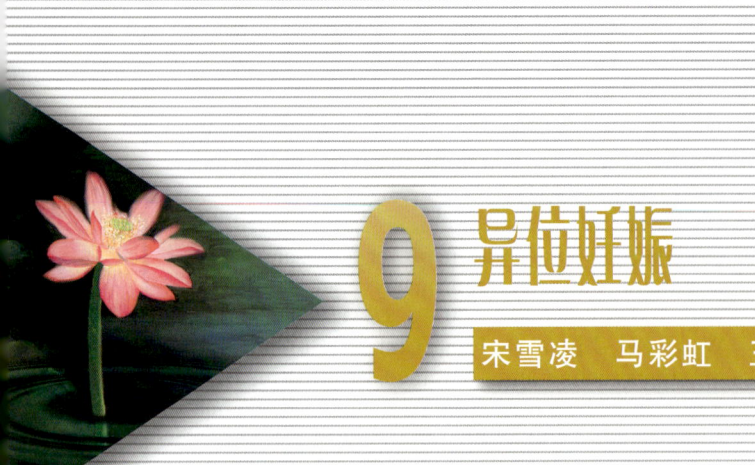

9 异位妊娠

宋雪凌　马彩虹　王丽娜

辅助生殖技术 (assisted reproductive technologies, ART) 给许多不孕家庭带来了福音，但随之异位妊娠 (ectopic pregnancy, EP) 的发生率也增加。1975 年首例体外受精—胚胎移植（in vitro fertilization-embryo transfer，IVF-ET）获得的妊娠即为异位妊娠。IVF-ET 周期 EP 发生率报道达 2%～11%，较自然周期高 2 倍以上[1]。值得庆幸的是，IVF-ET 术后的规律随访使得绝大部分 EP 患者得到了早期诊断，为之后的微创治疗创造了时机。

第 1 节　输卵管妊娠

有学者将 EP 的危险因素归纳为机械因素、输卵管功能异常、ART 及激素因素。输卵管因素所致的不孕症是 IVF-ET 最主要的适应证。输卵管慢性炎症、输卵管内膜异位症、输卵管结核、盆腔炎症所致的输卵管管壁周围粘连等因素在引起不孕的同时也增加了辅助生殖技术中的 EP 风险。文献报道在 IVF-ET 术所致的 EP 中，输卵管因素占 90% 以上[2]，其次为子宫内膜异位症及宫腔病变。输卵管妊娠包括间质部妊娠、峡部妊娠、壶腹部妊娠、伞端妊娠，其中壶腹部妊娠最为常见（图 9-1～6）。

一、输卵管妊娠的保守治疗

（一）期待治疗

1955 年 Lund 提出异位妊娠的期待治疗，成功率为 57%。Alleyassin 等学者的统计分析显示当血 β-hCG < 1000 U/L 时，β-hCG 滴度 48 小时下降 > 15%、附件包块直径 < 3cm 者，成功率达 70%[3]。故目前期待治疗的指征为[4]：① 临床诊断妊娠，但超声波检查未发现确切妊娠部位。② β-hCG < 1000 IU/L。③ 宫内、宫外同时妊娠者，且异位妊娠未探及胎心搏动。

期待治疗可以预防 EP 的过度治疗，但需强调的是，很低的血 β-hCG 值也可以发生输卵管的破裂出血，所以期待治疗的患者应严密随访。

（二）药物治疗

药物保守治疗因其给药方便、费用低、不手术等优点而在输卵管妊娠保守治疗中占有一席之地。对于一些患有结核性腹膜炎、盆腔结核、既往多次开腹手术史、肠道手术史的特殊患者，手术风险极大时，在充分评估风险的情况下，酌情选择药物保守治疗。输卵管妊娠药物治疗适应证为[5]：① 输卵管妊娠直径 < 3cm。② 无明显腹腔内出血。③ 异位妊娠未探及胎心搏动。

有学者报道，对于血流动力学稳定、无腹痛、不愿手术治疗及有条件随诊者均可尝试行药物保守治疗[6]。药物治疗主要包括甲氨蝶呤（MTX）、米非司酮、中药成方单独或联合治疗，药物治疗成功率约为 60%～90%[6,7]。药物保守治疗过程中可能出现的情况包括[8]：① 药物治疗失败，即包块破裂导致腹腔内出血。② 血 β-hCG 下降缓慢，可能需重复用药。③ 暂时性

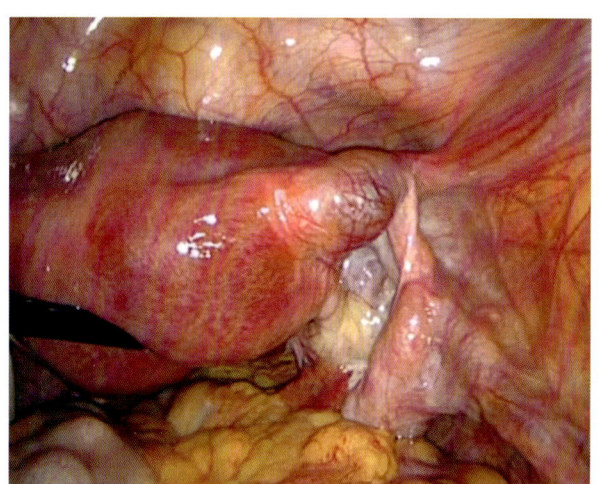

图 9-1　输卵管右侧峡部妊娠

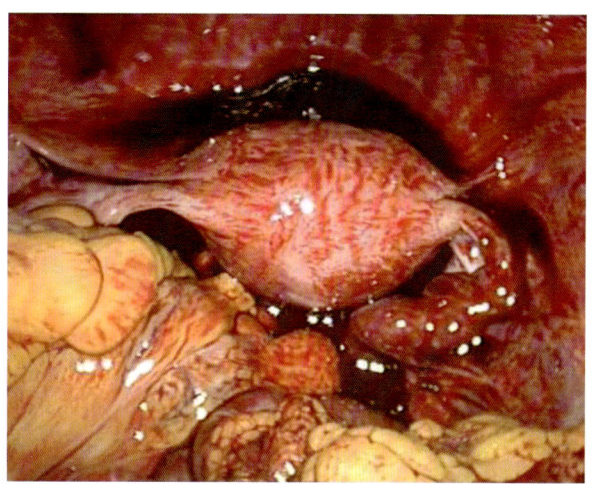

图 9-4　输卵管壶腹部妊娠，流产型

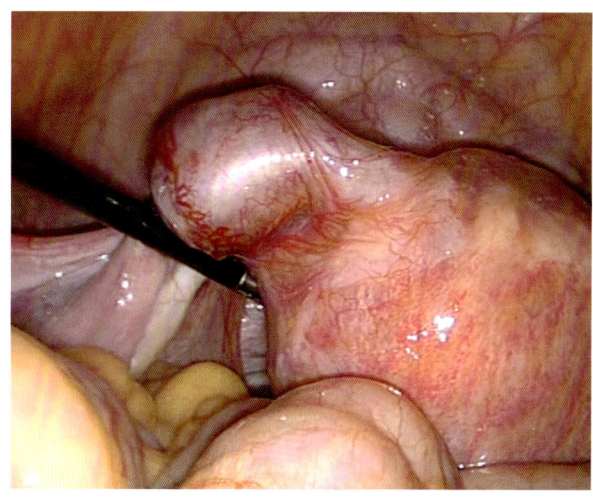

图 9-2　输卵管左侧峡部妊娠

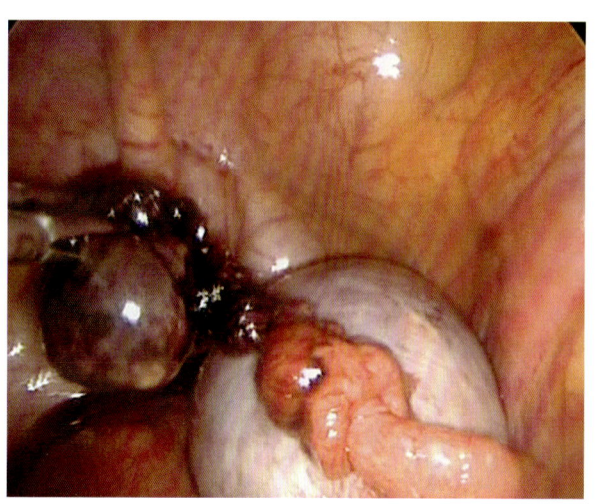

图 9-5　输卵管伞端妊娠，流产型

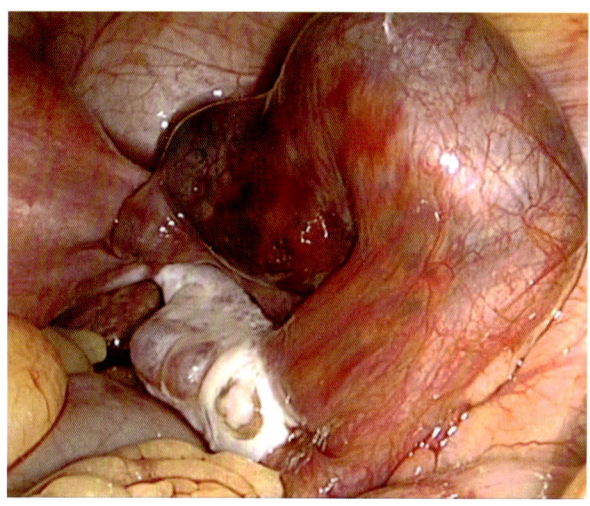

图 9-3　输卵管壶腹部妊娠

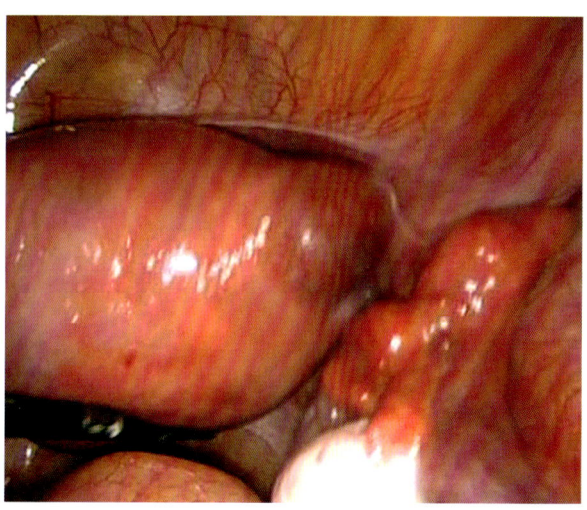

图 9-6　输卵管间质部妊娠

的血 β-hCG 值反弹。④ 一过性腹痛，称为"剥离痛"，可能与胚胎死亡剥离有关，并不是保守治疗失败的表现，应注意与附件包块破裂鉴别。⑤ 严重的药物副反应，如 MTX 性肺炎。

异位妊娠的药物治疗仍处于临床探索阶段，MTX 的细胞毒性作用对生殖细胞的远期影响尚不明确，且药物保守治疗所需时间长，会后延妊娠时间。由于绝大部分 EP 患者随后还将继续选择 IVF-ET 术助孕，她们的愿望是尽快明确诊断，去除病灶，为下次移植做好准备。所以对于不孕症患者，腹腔镜探查术是最好的选择。在明确诊断的同时可以全面探查盆腔，判断对侧输卵管功能状态，清理盆腔积血，降低感染风险。

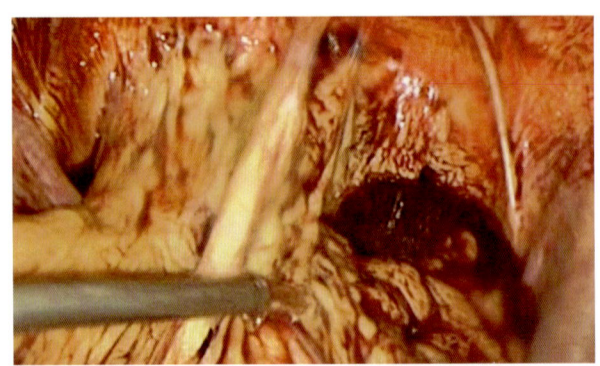

图 9-7　探查盆腔，大网膜与膀胱后壁广泛粘连

二、输卵管妊娠的腹腔镜检查和手术

（一）异位妊娠腹腔镜检查的适应证

1. 临床怀疑异位妊娠者均可行腹腔镜检查明确或排除诊断。

2. 经临床查体及血、尿 hCG 检查以及 B 超等检查诊断异位妊娠可能性大。

3. 附件区包块内可见妊娠囊或胎心搏动。

4. 保守治疗失败。

5. 突发的妊娠期急性腹痛伴血流动力学变化。

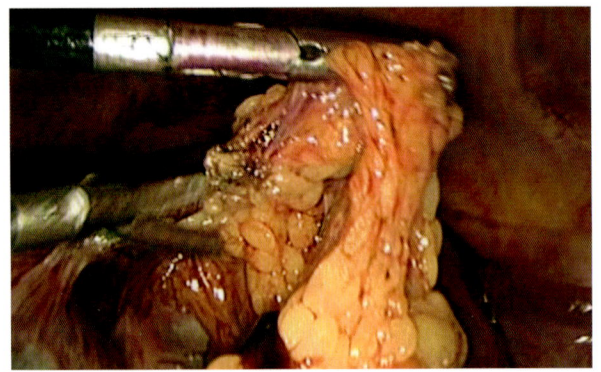

图 9-8　松解盆腔粘连，见粘连组织下方异位妊娠包块

既往对于失血性休克患者主张尽快开腹手术，我们的经验是积极抗休克治疗同时，腹腔镜手术可以更快地进入腹腔进行探查，10mm 的吸引器可快速抽吸腹腔内的血液并进行自体血回输，发现出血灶后迅速钳夹及电凝止血。当然，这需要快速的团队合作和娴熟的手术操作技巧。

（二）腹腔镜下输卵管切除术适应证

1. 输卵管妊娠。

2. 既往存在妊娠侧输卵管积水、输卵管结核、子宫内膜异位症等输卵管病变者。

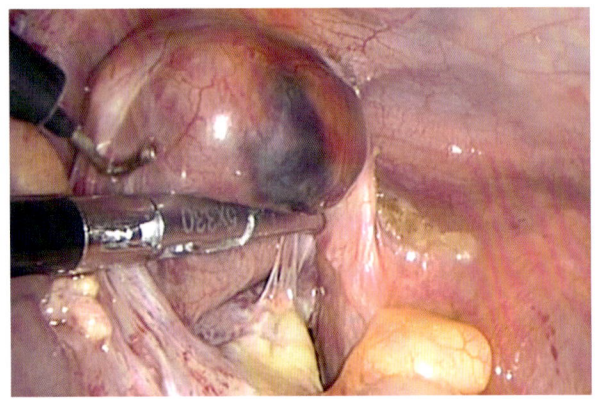

图 9-9a　分解输卵管周围粘连

（三）手术方法及注意事项

1. 全面探查盆腔。异位妊娠患者多合并盆腔炎症及盆腔脏器粘连，手术时务必松解子宫及输卵管、卵巢周围粘连，排除多部位妊娠（图 9-7、8）。

2. 分解输卵管周围粘连，游离输卵管，将输卵管及卵巢之间的系膜完全展开（图 9-9）。

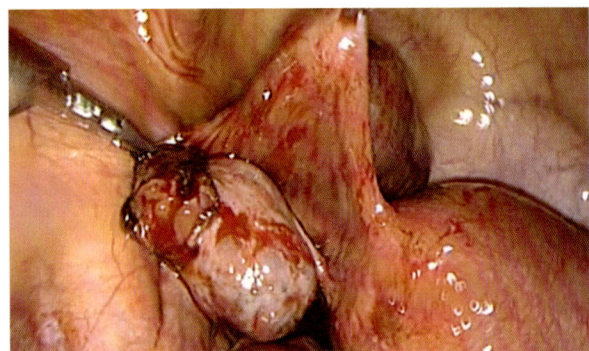

图 9-9b　松解粘连后将输卵管及卵巢之间的系膜完全展开

3. 对完全游离出的输卵管可自伞端至峡部凝切输卵管系膜。伞端有卵巢动脉伞支，异位妊娠时输卵管充血水肿，可用双极钳电凝伞端系膜再剪断，可减少出血（图 9-10～12）。

4. 对于卵巢功能好的年轻患者，可贴近管腔直接切除患侧输卵管。自伞端凝切输卵管系膜，至壶腹部时即可分离出阔韧带前后叶间的间隙，暴露出输卵管管腔，紧贴管腔凝切两侧系膜，将输卵管牵拉出张力，单极电钩慢速推进凝切，功率 30～40W 均可（图 9-13～15）。

5. 至宫角处横断输卵管峡部，电凝间质部断端，封闭间质部管腔开口（图 9-16、17）。

6. 对于卵巢功能减退的患者，切除输卵管时要注意保护卵巢功能。子宫动脉的输卵管支及峡支供应输卵管内侧 2/3 的区域，外侧由卵巢动脉伞支供应，二者之间相互吻合形成与输卵管走形一致的血管弓，并发出 20～30 支小分支分布于管壁[9]（图 9-18）。切除输卵管时势必会切断这些小分支，但为将卵巢血供的影响降至最低，在做切除术时务必减少损伤弓状血管网。当输卵管、卵巢之间粘连严重，为减免损伤，或卵巢功能减退时可采用抽芯法切除输卵管（图 9-19～21）。单极电钩自峡部切开输卵管浆膜，暴露出输卵管管芯，牵拉管芯，逐渐向伞端游离管芯，小心切断供应管芯的小分支。至妊娠包块时出血会增多，可将妊娠组织清理至标本袋中，再凝切系膜止血。为减少出血，可于输卵管系膜内注含去甲肾上腺素或垂体后叶素的生理盐水。抽芯法切除

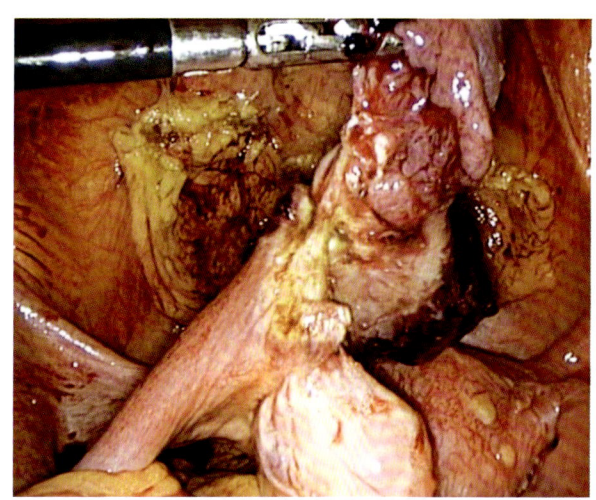

图 9-11　电凝至干燥的系膜

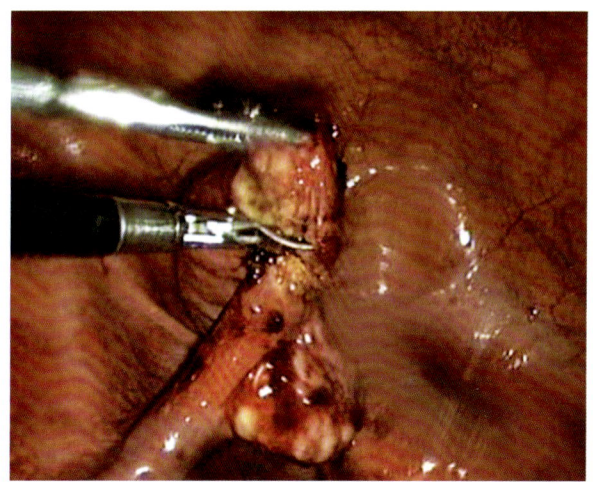

图 9-12　剪断系膜

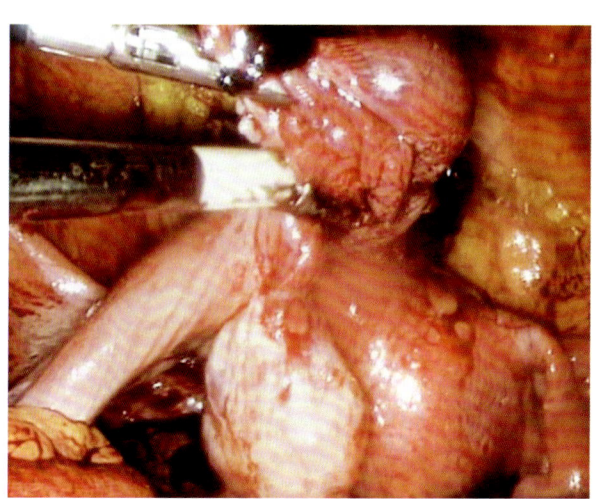

图 9-10　双极钳电凝输卵管伞端系膜

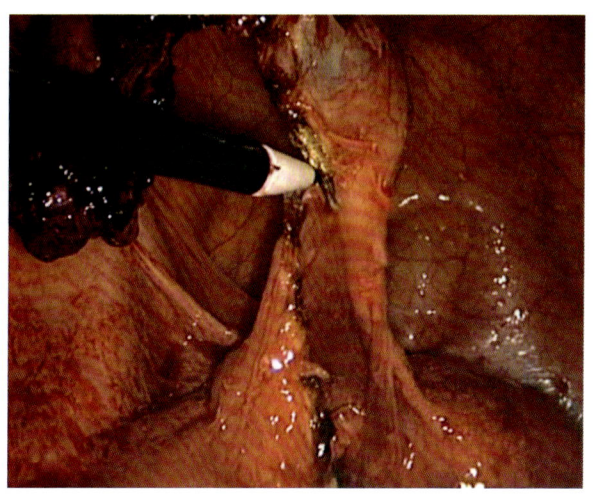

图 9-13a　单极电钩电凝妊娠包块下方系膜

第2篇 腹腔镜技术篇

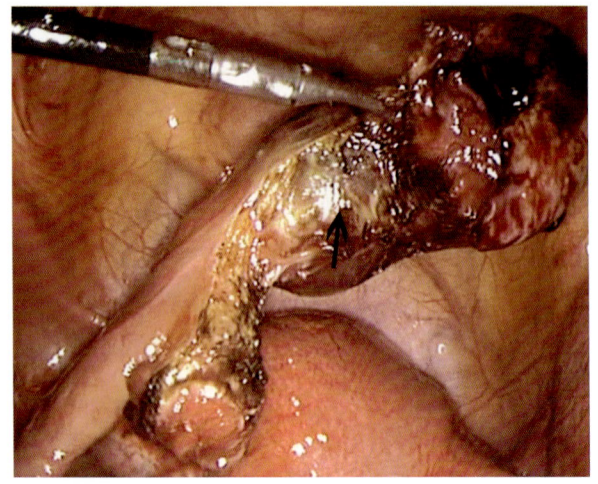

图 9-13b　完整切除妊娠包块（箭头），避免破裂

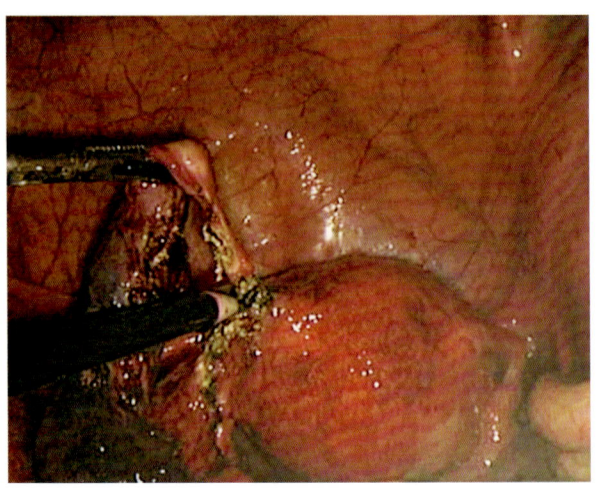

图 9-16　电凝峡部，切断输卵管

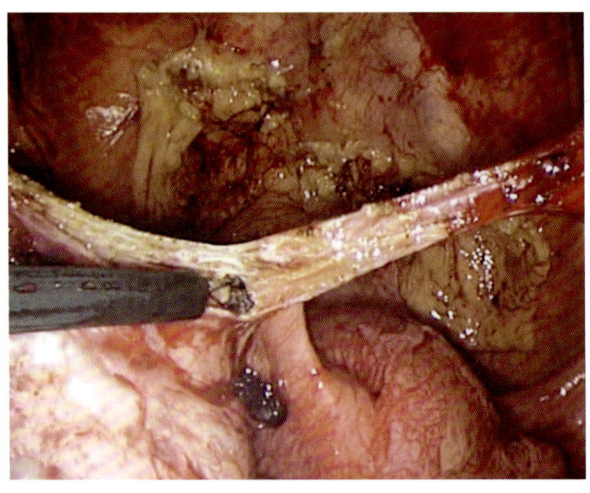

图 9-14　单极电钩慢速推进凝切输卵管管腔两侧系膜

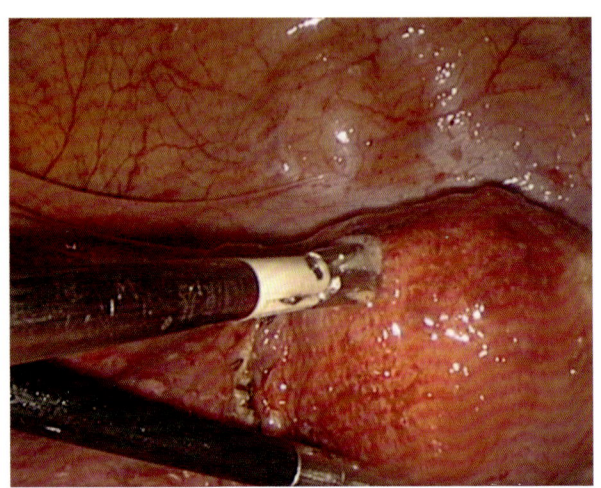

图 9-17　双极钳电凝间质部断端

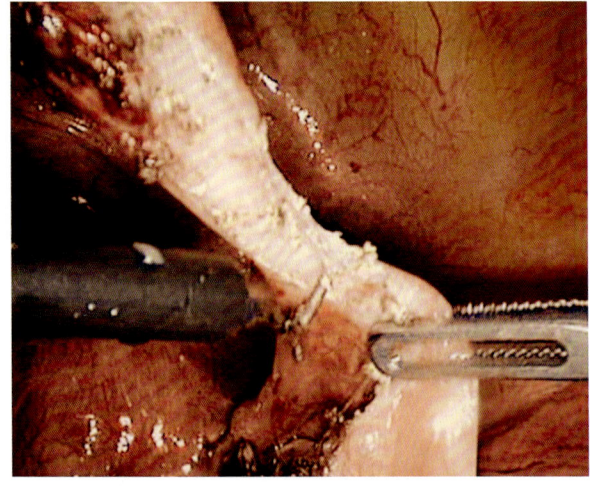

图 9-15　贴近输卵管管腔凝切系膜

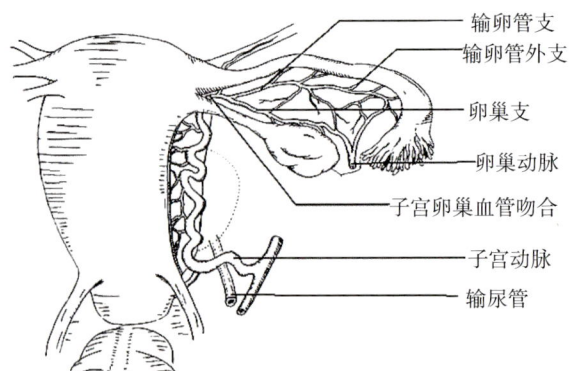

图 9-18　输卵管、卵巢血液供应示意图

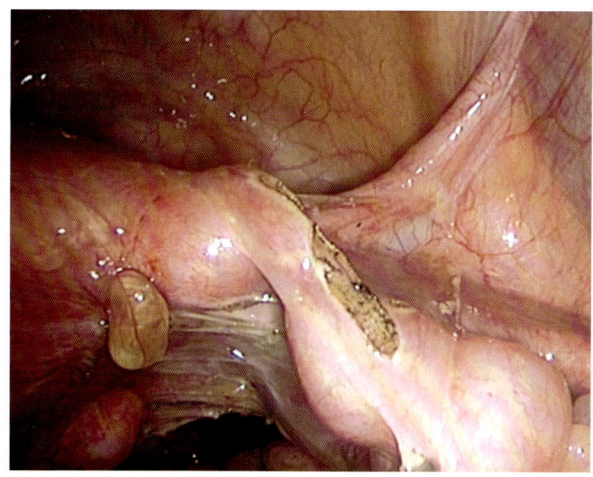

图 9-19　电凝切开输卵管浆膜，暴露输卵管管芯

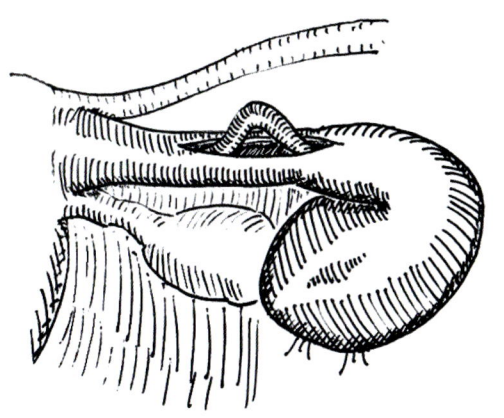

图 9-21a　打开浆膜层，剥离出管芯

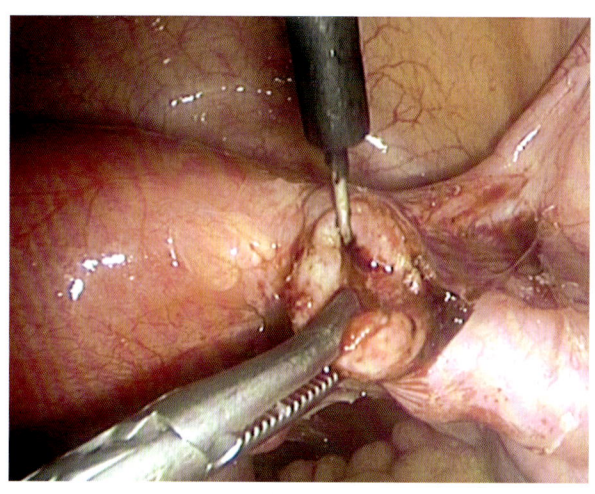

图 9-20　向两端游离管芯

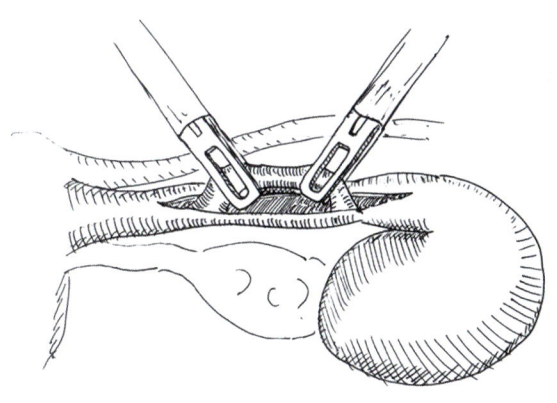

图 9-21b　牵拉管芯，向两端游离

输卵管对输卵管、卵巢血管网影响小，可有效保护卵巢储备功能（图 9-22～24）。

7. 输卵管、卵巢粘连严重时，将输卵管伞端完全剥离下来可能损失部分卵巢皮质。对卵巢储备功能降低的患者，可自峡部起沿输卵管凝切输卵管系膜，完整切除妊娠包块。至伞端时，于粘连组织上方电凝切断输卵管。与卵巢的粘连可不必全部松解，残留在卵巢表面上的输卵管伞端组织可以双极钳或单极电器械电凝，破坏可能残留的滋养细胞及输卵管组织（图 9-25～30）。

8. 术中探查对侧输卵管，若功能状态评分达Ⅰ～Ⅱ级（表 9-1），可予以保留，同时做粘连松解术，术后仍有自然妊娠机会。但若患者恐惧再次异位妊娠，也可同时行对侧输卵管切除或峡部灼断术。电凝峡部长度应超过 2cm，可以剪断 1cm 管腔，防止管腔融合再通（图 9-31）。文献报道双侧输卵管切除术后异位妊娠发生率可降低至 1%[7]。但若对侧输卵管存在管壁周围粘连、积水等情况，功能状态评分在Ⅲ级以上，建议同时切除。若同时存在卵巢功能减退，可行峡部灼断及伞端成形术（图 9-32）。

9. 将输卵管置于标本袋中。若妊娠包块较大，可在标本袋中剪成小块状，经 10mm 的 Trocar 穿刺口取出标本带。可在腹腔镜监视下进行，标本袋取出后应仔细检查有无破损，Trocar 下方有无遗漏的组织标本，防止医源性腹腔妊娠（图 9-33～35）。标本取出后需检查输卵管内有无妊娠组织，血 hCG 数值较高时往往可以看到

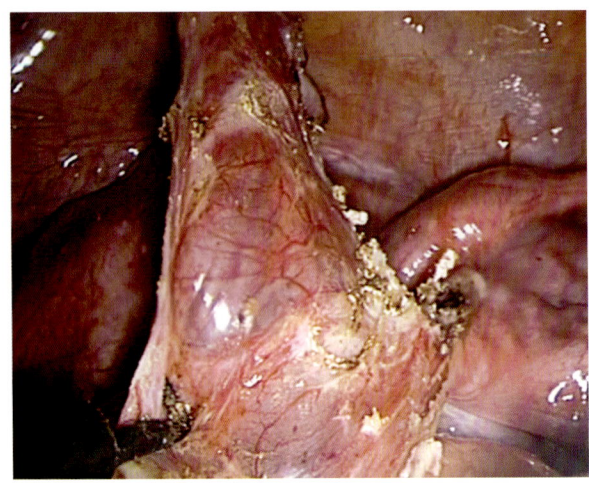

图 9-22　管芯抽出后保留完整的输卵管浆膜

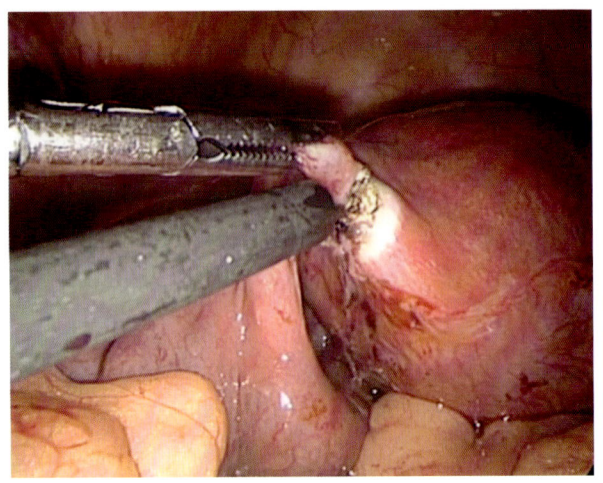

图 9-25　于峡部横断管腔

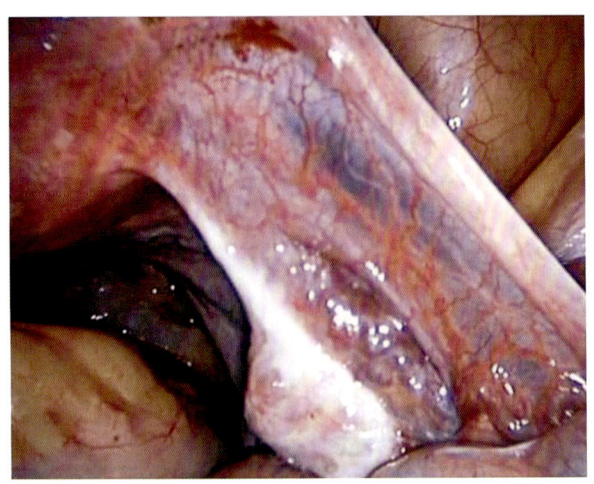

图 9-23　输卵管切除术前充盈的血管网

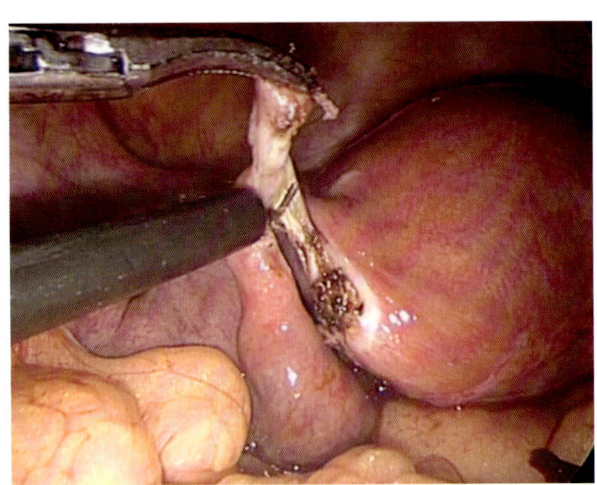

图 9-26　贴近管腔凝切管腔两侧系膜

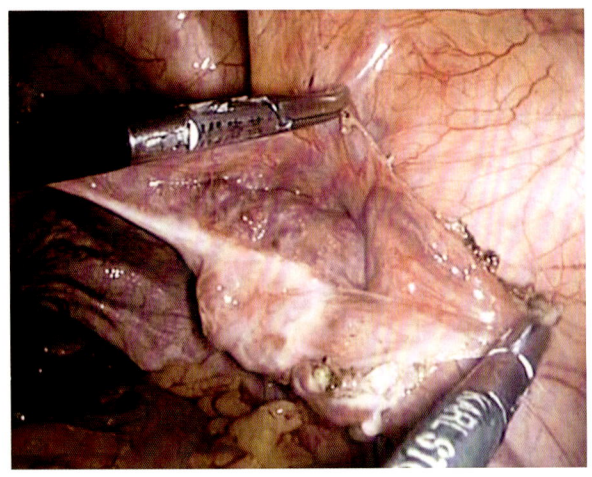

图 9-24　输卵管抽芯切除术后依旧充盈的血管网

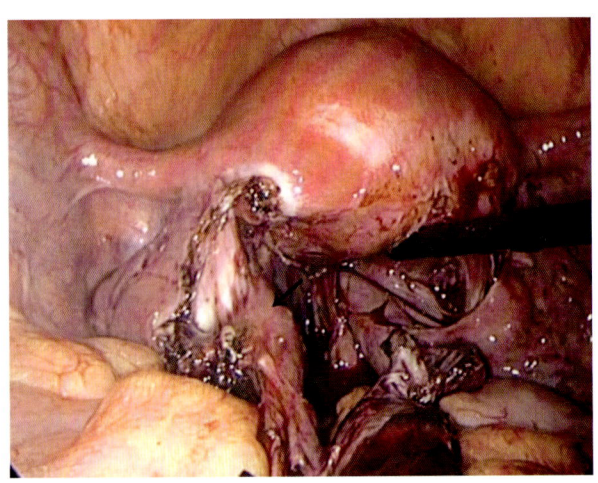

图 9-27　输卵管伞端与卵巢的融合性粘连带（箭头）

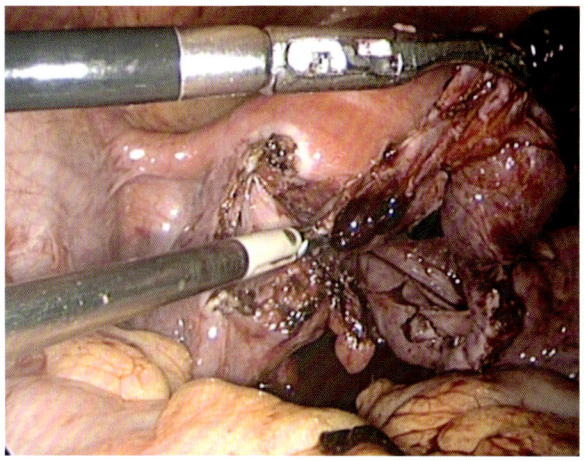

图 9-28　于粘连组织上方电凝输卵管

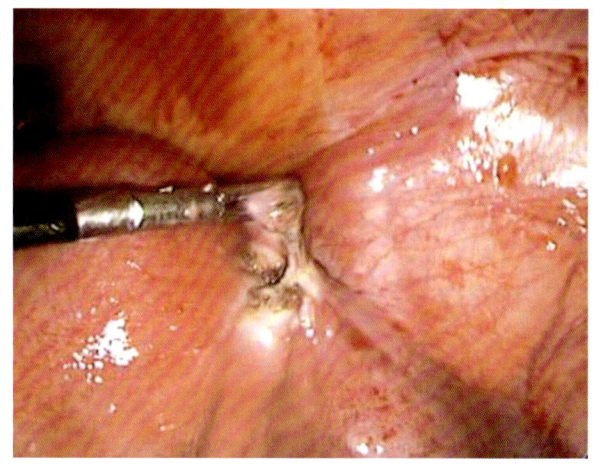

图 9-31　凝切对侧输卵管峡部长 1cm 管腔

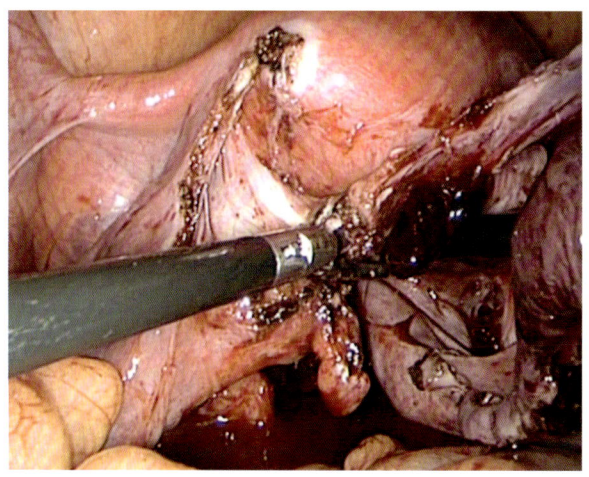

图 9-29　切断输卵管

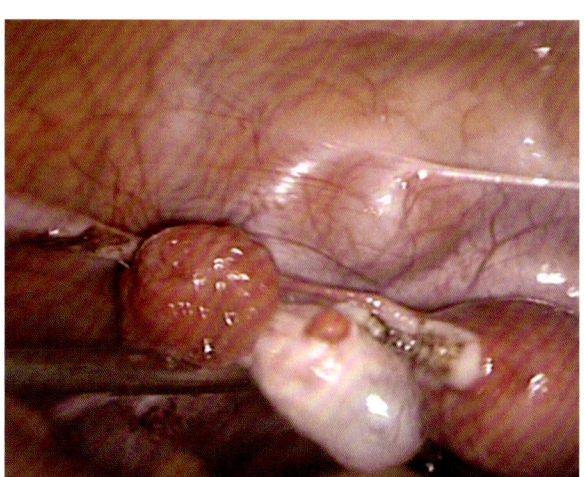

图 9-32　输卵管峡部灼断同时伞端造口成形

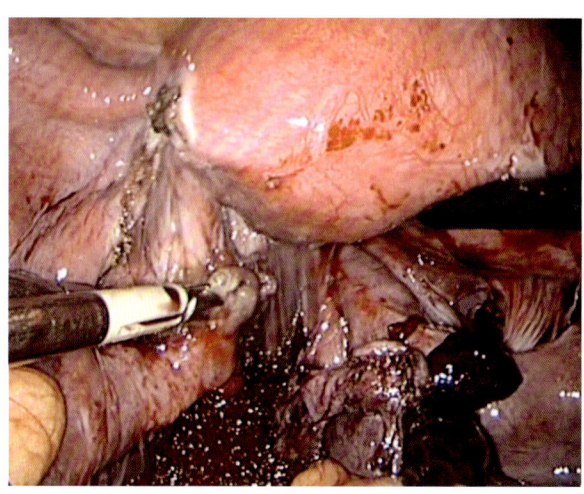

图 9-30　电凝残留的输卵管伞端组织

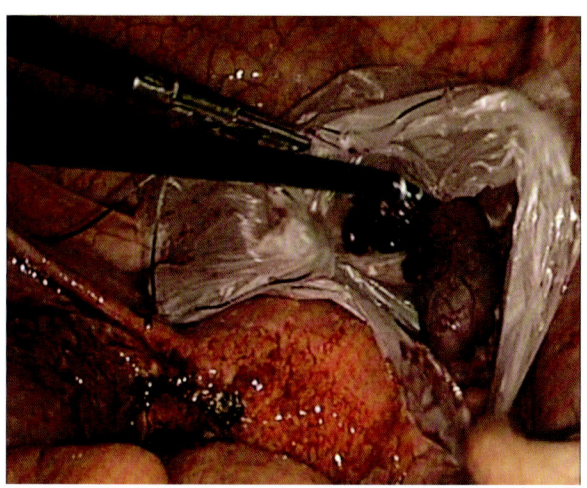

图 9-33　将输卵管置于标本袋中

表9-1 妇科疾病诊断标准：外周输卵管闭塞分级方法

输卵管状态	Ⅰ级	Ⅱ级	Ⅲ级	Ⅳ级
积水直径mm	<15	15~30	>30	>30
伞端皱襞	伞外翻	部分保留	伞包埋，分离后伞端皱襞缺失<1/2	无伞或伞包埋，分离后伞端皱襞缺失>1/2或缺失
周围粘连	无粘连	粘连，不固定	部分固定	固定
肌层纤维化	无	轻度	重度	明显

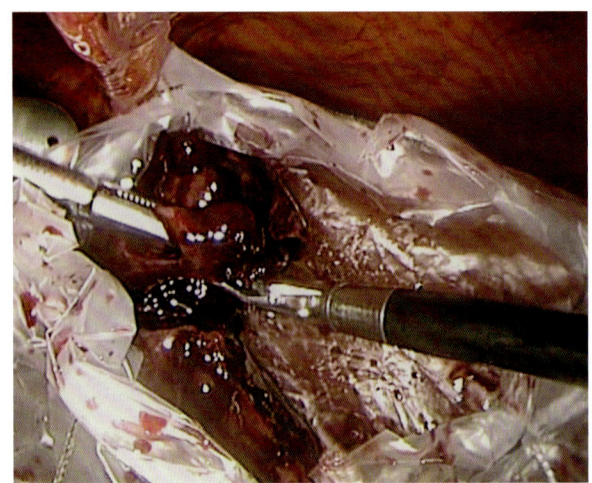

图 9-34　于标本袋中剪碎包块

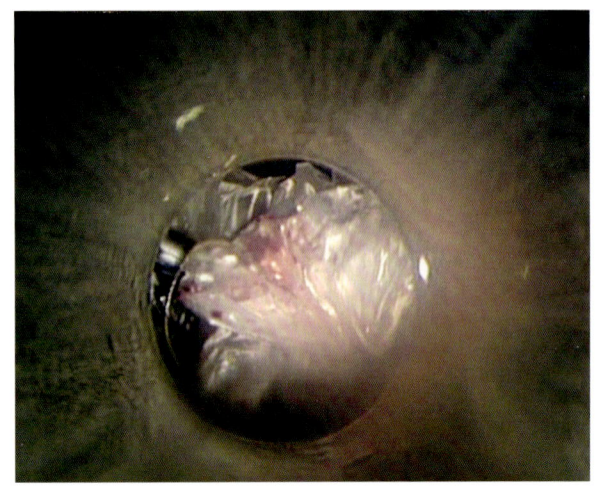

图 9-35b　经脐部 10mm 的 Trocar 穿刺口取出

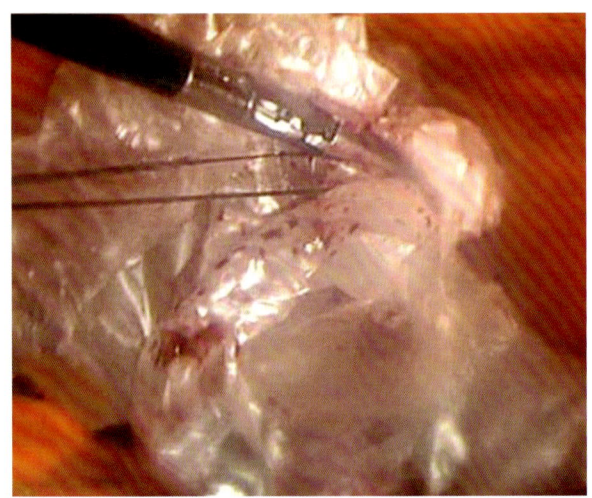

图 9-35a　收紧标本袋封口

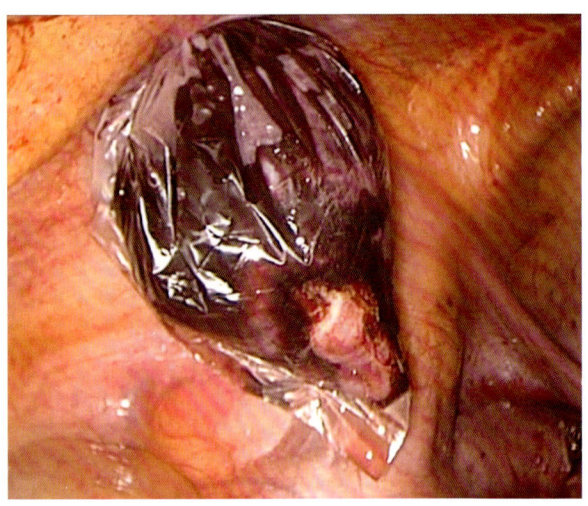

图 9-35c　腹腔镜监视下取出标本

新鲜绒毛组织（图 9-36）。若见不到典型的妊娠组织，需进一步检查盆腔，以发现其他部位有无妊娠病灶。行促排卵及辅助生殖技术后的患者，一定要警惕多部位妊娠的可能性。

（四）保留生育功能的输卵管妊娠手术

具体手术操作方法在第五章输卵管疾病中已详细介绍。建议此术式仅适用于强烈要求保留输卵管且输卵管破坏不严重的壶腹部及峡部妊娠患者。输卵管开窗术可以避免对输卵管、卵巢血管网的破坏，但需谨慎选择病例，并要求术者有较高的手术操作技巧。否则术后管腔闭锁无功能，容易再次发生异位妊娠，或粘连形成积水，影响辅助生殖技术的成功率（图 9-37、38）。

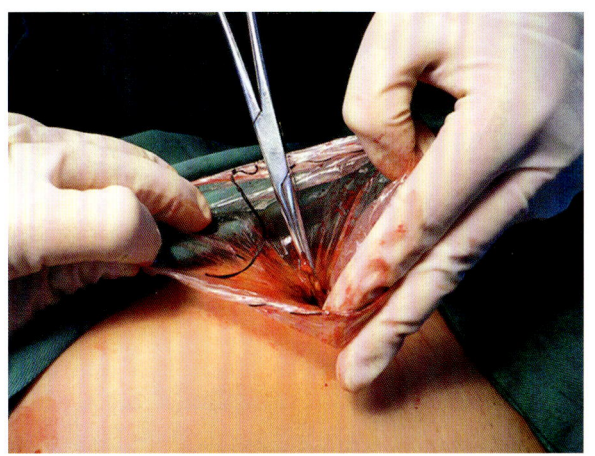

图 9-36a　将标本袋牵拉出腹壁切口，钳夹出标本

三、双侧输卵管同时妊娠

自然状态下，双侧输卵管同时妊娠确属少见，在异位妊娠中占 1/725 ~ 1/1580[10]。IVF-ET 术后双侧输卵管同时妊娠较自然妊娠发生率增加，目前国内外文献多为个案报道，其中 Marcus 和 Brinsden 总结 135 例 IVF-ET 术后发生异位妊娠的患者，其中有 6 例为双侧输卵管同时妊娠[11]。Pan 和 Klipstein 总结其发生的原因，除了众所周知的盆腔病变、胚胎质量及激素水平等，推测胚胎移植置管技术中的"喷洒和漂移"效应与双侧输卵管同时妊娠的发生相关[12,13]。

IVF-ET 术后双侧输卵管妊娠多为同时妊娠，移植后 B 超监测时双侧附件区都需仔细检查（图 9-39），临床治疗建议手术探查并行双侧输卵管切除。

有少部分患者因胚胎发育不同步，并不能在最初的 B 超监测同时发现双附件区包块。多胚胎移植并发现一侧附件区包块的患者，若采取保守或期待治疗，在之后的动态监测血 hCG 数值变化及定期 B 超复查过程中可以发现新形成的对侧附件区包块。相对易出现漏诊的是行手术探查的患者，切除发生异位妊娠的输卵管后，若没有按时复查血 hCG 值，很可能忽略对侧输卵管的病灶，往往发生破裂出血后才确诊。所以，行腹腔镜探查术时，要仔细检查对侧输卵管的颜色、粗细、伞端有无出血等异位妊娠的表现。若可疑存

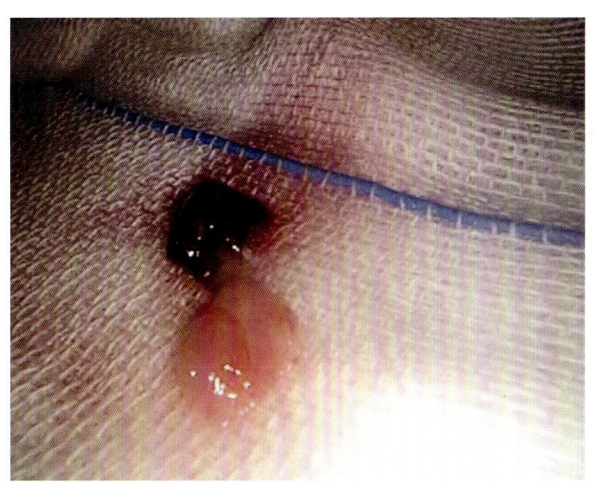

图 9-36b　新鲜绒毛组织

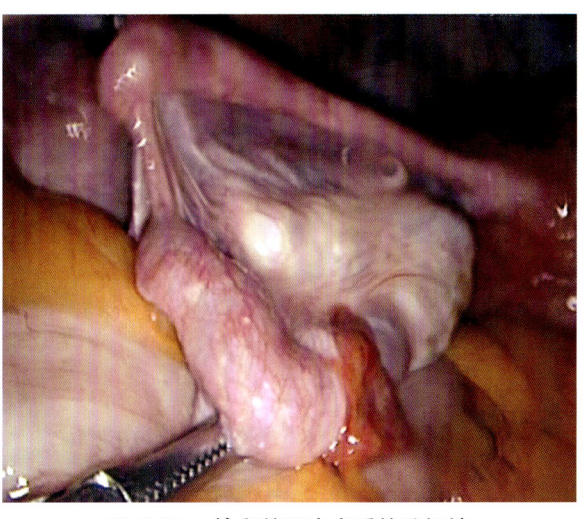

图 9-37　输卵管开窗术后管腔闭锁

在病变，与患者、家属充分知情沟通后，建议同时切除。同样，术后随访血 hCG 数值上升的患者，更要警惕此类情况。图 9-40 为一侧输卵管切除术后 1 周，患者血 hCG 数值上升，二次手术探查，发现对侧输卵管峡部妊娠。

四、输卵管间质部妊娠

自然情况下，输卵管间质部妊娠较少见，发生率为 1/2500～1/5000，占所有输卵管妊娠的 2%～4%[14]。IVF-ET 术后的输卵管间质部妊娠发生率略高于普通人群，确切原因不清，可能与输卵管病变、子宫内膜病变及多胚胎移植相

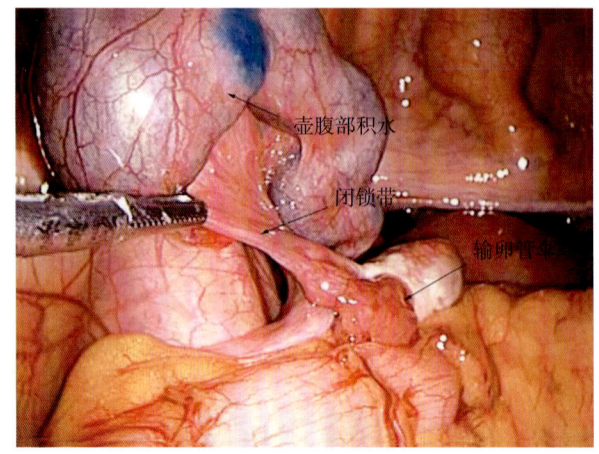

图 9-38　输卵管开窗术后管腔积水

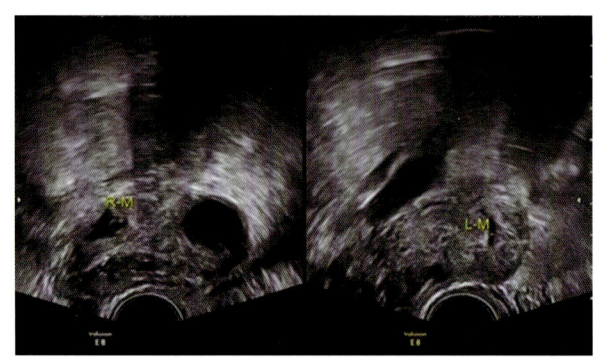

图 9-39a　B 超下见双侧输卵管同时妊娠
RM：右附件包块；LM：左附件包块

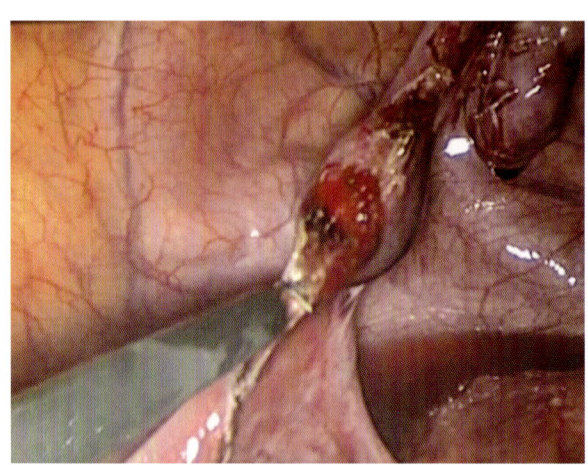

图 9-40a　IVF-ET 术后发现左输卵管壶腹部妊娠

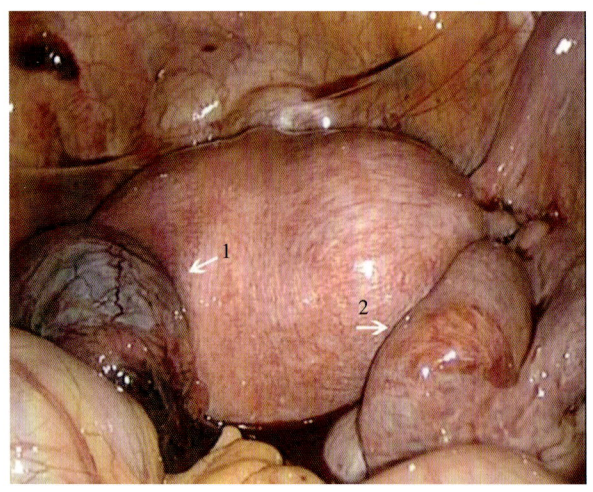

图 9-39b　腹腔镜下见双侧输卵管同时妊娠
1：左输卵管壶腹部妊娠，流产型；2：右输卵管妊娠，活胎

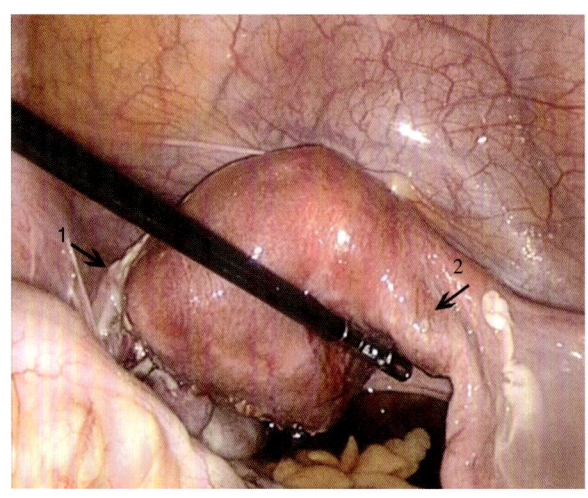

图 9-40b　术后 1 周发现右输卵管峡部妊娠
1：左输卵管系膜断端；2：右侧输卵管峡部妊娠

关[15]。输卵管间质部由于周围肌层相对较厚，血管丰富，发生破裂出血的时间较晚，多可维持至妊娠4个月，一旦发生破裂出血，犹如子宫破裂，后果严重（图9-41）。IVF-ET术后，由于有规律的血hCG监测及B超检查，间质部妊娠往往发现早，治疗及时，出现严重腹腔内出血者少（图9-42～44）。正是因为肌层相对较厚，在治疗上也可以有多种选择。

（一）腹腔镜下间质部妊娠病灶切除术

1. 腹腔镜下间质部妊娠病灶切除术适应证
（1）间质部妊娠伴腹腔内出血。
（2）间质部妊娠病灶肌层薄弱，包块外凸明显。
（3）间质部活胎妊娠。
（4）要求手术治疗。

2. 输卵管间质部胚胎着床部位血供丰富，所以手术成功的关键是减少出血和保护子宫肌壁。手术中减少出血的方法及注意事项有：

（1）于间质部肌层内注射稀释的去甲肾上腺素或垂体后叶素，冲洗病灶剥离面的生理盐水内也可加入缩血管药物。Hwa等报道于间质部病灶内注射2%高度稀释的垂体后叶素（20U稀释于1000ml生理盐水）100～150ml，手术切除妊娠病灶平均出血24ml[15]。Choi等扎暂时性的止血带，包块内注射稀释的垂体后叶素，剖开包块表面的浆肌层，清除异位妊娠病灶，缝合止血后再取下止血带，平均手术出血量50±22 ml[16]。

（2）也可在间质部妊娠病灶切开前进行圈套线套扎止血。但圈套线有滑脱可能，为防止滑脱，可先用单极电钩于包块周围电凝出沟槽，再行套扎。套扎法适用于腹腔镜手术初学者，手术步骤相对简单。但套扎时要求残端留出足够长度，且一定程度上影响宫腔形态。手术技巧熟练者可在妊娠包块周围浆肌层做荷包缝合，切开浆肌层清除妊娠组织后迅速收紧缝线止血，再于创面做"8"字缝合，对宫角形态破坏小（图9-45～48）。

（3）切口选择不宜过大过宽，边切边凝，要完全清除妊娠病灶。囊腔内壁电凝止血需适度，过分电凝可导致宫角肌层萎缩，宫腔变形。最好的止血方法是以双极钳电凝剥离面主要出血点后

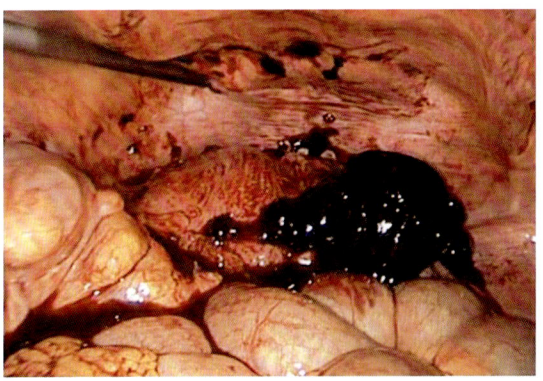

图9-41a　间质部妊娠破裂型

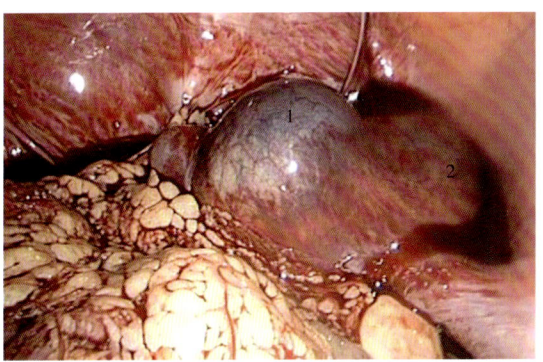

图9-41b　间质部双胎妊娠破裂型

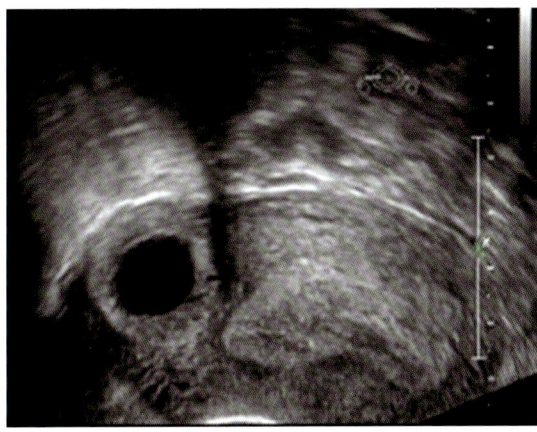

图9-42a　B超监测时发现的输卵管间质部妊娠

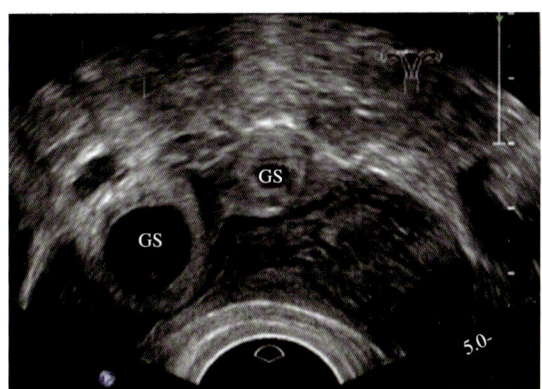

图9-42b　B超监测时发现的输卵管间质部双胎妊娠

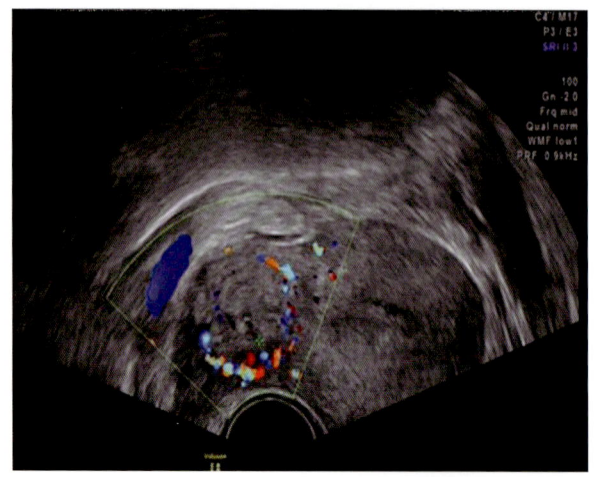

图 9-43　妊娠病灶周围的环状血流

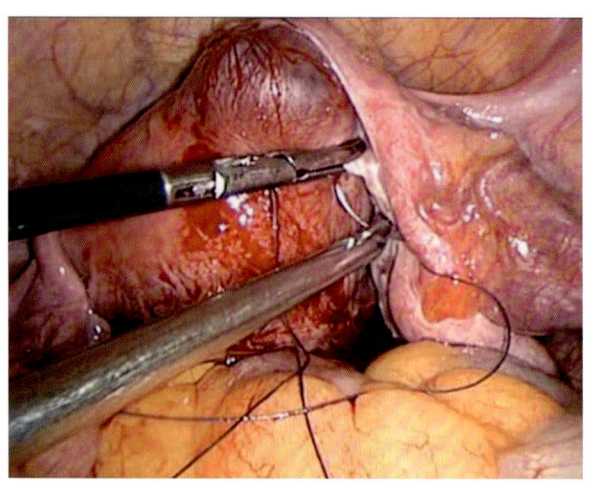

图 9-46　围绕妊娠病灶做荷包缝合

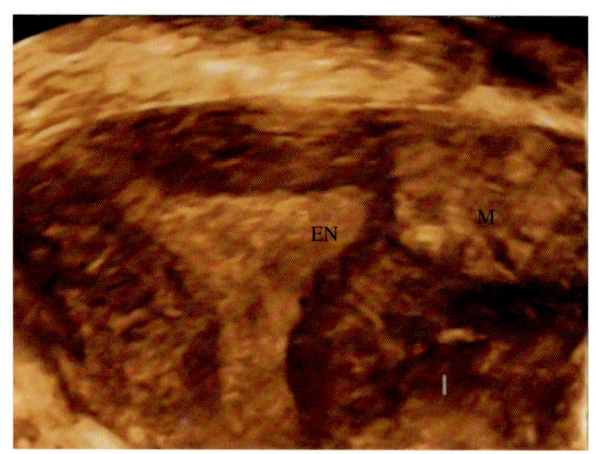

图 9-44　3D B超显示的间质部妊娠

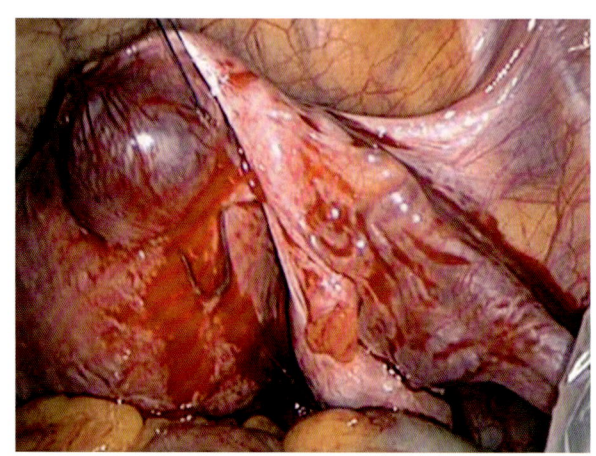

图 9-47　收紧荷包缝线

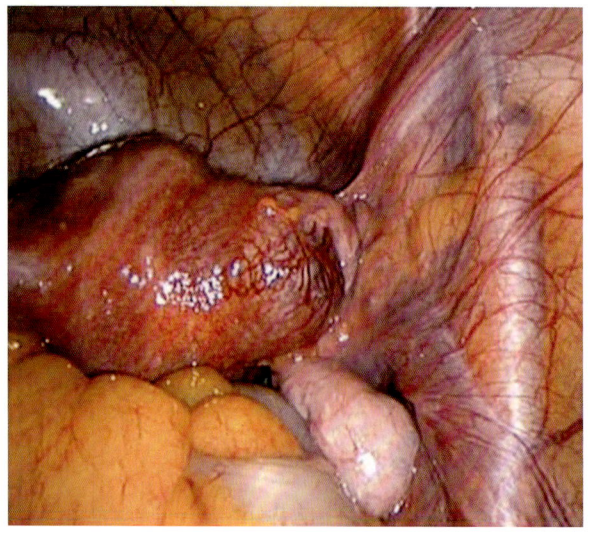

图 9-45　右侧输卵管间质部活胎

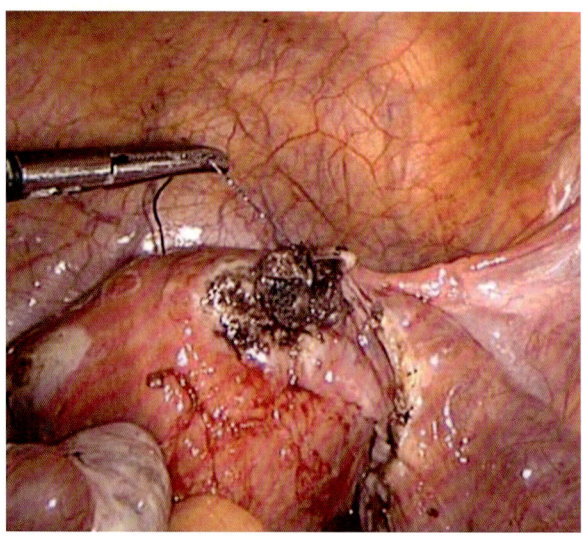

图 9-48　打结后切除病灶

缝合止血，维持子宫正常形态。

（4）大部分患者输卵管间质部发生异位妊娠但输卵管峡部至伞端完全正常。有学者认为即便外观为正常输卵管，管腔内也可能会种植间质部脱落的滋养细胞，建议手术一定要切除患侧整条输卵管避免持续性宫外孕。也有学者认为若输卵管外观正常就没有必要切除，那样会增加手术时间及破坏输卵管、卵巢之间的弓状血管网，增加盆腔粘连机会。我们认为如果输卵管外观正常，患者卵巢储备功能减退，为保护卵巢功能可以保留输卵管，但术后要严密观察血hCG下降情况。若出现输卵管伞端积水、积血等情况同时切除。

（5）未发生破裂出血的输卵管间质部妊娠病灶若突向宫角，可选择保守性手术。即可以在腹腔镜监测下行宫腔镜检查，用负压吸宫术清除病灶，可以保留输卵管及子宫的完整性。Cai等报道22例输卵管间质部妊娠患者，宫腔镜检查后根据间质部病灶大小及肌层厚度分选出15例患者行腹腔镜手术，余7例行吸宫术，其中5例患者成功治愈，平均出血量31ml，2例中转腹腔镜手术切除输卵管间质部[17]，前提条件是选择适当病例。

3. 腹腔镜手术治疗输卵管间质部妊娠的主要并发症

（1）滋养细胞残留，持续性异位妊娠。

（2）下次妊娠时瘢痕子宫破裂。

（3）应用血管活性药物所致的循环系统意外。

（二）B超引导下间质部妊娠囊穿刺+药物注射术

若患者有多次手术史、盆腔结核病史，手术风险增加时，可行输卵管间质部妊娠病灶穿刺抽吸及局部药物注射术。输卵管间质部肌层厚，穿刺后发生破裂出血的概率相对低，抽吸出胚胎组织后再局部给予MTX，血药浓度高，国内外文献报道有效率76%~93%[14]。

1. B超引导下间质部妊娠囊穿刺术适应证

（1）间质部妊娠病灶肌层壁厚，包块外凸不明显。

（2）患者知情同意，要求采用此项治疗。

（3）有开腹手术或腹腔镜手术的条件。

2. 手术操作步骤

（1）术前准备：

1）做好开腹手术或腹腔镜手术的准备。

2）患者排空膀胱后取截石位，2.5%碘伏消毒外阴、阴道、宫颈，生理盐水擦洗阴道、宫颈后，用干的无菌纱布擦干，铺无菌巾。

3）准备16-17G双腔穿刺针。

4）计算MTX用量：

① MTX用量$50mg/m^2$。根据患者的身高、体重计算出体表面积，得出MTX用量。例如计算后为70mg，通常在妊娠部位注射液体量为1.5~2ml。

② 16G双腔穿刺针管腔容积1.5ml，即管道内的充盈量。通常要准备药物的液体量为4~5ml。例如妊娠组织内需注射MTX 70mg，可将200mg MTX溶解于5ml注射用水中，浓度为40mg/ml，70mg MTX共需溶液1.75ml。药物溶化后用5ml注射器抽吸出药液，先将穿刺针的管腔内充盈，排空气体，此时注射器内约留下3ml溶液。

（2）穿刺方法及要点：

1）16G双腔穿刺针在B超引导下经阴道穹及子宫肌层刺入间质部妊娠囊。

2）抽吸囊内组织，再将计算出的MTX溶液注射入孕囊周围的绒毛组织中（图9-49~51）。

3）需注意的是穿刺针经过子宫肌层到达妊娠囊，而不是直接经间质部浆膜层刺入，子宫肌层的收缩作用可以压迫穿刺点有助于止血。

4）药物注射在绒毛组织之中而不是在囊腔内。

（3）术后观察注意事项：

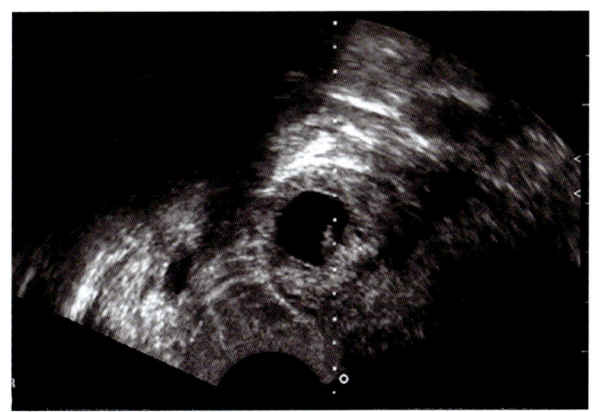

图9-49　B超引导下间质部妊娠囊穿刺定位

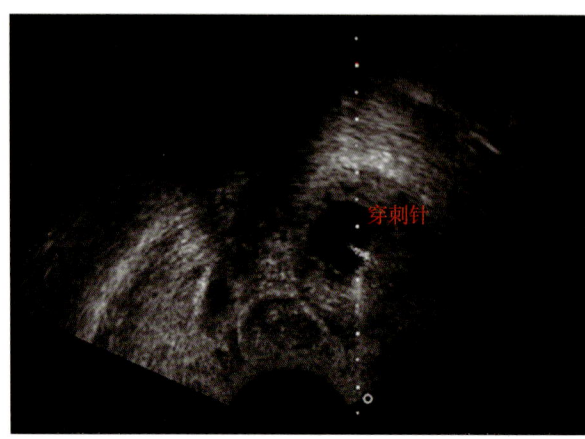

图 9-50　经过子宫肌层穿刺抽吸胎芽及囊内液

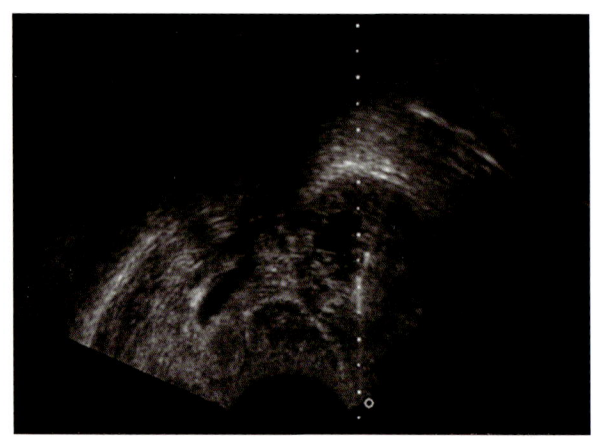

图 9-51　穿刺抽吸后的妊娠病灶

1）穿刺后 15 分钟观察局部病灶有无增大、盆腔积液量变化及患者腹部体征。

2）术后复查肝功能、肾功能。每周监测血 hCG 值，部分患者 2 周内有轻度的血 hCG 升高，2 周后如血 hCG 值下降，每 2 周监测血 hCG 值，直至正常。每 2 周复查 B 超，观察病灶大小变化。

3. B 超引导下间质部妊娠囊穿刺术的并发症　① 妊娠病灶穿刺点出血。② 病灶破裂致腹腔内出血。③ 药物作用无效，病灶继续生长。④ 血 hCG 数值下降不满意，持续性异位妊娠。

若发生穿刺出血或观察过程中腹腔内出血则行开腹或腹腔镜手术治疗；若药物治疗无效，持续性异位妊娠发生，可以开腹或腹腔镜手术治疗，也可以行肌内注射 MTX 或口服米非司酮治疗。文献报道肌内注射联合病灶局部注射 MTX 治疗输卵管间质部妊娠成功率 66.7%～100%[18]。

在行 B 超引导下细针穿刺术前需充分评估患者条件，在彩超下评估间质部妊娠囊的大小、肌层厚度、血流、包块向浆膜层外凸程度，评估是否适合局部穿刺。术前要向患者及家属详细交代手术风险及可能发生的并发症。若肌层薄、外凸明显，穿刺可能导致妊娠病灶破裂风险增加，建议直接行腹腔镜手术治疗。

第 2 节　其他部位异位妊娠

ART 助孕后 EP 发生率增加，一些非常见部位 EP 的发生率随之增加。如何通过微创的手术方法处理这些非常见部位的妊娠，降低并发症，保护患者的生殖功能，给临床治疗提出了新的挑战。

一、宫角妊娠

宫角妊娠（cornual pregnancy）是指孕卵附着在输卵管口近宫腔侧或在输卵管间质部，但向宫腔侧发育，占异位妊娠的 2%～4%，临床表现多样[19]。由于宫角处为子宫动脉及卵巢动脉的汇集区，血供丰富，一旦发生破裂，可引起致命的失血性休克。因此，早期正确诊断宫角妊娠对临床积极处理及获得良好的预后有重要意义。

（一）临床诊断

主要依靠 B 超协助，与间质部妊娠相鉴别的特点有：① 与子宫内膜相通。② 周边有完整子宫肌层。③ 子宫横断面宫角两侧不对称（图 9-52）。

（二）治疗方法

传统治疗宫角妊娠的方法是切除患侧宫角（图 9-53），但对宫腔形态影响较大，术后再妊娠发生子宫破裂风险较大。目前对有生育要求的患者多采用腹腔镜下宫角妊娠病灶清除术（图 9-54），文献报道治愈率高达 94%，并有术后再妊娠成功经阴道分娩的个案报道[20]。

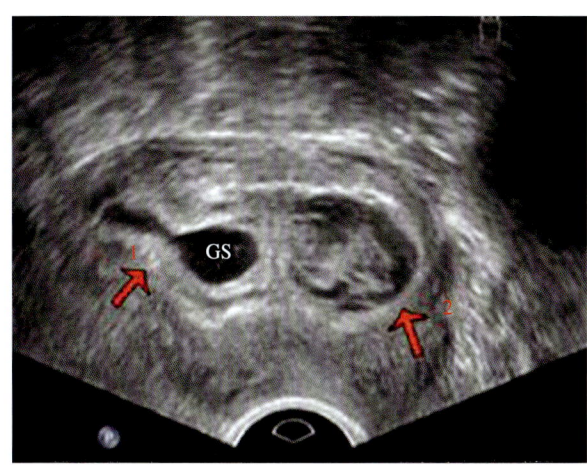

图 9-52　宫角妊娠 B 超图像
1：宫角孕囊　2：蜕膜化的子宫内膜

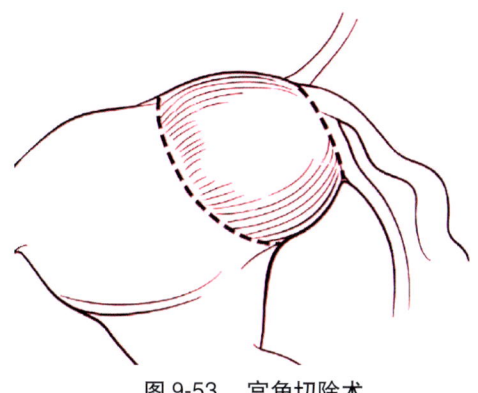

图 9-53　宫角切除术

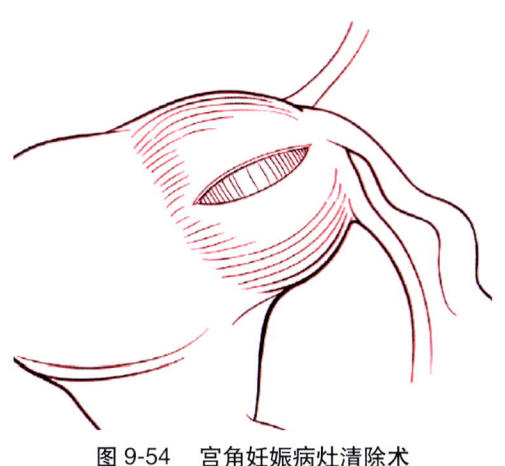

图 9-54　宫角妊娠病灶清除术

1. 腹腔镜下宫角妊娠病灶清除术步骤（图 9-55～60）及注意事项

（1）于病灶膨隆处电凝宫角部浆肌层，做小切口。

（2）暴露病灶，吸引器清除妊娠组织。

（3）冲洗囊腔并电凝囊内壁止血。

（4）连续缝合宫角浆肌层，宫角成形。

（5）患侧输卵管可一并切除或做峡部电切断术。

（6）术前可选用血管活性药物局部注射减少出血，具体方法见本章第 1 节"输卵管间质部妊娠"部分。

（7）术中的出血量、宫角成形的效果及再次妊娠发生子宫破裂风险的大小取决于手术者的技巧，要求术者快速缝合止血，避免对子宫角肌层的过度电凝止血。

2. 术后处理

（1）监测血 hCG 下降至正常。

（2）术后 2 个月行 B 超或宫腔镜检查宫腔形态，测量患侧宫角非妊娠状态下厚度。

3. 宫腔镜、腹腔镜监测下负压吸宫术　由于宫角妊娠的特殊位置，可采取负压吸宫术吸刮清除宫角的妊娠组织。先行宫腔镜检查明确诊断及定位，再行吸宫术，可成功保存子宫的完整性。但宫角部血管丰富，易出血；宫角内膜较薄，蜕膜发育差，胎盘植入概率大，难以吸刮干净，且吸刮术可诱发子宫破裂，最好同时有腹腔镜监测以便及时止血。

二、卵巢妊娠

卵巢妊娠（ovarian pregnancy）指受精卵在卵巢组织内种植并生长发育，分为原发与继发卵巢妊娠。卵巢妊娠在所有异位妊娠中发生率为 3.3%[21]，在辅助生殖技术助孕治疗后发生率增加，其病因与排卵数增加、排卵不同步、取卵损伤等因素相关[22]。

（一）诊断标准

1. 患侧输卵管必须完整，并且与卵巢分开、无粘连。
2. 胚囊必须位于卵巢组织内。
3. 胚囊及卵巢由卵巢子宫韧带与子宫相连。
4. 胚囊壁上有卵巢组织。

卵巢妊娠与输卵管妊娠在手术前还是很难鉴别，因为超声不易区分卵巢或输卵管包块（图 9-61、62）。由于卵巢的血管分布，卵巢妊娠症

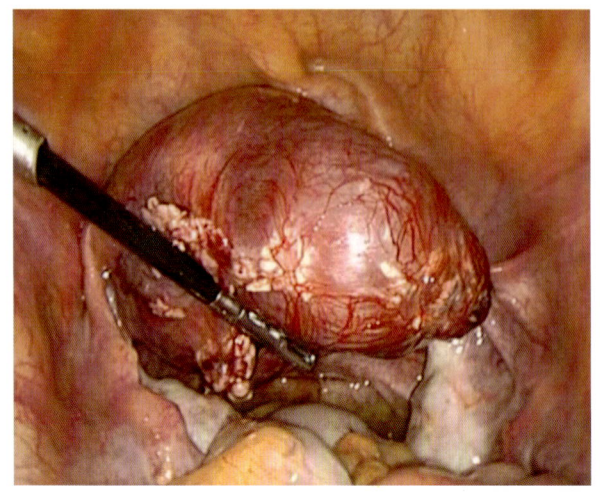

图 9-55　右侧宫角妊娠（右侧输卵管已切除）

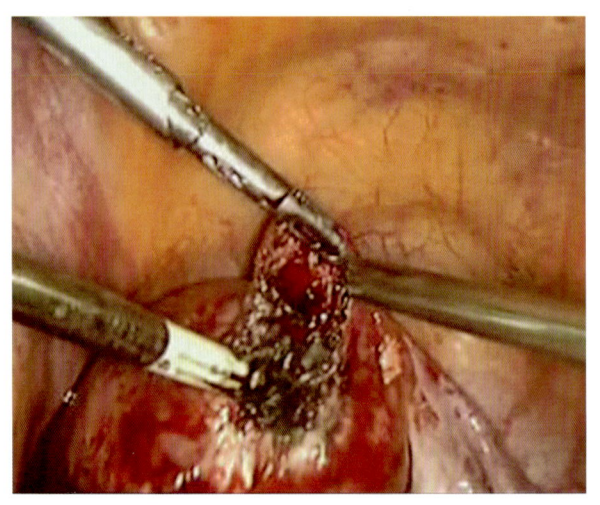

图 9-58　边冲洗、边电凝止血

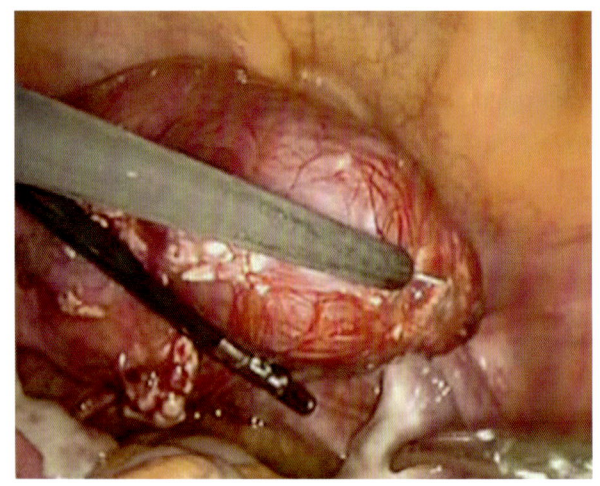

图 9-56　电凝切开宫角浆肌层

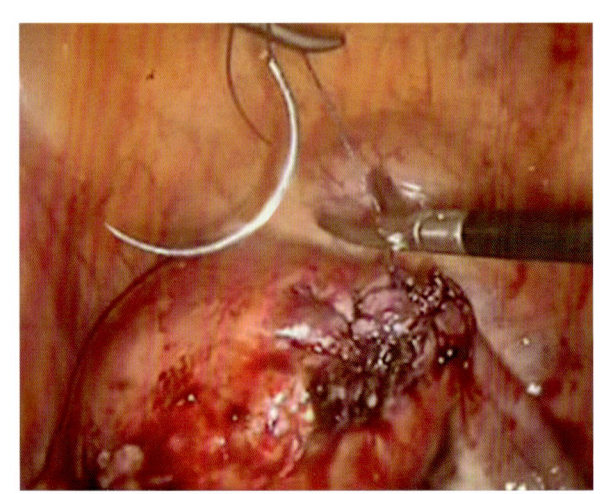

图 9-59　连续缝合成形宫角

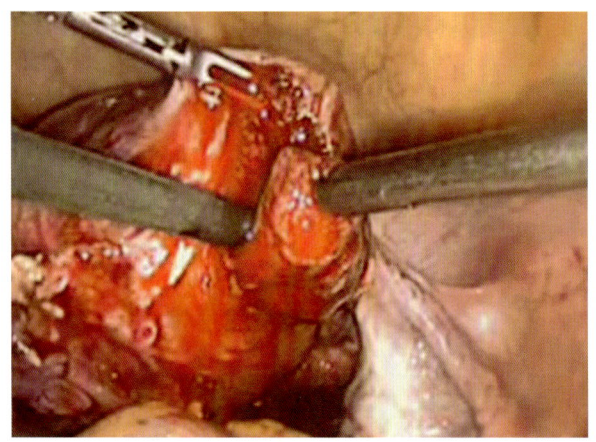

图 9-57　暴露囊腔，清除绒毛组织

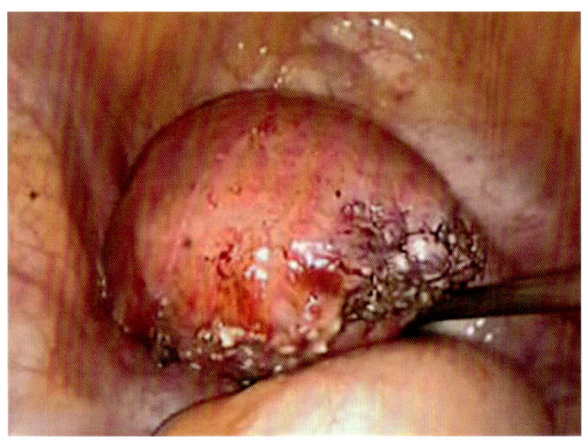

图 9-60　术后患侧宫角形态同非妊娠期，双侧宫角对称

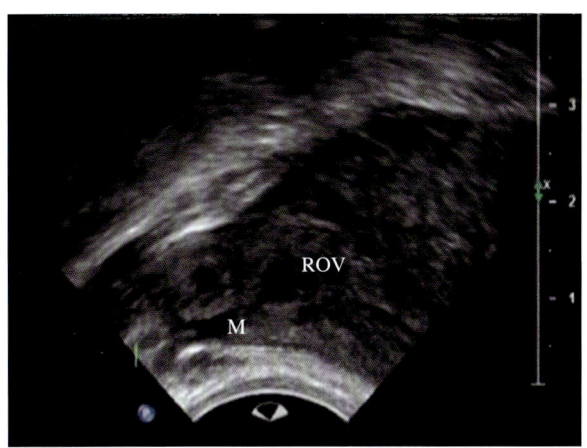

图 9-61　右侧卵巢妊娠的超声图像
ROV：右卵巢；M：妊娠囊

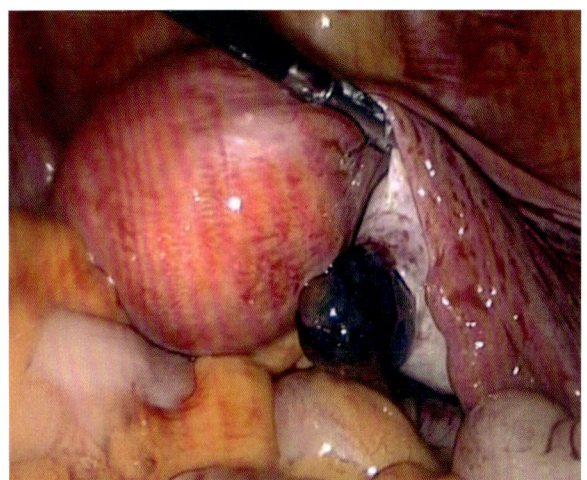

图 9-62　腹腔镜下见右侧卵巢妊娠

状较早出现，且常在破裂后发现。

（二）卵巢妊娠的腹腔镜手术

传统方法治疗卵巢妊娠的手术方式包括：患侧卵巢切除、卵巢楔形切除、妊娠囊切除、卵巢修补术。对于有生育要求的患者，建议行妊娠囊切除术。

1. 手术方法（图 9-63～67）及注意事项

（1）全面探查盆腔，判断是原发卵巢妊娠还是输卵管妊娠流产种植在卵巢。怀疑继发卵巢妊娠时，建议同时切除患侧输卵管。

（2）于病灶与正常卵巢组织边界剪开剥除卵巢妊娠病灶，置于标本袋中。

（3）钳夹清理囊腔内妊娠组织，冲洗囊腔，下调双极功率，电凝残留滋养细胞。注意减少对正常卵巢组织的损伤。

（4）促排卵后的卵巢组织有多个黄体形成，组织糟脆、不易止血，注意轻柔操作。

2. 术后注意事项

（1）监测血 hCG 下降至正常，下降不满意时警惕继发卵巢妊娠输卵管内有残留病灶。

（2）术后注意检查患侧卵巢功能，包括卵巢体积、窦卵泡数。

三、宫颈妊娠

宫颈妊娠（cervical pregnancy）指受精卵在子宫颈管内即组织学内口与外口之间着床发育。宫颈妊娠的发生率约为 1/1000～1/18000，IVF-ET 术后宫颈妊娠发生率 3.7%～17.6%[23]。宫颈妊娠临床表现为无痛性阴道出血。当宫颈妊娠自然流产时，由于 90% 宫颈组织由胶原纤维组成，仅有少量肌肉组织，其供血丰富，不能通过收缩止血，所以可出现严重出血及继发感染。

（一）诊断标准

1. 停经后无痛性阴道流血。
2. 宫颈质软，不成比例增大，常大于宫体。
3. 胚胎完全种植于宫颈管内。
4. 宫颈管内口紧闭，外口部分扩张。

（二）药物治疗

宫颈妊娠药物治疗方法包括局部及全身用药、B 超引导下宫颈妊娠囊穿刺抽吸并局部注射 MTX，文献报道成功率可达 94%。

1. 治疗方法及注意事项

（1）治疗前准备：宫颈与阴道相邻，宫颈的操作及出血易引起阴道菌群的逆行感染，故手术前严格消毒外阴、阴道、宫颈，但不能以长棉棒消毒宫颈管。治疗前行宫颈分泌物培养。

（2）选择 16-17G 双腔穿刺针，MTX 计算用量同本章第 1 节 "B 超引导下间质部妊娠囊穿刺术＋药物注射" 部分。

（3）穿刺点选择：经阴道穹窿宫颈肌壁穿刺进入妊娠囊。

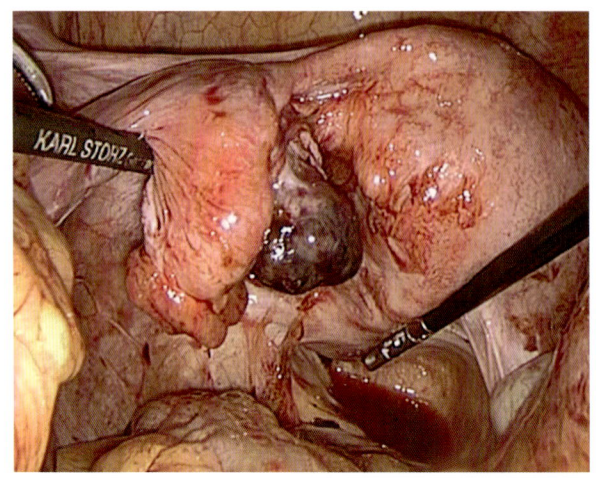

图 9-63　左侧卵巢妊娠，输卵管外观正常

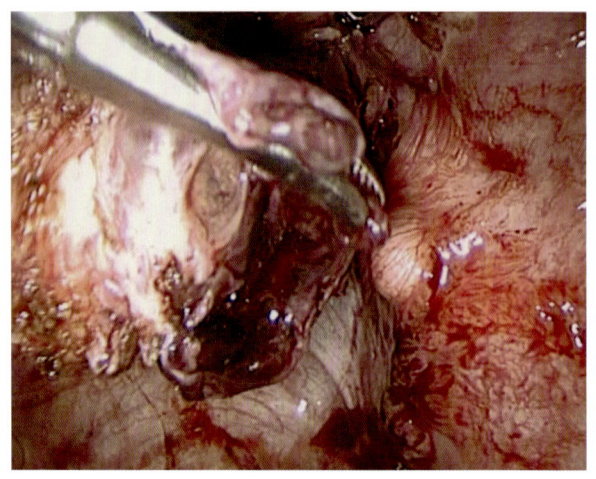

图 9-66　妊娠病灶剔除后卵巢残腔

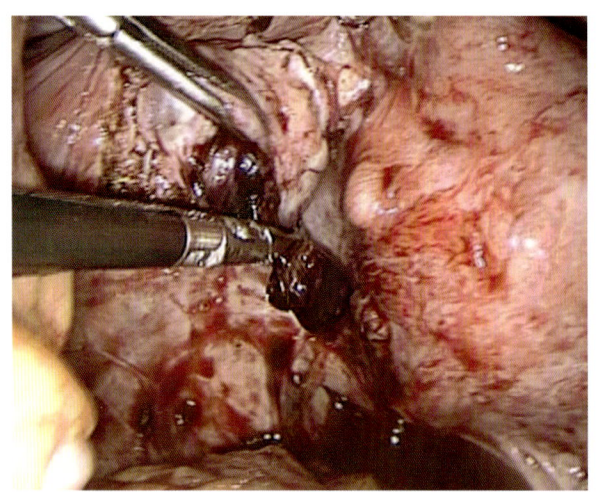

图 9-64　剪切剔除卵巢妊娠病灶

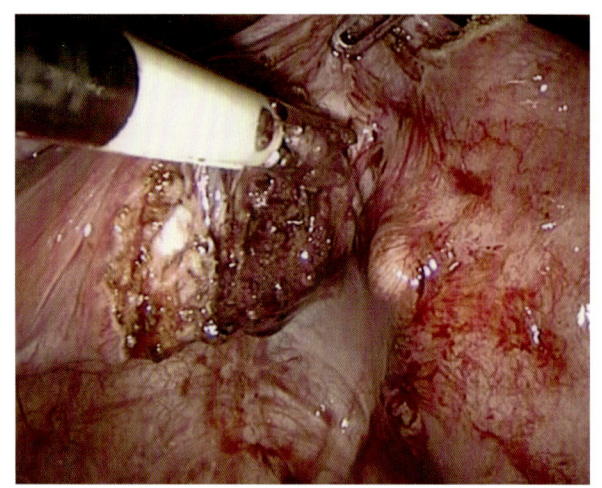

图 9-67　双极电凝妊娠病灶的残腔

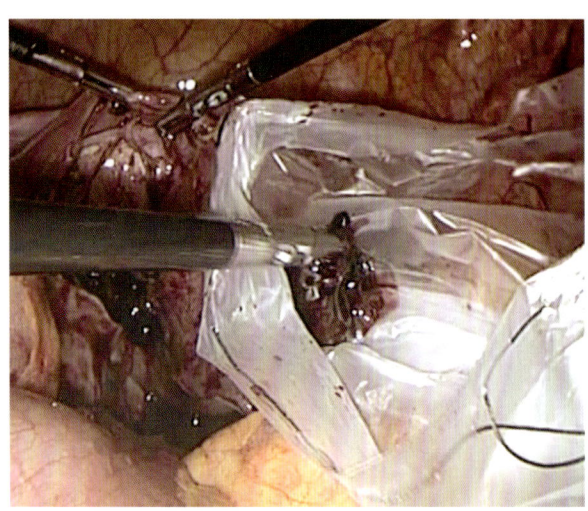

图 9-65　妊娠组织置于标本袋中取出

（4）B超定位，区别妊娠囊与纳氏囊肿，穿刺抽吸妊娠囊内液及胎芽，检测囊内液hCG水平。抽吸的组织送病理学检查，以明确诊断（图9-68～71）。

（5）在囊腔及绒毛附着处注入药物（MTX）。

（6）抽出穿刺针后观察穿刺部位出血情况，可用干纱布压迫止血，24小时内务必取出。

2. 治疗后观察

（1）监测血hCG下降至正常，下降不满意时可行全身用药（如肌内注射MTX或口服米非司酮）。

（2）阴道出血量：妊娠组织可逐渐吸收，在宫颈管中残留钙化，也可剥脱流产。流产过程中可能发生大量出血，需紧急手术止血。

（3）B超监测宫颈妊娠组织大小变化。

（4）积极预防感染。

（三）手术治疗

宫颈妊娠手术治疗包括宫颈管妊娠组织钳刮术、宫颈切开缝合术、宫腔镜下妊娠病灶切除术。宫颈妊娠部位血供丰富，手术成功的关键是有效止血。既往采取的止血方法有宫颈环扎术、缝扎宫颈两旁的子宫动脉下行支、开腹或腹腔镜下缝扎子宫动脉以及髂内动脉介入栓塞术。这些方法虽然有效，但可能对卵巢血供存在影响，降低卵巢储备功能。

对有生育要求的患者，建议采用宫腔镜下宫颈妊娠病灶切除术，不但可以较为彻底地清除病灶，也可同时对剥离面出血灶电凝止血。图9-72为一例宫颈妊娠-活胎患者的超声图像。

1. 手术步骤（图9-73～76）及注意事项

（1）手术前充分备血，条件允许的话可准备好介入栓塞设备及相关人员。

（2）术前宫颈分泌物培养，严格消毒铺巾。

（3）避免探针探查宫颈及宫腔，不需扩张宫颈管。

（4）宫腔镜下观察妊娠囊位置，于妊娠囊与正常宫颈组织之间以电切环剥离、电切病灶，在膨宫介质冲洗下，看清出血灶并同时止血。

（5）妊娠组织清除后若创面出血较广泛，可以双极滚珠电凝创面止血。

（6）创面探查不清、电凝效果不佳时可留置Foley尿管，以球囊压迫止血。

2. 术后观察

（1）阴道出血量：留置球囊的患者尽量卧床，减少活动，避免球囊脱落。于术后24小时始逐渐抽吸球囊内的注水，3～7天完全拔除球囊。应在手术室或治疗室进行，以便于发生出血立即再次填塞新的球囊。

（2）监测血hCG下降至正常。

（3）积极预防感染，必要时可重复做宫颈分泌物培养。

（4）观察术后月经情况，警惕宫颈粘连。

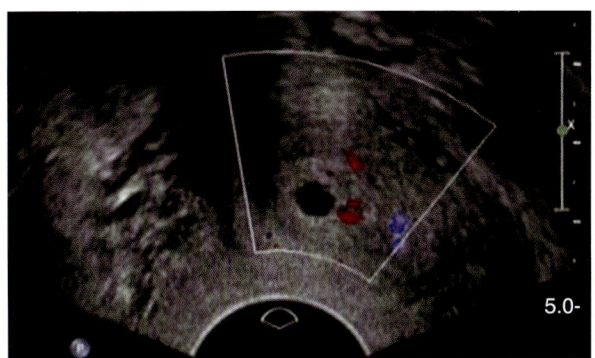

图9-68　宫颈妊娠囊周围可见血流

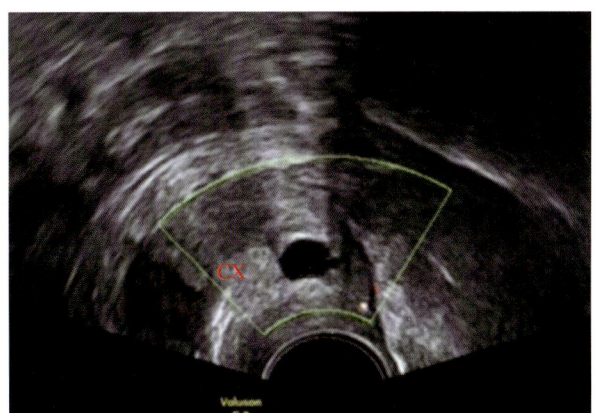

图9-69　宫颈纳氏囊肿周围无血流

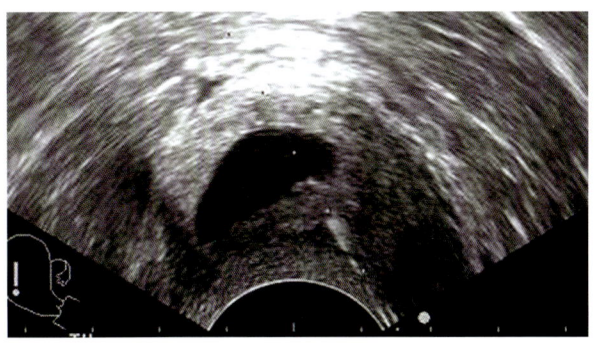

图9-70　B超下穿刺抽吸宫颈妊娠囊内液

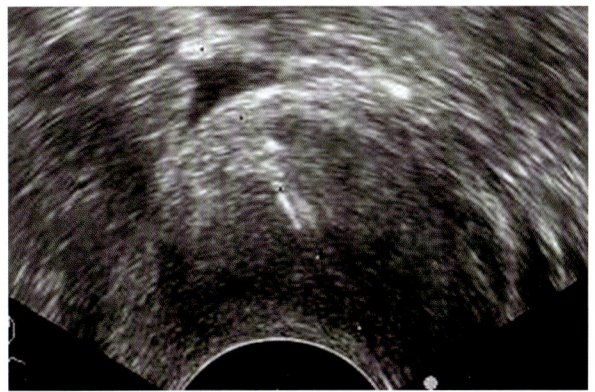

图9-71　穿刺后改变注射针的位置将药物注入妊娠附着组织

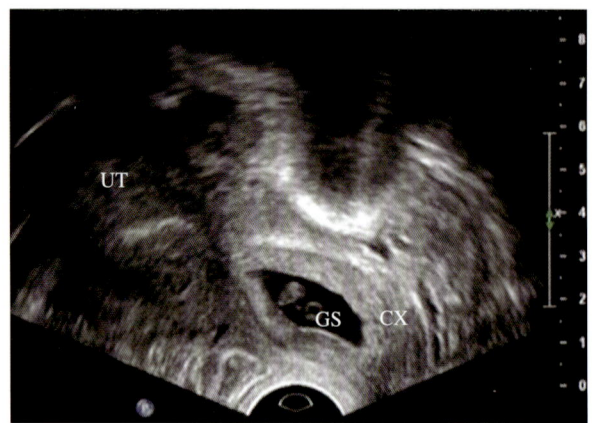

图 9-72 宫颈妊娠 - 活胎
UT：子宫体；GS：妊娠囊

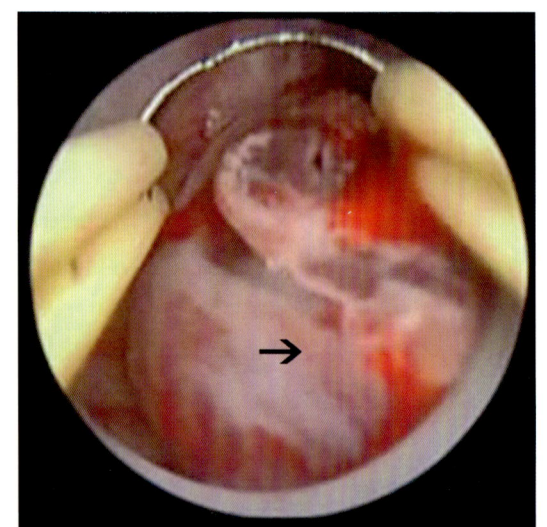

图 9-73 宫腔镜下见妊娠囊（箭头）

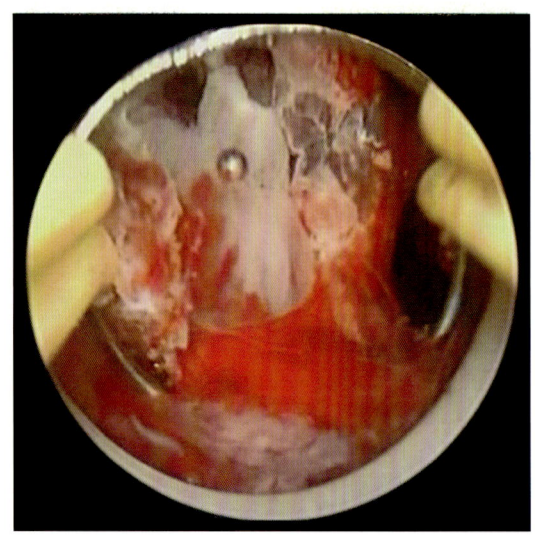

图 9-74 电切环凝切妊娠病灶

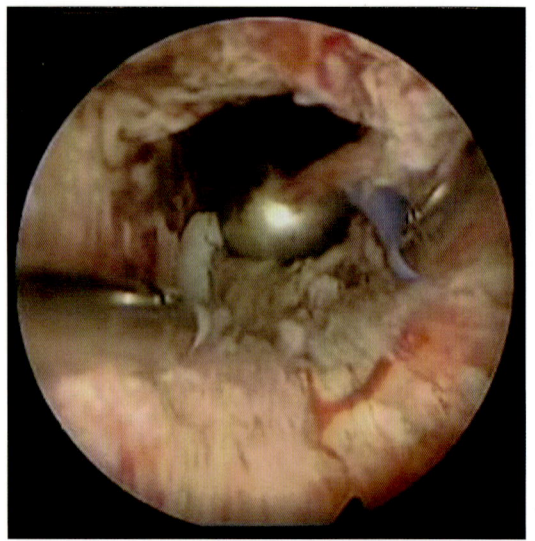

图 9-75 双极滚珠电凝创面止血

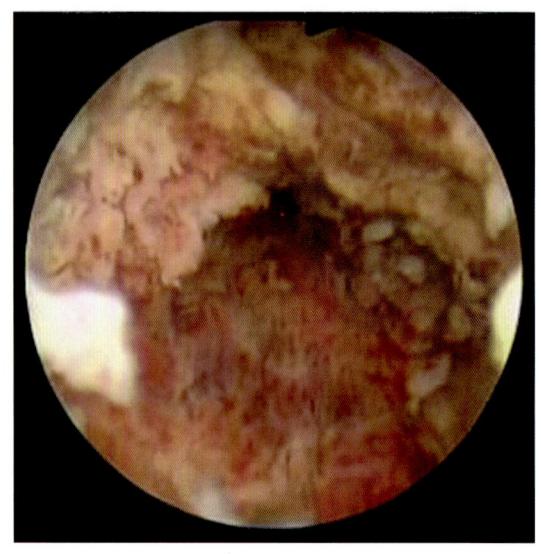

图 9-76 病灶切除术后的宫颈

四、剖宫产切口妊娠

剖宫产切口妊娠（cesarean scar pregnancy, CSP）指受精卵着床于剖宫产切口瘢痕处，比宫颈妊娠着床部位相对偏高。峡部前壁贴近膀胱，两侧为子宫动脉，瘢痕处组织薄弱，子宫内膜损伤，滋养细胞直接侵入子宫肌层，绒毛与子宫肌层粘连、植入甚至穿透子宫壁（图 9-77、78）。临床上剖宫产切口妊娠早期与其他异位妊娠一样有停经、阴道出血，随妊娠囊增大，可致子宫破裂、腹腔内出血，穿透膀胱引起血尿、低血容量性休克。早期诊断和及时治疗能减少子宫破裂的

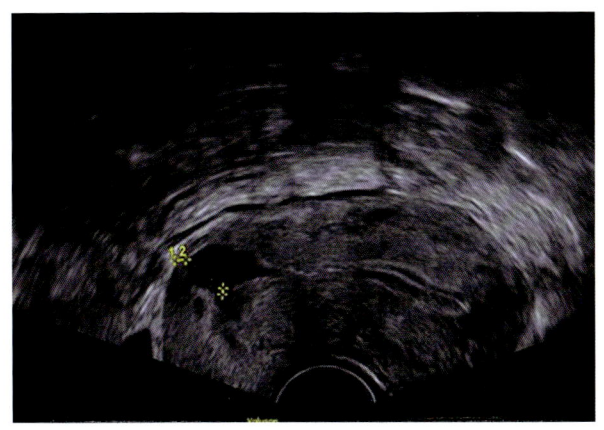

图 9-77　B 超下见子宫前壁峡部剖宫产切口瘢痕

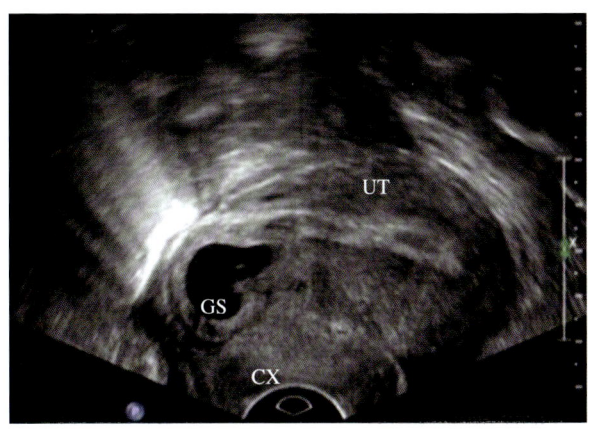

图 9-79　剖宫产切口妊娠的超声图像

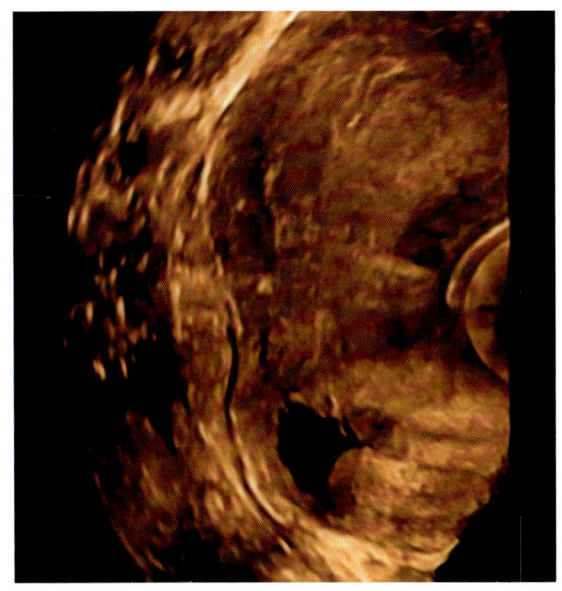

图 9-78　3D B 超下见子宫前壁峡部剖宫产切口瘢痕

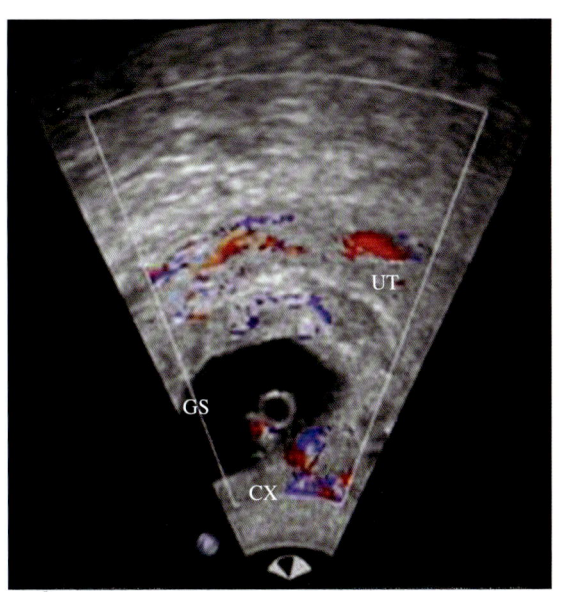

图 9-80　剖宫产切口妊娠囊的周边血流丰富

发生，有助于保留患者的生育功能。临床诊断主要依赖 B 超检查（图 9-79、80）。

（一）CSP 的 B 超诊断标准

1. 无宫腔妊娠证据。
2. 无宫颈管妊娠证据。
3. 妊娠囊生长在子宫下段前壁。
4. 妊娠囊与膀胱间的子宫肌层有缺陷。

（二）治疗方法

1. 期待治疗　Smith 等报道了 1 例孕 16 周时诊断 CSP 的患者。由于患者拒绝终止妊娠而行期待治疗，孕 20 周时因子宫破裂而行手术治疗[24]。Jurkovic 等报道 18 例患者中，3 例期待治疗 2 例失败[25]，提示期待治疗要么失败，要么导致子宫切除的风险，并不可取。

2. 药物治疗　可选择局部妊娠囊注射及全身用药，常用药物为 MTX。Godin 等报道 1 例 CSP 患者局部注射 MTX 和氯化钾，第 82 天血 hCG 转阴，第 96 天超声示子宫峡部恢复正常[26]。Nawroth 等报道局部联合全身注射 MTX 50mg，3 天后重复全身用药，治疗成功 1 例 CSP 患者[27]。目前药物治疗成功的案例多为个案报道，考虑到切口瘢痕处肌层菲薄，一部分患者甚至肌层断裂，仅浆膜层连续，局部收缩止血效果很差，因此局部注射药物风险较大。

3. 手术治疗　根据病灶大小、瘢痕处肌层厚度、与膀胱的关系、血 hCG 值、患者的生育状态等因素综合分析决定手术方式。切除病灶的途径可选择开腹、腹腔镜、宫腔镜三种方式。病灶范围大，浸润膀胱，开腹切除病灶并行子宫、膀胱修补；病灶局限于子宫峡部，向腹腔凸出，对膀胱影响小，可行腹腔镜下病灶切除及子宫修补；病灶局限于峡部，向宫腔内凸出，可行宫腔镜下病灶切除术。同宫颈妊娠一样，峡部切口妊娠血供丰富，手术的关键是在降低损伤的同时有效止血。目前手术减少出血的方式包括子宫动脉缝扎、超选择子宫动脉栓塞术，但影响卵巢功能及子宫内膜血供，对于卵巢功能差及有生育要求的患者要慎重。

宫腔镜下妊娠病灶切除术创伤小，清除病灶彻底，直视下止血，若手术成功，可避免子宫动脉栓塞带来的并发症，但需谨慎选择病例。

（1）宫腔镜下妊娠病灶切除术手术步骤（图9-81～87）：

1）手术前准备：B 超评估妊娠病灶及瘢痕处肌层关系，充分备血，准备局部注射的化疗药物如 MTX。

2）准备好介入栓塞设备及通知相关人员。

3）手术过程中 B 超监测或腹腔镜监测。

4）探查子宫方向、宫腔深度、充分扩张宫颈。

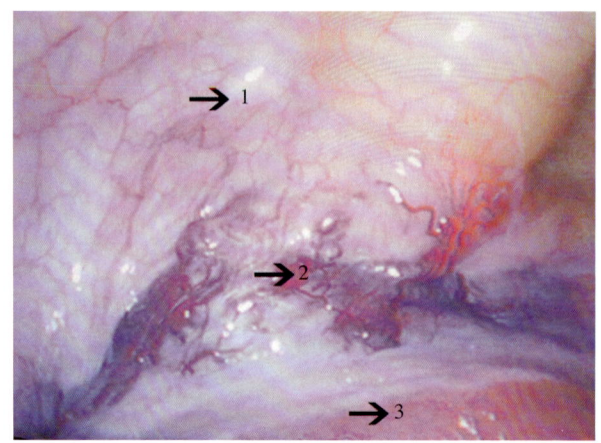

图 9-82　腹腔镜下见膀胱子宫返折腹膜血管充盈
1：膀胱后壁；　2：怒张的静脉；　3：子宫峡部切口病灶

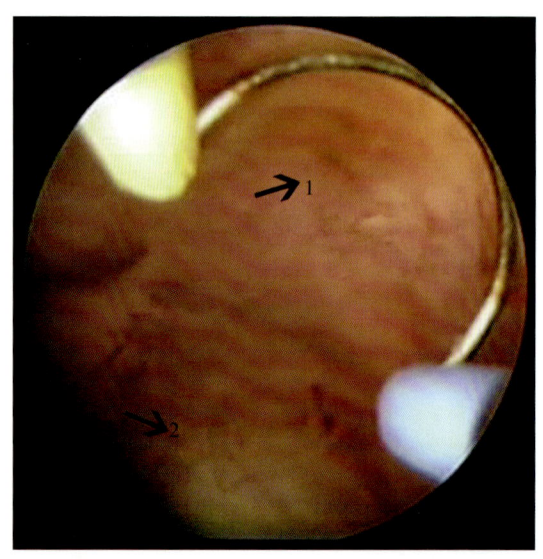

图 9-83　宫腔镜下见妊娠病灶与正常肌壁间的分界
1：妊娠囊；　2：峡部切口瘢痕

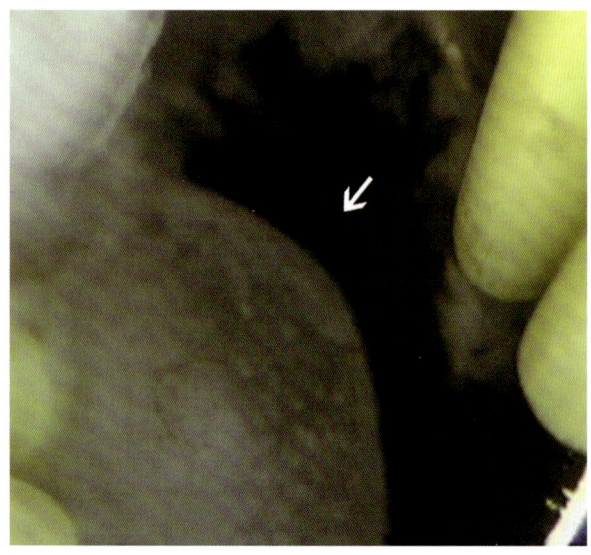

图 9-81　宫腔镜下见瘢痕处妊娠囊

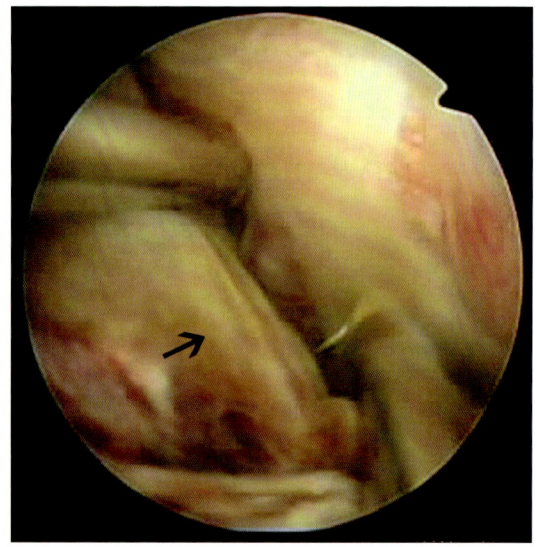

图 9-84　电切环剥离妊娠囊（箭头）

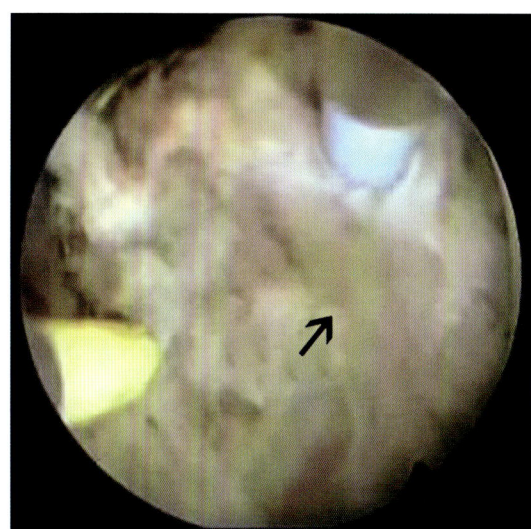

图 9-85 切除过程中见绒毛组织（箭头）

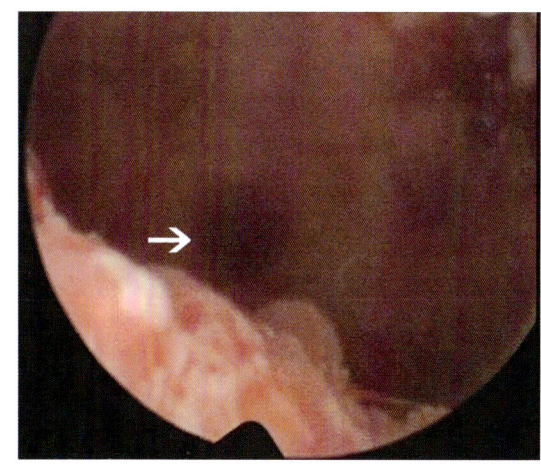

图 9-86 病灶清除后见峡部形态及宫颈内口（箭头）

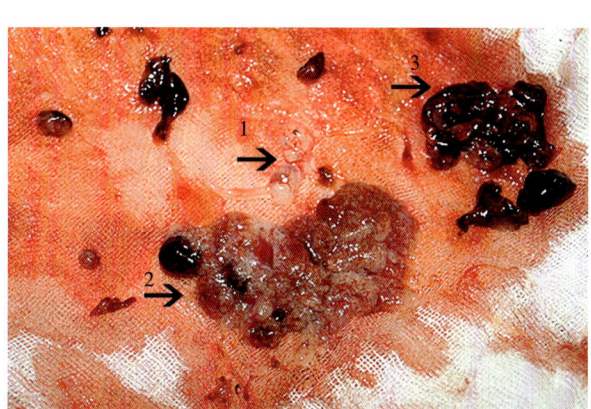

图 9-87 清除的妊娠组织
1：胚胎；2：绒毛组织；3：蜕膜

5）宫腔镜下探查妊娠囊位置，以电切环剥离、切除病灶，及时电凝止血。电凝止血效果不佳时，B超引导下将球囊放置于峡部瘢痕缺损处，球囊注水量适度，充盈后观察瘢痕肌层厚度，既要达到有效压迫，又不能使肌层张力过大破裂出血。

（2）术后观察：观察阴道出血量；监测血 hCG 下降至正常；积极预防感染。

五、腹腔妊娠

腹腔妊娠指位于输卵管、卵巢及阔韧带以外的腹腔内的妊娠，发生率低，占整个异位妊娠的 0.03%，分为原发性和继发性两种。原发性腹腔妊娠少见，继发性腹腔妊娠多见于输卵管妊娠流产或破裂后，或继发于卵巢妊娠时囊胚落入腹腔（图 9-88、89）。IVF-ET 术后发生腹腔妊娠的比例为 7500 个 IVF-ET 妊娠中有 2 例发生，是自然妊娠发生率的 3~8 倍[28]。由于 IVF-ET 后的腹腔妊娠早期很难发现，大多数是发生破裂腹腔内出血时才被发现。腹腔妊娠的诊断主要依靠病史、查体和辅助检查。其中 B 超及血 hCG 对于协助诊断很重要。患者 IVF-ET 术后血 hCG 升高，B 超示子宫正常大小，宫内未见妊娠囊，双附件未探及异常，盆腔或腹腔有积液，结合患者腹痛等症状及腹腔内出血体征，应高度警惕腹腔

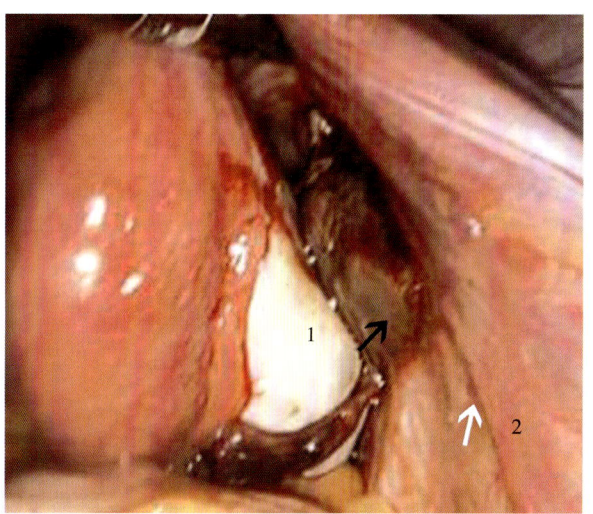

图 9-88 右侧阔韧带妊娠
1：妊娠组织；2：阔韧带后叶

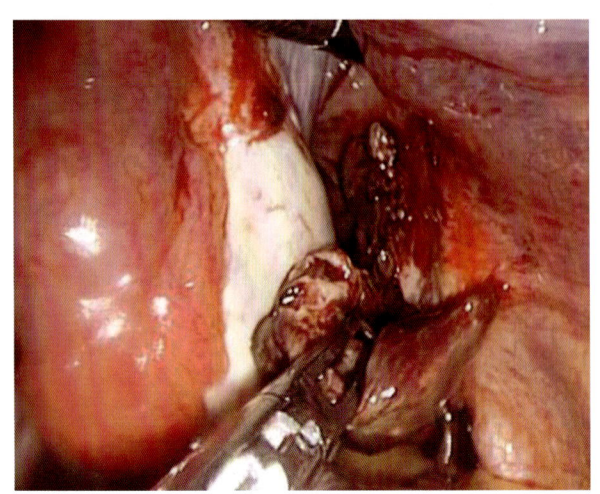

图 9-89　钳夹妊娠病灶，与输卵管、卵巢不相连

内妊娠可能。B 超检查注意子宫直肠陷凹、大网膜及腹腔其他部位有无妊娠囊样组织或混合性包块回声。确诊往往需要腹腔镜检查。但偶尔也有宫内孕同时合并腹腔妊娠的，目前文献报道仅有 5 例。对于具有高危因素的 IVF-ET 患者如果出现腹痛，宫内见妊娠囊，附件区未见妊娠样包块，更要高度警惕腹腔妊娠可能，尤其是多个胚胎移植的患者。

第 3 节　宫内妊娠合并异位妊娠

宫内外同时妊娠（heterotopic pregnancy, HP）是指两个或多个胚胎在宫腔内及宫腔外的不同部位同时发育，其中至少一个属于宫内正常妊娠，其余的为异位妊娠。自然妊娠 HP 的发生率从 (3.3～6.4) /100 000 到 1/30 000 不等[29]，而随着辅助生殖技术的开展，HP 发生率呈上升趋势。2007 年 Clayton 等报道[30] IVF-ET 后 HP 发生率为 1%～3%。由于同时合并宫内正常妊娠，给异位妊娠的诊断及治疗带来一定困难。

一、HP 的诊断

宫内孕合并异位妊娠的典型临床表现兼有宫内妊娠 (intrauterine pregnancy, IUP) 和异位妊娠的特征。在异位妊娠包块破裂或发生流产时可以出现以下四联征：腹痛、附件包块、腹膜刺激征及子宫增大。由于合并宫内妊娠，血 hCG 及孕酮水平对诊断的帮助有限，但移植后 14 天血 β-hCG>300 U/L 往往提示有多胎妊娠或子宫内外同时妊娠的可能[31]。接受 IVF-ET 的患者，由于促超排卵、盆腔内多有积液、多个黄体形成等因素影响了 B 超对附件区的观察。在移植后的 B 超检查中，见到宫内妊娠囊后还需根据移植胚胎数、血 hCG 水平等，仔细检查附件区有无妊娠囊样回声（图 9-90）。对于超声检查怀疑附件区包块但表现不典型的患者需严密随访包块变化。HP 的诊断不同于 EP，由于担心麻醉及围术期用药对宫内胚胎发育的可能影响，大多数患者对手术有顾虑，所以慎重选择手术治疗。当患者出现异位妊娠导致的腹腔内出血的临床表现并采取手术治疗时，要考虑是否会同时并存宫内妊娠，尤其是子宫内膜明显增厚时，不能轻易进行诊断性刮宫，以避免造成医源性流产。

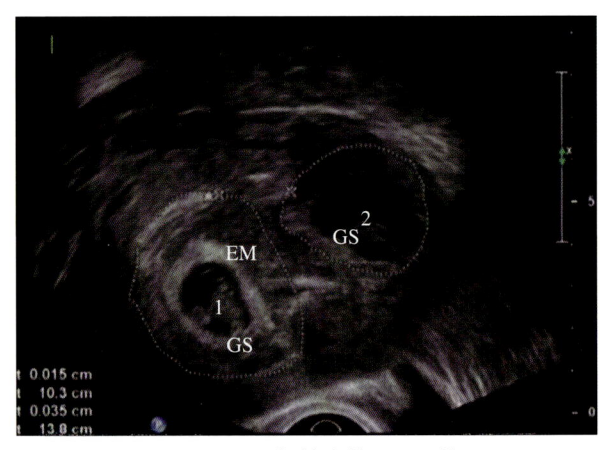

图 9-90　B 超检查的 HP 图像
EM：子宫内膜；GS：妊娠囊

二、HP 的治疗

（一）宫内妊娠合并输卵管非间质部妊娠

1. 期待治疗　文献报道 46.7%～76.8% 的异位妊娠可不需要药物或手术干预自行吸收[32]，为减小对宫内妊娠的影响，可选择适当的病例进行期待治疗。

（1）期待治疗的适应证：①患者无腹痛，无腹腔内出血体征。②附件区包块直径 <3cm。③非活胎异位妊娠。④有条件随访。

（2）期待治疗终止指征：①患者出现腹痛、腹腔内出血表现。②异位妊娠包块明显增大。③探查到卵黄囊或胎芽、原始心管搏动。④盆腔感染征象。⑤宫腔内出现积血或积血量增加。

由于妊娠期间药物应用受限，输卵管肌层薄弱，止血效果差，经超声穿刺注射药物治疗输卵管异位妊娠时风险很大。Goldstein 总结 55% 的 IUP 合并输卵管妊娠的患者，在接受妊娠病灶局部注射氯化钾后出现腹腔内出血需进一步手术治疗[33]。故我们建议期待治疗失败后直接选择腹腔镜手术探查切除患侧输卵管。

图 9-91～94 所示为一位胚胎移植后 24 天的患者，因下腹痛行 B 超检查发现宫内孕囊及右附件区包块，盆腔未探及游离液体。患者腹痛自行缓解，予以期待治疗。1 周后复查 B 超，宫腔内可见妊娠囊，妊娠囊内见胎芽，长径 0.4cm，右附件区可探及中低不均质回声，大小 2.3cm×2.0cm，其内可探及孕囊，大小 0.8cm×0.7cm，

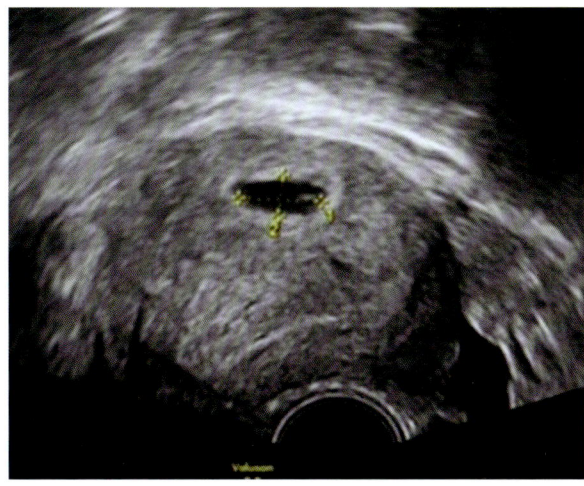

图 9-92　移植后 24 天宫内可见孕囊 1.4 cm×0.7cm，其内似可见卵黄囊，未见明显胎芽

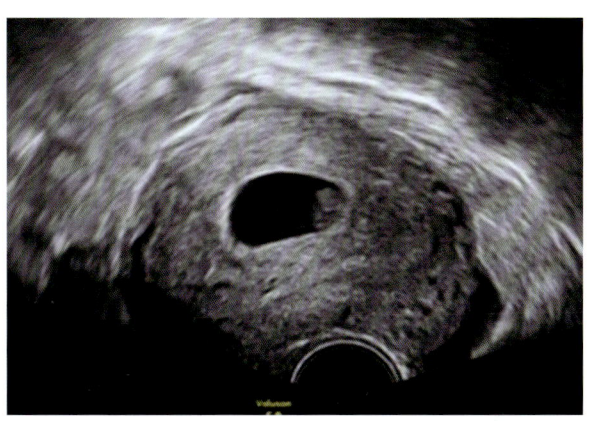

图 9-93　1 周后复查 B 超宫腔内可见妊娠囊，妊娠囊内见胎芽，长径 0.4cm

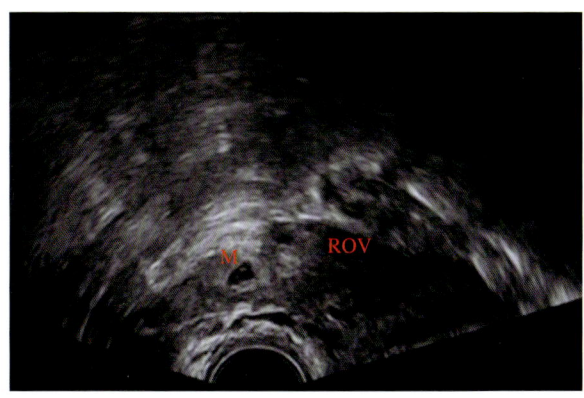

图 9-91　胚胎移植后 24 天发现右附件区可探及中低不均质回声 1.9 cm×1.3cm
ROV：右卵巢；M：包块

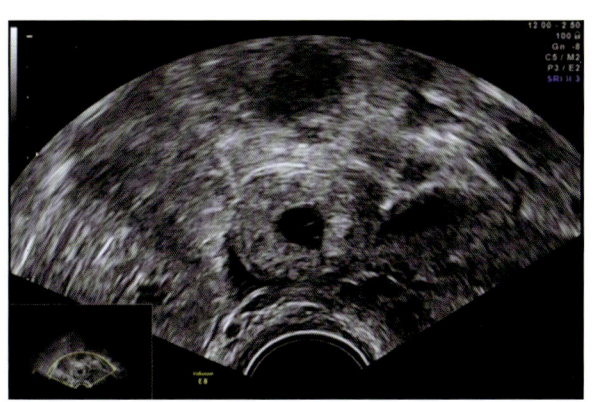

图 9-94　右附件区可探及中低不均质回声，大小 2.3cm×2.0cm，其内可探及胎囊，大小 0.8cm×0.7cm，内可探及卵黄囊

内可探及卵黄囊，考虑宫外妊娠囊发生破裂出血风险较大，行腹腔镜手术治疗，术中探查见图9-95。

2. 腹腔镜手术治疗

（1）腹腔镜手术适应证：①不适合期待治疗或期待治疗过程中需终止。②输卵管积血向宫腔内逆流。③未发现附件区包块但腹腔穿刺可见血性液体。

（2）手术方法及注意事项：①调节气腹压力于 8～10 mmHg。②禁止使用单极电外科器械。③使用温盐水冲洗盆腔。④避免牵拉、触碰、冲淋子宫。⑤双极电凝输卵管系膜，剪刀剪断，不必紧贴宫角切除输卵管（手术步骤见图9-96～99）。⑥尽量缩短手术时间，减少腹膜对 CO_2 的

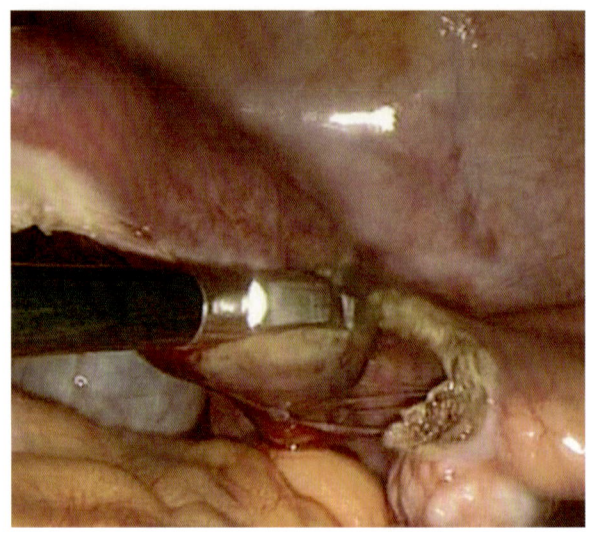

图 9-97　剪刀剪断输卵管系膜

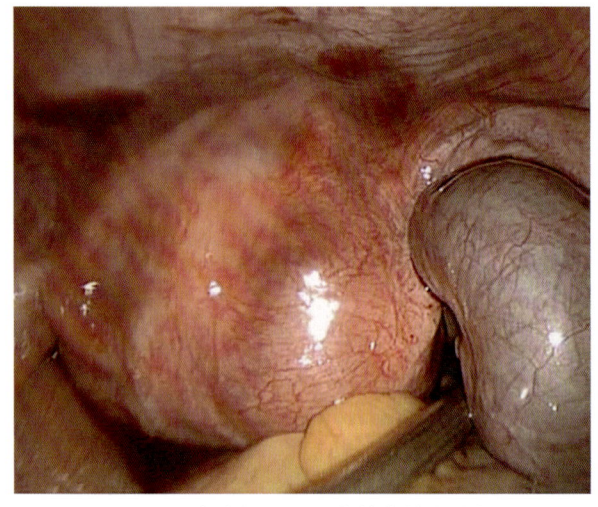

图 9-95　宫内妊娠同时合并右输卵管妊娠

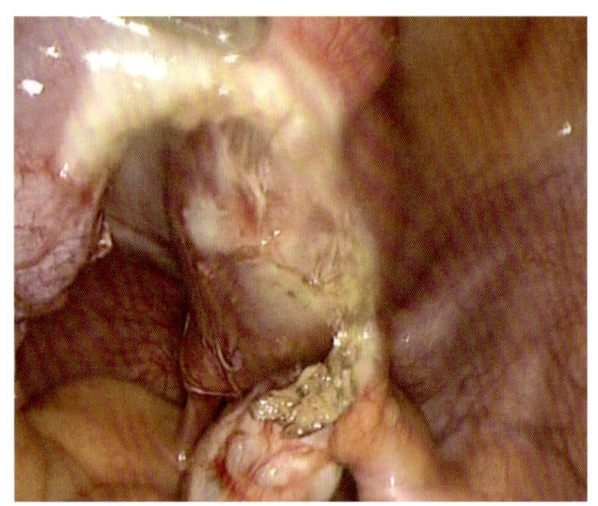

图 9-98　贴近管腔凝切，完整切除妊娠病灶

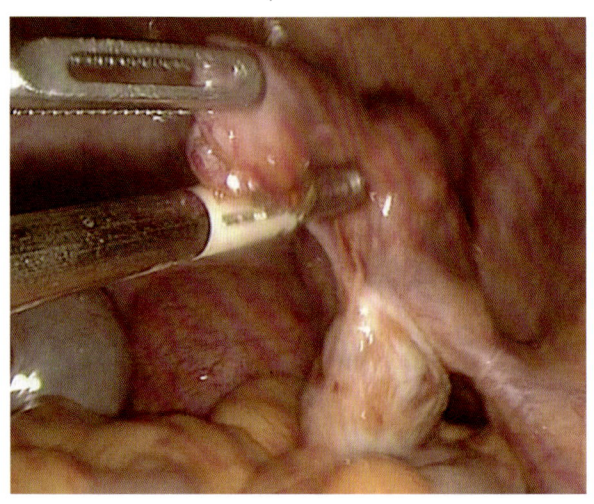

图 9-96　自伞端起双极钳电凝输卵管系膜

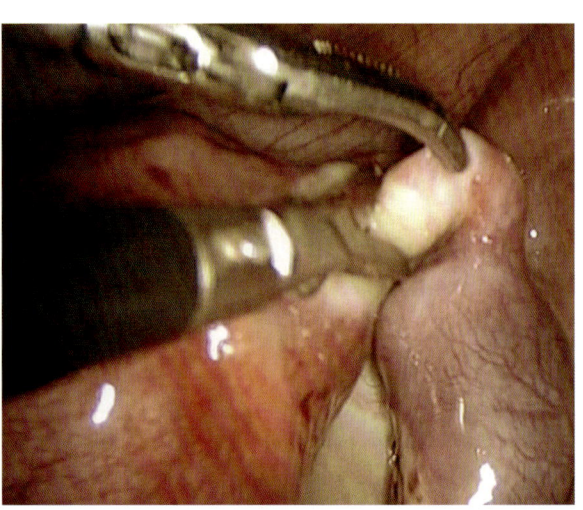

图 9-99　自峡部电凝切断输卵管

吸收。

（3）术后注意事项：①围术期常规给予黄体酮，早孕期手术可给予hCG。②规范孕期检查，了解宫内胚胎发育情况。③预防感染。

妊娠期间腹腔镜手术较开腹手术对盆腔干扰小，手术时间短，探查全面，目前的文献报道对宫内妊娠结局的随访结果是乐观的。Soriano等随访了19位宫内外同时妊娠并接受腹腔镜手术治疗的患者10年，在获得的13例新生儿中10名儿童生长发育正常，余3例儿童为三胞胎，生长发育状态位于正常低线水平[34]。其余的小样本报道中，超过70%的宫内妊娠在手术后能继续，流产率与自然妊娠无统计学差异，在相对短的随访期间内新生儿活产率与生长发育同正常人群[35~37]。

（二）宫内妊娠合并输卵管间质部妊娠

1. 超声引导下输卵管间质部妊娠病灶穿刺术　宫内妊娠合并输卵管间质部妊娠的治疗目的明确，即阻止宫外孕的发展，尽可能地减少对宫内妊娠的影响，提高宫内妊娠的活产率。对于输卵管间质部妊娠、宫角妊娠合并宫内孕，可以考虑异位妊娠部位胚胎减灭术。妊娠组织可以局部注射高渗葡萄糖溶液、前列腺素、氯化钾、MTX等。由于合并宫内妊娠，一般不考虑应用MTX和前列腺素。建议抽吸胚胎组织，注射15%氯化钾和局部注射高渗葡萄糖溶液可致部分滋养细胞脱水、坏死，但对绒毛组织破坏作用有限[38]。

（1）宫内妊娠合并输卵管间质部妊娠穿刺+药物注射适应证：①输卵管间质部妊娠（不包括间质部峡部型），妊娠囊内探及胚芽组织和胎心管的搏动。②异位妊娠未破裂型。

（2）手术操作方法及注意事项：参见本章第1节"输卵管间质部妊娠"部分，合并宫内妊娠时穿刺针应小心避开宫内孕囊。不使用MTX。无法完全吸出胚芽组织时可注射15% KCl至胎心管搏动消失。随后在绒毛组织内注射高渗葡萄糖溶液，注射量根据妊娠病灶大小决定，一般在1~2ml。

（3）术后观察随访：随着宫内妊娠的继续，宫外妊娠病灶可能逐渐缩小吸收，也可能继续生长，有破裂出血的危险，需要严密的观察随访。患者可以于家中观察，但必须24小时有家人陪伴，并有快速去综合医院的条件。观察注意要点：①患者主诉、腹部体征、药物的毒副作用。②宫内妊娠的产前检查。③超声检查：包括异位妊娠病灶的大小、病灶外肌壁厚度、病灶的血流等。

药物治疗后异位妊娠病灶的滋养细胞脱水、变性，可能会逐渐凋亡坏死，但需要一段时间，所以术后观察发现异位妊娠病灶增大时，可以继续观察。图9-100~105所示为一位胚胎移植术后30天的患者经B超监测发现宫内双胎妊娠合并输卵管间质部妊娠，在B超引导下行间质部妊娠组织抽吸局部注射高渗葡萄糖溶液，1周后异位妊娠囊又出现但并未见卵黄囊及胚芽组织。定期随访，在妊娠16周时发现妊娠囊逐渐增大，子宫肌壁厚度仅0.3cm，妊娠18周时间质部妊

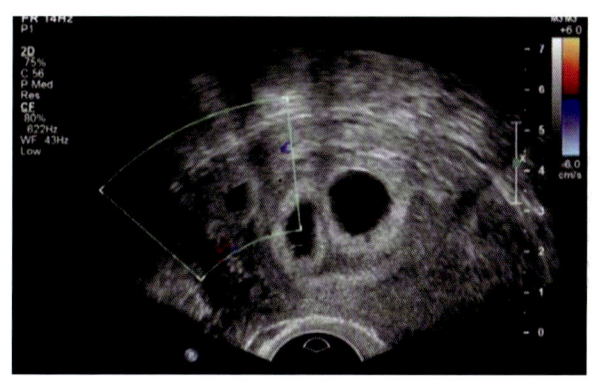

图9-100　宫内双胎妊娠合并右侧间质部妊娠

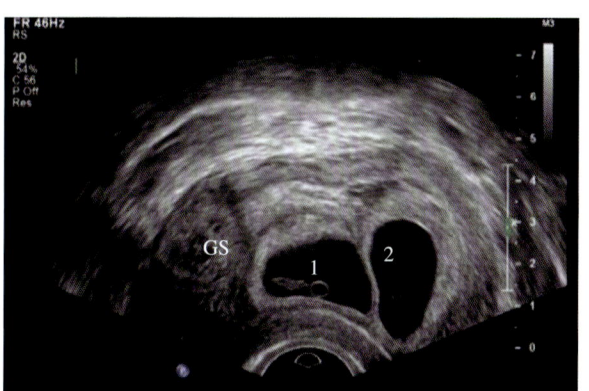

图9-101　间质部妊娠穿刺并在囊腔内注射高渗葡萄糖溶液后的B超图像

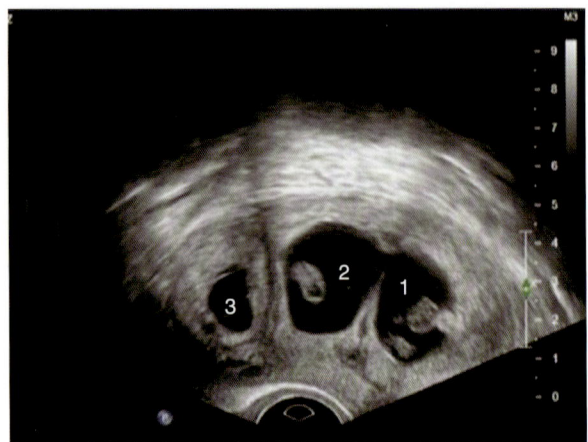

图 9-102　穿刺后 1 周妊娠囊出现但并未见卵黄囊，亦未见胎芽及胎心搏动

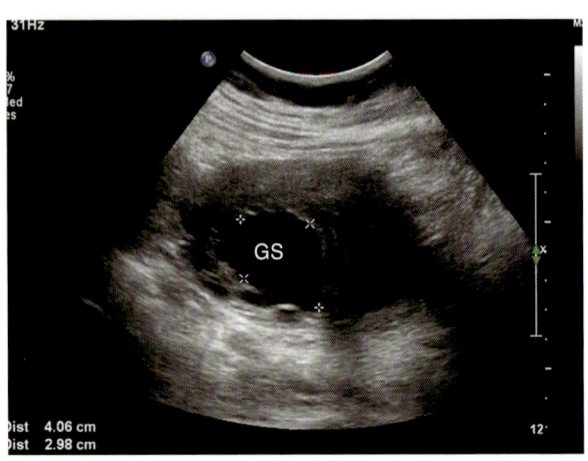

图 9-105　妊娠 20 周时间质部妊娠囊缩小到 4.06cm×2.98cm

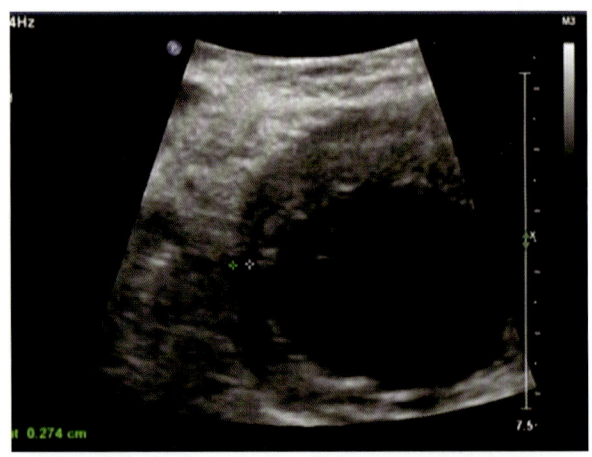

图 9-103　妊娠 16 周时发现子宫肌壁厚度仅 0.3cm

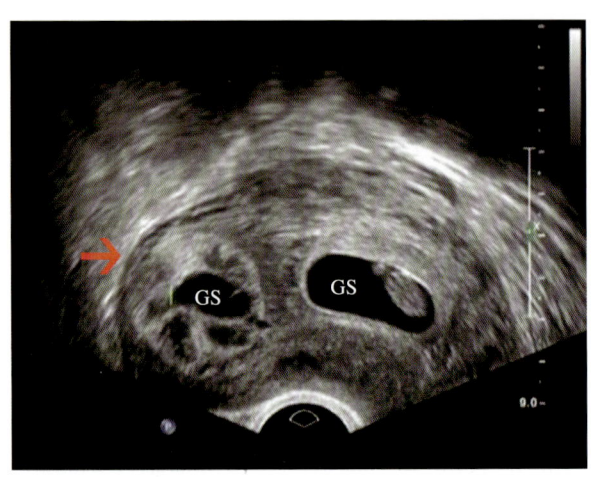

图 9-106　宫内单胎妊娠合并右侧间质部妊娠 B 超图像，箭头所示为菲薄的肌层

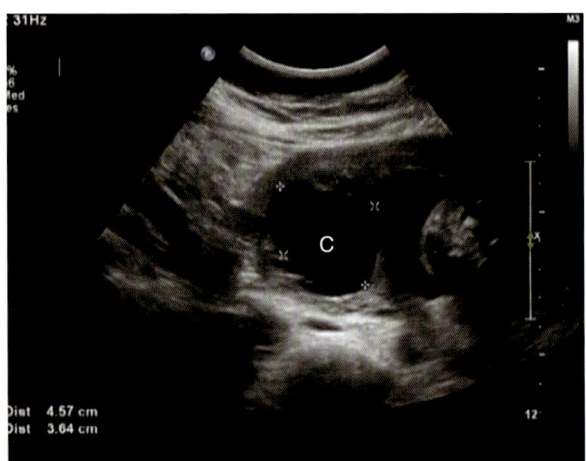

图 9-104　妊娠 18 周时间质部妊娠囊增长到 4.57cm×3.64cm

娠囊增长到 4.57cm×3.64cm，至妊娠 20 周时异位妊娠囊缩小到 4.06cm×2.98cm，并逐渐缩小至完全消失。该患者妊娠 38 周时行剖宫产分娩，术中探查右宫角及间质部外观无异常。

2. 宫内妊娠合并间质部妊娠的腹腔镜手术

（1）适应证：①输卵管间质部妊娠。②异位妊娠病灶破裂。③穿刺局部药物治疗无效或腹腔内出血。

（2）手术方法及注意事项：因合并宫内妊娠，缩宫素、垂体后叶素等血管活性药物均不可以使用，圈套线对子宫刺激较大也不建议使用。

图 9-106 为宫内单胎妊娠合并右侧间质部妊娠的 B 超图像。手术步骤见图 9-107～114。

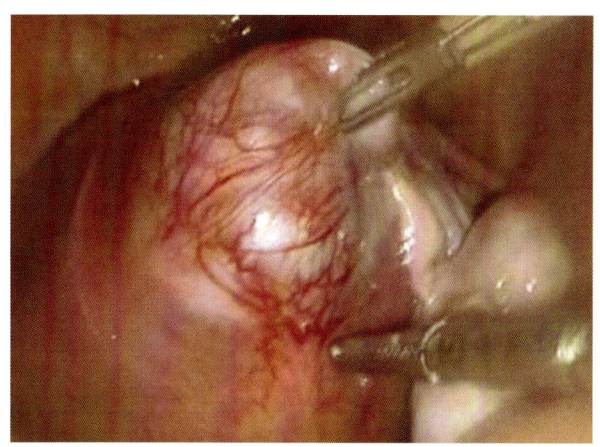

图 9-107 宫内妊娠合并右侧间质部妊娠

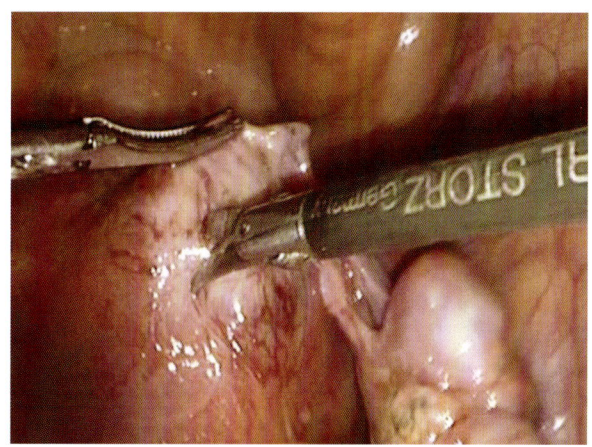

图 9-110 剪刀剪开病灶

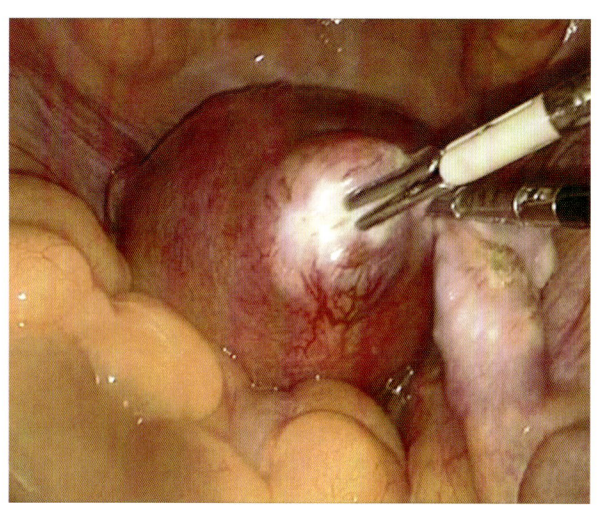

图 9-108 双极钳电凝妊娠病灶表面浆肌层

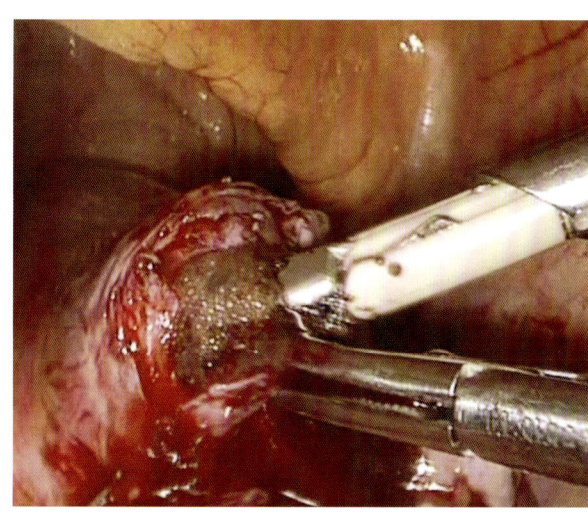

图 9-111 清除妊娠组织后双极钳电凝间质部病灶内壁

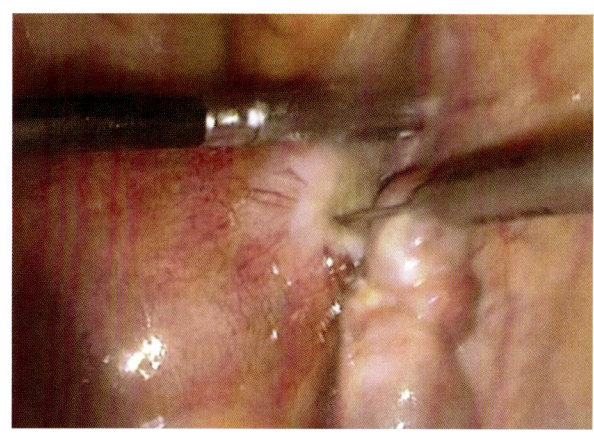

图 9-109 细针探查妊娠囊位置，抽吸穿刺囊内组织

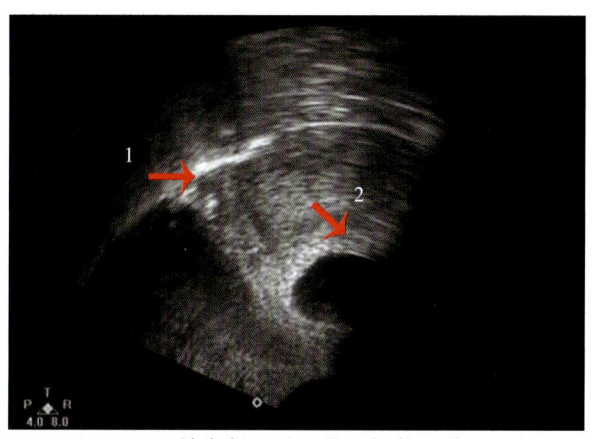

图 9-112 缝合创面时阴道 B 超监测进针深度
1：腹腔镜缝合针；2：宫内妊娠囊

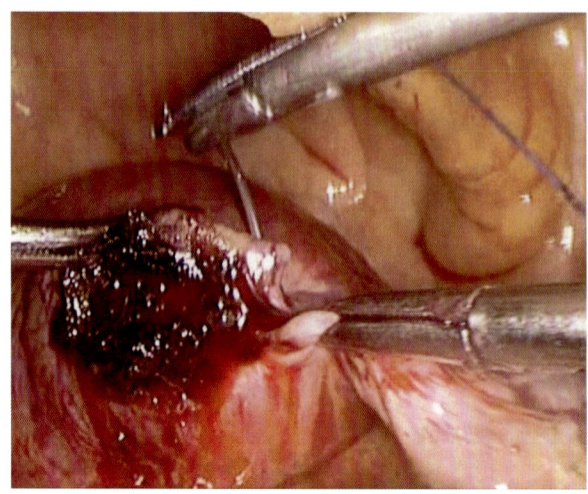

图 9-113　连续缝合创面

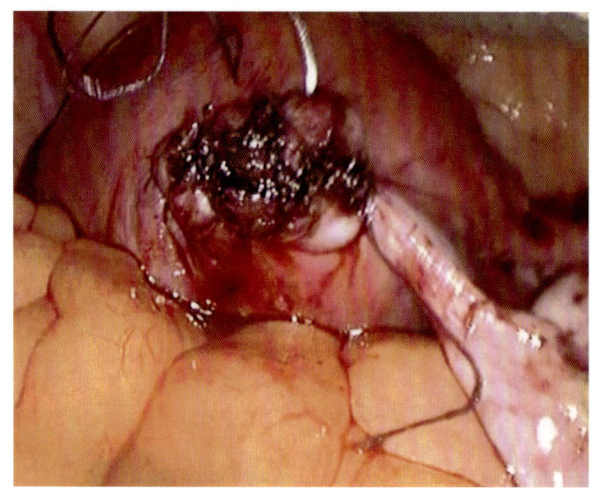

图 9-114　成形右侧间质部

1）暴露间质部妊娠部位，双极钳电凝浆膜层。

2）于电凝过的浆膜层剪开一小口，暴露妊娠囊腔。

3）可用吸引器抽吸囊内容物，清除妊娠组织后双极钳电凝间质部病灶内壁。

4）用阴道B超监测腹腔镜缝合时的进针深度，避开宫内妊娠囊，连续缝合间质部创面。

5）不能确定妊娠囊具体位置时，可在阴道超声引导下腹腔镜穿刺针穿刺抽吸妊娠囊。

6）注意事项：①以电凝干燥法破坏残留的滋养细胞，电凝需适度，尽量减少对肌壁的损伤。②仅清除妊娠病灶，不是切除间质部。③创面愈合的优劣亦取决于缝合技巧，如避免在同一部位反复进出针，残端保留适度的长度，缝合线的张力和打结的紧张程度既要保证有效止血、又不能使质软的妊娠子宫撕裂出血或诱发宫缩。

（3）术后注意事项及随访：①术后处理及保胎治疗同腹腔镜宫内孕合并输卵管妊娠手术后治疗。②妊娠子宫不断增大，间质部创面始终处于高张力状态，不利于愈合，故术后行B超检查严密监测间质部肌层厚度，警惕破裂。

目前国内外文献关于宫内妊娠合并间质部妊娠的腹腔镜手术均为个案报道[39]，我们已经成功进行3例妊娠期间腹腔镜下间质部异位妊娠病灶清除术，均在术后继续妊娠，2例患者均足月妊娠行剖宫产分娩，新生儿各项指标评分正常。

（三）宫内妊娠合并宫颈妊娠

辅助生殖技术后发生的宫内孕合并宫颈妊娠，诊断困难，与难免流产和不全流产很难鉴别，治疗上比较棘手。宫内胎儿宝贵，要尽量保存宫内胚胎又要清除宫颈妊娠。但如不及时处理，宫颈妊娠病灶血运丰富，随着孕周增长，宫颈妊娠发生自发性大出血的概率增高，严重时需行全子宫切除术，不仅使患者永久丧失生育能力，还可危及患者生命。

诊断主要依靠超声检查，在确诊宫内妊娠时发现宫颈管组织内有妊娠囊或异常回声，彩色超声探及宫颈妊娠组织周围存在血流；临床可能发现宫颈质软、不成比例地增大、内口紧闭。

目前国内外报道治疗方法主要包括MTX全身给药、子宫动脉栓塞术+宫腔镜下宫颈妊娠物清除术和宫颈妊娠囊局部穿刺及MTX或氯化钾、高渗葡萄糖溶液局部给药。MTX全身给药可对宫内胚胎有致畸及杀胚作用，不建议使用。如宫颈妊娠病灶内未探及心管的搏动，没有子宫出血等症状，可以期待观察。如宫颈妊娠囊内探及胚芽组织及心管搏动，可以进行病灶穿刺术及局部药物注射。但宫颈妊娠物持续存在时间长，易发生继发感染，也可以在剥脱不全时发生出血。如出现子宫出血，宫颈妊娠组织突向宫颈管或宫颈外口，可以进行超声引导下的宫颈钳刮术。

1. 宫颈病灶穿刺及局部药物注射术

（1）具体操作步骤同本章第2节"宫颈妊娠

手术治疗"部分。药物选择建议 15% KCl 或高渗葡萄糖溶液。

图 9-115～119 所示为一位胚胎移植后 30 天发现宫内妊娠合并宫颈妊娠的患者，行 B 超引导下宫颈妊娠囊穿刺抽吸局部注射高渗葡萄糖溶液。严格随访，术后未发生阴道出血，孕 39 周经阴道分娩，产程顺利。

（2）术后观察：

1）由于合并宫内妊娠，子宫血供非常丰富，若发生妊娠囊剥脱会出血汹涌，建议患者住院观察至病情稳定。

2）每 2 周行 B 超检查，观察宫颈妊娠包块大小的变化及血流情况，了解包块与宫颈管肌壁、管腔的关系，判断包块发生剥脱的风险。

3）妊娠包块吸收需持续一段时间，告知患者在此过程中均有脱落风险，需 24 小时有家人陪护。

4）积极预防感染，尤其是有出血症状的患者。

2. 腹部超声引导下的宫颈管钳刮术

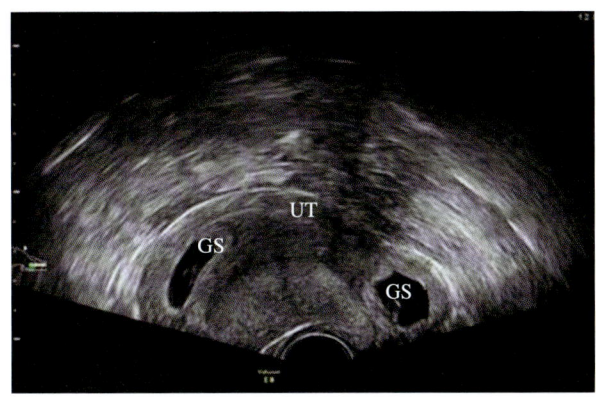

图 9-115　胚胎移植后 30 天发现宫内妊娠合并宫颈妊娠，均为活胎　　GS：孕囊；UT：宫体

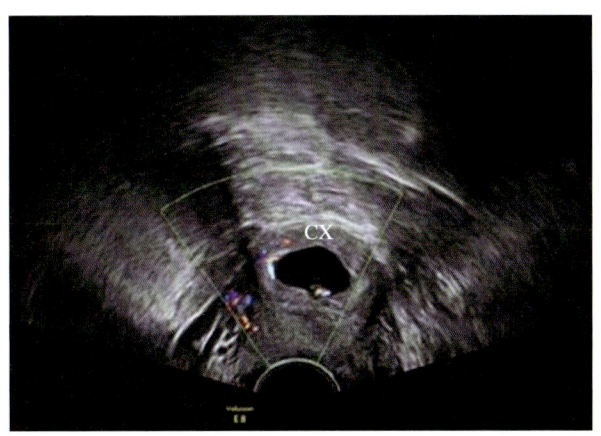

图 9-116　宫颈孕囊血供丰富　　CX：宫颈

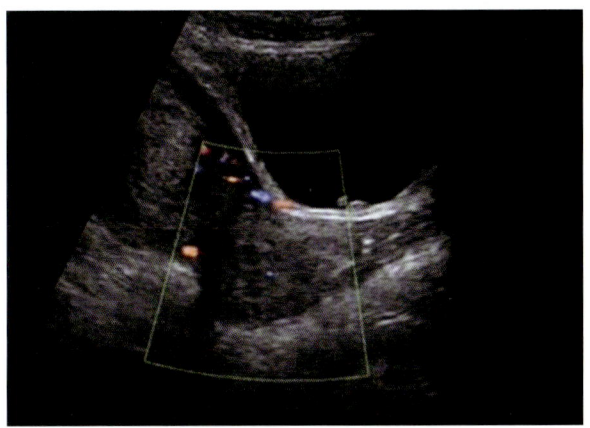

图 9-118　穿刺后 4 周宫颈妊娠包块周边未探及血流

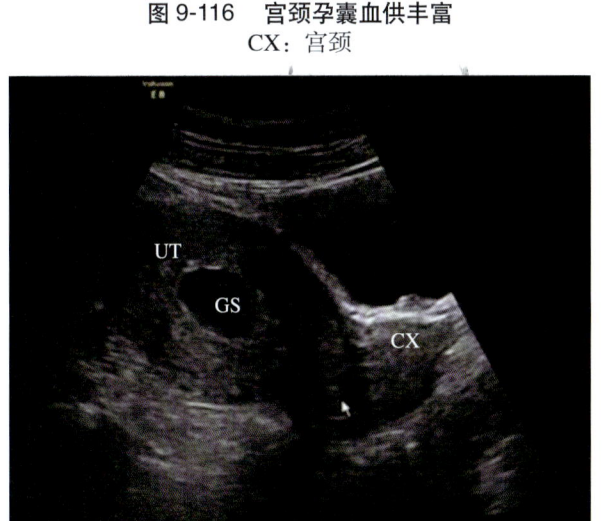

图 9-117　穿刺后 1 周妊娠组织包块缩小

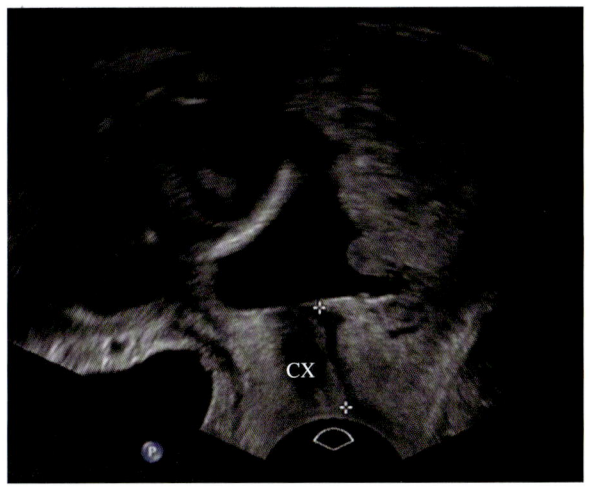

图 9-119　穿刺后 10 周宫颈妊娠包块完全消失

如出现大量子宫出血，宫颈妊娠组织突向宫颈管或宫颈外口，可以行超声引导下的宫颈管钳刮术。术前做好髂内动脉栓塞或腹腔镜下髂内动脉或子宫动脉结扎术的准备。腹部超声引导下行宫颈妊娠组织的钳刮术。术后如果出血明显，腹部超声引导下宫颈管内放置 Foley 管，球囊内注入 5~10ml 生理盐水。24 小时后拔除。放置前注意剪掉球囊前的尿管部分。

我们治疗的宫内妊娠合并宫颈妊娠的患者中，采取宫颈病灶穿刺后局部药物注射法治疗 3 例患者，均成功妊娠至足月分娩。采取宫颈病灶钳刮术治疗 7 例患者，4 例成功妊娠至足月分娩。我们的体会是：

（1）早期诊断宫颈妊娠：多胚胎移植患者出现流产症状时，一定要做宫颈视诊和超声对宫颈管的检查，早发现、早干预，减少感染机会。

（2）患者全身状况的调整及对症支持治疗很重要，如感染的控制及贫血状态的纠正等。

（3）观察感染征象，监测血常规及 C 反应蛋白、宫颈分泌物培养等感染指标。由于妊娠期子宫血供丰富，感染易扩散，发现感染抗生素治疗效果欠佳时适时终止妊娠，避免子宫感染及败血症的发生。

三、ART 后异位妊娠的危险因素及预防

在 IVF-ET 过程中，虽然胚胎直接放入子宫腔内，但胚胎可能会游走到输卵管内或附着于其他部位。胚胎移植时的刺激引起子宫收缩以及子宫内膜的蠕动波，也有可能将植入子宫腔内的胚胎挤压进入输卵管。当输卵管发生病变时，如输卵管炎等导致输卵管管壁纤毛上皮细胞功能异常时，则不能将已进入输卵管的胚胎及时迁移到宫腔内，而输卵管具有适宜于胚胎种植的结构，并可表达"种植窗"期的一些特异分子，因而导致胚胎在输卵管内种植发育。研究发现 IVF 后 EP 的发生率一般小于 5%，但在输卵管因素不孕患者及曾有盆腔手术史者中 EP 发生率高达 11%。所有这些提示输卵管结构和（或）功能的改变是导致 ART 中 EP 发生的主要危险因素。胚胎移植过程也可能增加 EP 的发生率，如移植管置管深度、推液量、推注速度等。此外还包括胚胎移植数目、胚胎质量等。针对 IVF-ET 术后 EP 的高危因素采取的预防措施包括移植前宫腹腔镜联合检查、切除积水及病变严重的输卵管、去除宫腔病变以及单囊胚移植、B 超引导下移植等。

总之，随着 ART 技术的开展与普及，相应的一些并发症也应引起我们的高度重视，尤其非常见部位的异位妊娠发生率明显增高，以及多部位妊娠的发生率增加，均提醒临床医生提高诊断的敏感性。考虑到 ART 技术的特殊性，需时刻警惕漏诊、误诊的发生，降低风险。

（宋雪凌　马彩虹　王丽娜）

参考文献

[1] Gunby J, Bissonnette F, Librach C, et al. IVF Directors Group of the Canadian Fertility and Andrology Society. Assisted reproductive technologies (ART) in Canada: 2004 results from the Canadian ART Register. Fertil Steril, 2008, 89:1123-1132.

[2] Mohammed M, Tawfeeq T, Hananel H, et al. Risk factors for ectopic pregnancy after in vitro fertilization treatment. J Obstet Gynaecol Can, 2011, 33(6):617-619.

[3] Alleyassin A, Khademi A, Aghahosseini M. Comparison of success rates in the medical management of ectopic pregnancy with single-dose and multiple-dose administration of methotrexate: a prospective, randomized clinical trial. Fertility and Sterility, 2006, 6: 1661-1666.

[4] Yao M, Tulandi T. Current status of surgical and nonsurgical management of ectopic pregnancy. Fertil Steril, 1997, 67:421-433.

[5] 乐杰. 妇产科学, 6 版. 北京：人民卫生出版社, 2005.

[6] Halperin R, Vaknin Z, Schneider D, et al. Conservative management of ectopic pregnancy with fetal cardiac activity by combined local (sonographically guided) and systemic injection of methotrexate. Gynecol Obstet Invest, 2003, 56:148-151.

[7] Gary H, Thomas G, Frank W, et al, Nonsurgical treatment of ectopic pregnancy. N Engl J Med, 2000, 343:1325-1329.

[8] Gamzu R, Almog B, Levin Y. Efficacy of methotrexate treatment in extrauterine pregnancies defined by stable or increasing human chorionic gonadotropin concentrations、Fertility and Sterility, 2002, 77(4):761-765.

[9] 罗善云，孟运莲，刘少阳. 输卵管生殖生理与临床. 武汉：武汉大学出版社, 2003.

[10] Iacob M, Bert S. Spontaneous bilateral tubal ectopic pregnancy and failed methotrexate therapy: A case report. American Journal of Obstetrics and Gynecology, 1997, 177(6):1545-1546.
[11] Altinkaya S, Ozat M, Kanat P, et al. Simultaneous bilateral tubal pregnancy after in vitro fertilization and embryo transfer. Taiwanese Journal of Obstetrics and Gynecology, 2008, 47(3): 338-340.
[12] Pan HS, Chuang J, Chiu SF, et al. Heterotopic triplet pregnancy: report of a case with bilateral tubal pregnancy and an intrauterine pregnancy. Hum Reprod, 2002, 17:1363-1366.
[13] Klipstein S, Oskowitz SP. Bilateral ectopic pregnancy after transfer of two embryos. Fertil Steril, 2000, 74:887-888.
[14] Elena C, Carlos L, Paulino P. Ultrasound-guided transcervical evacuation of interstitial twin pregnancy. Fertility and Sterility, 2011, 7:1145.
[15] Hwa S, Sang G, Gun S, et al. Efficacy of bleeding control using a large amount of highly diluted vasopressin in laparoscopic treatment for interstitial pregnancy. American Journal of Obstetrics and Gynecology, 2010, 203(1): 31-36.
[16] Young-Sam C, Dae-Sook E, Jin Choi, et al. Laparoscopic cornuotomy using a temporary tourniquet suture and diluted vasopressin injection in interstitial pregnancy. Fertil Steril, 2009, 91:1933-1937.
[17] Cai Z, Wang F, Cao H. The value of laparoscopy alone or combined with hysteroscopy in the treatment of interstitial pregnancy: analysis of 22 cases. Arch Gynecol Obstet. 2011, 27(online)
[18] Kato S, Tanaka T, Terai Y, et al. Interstitial pregnancy treated by transcervical aspiration of the gestational sac combined with systemic and local administration of methotrexate, J Obstet Gyaecol Res. 2011, 37(9): 1250-1254.
[19] Selma Ng, Suttha H, Irene C. Laparoscopic management of 53 cases of corneal ectopic pregnancy. Fertil Steril, 2009, 92:448-452.
[20] Nash S, Sangeeta T, Michelle H. Current diagnosis and treatment of interstitial pregnancy. Am J Obstet Gynecol, 2010, 202(1): 15-29
[21] Chao-Chin Hsu, Ting-Ting Yang, Chao-Tien Hsu. Ovarian pregnancy resulting from cornual fistulae in a woman who had undergone bilateral salpingectomy. Fertil Steril, 2005, 83:205-207.
[22] Geber S, Barroso R, Pereira D, et al. Ovarian pregnancy after IVF-ET in a patient with absent tube. J Assist Reprod Genet, 2001, 18:665-667.
[23] Bianchi P, Salvatori MM, Torcia F , et al. Cervical pregnancy. Fertil Steril, 2011, 95(6):2123.e3-4.
[24] Smith A, Ash A, Maxwell D. Sonographic diagnosis of cesarean scar pregnancy at 16 weeks. J Clin Ultrasound, 2007, 35(4):212-215.
[25] Jurkovic D, Hillaby K, Woelfer B, et al. Cesarean scar pregnancy. Ultrasound Obstet Gynecol, 2003, 21(3):310.
[26] Godin PA, Bassil S, Donnez J. An ectopic pregnancy developing in a previous cesarean scar. Fertil Steril, 1997, 67(2):398-400.
[27] Nawroth F, Foth D, Wilhelm L, et al.Conservative treatment of ectopic pregnancy in a cesarean section scar with methotrexate:a case report.Eur J Obstet Gynecol Reprod Biol, 2001, 99(1):135-137.
[28] Oehninger S, Kreiner D, Bass MJ , et al. Abdominal pregnancy after in vitro fertilization and embryo transfer. Obstet Gynecol, 1988, 72:499-502.
[29] Ludwig M, Kaisi M, Bauer O, Diedrich K. Heterotopic pregnancy in a spontaneous cycle: do not forget about it. Eur J Obstet Gynecol Reprod Biol 1999, 87:91-103.
[30] Clayton HB, SchieveLA, Peterson HB, et al. Risk of ectopic pregnancy among women who underwent ART. Obstet Gynecol, 2006, 107(3):595-604.
[31] Sgantha SE, Webster S, Sundar E, et al. Productive alue of plasma human chorionic gonadotrophin following assisted conception treatment. Hum Reprod, 2000, 15(2): 469-473.
[32] 许建营. 异位妊娠. 北京：中国医药科技出版社，2002, 145-147.
[33] Goldstein J, Ratts V, Philpott T, et al. Risk of surgery after use of potassium chloride for treatment of tubal heterotopic pregnancy. Obstet Gynecol, 2006, 107(2):506-508.
[34] Soriano D, Vicus D, Schonman R, et al. Long-term outcome after laparoscopic treatment of heterotopic pregnancy: 19 cases. J Minim Invasive Gynecol, 2010, 17(3):321-324.
[35] Phupong V, Bunyavejchevin S. Successful treatment of a heterotopic tubal pregnancy by gasless laparoscopic surgery. J. Obstet. Gynaecol, 2010, 36(3): 686-689.
[36] Pschera H, Gatterer A. Laparoscopic management of heterotopic pregnancy: a review. J Obstet Gynaecol Res, 2000, 26(3):157-161.
[37] Han SH, Jee BC, Suh CS, et al. Clinical outcomes of tubal heterotopic pregnancy:assisted vs spontaneous conceptions. Gynecol Obstet Invest, 2007, 64(1):49-54.
[38] Melendez J, Paraskevopolou M, Yoong W, et al, Heterotopic pregnancy: Tubal ectopic pregnancy with a viable IVF intrauterine pregnancy. Journal of Obstetrics & Gynaecology, 2011, 30(7)：742-743.
[39] 马彩虹，乔杰，王丽娜等. 阴道超声引导胚胎减灭术在少见部位异位妊娠中的应用. 中华妇产科临床杂志，2007, 8(5):332-334.

10 附件肿物

宋雪凌　马彩虹

附件肿物最常来源于卵巢，还可能来自输卵管、子宫甚至肠管。附件肿物的腹腔镜治疗中最重要的是术前、术中以及术后对其良性、恶性的鉴别。

一、卵巢肿物的手术评估

（一）术前评估

术前最需要明确的问题是肿物是何来源、良性或恶性。主要评估手段包括：病史及体格检查，盆腔双合诊和三合诊；彩色多普勒超声，必要时进行 CT 和 MRI 检查；肿瘤标记物检查，如 CA125、CA199、CEA 等。

对于卵巢肿物，盆腔检查、超声和血清 CA125 水平检测的联合应用是确定恶性风险的最佳方法。如果超声提示肿物为多房、有分隔、囊实性混合、双侧或合并腹水，提示卵巢肿瘤为恶性可能（图 10-1～3）。对生育年龄妇女，如 CA125＞200 IU/ml、出现腹腔积液、腹腔或远处转移的证据（通过体格检查或影像学检查）、乳腺癌或卵巢癌家族史（一级亲属），应高度怀疑恶性，患者转给妇科肿瘤医生。

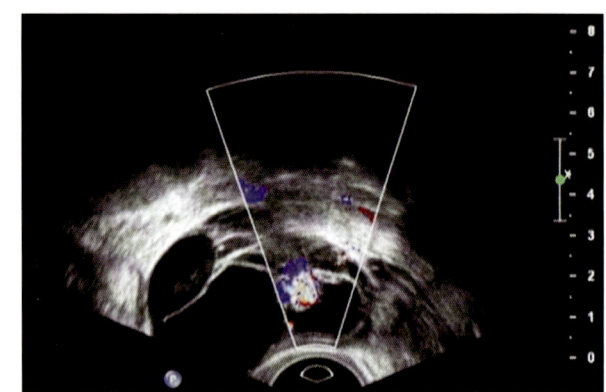

图 10-2　交界性肿瘤，可见囊腔内乳头样结构

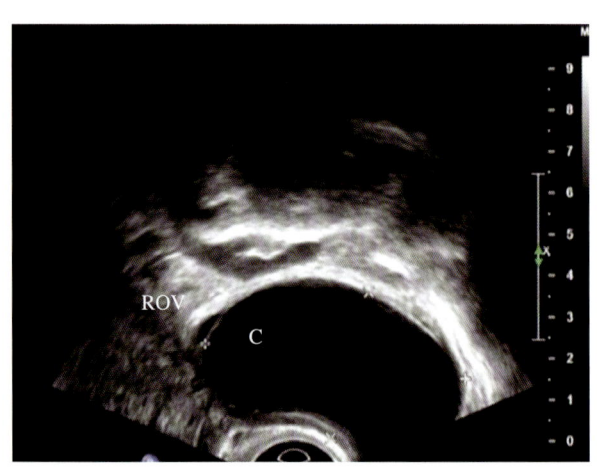

图 10-1　良性肿瘤的超声图像

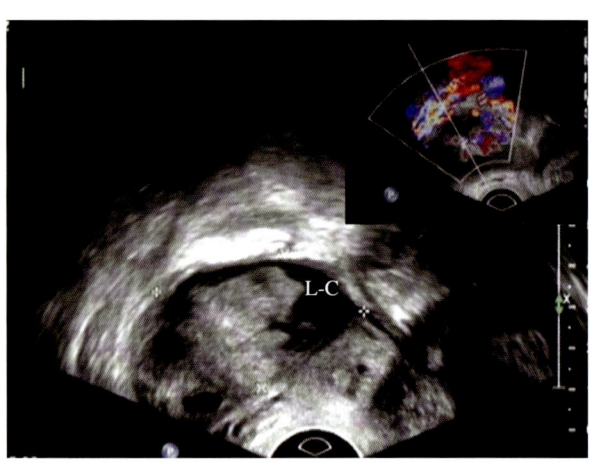

图 10-3　恶性肿瘤，囊实性包块，血流丰富

（二）术中评估

1. 评估内容

（1）对可疑区域以及赘生物进行探查。

（2）取腹腔积液或盆腔冲洗液行细胞学检查。

（3）对腹腔以及囊肿壁可疑部位行活检及冰冻切片检查。

（4）完整切除肿瘤行组织学检查，根据患者年龄及肿瘤类型，决定行囊肿剔除术或卵巢切除术。

（5）如术中发现有恶性可能，要进行手术分期。

2. 手术分期范围[1]（表10-1）

由于冰冻切片结果的不准确性，对于可疑的卵巢肿物，即使冰冻切片检查诊断为良性肿瘤，术中也应进行手术分期。另外，无论采用何种术式，术者应在术前与患者就术中诊断的局限性进行沟通。由于卵巢肿物术前无法除外恶性可能，对可疑恶性肿物应考虑在患者知情同意后行开腹手术分期。

二、良性卵巢肿物的腹腔镜手术

手术方法包括卵巢囊肿剔除术、卵巢切除术和输卵管卵巢切除术。

卵巢切除、保留（或不保留）输卵管，适用于没有生育要求女性以及任何中或高度恶性可能的病变，以降低术中破裂的风险。囊肿剔除适用于恶性可能低而且希望保留生育功能的女性，以及仅有一侧卵巢要维持内分泌功能的年轻女性。

（一）腹腔镜下卵巢成熟畸胎瘤剔除术

1. 选用2~3个5mm的入口。为了取出标本常需要一个10mm或更大的第二入口。

2. 盆腔冲洗和腹腔探查。手术操作开始前，应收集腹腔积液或盆腔冲洗液。如没有腹腔积液，向腹腔内注入50~100ml生理盐水，并自子宫直肠陷凹、结肠旁沟及双侧横膈下方吸出。仔细探查腹腔，观察子宫、输卵管、卵巢、阑尾、结肠旁沟、结肠、肝、胆囊、横膈、网膜以及腹膜表面，注意有无转移的征象。注意观察卵巢包膜是否完整，是否已被肿瘤穿透。任何可疑的赘生物均应取活检并送病理检查。如果为恶性，应在术中请妇科肿瘤医师会诊。如果是恶性但无肿瘤医师，建议尽量减少操作，并冲洗Trocar穿刺的部位。尽快二次手术预后最好。

3. 小心探查卵巢后，应选择以下部位开始手术：①皮质与囊肿壁之间最薄的部位；②腹腔镜下容易暴露的部位。可用单极电针或电钩切开囊肿表面的卵巢组织，并将切除电流设置在10A。也可选择锋利的剪刀小心地剪开组织。

囊肿表面的卵巢组织切开后，钝性分离卵巢组织与囊肿壁（图10-4）。夹住卵巢皮质，小心地将囊肿剥除（图10-5~7）。也可用腹腔镜吸

表10-1 卵巢癌的手术分期范围

卵巢癌的手术分期
评估
肿瘤单侧或双侧
肿瘤是否在卵巢的外表面
肿瘤的包膜是否完整
肿瘤是否破裂
活检
所有可疑的病灶
盆腔腹膜的三个部位
子宫直肠陷凹处腹膜
右侧及左侧腹腔沟
右侧横膈下表面
切除部分大网膜
主动脉旁和盆腔淋巴结
腹膜冲洗液

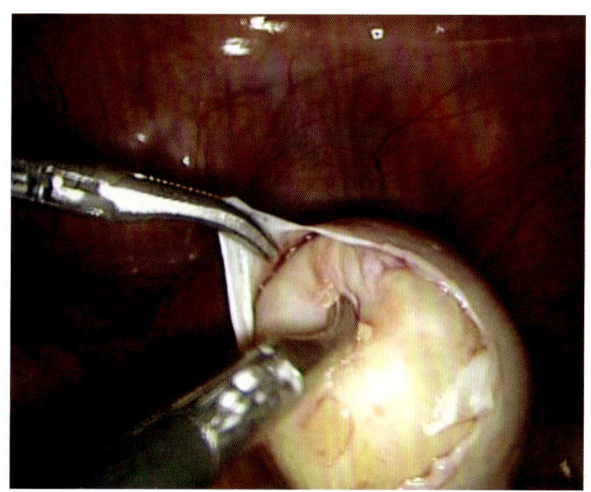

图10-4 将卵巢皮质切开以辨别其下的囊肿

引-冲洗装置进行水流协助剥离囊肿。在皮质与囊壁间相连不易分离的部位，应锐性分离以避免囊肿破裂及液体漏出。

（二）自腹腔内取出卵巢或囊肿

将标本自腹腔内取出且囊内液不漏入腹腔，理想的方法是将整个标本完整地放入取物袋后取出。

1. 在袋内吸出囊内液并行粉碎术　将标本放入取物袋后，将袋口收紧并放入其中一个切口套管中。常用的是耻骨上或两侧的 10mm 切口处，也可以选择脐部的切口。如用吸附材料包绕选定的切口，能保护切口组织。袋子的开口在套管内，当自腹壁取出套管时，就可将袋子的开口自套管切口处取出。可在取物袋中预先将囊肿进行抽吸，将畸胎瘤的质硬头结剪碎，在此过程中要仔细观察囊肿内有无乳头或可疑的恶性成分。如选择脐部切口，可在侧面的 5mm Trocar 中放入 5mm 内视镜监视标本的取出（图 10-8～10）。

当卵巢的实性部分过大而无法自筋膜切口处取出时，必须将剩余的组织粉碎。当标本仍然在腹腔中的袋子内时，可以用 Kocher 钳或卵圆钳抓取小的碎片组织并取出。当取出足够的组织后，可以适当牵引扭转袋子，将其内剩余的内容物自切口取出。用力过大则会使高分子聚合物袋破裂，其内容物则漏入腹腔。必要时扩大筋膜切口。

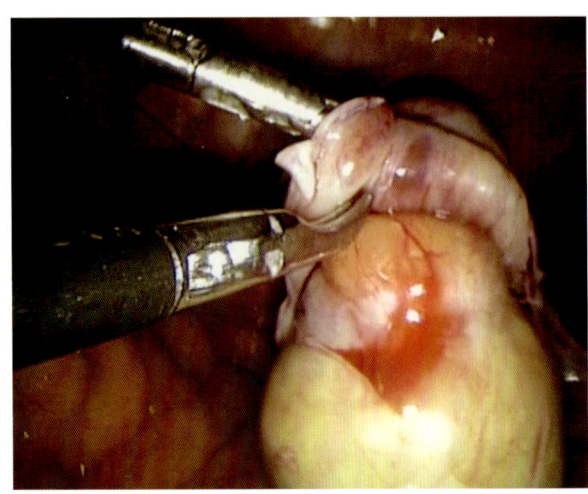

图 10-5　将皮质自囊肿剥除，并完整地游离囊肿

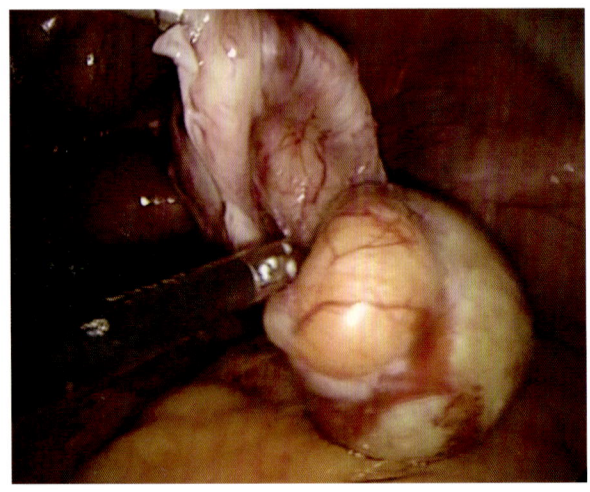

图 10-6　完整地游离囊肿

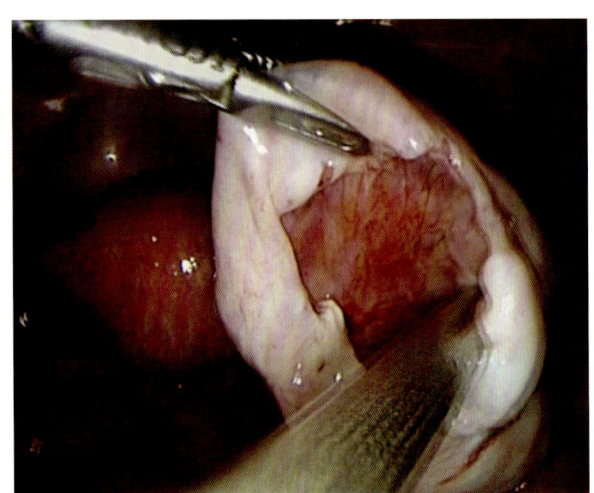

图 10-7　囊肿剥离后囊腔

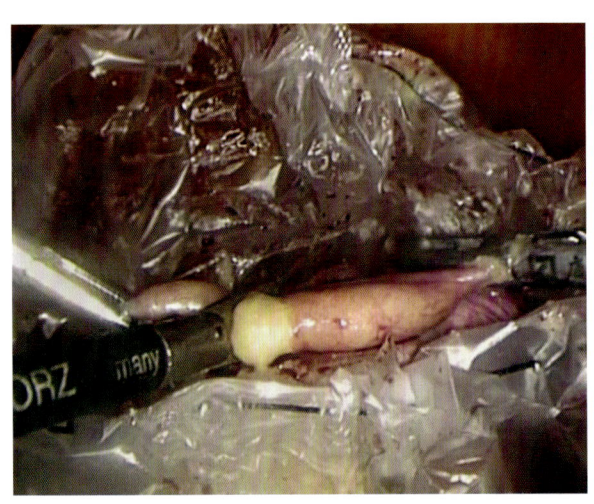

图 10-8　将囊肿置入取物袋中剪开，抽吸囊肿内液

取出较大标本的另一种方法是应用阴道切口，因为阴道和腹膜比腹壁肌肉和筋膜更有弹性。

虽然冰冻不如石蜡病理检查准确，但可疑的肿物取出后，应送冰冻病理检查以确定其是否为恶性。通常无须缝合卵巢。如渗血明显或切口大，在卵巢腔的内侧面缝合止血，恢复正常卵巢形态。

2. 腹腔内漏液的处理　如果卵巢囊肿的囊内液漏入腹腔，首要的处理是大量冲洗。如果肿物随后证实为恶性，应提醒妇科肿瘤医师，曾经发生过囊内液漏出。

3. 大囊肿　如卵巢囊肿过大，需要在切除前行引流术。由于恶性的风险增大，避免腹腔漏液变得更加重要。术中可以用腹腔镜吸引针或用吸引器套管从腹壁直接穿入，行大卵巢囊肿的穿刺吸引。可以在刺破囊肿前在穿刺点行荷包缝合，或在囊肿减压后在其引流点处进行内结扎，以减少腹腔内漏液，但不能完全预防。卵巢囊肿减压后，则可以自腹腔取出。

遇到壁薄囊肿，在剔除过程中很可能发生囊肿破裂，囊内液外流，可以先在囊肿下方套上取物袋，于袋中行剔除术，即时抽吸标本袋中囊内液（图10-11～14）。

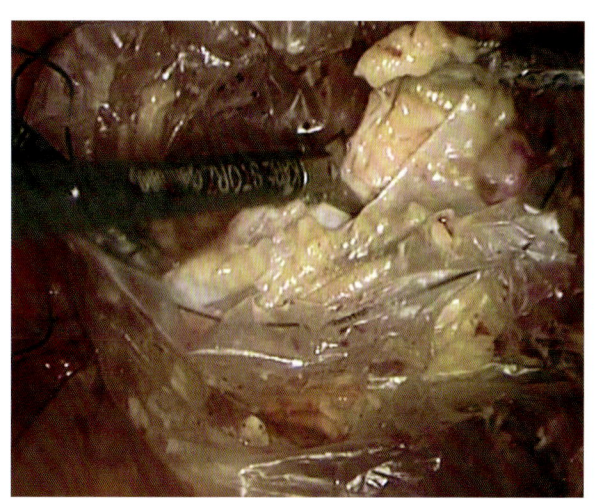

图10-9　在取物袋中剪碎囊肿质硬的结节

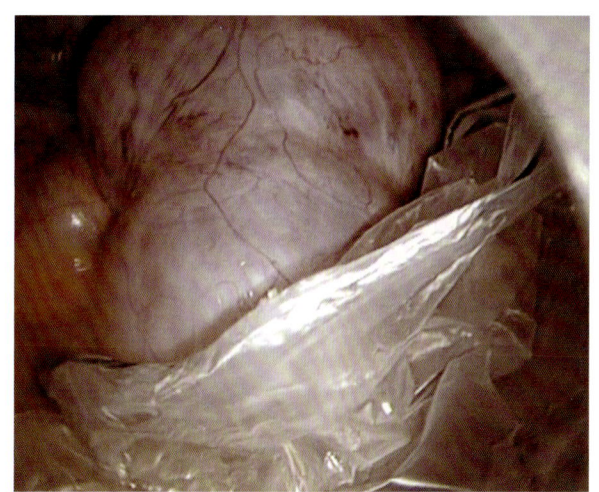

图10-11　将囊肿置于标本袋中

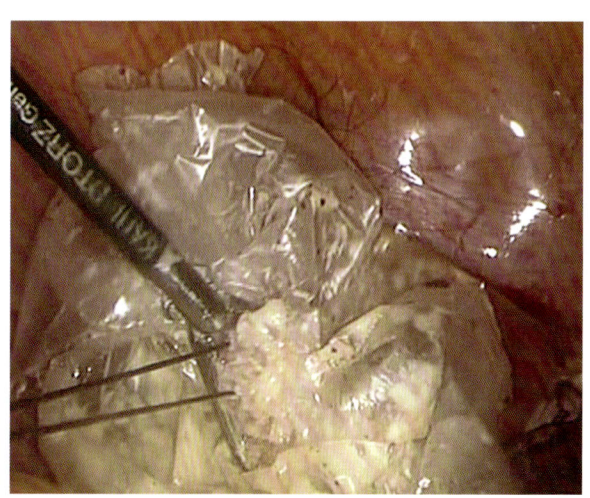

图10-10　收紧取物袋取出囊肿

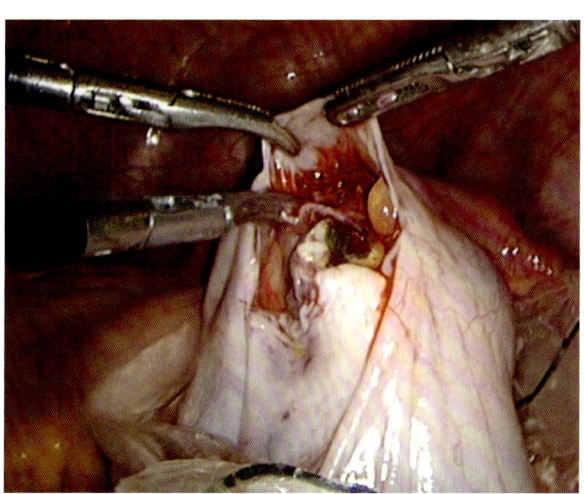

图10-12　于袋中剔除囊肿

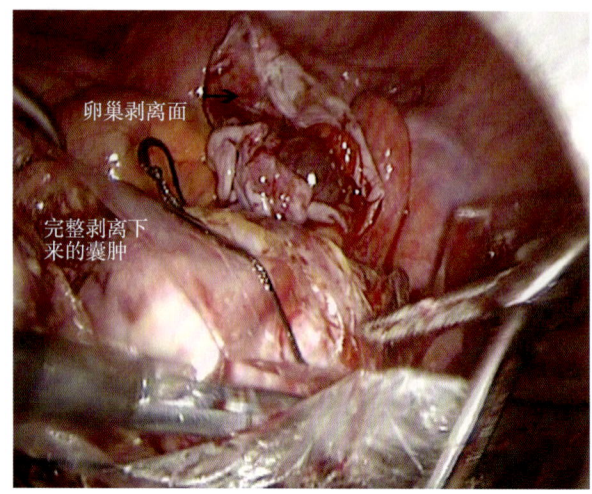

图 10-13　完整剥离囊肿

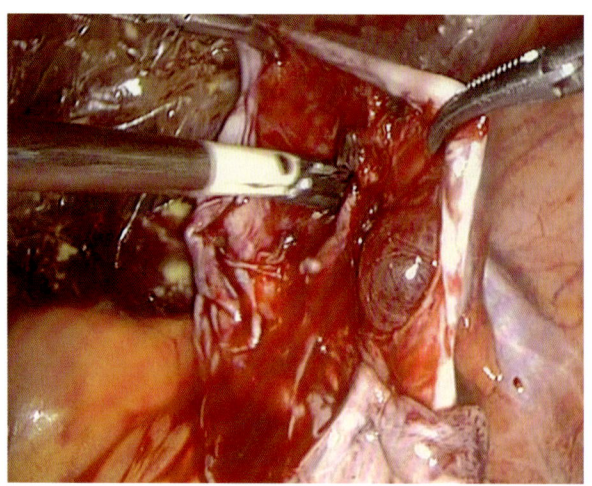

图 10-14　卵巢剥离面止血

三、腹腔镜下卵巢交界性肿瘤的处理

在年轻妇女中，卵巢交界性肿瘤（borderline ovarian tumors, BOTs）较卵巢癌更为常见。大约有一半卵巢交界性肿瘤的妇女在诊断时不足 40 岁，往往要求保留生育功能。卵巢交界性肿瘤早期不易发现，肿瘤长大后会出现腹胀等相应症状，小的肿瘤术前诊断较困难，缺乏特异的肿瘤标志物，在不孕症患者中，大部分患者都是在 B 超检查中发现的。文献报道，单周期使用 HMG 刺激血中雌激素及排卵数相当于自然周期 2 年所产生的量，过量的雌激素和促性腺激素可以促进颗粒细胞增生及有丝分裂致恶变[2]。FSH 可以促进体外培养的卵巢癌细胞产生雌激素，雌激素具有促进癌细胞增殖的作用[3]。在超声检查中发现持续存在的卵巢囊肿内含实性成分需警惕交界性肿瘤，应用促排卵药物前需行腹腔镜探查明确诊断。

（一）手术方式选择

手术方式分为保守性和根治性两类。保守性手术即保留生育功能的手术，包括肿瘤剔除术、患侧附件切除术等；根治性手术为全子宫与双附件切除术，以及卵巢外病灶的切除。手术方式的选择需根据肿瘤分期、患者年龄以及对生育的要求等进行综合判断。NCCN（National Comprehensive Cancer Network, 美国国家癌症联盟）2010—2011 年版卵巢肿瘤治疗指南中指出，卵巢交界性肿瘤不论Ⅰ～Ⅳ期，只要患者有生育要求，均可以做保留生育功能的分期手术，根据术后病理是否存在浸润种植采取观察或者依据卵巢癌的治疗原则进行后续治疗[4]。必须了解保留生育功能手术较根治性手术复发率是增加的，但复发后仍可通过手术进行治疗，目前的文献报道患者的生存率并没有因为手术方式的不同而受到影响[5]。

保守性手术的术式包括单纯肿瘤剔除术或患侧附件切除术、腹腔冲洗液细胞学检查、腹膜多点活检。单纯肿瘤剔除术后的复发率高于患侧附件切除术。关于保守性手术术后妊娠结局缺乏大样本的研究，一项多中心研究表明，160 例卵巢 BOTs 患者进行保守性手术，治疗后所有期望生育的患者中，32.3% 受孕，其中 5 例流产、8 例选择性终止妊娠、17 例中期引产、18 例活产[6]。

（二）可疑卵巢肿瘤行卵巢囊肿剔除术的腹腔镜手术步骤

1. 常规留取腹腔冲洗液检查肿瘤细胞。

2. 全面探查盆腹腔，包括肝、胃、肠管、大网膜、结肠旁沟、盆腹膜表面是否有种植病灶。观察卵巢肿物特点，表面是否光滑、有无破溃、表面有无种植病灶，卵巢周围粘连、对侧卵巢情况以及输卵管、子宫情况（图 10-15）。

3. 建议将卵巢放入取物袋中再剔除囊肿，避免囊内液外流。

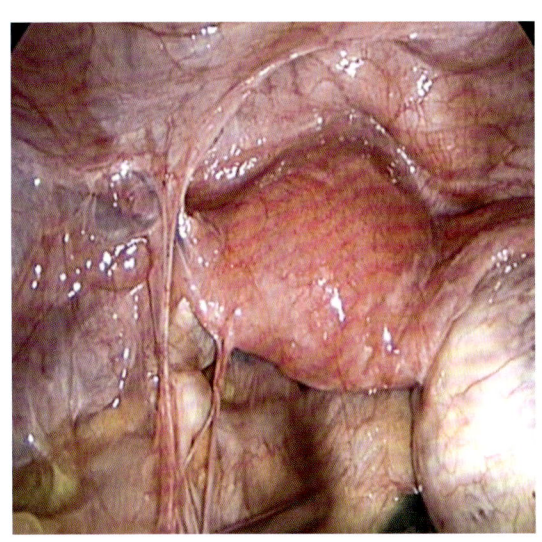

图 10-15　全面探查盆腔

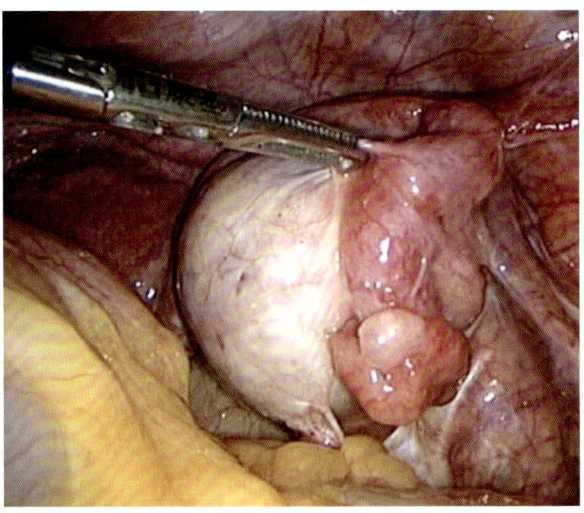

图 10-16　右侧卵巢囊肿，无种植病灶

4. 仔细观察囊肿内壁有无乳头样结构或实性成分，送快速病理检查（图 10-16～19）。

5. 快速病理诊断为 BOTs，需与家属充分沟通，以免手术范围过度或不够，必要时应等待石蜡切片病理结果后再作进一步处理。

6. 对单侧 BOTs 患者，是否需同时常规行对侧卵巢活检目前有争议。对侧卵巢活检有助于手术病理分期，但很多肉眼观察正常的卵巢组织中显微镜下并未发现病灶。活检可引起卵巢功能下降、增加术后粘连等并发症。所以，目前大多数学者认为除非术中肉眼观察对侧卵巢有可疑病灶，否则不建议常规活检对侧卵巢组织。术后超声定期追踪检查。

7. 对于已经一侧附件切除的患者，发现留存的卵巢存在交界性肿瘤时，应考虑术中取卵母细胞或部分卵巢组织冻存。

（三）交界性肿瘤的预后及助孕治疗

交界性肿瘤预后良好，5 年生存率达 95% 以上。Massad 等统计了 1001 例卵巢交界性肿瘤后发现，Ⅰ期患者复发者占 2.1%，Ⅱ期为 7.1%，Ⅲ～Ⅳ期为 14.4%，总的复发或病变持续存在率为 4.6%。大多数复发为晚期复发，78% 在 5 年后甚至 10～20 年后复发[7]。复发的肿瘤一般仍保持原病理形态，即仍为交界性肿瘤，复发的肿瘤一般仍可切除。卵巢上皮性交界性肿瘤不良

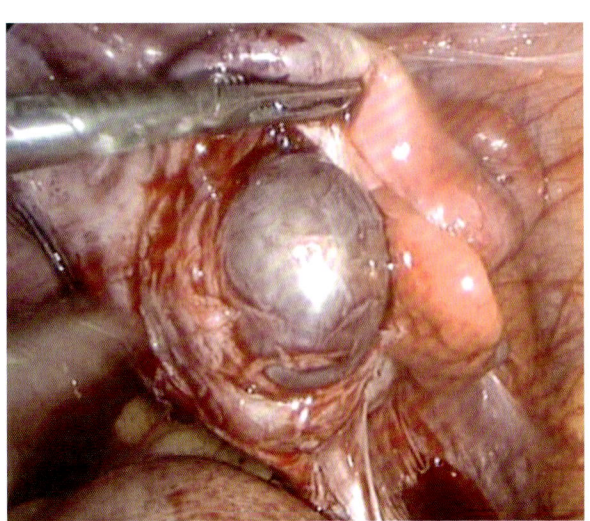

图 10-17　剥离囊肿

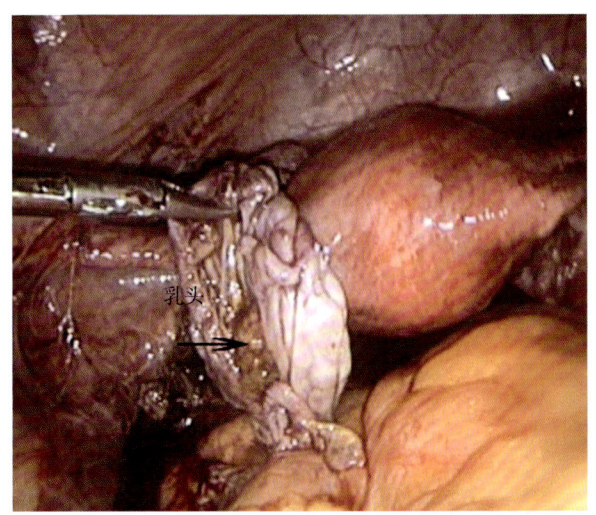

图 10-18　囊肿内壁可见乳头结构

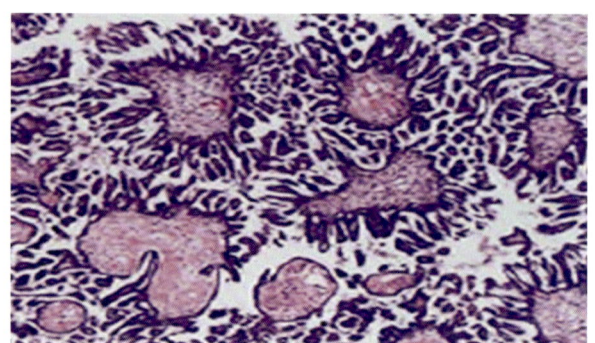

图 10-19 病理图片，交界性浆液性微乳头性囊腺瘤

预后特点：非整倍体染色体肿瘤、微小浸润性病灶、首次手术后有残留病灶、细胞非典型性、高有丝分裂指数等[8]。一般认为对分化好、代谢活性类似于良性肿瘤的BOTs化疗敏感性差，效果不佳。卵巢交界性肿瘤Ⅰ期患者多不主张进行分期手术，术后无需化疗，而Ⅱ～Ⅳ期BOTs化疗与否迄今仍有争议。但对于具有病理类型高危因素、期别晚的交界性肿瘤术后也可施行3～6个疗程正规化疗（方案同卵巢上皮癌）。辅助化疗能否减少复发、提高患者生存率还有待证实[9]。化疗前应进行卵巢功能的保护及生育力保存。

接受保留生育功能手术的不孕症患者术后应尽快完成生育。选择何种助孕方式是临床上比较棘手的问题。对于有BOTs的患者采用促排卵治疗是有争议的，但从目前的文献上看，助孕技术在交界性肿瘤患者中不增加肿瘤复发风险[10,11]。既往的经验认为促排卵治疗仅适用于Ⅰ期患者，且治疗周期宜局限。随着对BOTs的治疗水平不断提高，国内外学者开始尝试晚期患者保守治疗后的助孕治疗。Hoffman报道了一例Ⅲc期患者经过保守性手术后自然妊娠失败而行IVF助孕后成功妊娠的病例[12]。对于交界性肿瘤患者术后如何进行助孕治疗，总的原则是尽量采用微刺激方案，减少促排卵药物使用的数量及周期数，与患者及家属充分沟通，严密监测随访。

四、腹腔镜下输卵管卵巢囊肿的处理

输卵管卵巢囊肿在B超下很难与输卵管积水完全区分开（图10-20、21）。拟处理输卵管积水而行腹腔镜探查时，经常可以发现输卵管卵巢囊肿或盆腔包裹性积液形成（图10-22～25）。为降低卵巢组织周围张力，减少取卵过程中卵污染的风险，应行囊肿分离引流术。

首先要分离附件周围粘连，目的是恢复输卵管、卵巢及其周围组织间正常的解剖位置关系，辨清输尿管走行，避免损伤（图10-26、27）。分离粘连时应循正常组织或器官之间的间隙进行分离，重点在分开脏器之间的粘连而不是脏器表面的腹膜。输卵管卵巢囊肿形成后卵巢组织往往与周围组织融合性粘连，手术时要注意辨清可能的

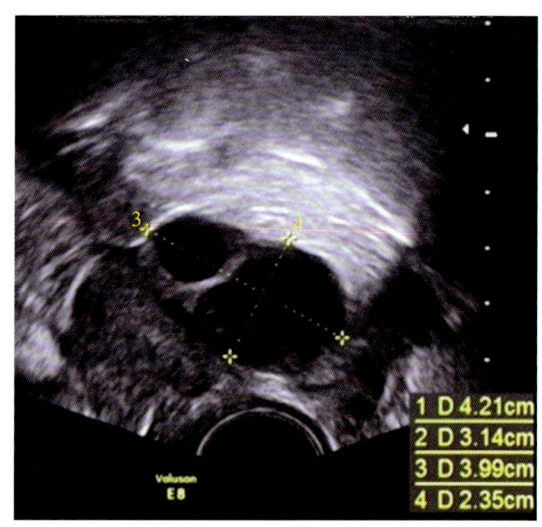

图 10-20 输卵管卵巢囊肿

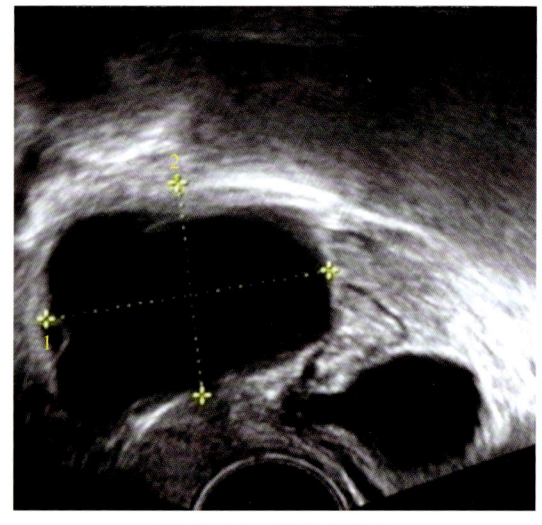

图 10-21 输卵管积水

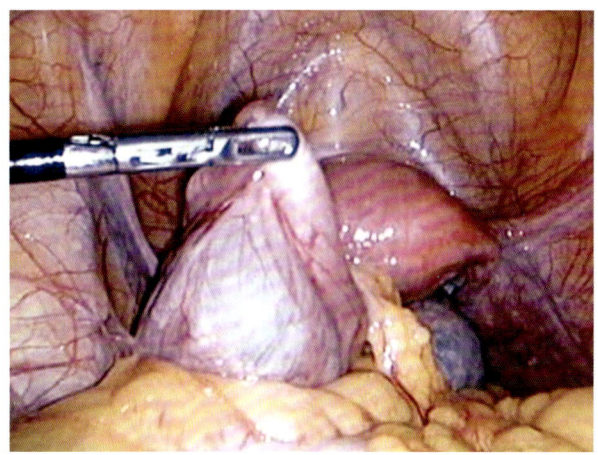

图 10-22　左附件输卵管卵巢囊肿

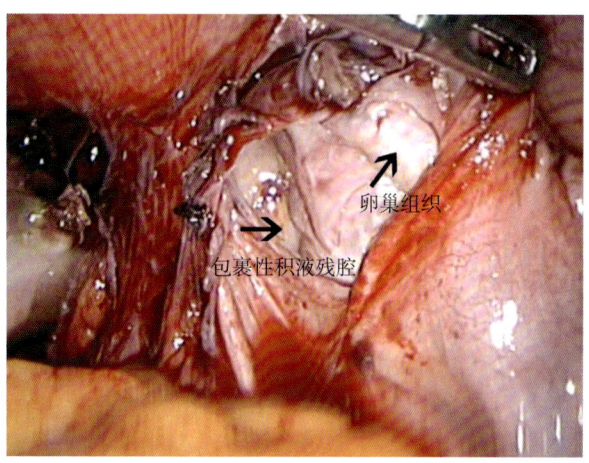

图 10-25　切开引流包裹性积液可见少许卵巢组织与周围组织融合

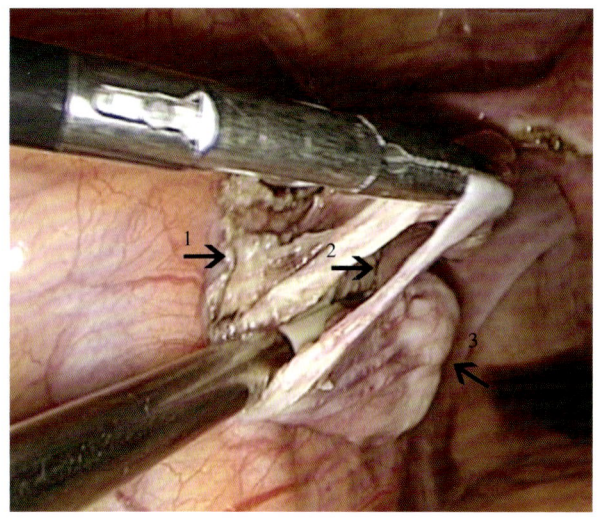

图 10-23　切开引流囊肿，可见卵巢组织与周围组织融合
1：输卵管系膜残端；2：输卵管卵巢囊肿囊腔；3：卵巢组织

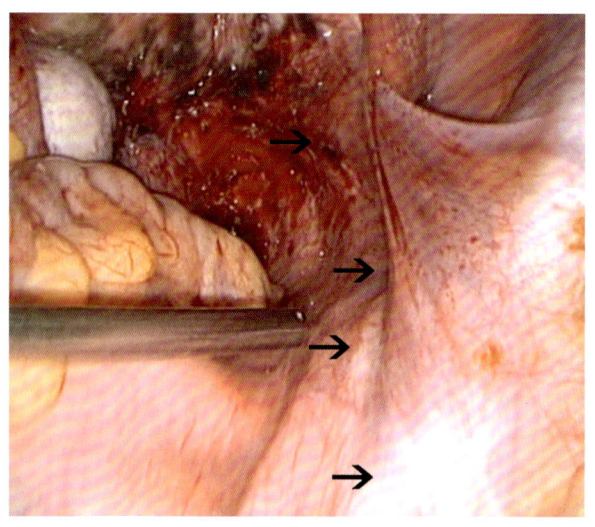

图 10-26　盆腔粘连松解术中观察双侧输尿管走行（右输尿管）

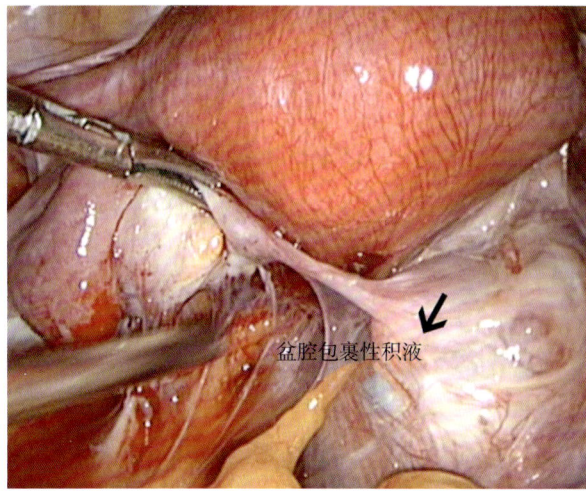

图 10-24　右侧输卵管切除术后粘连形成盆腔包裹性积液

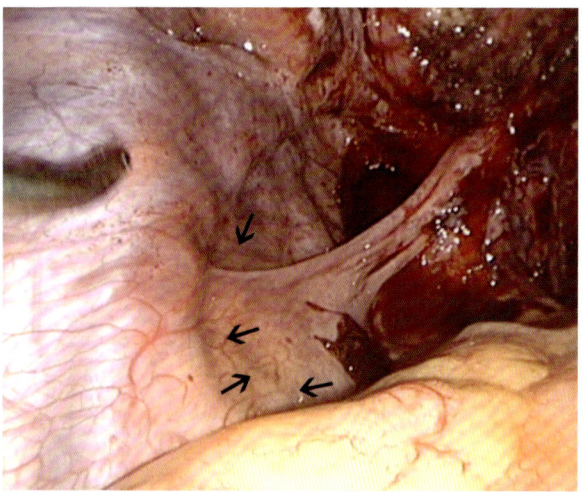

图 10-27　盆腔粘连松解术中观察双侧输尿管走行（左输尿管）

卵巢组织予以保留。对于粘连包裹严重、粘连分离困难的附件包块，辨清输卵管峡部予以电凝切断，防止积水逆流入宫腔，降低辅助生殖技术（IVF）的妊娠率和异位妊娠的发生率。不必完全游离卵巢及输卵管，于囊肿壁薄处切开引流即可。引流口要尽量够大，必要时可将囊壁外翻缝合保持开放状态。

五、妊娠期腹腔镜下附件手术

文献报道妊娠妇女中妊娠合并附件包块的发生率为1/600，包块大多数为黄体囊肿及单纯性囊肿，且大部分都会在孕早期的末期消失[13]。超过5cm的附件肿物在妊娠期需手术处理的多因引起急腹症，如卵巢囊肿蒂扭转（6.5%～50%）、卵巢囊肿破裂（9%～17%）、异位妊娠等[14]。妊娠期发现持续存在的附件区肿物，手术指征包括：①需手术病理明确性质；②存在可能发生扭转等并发症的风险；③阻塞产道。

大量国内外文献报道表明，在妊娠的任何一个时期都可以进行必要的腹腔镜手术，母亲及胎儿的风险很低[15]，但多数学者认为在孕中期手术更佳。

（一）择期手术

妊娠期腹腔镜下卵巢囊肿剥除术，特殊的注意事项包括：

1. 宜在妊娠14～20周进行，Trocar穿刺位点根据子宫大小上移。
2. 卵巢囊肿直径≤8cm，囊肿活动无粘连。
3. 术前检查排除恶性变。
4. 酌情扩大腹壁切口取出标本，减少操作时间。
5. 气腹压力8～12mmHg。
6. 绝对禁止使用单极电外科器械。
7. 手术操作应尽可能远离子宫。
8. 术中温盐水冲洗盆腔，避免直接冲淋子宫。
9. 尽量缩短手术时间，减少腹膜对CO_2的吸收。
10. 围术期常规给予黄体酮，早孕期手术可给予绒毛膜促性腺激素（hCG）。

（二）妊娠期急腹症

1. 卵巢或卵巢囊肿扭转　不孕症患者促排卵治疗后由于卵巢体积增大，多个卵泡发育形成滤泡囊肿，妊娠后多形成黄体囊肿，使卵巢呈囊实性改变，比重分布不均，成为卵巢扭转的诱因。妊娠子宫增大，将卵巢推向较为宽敞的腹腔，既往存在的卵巢囊肿在妊娠期间发生扭转的风险亦增加。若扭转时间短，及时行腹腔镜探查，卵巢组织缺血尚不严重，可行保守性手术复位，挽救卵巢组织。

虽然有报道说肉眼所见坏死的卵巢组织，超过60%卵巢组织是有功能的[5]，但妊娠期盆腔血供丰富，缺血坏死组织吸收引起的发热与潜在的感染风险，以及复位后输卵管卵巢血管内小血栓脱落栓塞，可增加宫内感染、胚胎停育、流产、胎死宫内等风险，甚至引起患者肺栓塞。术前根据患者腹痛时间及症状，联合彩超探查囊肿内血流情况，初步判断卵巢扭转坏死程度（图10-28、29），术中若肉眼判断卵巢坏死，建议行患侧附件切除术。腹腔镜下可以清晰地探查到扭转的蒂部结构，双极钳分别电凝构成蒂部的输卵管、卵巢固有韧带、骨盆漏斗韧带，依次剪断，切除附件。可避免开腹手术暴露钳夹囊肿蒂部对子宫造成的牵拉刺激。为避免断蒂出血和血栓脱落入血液循环，可先缝扎蒂部后再行切断术（图10-30～33）。

2. 宫内孕合并异位妊娠　参见第9章（异位妊娠）。

六、本章注意要点

1. 育龄女性的卵巢囊肿大多数是功能性的，可观察3～6个月。
2. 育龄女性持续存在的卵巢囊肿大多数是良性的，可行腹腔镜下囊肿剔除术。
3. 卵巢肿物手术前必须进行仔细的术前评估，警惕卵巢恶性肿物。
4. 应尽量完整切除卵巢囊肿并保持不破裂。应将囊肿置入取物袋中取出腹腔；术中如果出现了破裂应彻底冲洗。
5. 卵巢交界性肿瘤预后好，综合评价后选择病

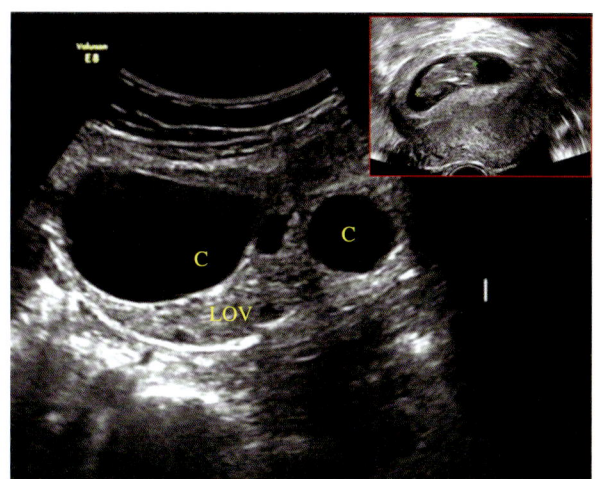

图 10-28　妊娠合并卵巢囊肿扭转

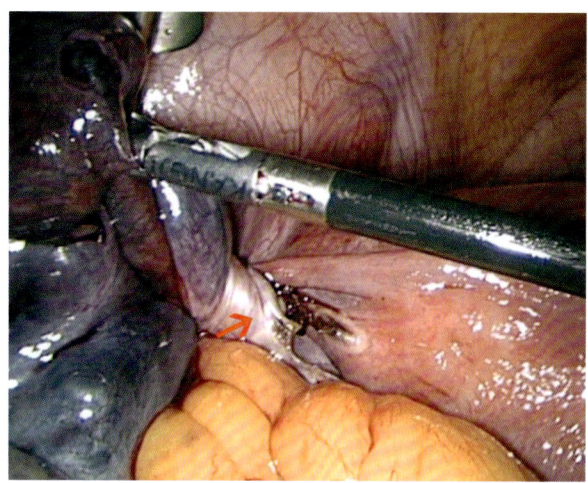

图 10-31　卵巢输卵管扭转的蒂部构成（箭头示囊肿蒂部）

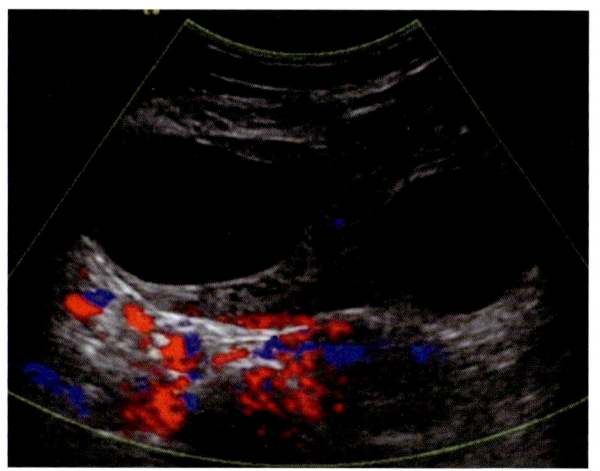

图 10-29　囊肿局部未探及血流信号

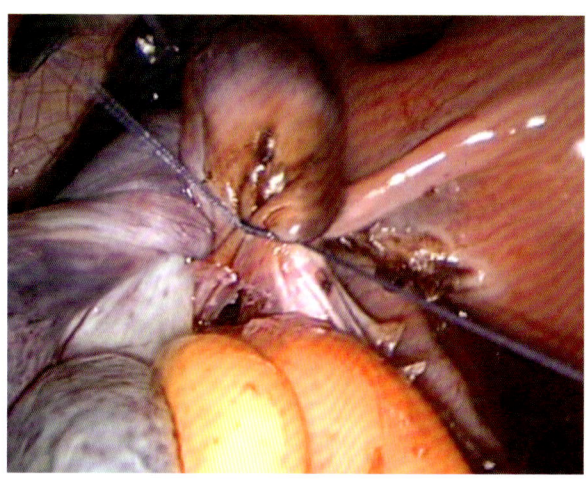

图 10-32　为避免断蒂出血和血栓脱落入血液循环，可先缝扎蒂部再双极电凝切断

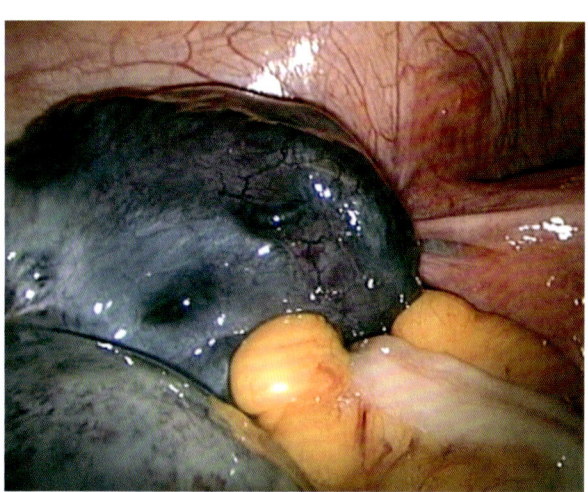

图 10-30　缺血坏死的卵巢组织

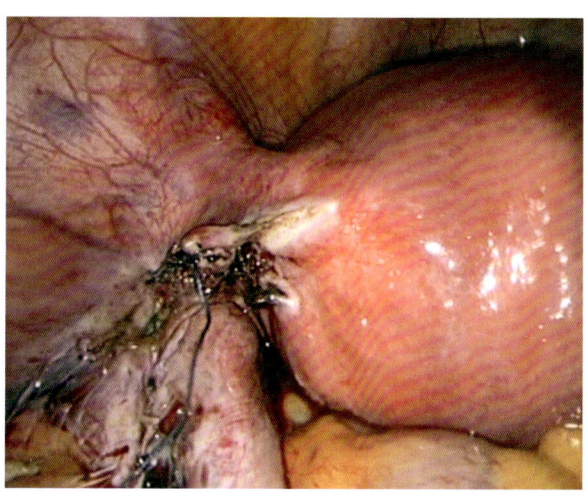

图 10-33　切除左侧附件后

例行保留生育功能的手术。

6. 促排卵治疗与肿瘤复发的关系尚存在争议。
7. 分离附件周围粘连时注意保护卵巢功能。
8. 妊娠期腹腔镜附件手术是安全可行的。

(宋雪凌 马彩虹)

参考文献

[1] Falcony T, WilliamW. 临床生殖医学与手术. 乔杰主译. 北京：北京大学医学出版社, 2010:805-816.

[2] Gotlieb H, Flikker S, Davidson B, et al. Borderline tumors of the ovary: fertility treatment, conservative management, and pregnancy outcome. Cancer, 1998, 82:141-146.

[3] Fishel S, Jonson P. Follicular stimulation for high tech pregnancies: are we play it safe? BMJ, 1989:299-309.

[4] NCCN. Clinical Practice Guidelines Oncology, 2011.

[5] Emonts M, Doornewaard H, Admiraal JF. Adnexal torsion in very young girls: diagnostic pitfalls. Eur J Obstet Gynecol Reprod Biol, 2004, 116(2):207-210.

[6] Stepp K, Falcone T, Laparoscopy in the second trimester of pregnancy. Obstet Gynecol Clin N Am, 2004, 31(3):485-496.

[7] Massad LS, Wright TC, Cox JT, et a1. 2001 consensus guidelines for the management of women with cervical intraepithelial neoplasia. Am J Obstet Gynecol, 2003, 189(1):295-304.

[8] 王世阆. 卵巢疾病. 北京：人民卫生出版社, 2004:218-226.

[9] 沈铿, 郎景和. 妇科肿瘤面临的问题和挑战. 北京：人民卫生出版社, 2002:291-296.

[10] Basille C, Olivennes F, Le Calvez J. Impact of gonadotrophins and steroid hormones on tumour cells derived from borderline ovarian tumours. Hum Reprod, 2006, 21(12):3241-3245.

[11] Fortin A, Hazout A, Thoury A, et al. Assisted reproductive technologies after conservative management of borderline or invasive ovarian tumours. Gynecol Obstet Fertil, 2005, 33(7-8):488-497.

[12] Hoffman JS, Laird L, Benadiva C, et al. In vitro fertilization following conservative management of stage 3 serous borderline tumor of the ovary. Gynecol Oncol, 1999, 74(3):515-518.

[13] Bisharah M, Tulandi T. Laparoscopic surgery in pregnancy. Clinical Obstetrics and Gynecology, 2003, 46(1):92-97.

[14] Bunyavejchevin S, Phupong V. Laparoscopic surgery for presumed benign ovarian tumor during pregnancy (Review). Cochrane Database of Systematic Reviews, 2008, 18 (4):1-7.

[15] SAGES, Guidelines for diagnosis, treatment, and use of laparoscopy for surgical problems during pregnancy. Surg Endosc, 2008, 22 (4):849-861.

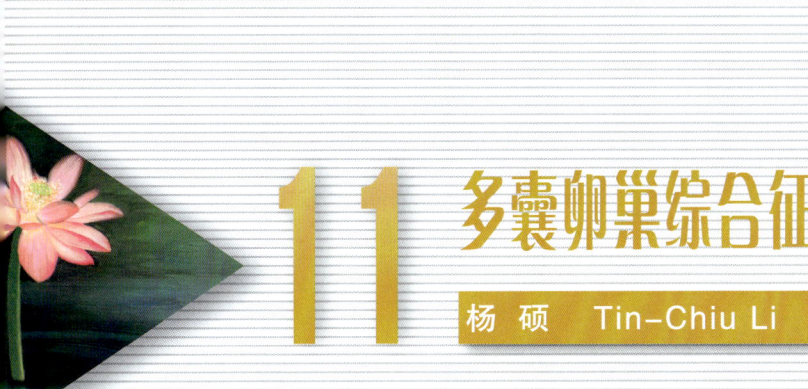

11 多囊卵巢综合征

杨 硕　Tin-Chiu Li

多囊卵巢综合征（polycystic ovarian syndrome, PCOS）是一种常见的内分泌疾病，在育龄期女性中的发病率为6%~8%，并且是导致无排卵性不孕最常见的原因。其诊断依据临床表现（月经稀发/闭经，多毛）、血生化改变（高雄激素血症）及超声影像特点（卵巢多囊样改变），满足其中两条即可诊断PCOS（2003年鹿特丹标准）。PCOS患者还可能存在胰岛素抵抗及代偿性的高胰岛素血症[1,2]，并可能导致心脑血管疾病、糖尿病等代谢异常疾病的发病率升高[3]。

对于由PCOS导致的无排卵性不孕患者，克罗米酚(clomifene citrate，CC)是一线促排卵药物。二线治疗方法包括腹腔镜卵巢打孔术(laparoscopic ovarian drilling, LOD)、促性腺激素促排卵或二甲双胍治疗[2,4,5]。LOD的优势在于术后恢复单一排卵，无卵巢过度刺激综合征(ovarian hyperstimulation syndrome，OHSS)的风险，并且多胎妊娠的发生率不高于一般人群。另外，LOD单次治疗可恢复多个生理性排卵周期，并均有妊娠可能，而无须反复用药治疗，且术中可同时了解及处理盆腔疾病。

因此对于无排卵、克罗米酚抵抗或无效的患者；持续高LH水平；如需盆腔探查或应用促性腺激素无条件监测的患者可选择LOD。其主要缺点是需要全麻及手术操作，操作不当还可能导致术后医源性粘连形成及卵巢储备功能减退[6]。

目前常用的是气腹腹腔镜卵巢打孔术。完善术前常规检查及男方精液常规分析，确认无手术禁忌证，完善术前准备、签署知情同意书。

一、腹腔镜卵巢打孔术手术方法

1. 患者取膀胱截石位，全身麻醉，麻醉满意后常规消毒、铺巾、留置尿管。先行宫腔镜检查，后宫腔内留置14号Foley管，备输卵管通液检查用。

2. 建立气腹，腹壁穿刺建立三个操作孔，全面检查了解盆腔是否有器质性疾病，通液了解输卵管情况，并检查卵巢是否呈多囊样改变（图11-1）。采用单极电针行卵巢打孔术，电针近似圆锥形，针长14mm，进针深度5mm，进针处电针直径0.8mm。

3. 无创抓钳钳夹卵巢固有韧带，将卵巢提起并固定，使其远离肠管等重要脏器（图11-1），避免对肠管及其他盆腔重要脏器造成直接或间接损伤。

4. 单极电针自卵巢系膜对侧的卵巢表面以垂直方向刺入卵巢组织，避免滑脱并减少对卵巢组织表面的热损伤（图11-2）。打孔位置应远离卵巢门及输卵管，以避免损伤卵巢门（可能导致卵巢萎缩）及输卵管（可能导致机械性不孕）。

5. 单极电针刺入卵巢包膜后，采用单极电凝打孔，操作功率30W，时间5s。每侧卵巢打孔4~6个，必要时可根据卵巢大小适当调整打孔数目（图11-3）[7]。在电针刺入卵巢表面前不宜激活电流，以减少对卵巢表面组织的损伤，并降低术后粘连形成风险（图11-4）。在将卵巢复位前，应用生理盐水或乳酸林格液冲洗卵巢，以助冷却卵巢（图11-5）。另有学者报道应用小Trocar、5-Fr电针进行短时、多点打孔，打孔时间2s，2mm深，每侧8~10个孔亦能取得满意的效果[8]。操作

第 2 篇　腹腔镜技术篇

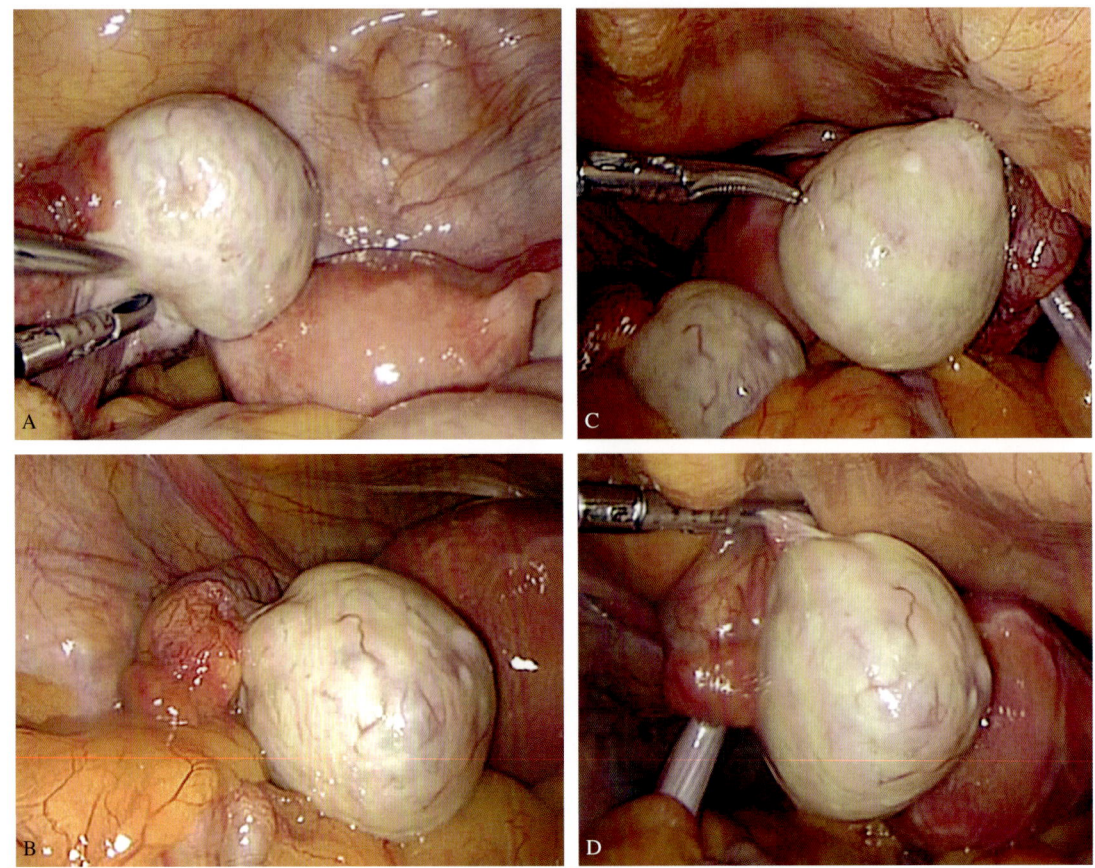

图 11-1　卵巢呈多囊样改变，卵巢增大，表面光滑

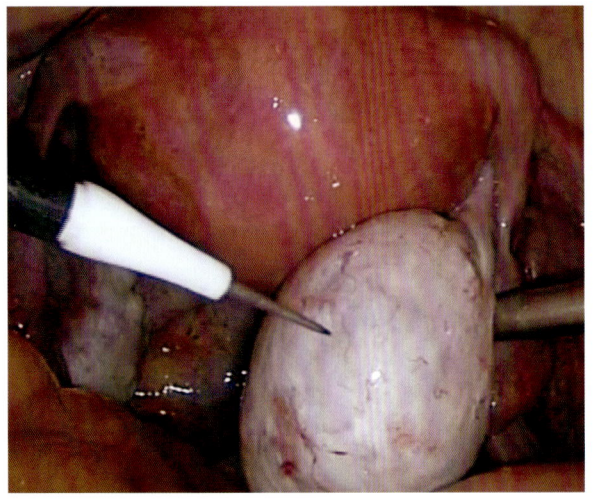

图 11-2　固定卵巢远离肠管等重要脏器，垂直刺入卵巢

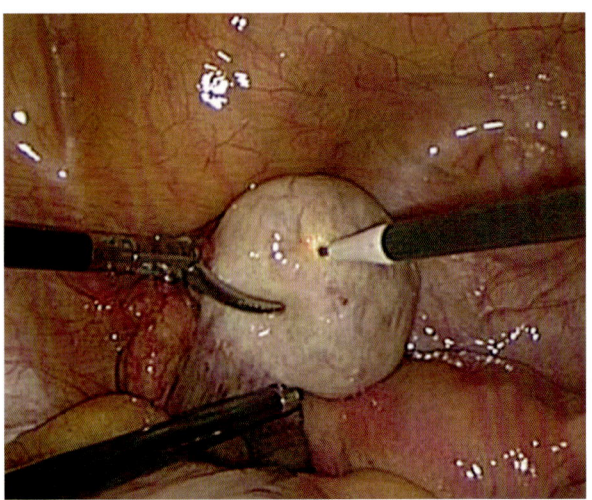

图 11-3　单极电凝打孔

完毕亦可在盆腔内留置乳酸林格液，以助降低术后粘连的发生（图11-6）。

6.手术操作完毕后常规排气、无菌敷料覆盖穿刺点。

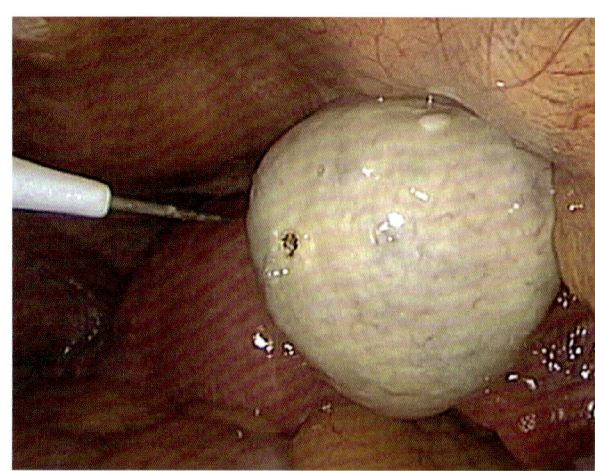

图11-4　打孔术后卵巢

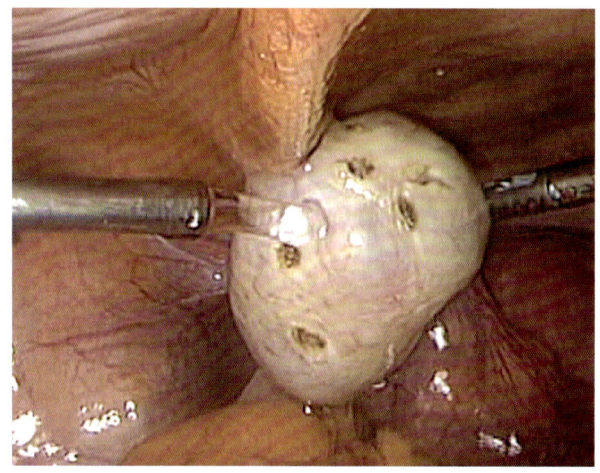

图11-5　打孔术后大量生理盐水冲洗卵巢表面

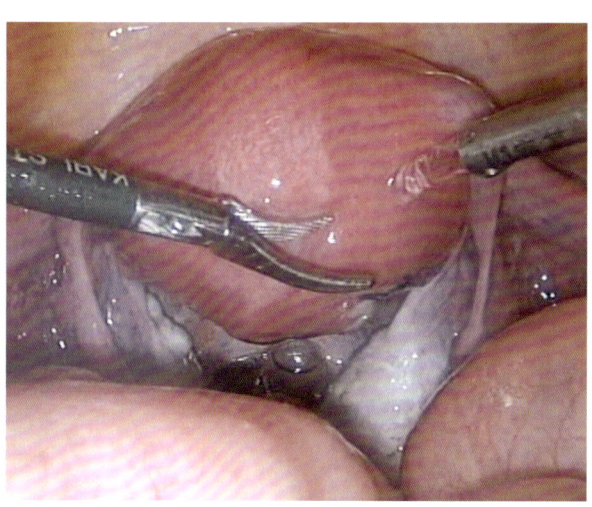

图11-6　术毕可在盆腔内留置乳酸林格液

二、腹腔镜卵巢打孔术的预后

LOD术后血激素变化主要包括血清雄激素及促性腺激素的降低，有反应者2~4周内即可恢复排卵，4~6周内即可恢复月经。70%左右的患者可恢复规律排卵周期。若术后仍未能恢复排卵或恢复排卵后再次发生无排卵，可再次尝试应用CC促排卵，术后妊娠率为50%左右[6]。

三、腹腔镜卵巢打孔术的手术并发症

LOD术中并发症包括卵巢固有韧带损伤、卵巢打孔部位出血及肠管等周围组织器官热损伤。随着腹腔镜手术的广泛开展、临床医生操作水平的提高，上述并发症均十分罕见。

术后并发症主要为医源性粘连形成，以及可能由此导致的机械性不孕，另外理论上术后有卵巢储备功能减退风险。降低术后粘连形成风险的措施包括减少对卵巢表面组织的热损伤、大量晶体液冲洗卵巢，并可在手术结束时在腹腔内灌注晶体液。选择适当的卵巢打孔数量、远离卵巢门部位操作可大大降低术后卵巢储备功能降低的风险[6,8]。

四、腹腔镜卵巢打孔术的随访

若患者在LOD术后6~8周内未能排卵，或恢复规律排卵，但12个月内未能妊娠或再次出现无排卵，则考虑卵巢打孔术治疗无效。对于此类患者，可再次应用CC促排卵，如患者在应用CC后仍无排卵，可选择的治疗方式有促性腺激素促排卵治疗、二甲双胍治疗、IVF-ET助孕等[6]。

腹腔镜卵巢打孔术是治疗无排卵性PCOS不孕患者的二线治疗方法之一，由于其安全、有效，已越来越广泛地应用于临床。近年来，随着微创技术的广泛开展，注水腹腔镜卵巢打孔术也更多地应用于临床（详见第12章）。

（杨　硕　Tin-Chiu Li）

参考文献

[1] The Rotterdam ESHRE/ASRM-Sponsored PCOS Consensus Workshop Group. Revised 2003 consensus on diagnostic criteria and long-term health risks related to polycystic ovary syndrome (PCOS). Humanit Rep, 2004, 19:41-47.

[2] Saad A K Amer. Polycystic ovarian syndrome: diagnosis and management of related infertility. Obsterics, Gynaecology and Reproductive Medicine, 2009, 19(10): 263-270.

[3] Kee J. Ong, Efstathios Theodoru, William Ledger. Long-term consequence of polycystic ovarian syndrome. Current Obstetrics & Gynaecology, 2006, (16):333–336.

[4] Stefano Palomba, MD; Angela Falbo, MD, PhD; Lucia Battista, MD; et al. Laparoscopic ovarian diathermy vs. clomifene citrate plus metformin as second-line strategy for infertile anovulatory patients with polycystic ovary syndrome: a randomized controlled trial. American Journal of Obstetrics & Gynecology, 2010, 6:577. e1-e8.

[5] Amer S, Li TC, Emarh M, et al. Randomized controlled trial comparing laparoscopic ovarian diathermy with clomifene citrate as a first line method of ovulation induction in women with polycystic ovarian syndrome. Humanit Rep, 2009, 24:219-225.

[6] Olivier Poujade, Ame'lie Gervaise, Erika Faivreb. Surgical management of infertility due to polycystic ovarian syndrome after failure of medical management. European Journal of Obstetrics & Gynecology and Reproductive Biology, 2011 (published online).

[7] Mahmoud S. Zakherah, Manal M. Kamal, Hossam O. Hamed. Laparoscopic ovarian drilling in polycystic ovary syndrome: efficacy of adjusted thermal dose based on ovarian volume. Fertility and Sterility, 2011, 95(3):1115-1118.

[8] Herve Fernandez, Erika Faivre, Amelie Gervaise, et al. Laparoscopic ovarian drilling using a 5-French bipolar energy probe. Fertility and Sterility, 2010, 94(2):740-741.

12 生育内镜

马彩虹　乔杰

在不孕症的检查过程中，输卵管通液术和子宫输卵管造影术仍是主要的检查输卵管通畅度的方法。但是其无法准确评估输卵管周围粘连、输卵管功能及其他盆腔疾病，妨碍制订及时、正确的治疗方案。1997 年 Watrelot 首次提出生育内镜技术，即联合应用宫腔镜、经阴道注水腹腔镜及输卵管镜，一站式完成宫腔、盆腔生殖器官的检查及一些治疗，节省了患者的时间，与气腹腹腔镜比较更加微创，费用更低[1]。本章主要介绍经阴道注水腹腔镜及输卵管镜技术。

第 1 节　经阴道注水腹腔镜

一、简介

经阴道注水腹腔镜（transvaginal hydrolaparoscopy, THL）技术是一种经阴道置入微型内镜，并能够观察盆腔器官、了解输卵管通畅度并行输卵管镜检查的妇科内镜技术。因介质为生理盐水或乳酸林格液，输卵管漂浮在水中，因此比标准腹腔镜更易于发现纤细、薄层的粘连，尤其是输卵管伞端的轻微粘连。因此该技术更适用于不孕症患者的检查与治疗[1,2]。

多囊卵巢综合征患者经过生活方式调整和克罗米芬抵抗或无效后可采用卵巢打孔术。经阴道注水腹腔镜卵巢打孔术（transvaginal hydrolaparoscopy ovarian drilling, THLOD）与气腹膜腔镜卵巢打孔术相比创伤更小、麻醉更简单、术后粘连风险更小、费用更低[3]。

二、适应证

1. 不孕症检查或 PCOS 患者的卵巢打孔术。
2. 慢性盆腔痛的定位检查。
3. HSG 显示输卵管上举或轻度粘连患者的腹腔镜检查和手术。

三、禁忌证

绝对禁忌证：子宫直肠陷凹的堵塞。可能由于后倾的子宫、子宫肌瘤或是直肠阴道隔的子宫内膜异位症造成的。

任何可疑盆腔中重度粘连的情况建议放弃经阴道腹腔镜检查。

合并其他全身或生殖器官疾病，不适宜手术者。

四、术前准备

术前应认真评估患者病史（如手术史、盆腔炎性疾病史），并行盆腔检查（双合诊或三合诊）和超声检查，以除外子宫直肠陷凹阻塞性疾病。排空结肠后增加子宫直肠陷凹的安全操作空间。术前可以应用小型甘油灌肠剂。

五、手术步骤

1. 双合诊和阴道超声检查以除外盆腔肿物、

子宫直肠陷凹粘连或阻塞，如直肠阴道隔的子宫内膜异位症等。

2. 膀胱截石位，可予局部麻醉、静脉麻醉、硬膜外或椎管内麻醉。先进行宫腔镜检查，后将小球囊双腔的 Foley 管经宫颈插入宫腔，向球囊注入 1~2ml 液体，备通液检查用。

3. 手术者用抓钳夹宫颈左后唇，阴道后壁附着宫颈处正中下方 5~10mm 处放穿刺装置。穿刺针长设定 10~15mm，弹射穿刺针，稍用力向前旋入外鞘，回退穿刺针，如穿刺正确，有液体流出。用导引棒置换检查鞘，置镜检查。确认内镜在盆腔内，开始持续注入预热的生理盐水约 200ml（图 12-1~4）。

4. 探查时首先找到子宫后壁（图 12-5），然后从一侧到另一侧探查卵巢（图 12-6）、输卵管（图 12-7）。同时探查侧盆壁和盆腔其他脏器，发现输卵管泡状附件（图 12-8）。

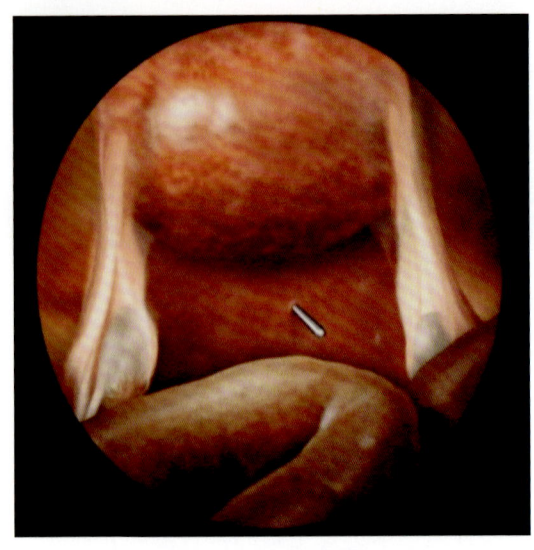

图 12-3　腹腔镜观察进针位置

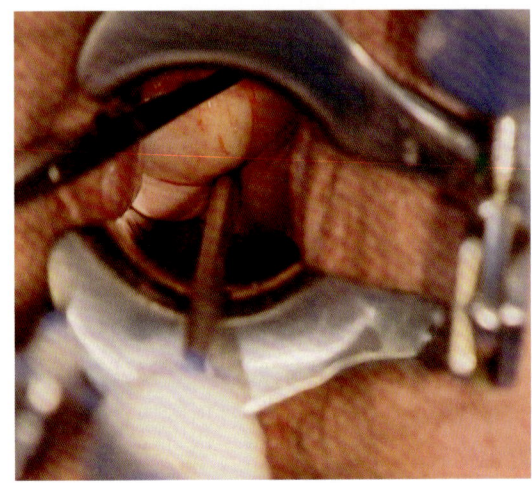

图 12-4　经后穹窿穿刺针进针位置

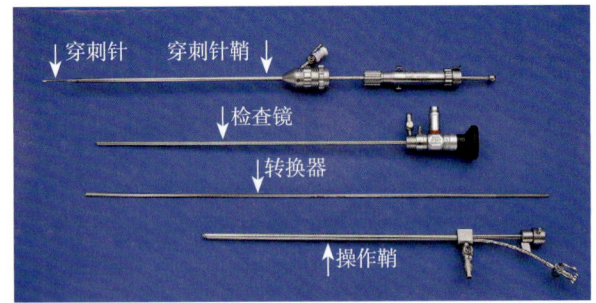

图 12-1　注水腹腔镜器械

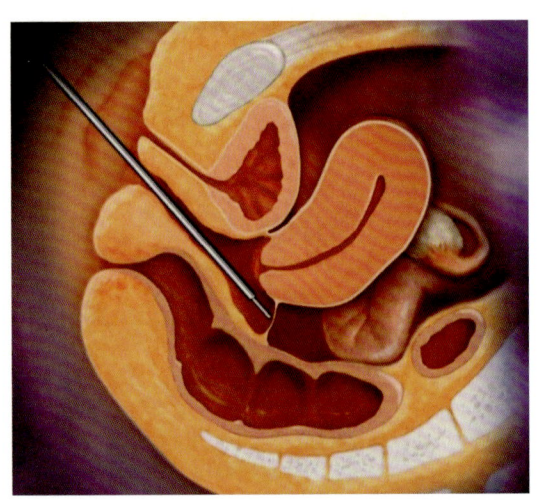

图 12-2　THL 经后穹窿进针

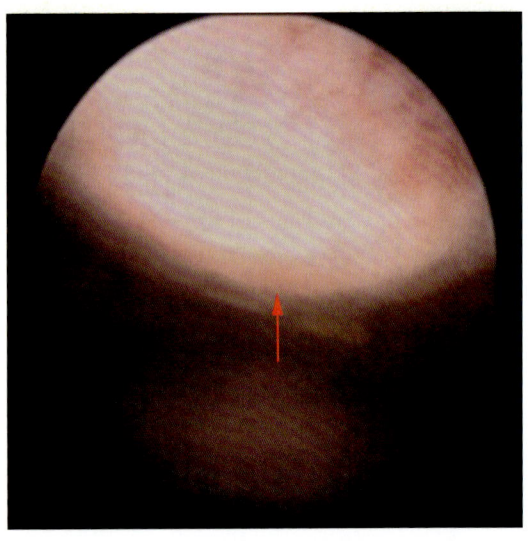

图 12-5　注水腹腔镜下观察子宫后壁

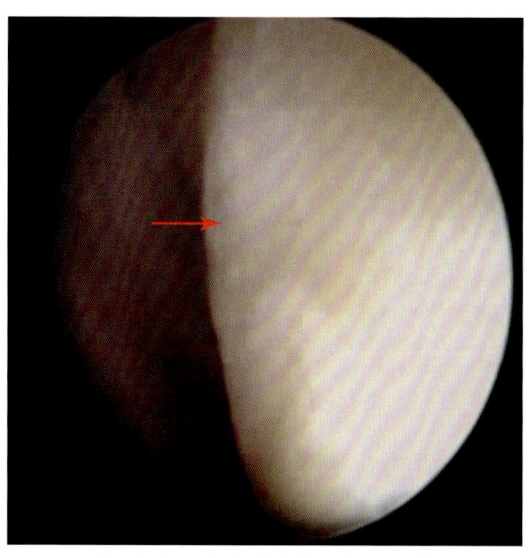

图 12-6　注水腹腔镜下观察卵巢

5. 探查后行亚甲蓝通液检查。用注射器自预置的 Foley 管向宫腔内缓慢推注 20ml 亚甲蓝液，观察亚甲蓝是否自伞端流出（图 12-9）。

6. 可同时行输卵管镜检查，观察输卵管远端部分，可探查输卵管伞端及壶腹部黏膜情况（图 12-10）。

7. 如果行手术治疗，置换成带手术通道的外鞘，手术通道可放入 5Fr 剪刀、双极电针和微型钳。

8. 手术结束液体通过套管鞘排出，穿刺点无须缝合。

9. 经阴道注水腹腔镜下所见的盆腔器官解剖关系是逆向的。所以首先要学习辨认经阴道腹腔镜下的盆腔各器官和解剖标志（图 12-11~16）。

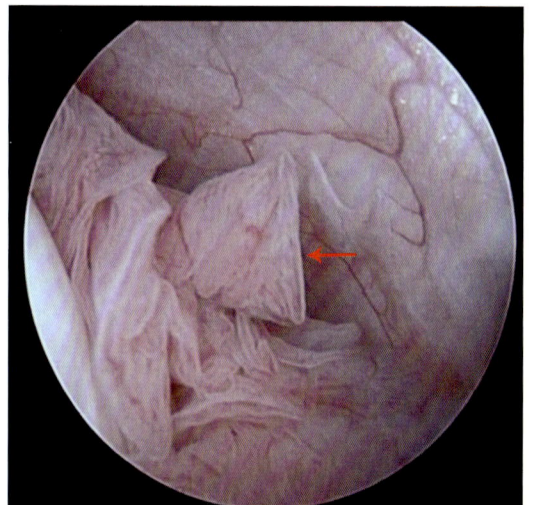

图 12-7　注水腹腔镜下观察输卵管伞端

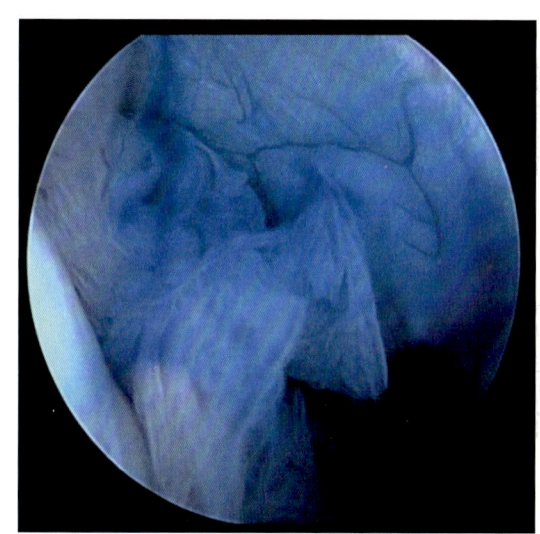

图 12-9　注水腹腔镜下行输卵管通液术

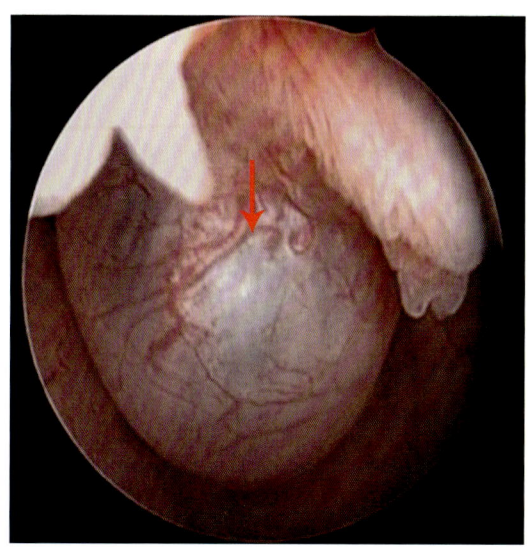

图 12-8　注水腹腔镜下泡状附件

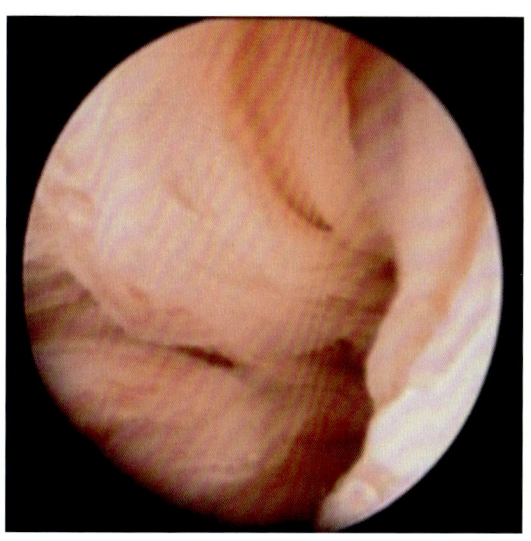

图 12-10　注水腹腔镜下观察输卵管壶腹部黏膜

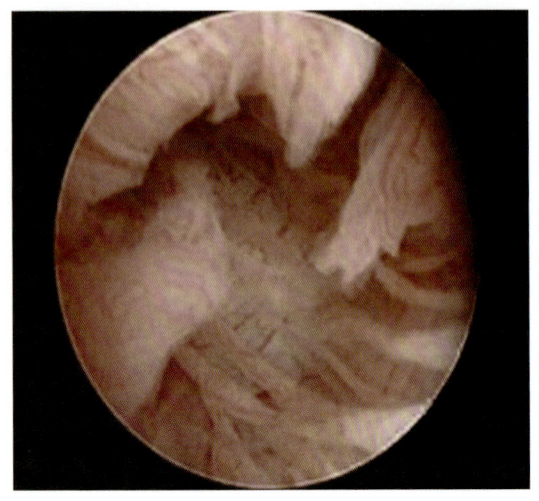

图 12-11　经阴道腹腔镜下输卵管壶腹部黏膜

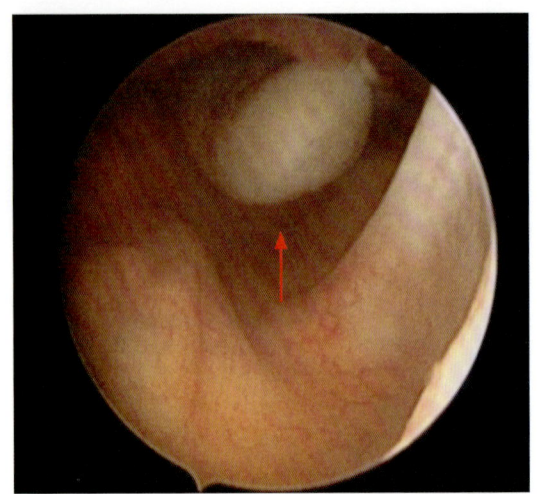

图 12-14　经阴道腹腔镜下左侧卵巢（箭头）

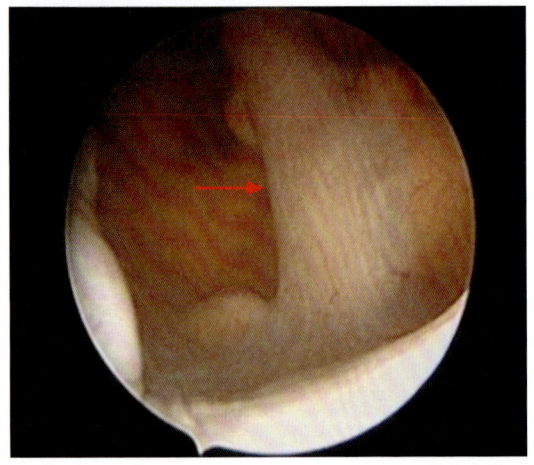

图 12-12　经阴道腹腔镜进入盆腔（箭头示直肠）

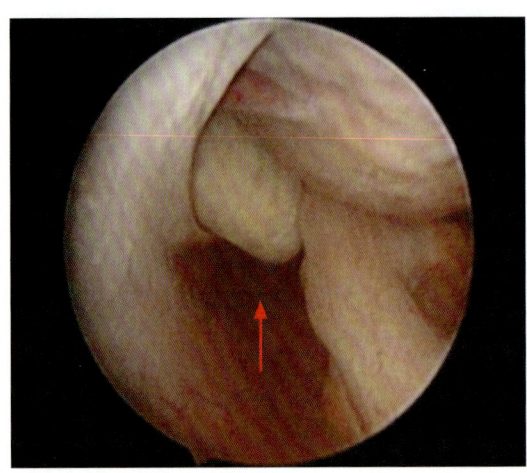

图 12-15　经阴道腹腔镜下右侧卵巢（箭头）

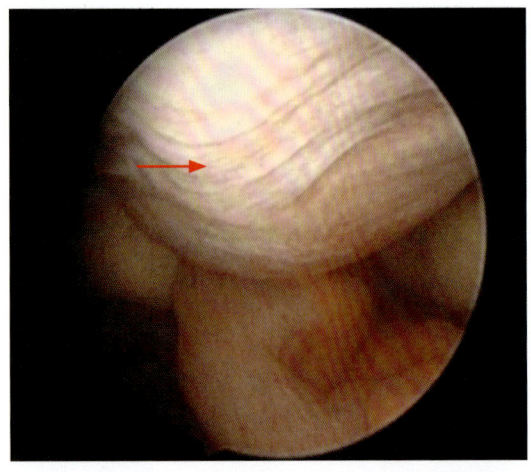

图 12-13　经阴道腹腔镜下子宫后壁（箭头）

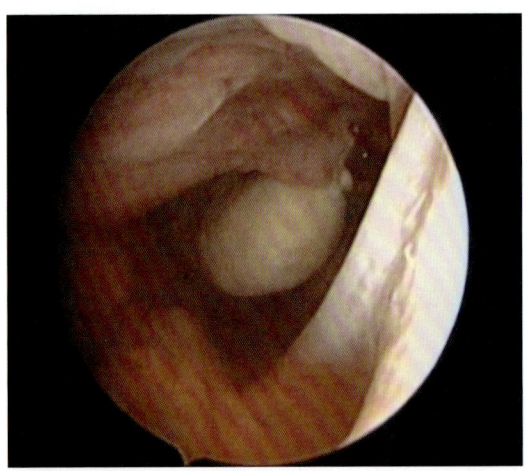

图 12-16　经阴道腹腔镜下子宫后壁、左侧附件、左侧子宫骶韧带

六、超声引导阴道注水腹腔镜穿刺

经阴道注水腹腔镜的并发症主要发生在阴道后穹窿穿刺时。盲穿时术者有一定的心理压力，穿刺方向偏差可导致穿刺针进入后腹膜，甚至进入肠管。有时从子宫骶韧带出针，容易出血。子宫后位时可导致子宫后壁肌层损伤。如果穿刺部位不理想也影响全面的检查和手术操作。

经过探索，我们从2011年6月起采用腹部超声监测和引导下阴道后穹窿穿刺，手术更加安全，尤其对初学者手术安全性大大提高。

具体操作如下：

1. 膀胱充盈（尿或生理盐水）至显示部分宫体。腹部超声纵向切，显示宫颈、子宫内膜线。宫腔镜检查后子宫直肠陷凹可见少量液体（无回声区）（图12-17）。

2. 穿刺点选择仍同前，宫颈阴道黏膜连接处下5~10mm正中位置。穿刺鞘的尖端试探穿刺点时，在超声显示下可见组织很薄，只有一层阴道黏膜及腹膜反折（图12-18）。宫颈钳提举子宫，子宫活动，直肠前的腹膜线显示清晰。观察子宫后方有无其他组织粘连。若为后位子宫，可用举宫器举宫以助降低损伤风险（图12-19）。

3. 确认子宫后方无其他组织后，弹射穿刺针，超声显示针进入子宫直肠陷凹内（图12-20），稍用力向前旋入外鞘，回退穿刺针，同时继续旋转外鞘进入盆腔。因外鞘中空，在超声下显示两条强回声（图12-21）。余操作同上。

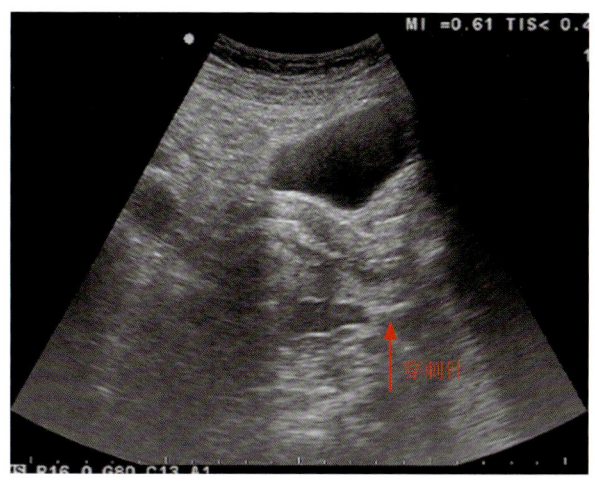

图12-18　穿刺针在阴道后穹窿

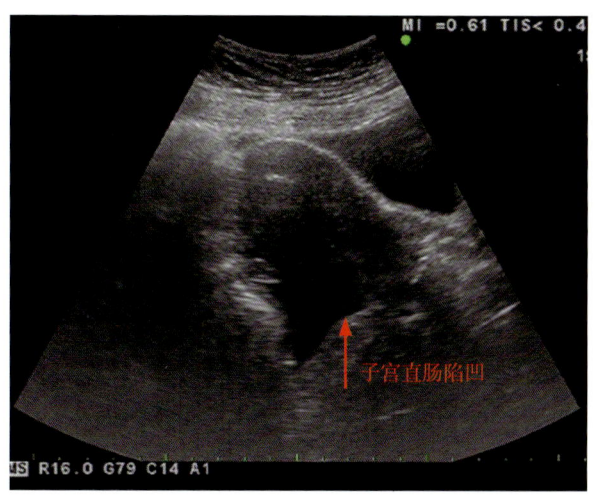

图12-19　后位子宫时用举宫器将子宫举向前位

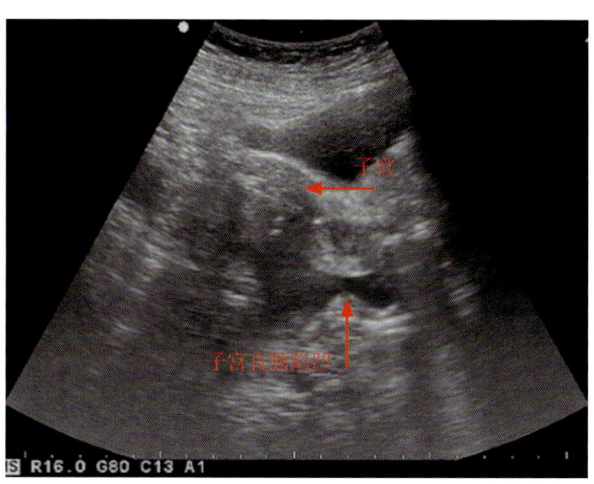

图12-17　腹部B超观察子宫直肠陷凹情况

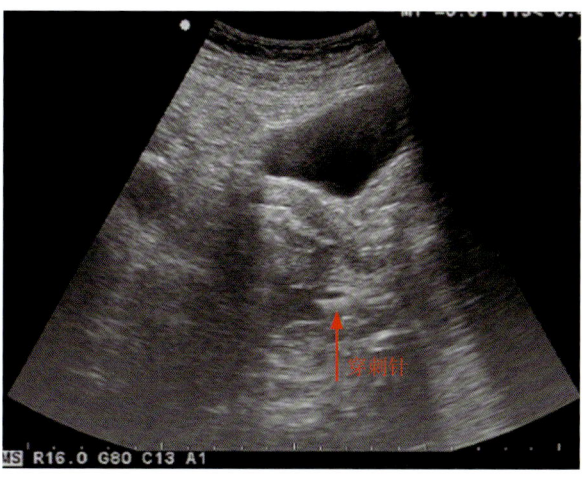

图12-20　穿刺针进入子宫直肠后陷凹

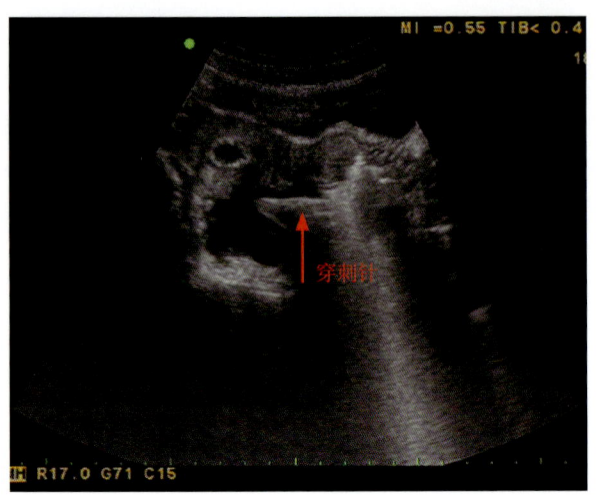

图 12-21　阴道注水腹腔镜鞘进入盆腔

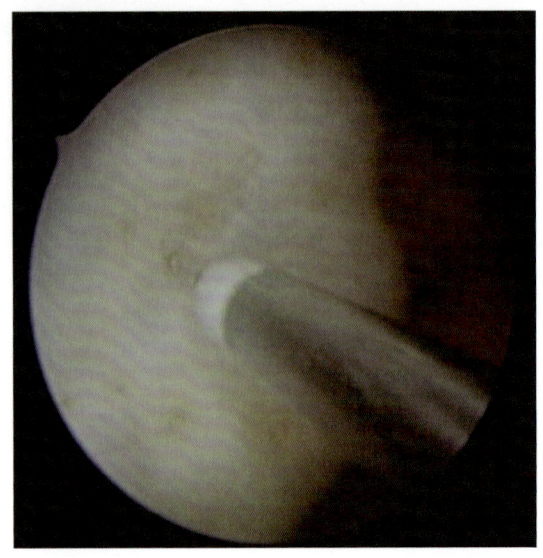

图 12-22　注水腹腔镜卵巢打孔术进针前

七、经阴道注水腹腔镜下卵巢打孔术技巧

虽然气腹腹腔镜下卵巢打孔术（laparoscopic ovarian drilling, LOD）是目前应用最广泛的，但经阴道注水腹腔镜卵巢打孔术因无须全麻、无腹壁切口、无气腹等，手术后恢复快、粘连机会小，因此比气腹腹腔镜下卵巢打孔术有更大的优势。

与气腹腹腔镜下卵巢打孔针相比，经阴道注水腹腔镜下的 5Fr 双极电针更细。使用的功率和打孔数仍在探索中。我们使用的是：强力模式，进针时用电切电流，60～70W，关闭水流有助于提高针尖的温度，将针尖垂直于卵巢面，无须用力，脚踩电切板，电针顺势进入卵巢（图12-22）。进针后换成电凝档，70W。脚踩电凝板，持续时间 5～10s，逐个打孔，打孔完毕后注意观察卵巢表面穿刺点是否有活动性出血（图12-23）[4, 5]。

打孔时注意针要扶稳，尽量垂直卵巢表面。如卵巢移动，电针可能划开卵巢致出血（图12-24）。

注意区别卵巢和肠管，避免损伤肠管。

关于打孔数量，还有待进一步研究。我们根据卵巢体积和窦卵泡数，决定打孔的数量。通常每侧卵巢 40 个左右。最多时打孔数量为每侧卵巢 50～60 个。

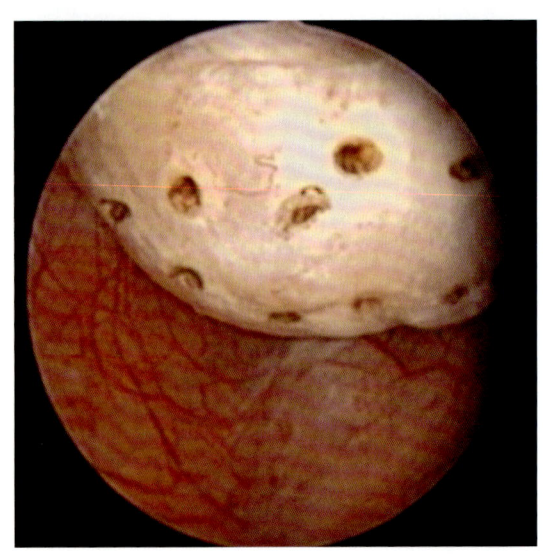

图 12-23　注水腹腔镜打孔术后的卵巢

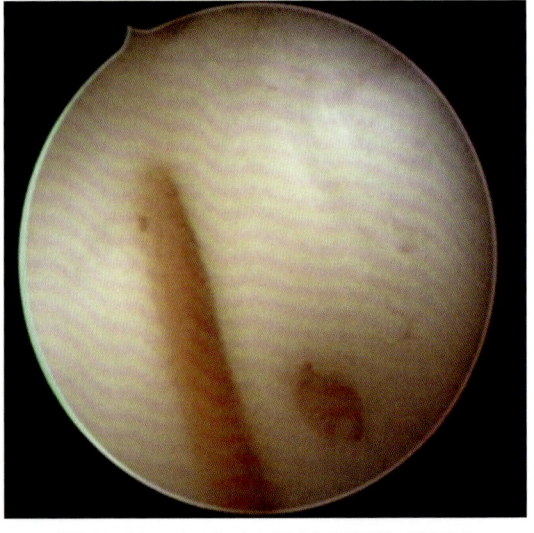

图 12-24　打孔时电针划开卵巢（箭头）

八、经阴道注水腹腔镜下粘连分解术和子宫内膜异位症病灶的处理

1. 检查镜容易观察卵巢窝和输卵管，液体使器官漂浮，使膜性粘连显示更清晰，用剪刀分离或用双极电凝后剪刀分离（图12-25～28）。对于操作困难的患者，条件允许可穿刺两个操作鞘进行操作（图12-29）。

2. 在不孕症患者中约30%～50%合并子宫内膜异位症。经阴道注水腹腔镜可以诊断与处理轻度的子宫内膜异位症病灶（图12-30～32）[6]。

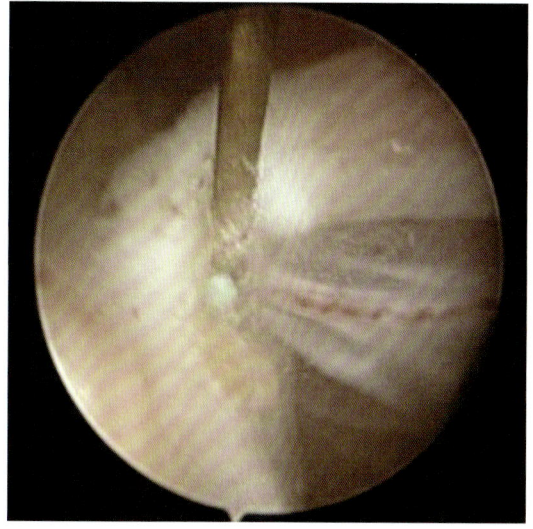

图12-27　血运丰富的粘连带先用双极电凝

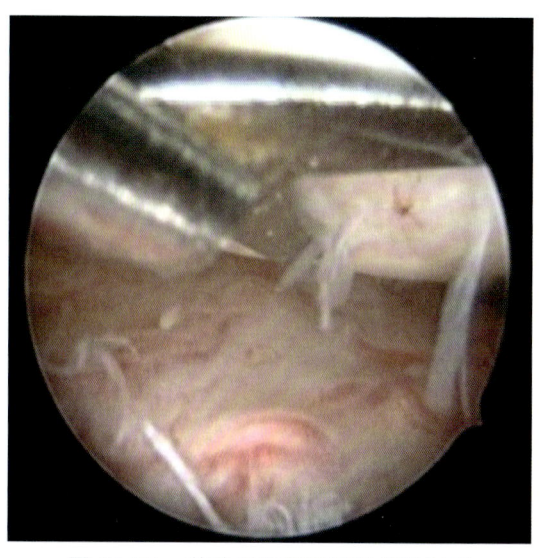

图12-25　剪除卵巢表面膜状炎性组织

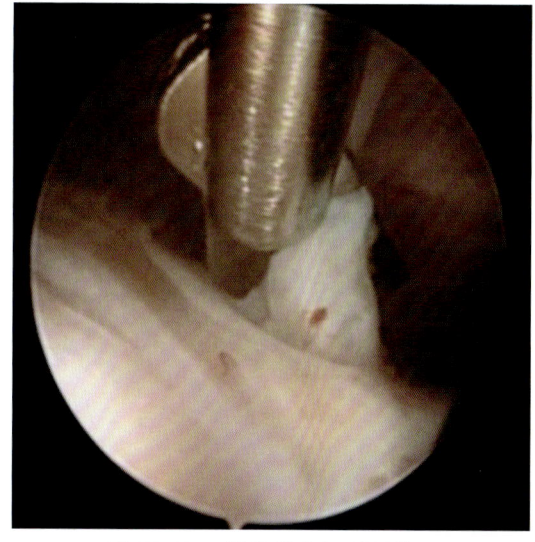

图12-28　粘连带电凝后再剪开

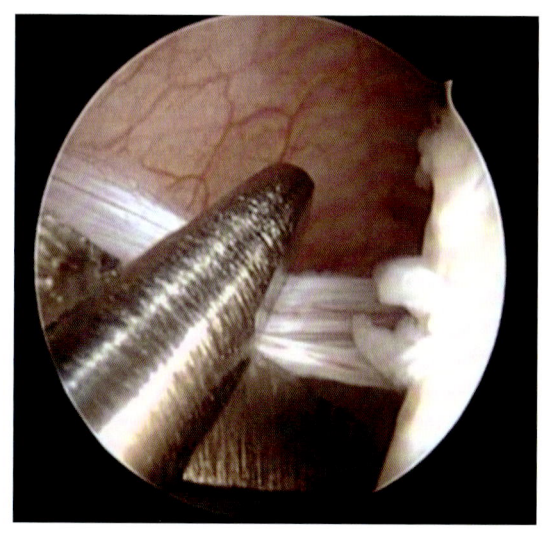

图12-26　剪开卵巢与盆壁膜状粘连

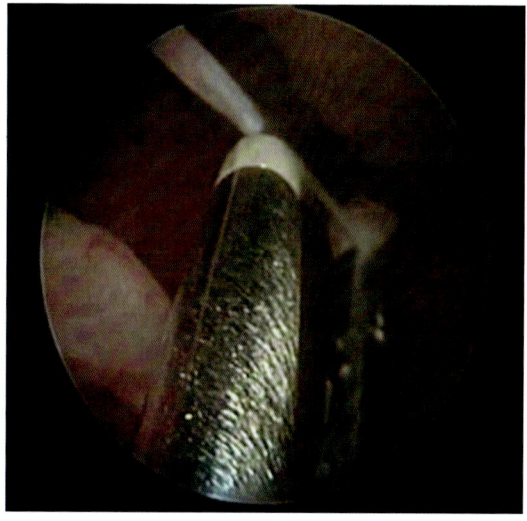

图12-29　经阴道腹腔镜双穿刺操作

九、安全性

经阴道注水腹腔镜手术并发症主要为直肠损伤，发生率为 0.65%～1%；子宫穿孔，主要发生在后位子宫，有活动性出血者需缝合（图12-33、34）；其他为穿刺部位损伤出血及术后感染等，但发生率极低[1]。

腹部超声引导使阴道穿刺的安全性大大提高。我们自从 2011 年 6 月份应用该技术后，未发生并发症。子宫后位不再是禁忌证，可使用举宫器将子宫举向前位。超声引导使穿刺点更靠近宫颈，使观察视野更佳。

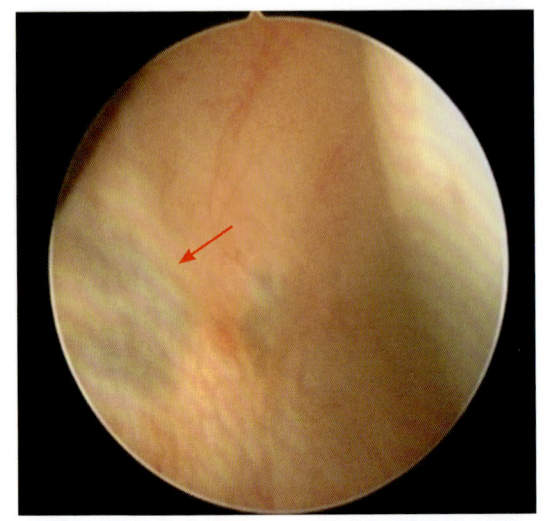

图 12-30　右侧盆壁腹膜子宫内膜异位症病灶（箭头）

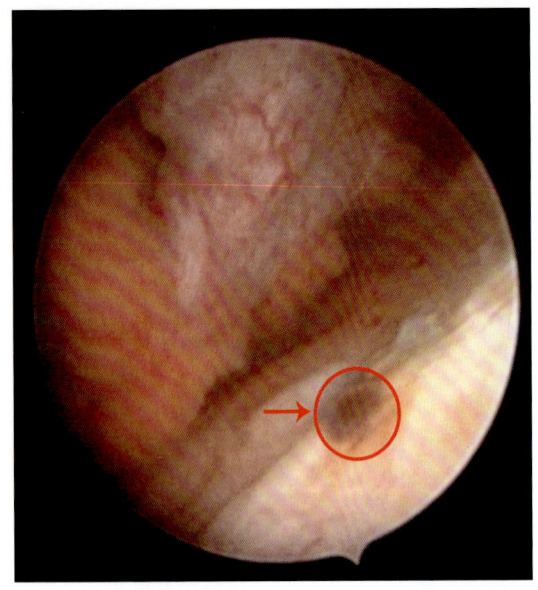

图 12-31　左侧盆壁腹膜子宫内膜异位症病灶（红圈）

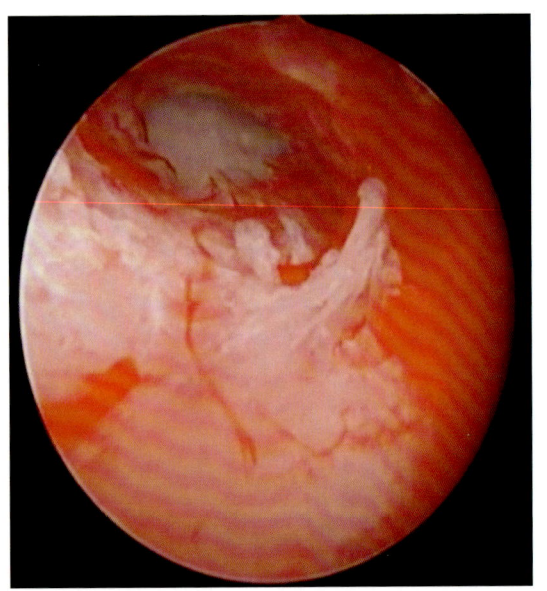

图 12-33　子宫后壁损伤

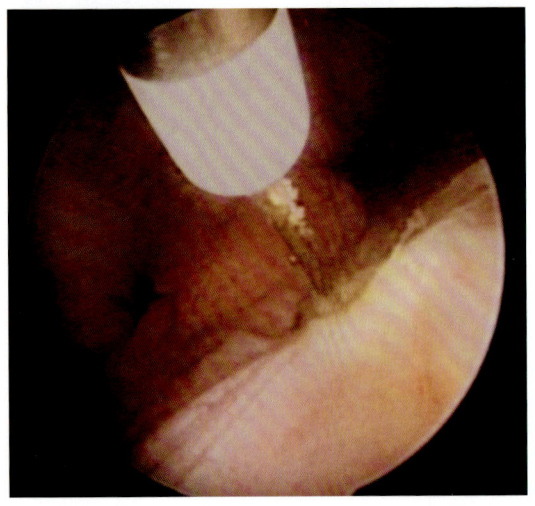

图 12-32　双极电凝子宫内膜异位症病灶

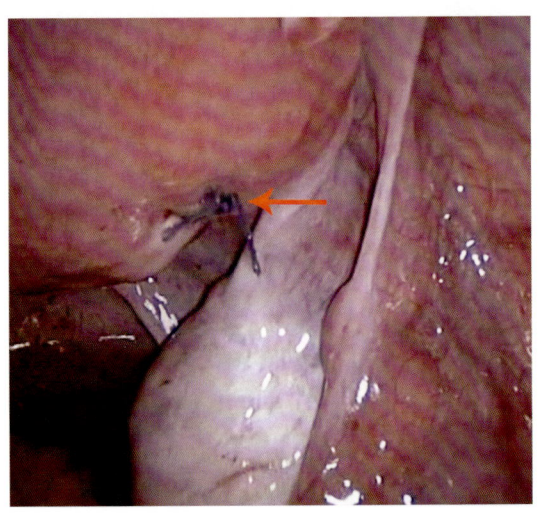

图 12-34　子宫后壁损伤处缝合

第 2 节 输卵管镜

一、简介

在行输卵管成形术前评估输卵管的病理改变是十分重要的。输卵管造影及腹腔镜检查都有其局限性，经阴道注水腹腔镜只可对输卵管壶腹部进行检查。经宫腔镜的输卵管镜(falloposcopy)检查是上述方法的重要补充。但目前生产的经宫腔的输卵管镜非常纤细，容易损坏，价格昂贵，限制了其临床应用。

二、手术设备及术前准备

宫腔镜相关设备及输卵管镜（图 12-35）。术前准备同宫腔镜手术。

三、手术步骤

1. 手术体位及消毒、铺巾均同宫腔镜手术。
2. 宫腔镜检查完毕后，将宫腔镜镜头对准一侧输卵管开口处，并连接至宫腔镜固定器，术者准备输卵管镜（图 12-36）。需注意警惕保持宫腔镜位置不变，避免发生子宫穿孔等副损伤。
3. 通过宫腔镜操作孔将宫腔导管插入宫腔，直至输卵管开口处。注意避免导管弯曲，不要将导管插入输卵管开口，以避免损伤输卵管开口（图 12-37、38）。
4. 将带有导丝的输卵管导管插入宫腔导管，直至输卵管开口处。当导丝进入输卵管开口后，

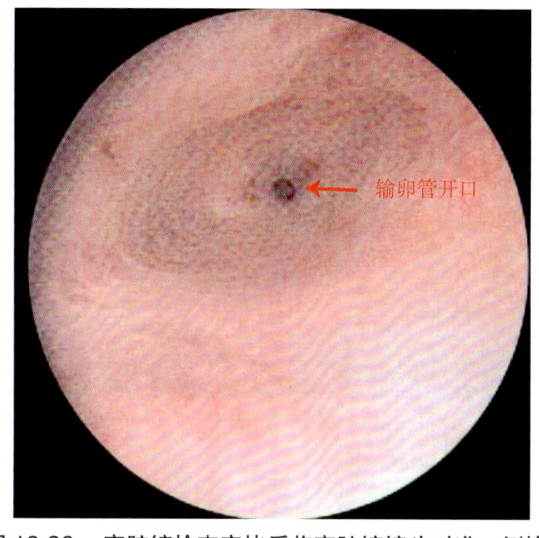

图 12-36 宫腔镜检查完毕后将宫腔镜镜头对准一侧输卵管开口

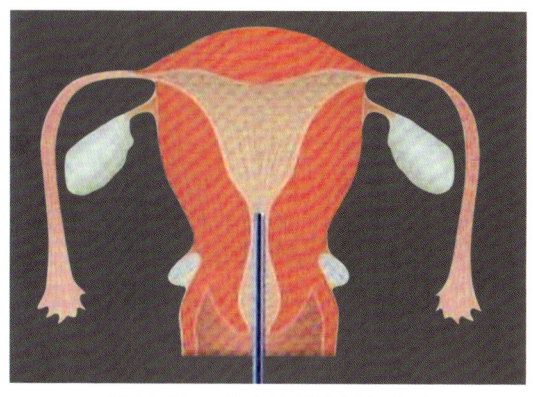

图 12-37 将宫腔导管插入宫腔

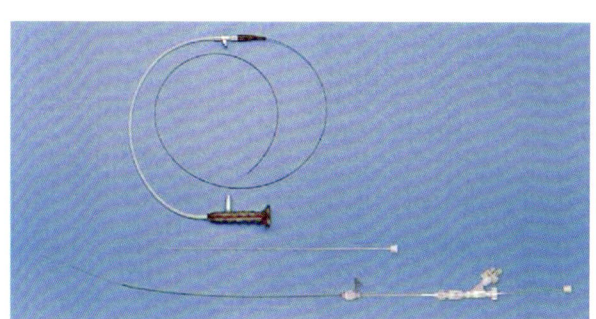

图 12-35 输卵管镜的器械

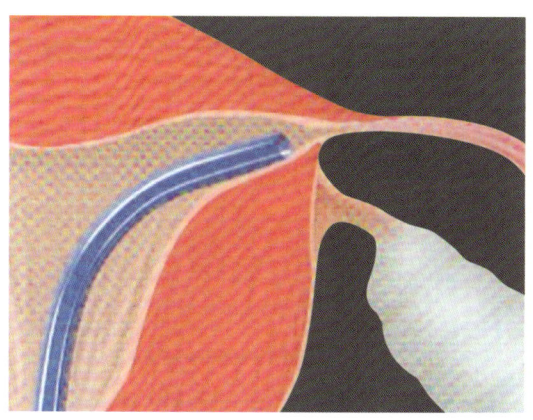

图 12-38 撤出推进杆后导管自然弯曲，将导管对准输卵管开口

开放乳酸林格液持续冲洗,并逐渐向前插入导丝,直至输卵管伞端(图12-39)。此过程应于腹腔镜监视下进行,注意避免输卵管梗阻导致水流压力过大而造成输卵管破裂(连接水流压力控制装置亦有助于调节水流)。

5. 当导丝到达输卵管伞端后,撤出导丝,通过宫腔导管及输卵管导管插入输卵管镜。

四、手术注意事项

手术要轻柔,小心操作,避免副损伤。手术应全程于腹腔镜监视下进行,警惕发生输卵管破裂等并发症。

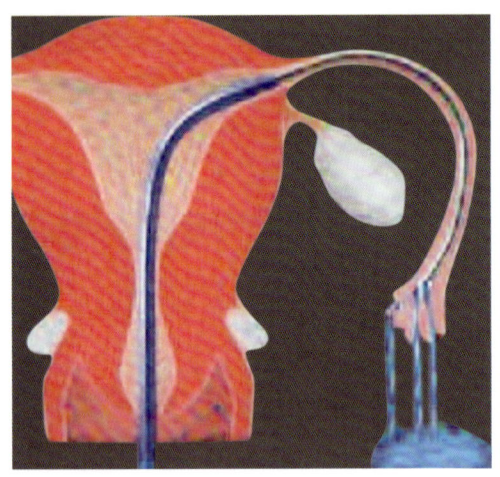

图12-39　逐渐向前插入导丝,直至输卵管伞端

(马彩虹　乔　杰)

参考文献

[1] Michael L, Moore, Grace Y. Liu, et al. Transvaginal hydrolaparoscopy. The Journal of the American Association of Gynecologic Laparoscopists, 2002, 9(3):389-393.

[2] Hiroyuki Fujiwara, Hiroaki Shibahara, Yuki Hirano, et al. Usefulness and prognostic value of transvaginal hydrolaparoscopy in infertile women. Fertility and Sterility, 2003, 79(1):186-189.

[3] Rui Yang, Caihong Ma, Jie Qiao, et al. The usefulness of transvaginal hydrolaparoscopy in infertile women with abnormal hysterosalpingogram results but with no obvious pelvic pathology. European Journal of Obstetrics & Gynecology and Reproductive Biology, 2011, 155:41–43.

[4] Stephan Gerdts, Sylvie Gordts, Patrick Puttemans, et al. Transvaginal hydrolaparoscopy in the treatment of polycystic ovary syndrome. Fertility and Sterility, 2009, 91(6):2520-2526.

[5] Herve Fernandez, Jean-Dominique Alby, Ame Lie Gervaise, et al.Operative transvaginal hydrolaparoscopy for treatment of polycystic ovary syndrome: a new minimally invasive surgery. Fertility and Sterility, 2001, 75(3):607-611.

[6] Stephan Gordts, Rudi Campo, Ivo Brosensm. Office transvaginal hydrolaparoscopy for early diagnosis of pelvic endometriosis and adhesions. The Journal of the American Association of Gynecologic Laparoscopists, 2000, 7(1):45-49.

13 单孔腹腔镜

张 坤　马彩虹

一、概述

单孔腹腔镜是指通过单一孔道完成腹腔镜手术，传统腹腔镜手术一般需要经腹壁穿刺3~5个孔来完成手术。目前，应用最为广泛的是经脐单孔腹腔镜手术（laparo-endoscopic single-site surgery，LESS），就是将传统腹腔镜手术多个穿刺孔汇集到脐部单一孔道，置入手术器械和照明摄像设备来进行手术操作。

经脐单孔腹腔镜手术是利用脐部这个人体的天然瘢痕进行的手术，术后手术瘢痕与脐部重叠、隐蔽，创伤小而且美观。而在其他部位并无伤口及瘢痕。

另外，在妇产科领域，单孔腹腔镜手术还可以借助阴道这一人体自然通道，实现零切口、零瘢痕的目标[1]。如输卵管或卵巢的相关手术，可以通过阴道穿打一个孔，然后通过这个孔将手术器械和照明摄像设备导入，实施相关手术，即经阴道注水腹腔镜（transvaginal hydrolaparoscopy，THL）手术。

经脐单孔腹腔镜技术有以下优点：

1. 单一小切口，患者创伤小。

2. 脐部血供良好，切口易确切缝合，愈合好，不易感染。

3. 脐部切口瘢痕不明显且隐蔽，在更轻的术后疼痛、更快的术后恢复的同时，实现了微创与美容相结合[2]。

二、适应证

1. 可实施常规多孔腹腔镜的手术。

2. 也可与悬吊式（无气腹）腹腔镜相配合，实施悬吊式单孔腹腔镜手术。

三、禁忌证

脐部炎症；其他与常规多孔腹腔镜手术的禁忌证相同。

需要说明的是，脐疝并非单孔腹腔镜的手术禁忌证，但如果采用单孔腹腔镜手术或者常规多孔腹腔镜手术（含脐部穿刺口）时，需要在腹腔镜手术结束后行脐疝修补术。

四、术前准备

由于单孔腹腔镜手术唯一的切口选在脐部，手术前需要进行脐部局部特殊准备，包括取出局部油脂、污垢，避免皮肤损伤。

其他与常规多孔腹腔镜手术的术前准备相同，包括术前肠道、阴道准备等[3]。

五、手术步骤

总体来说，脐部单孔腹腔镜手术的内部操作与常规多孔腹腔镜的手术操作并没有显著的差别，仅是安放穿刺器或者杯托时步骤有所不同。

1. 若为常规气腹式单孔腹腔镜，多需采用全身麻醉，并按手术类型不同选取仰卧位或者膀胱截石位。可以在消毒前使用记号笔标记脐部切口长度及选取位置。消毒铺巾，留置导尿管。

2. 再次消毒脐部及其周围皮肤。

3. 组织钳钳夹脐部中心（即最低点），钳夹后垂直向上牵拉,使用另一把组织钳紧贴腹壁夹住牵拉起来的脐部组织(图13-1、2)。

4. 纵形或弧形切开脐部皮肤,2.5~3cm(图13-3)。

5. 用两把组织钳夹住切开的脐部皮肤两侧,向外牵拉,继续将深层组织切开(图13-4)。

6. 松开紧贴腹壁钳夹的组织钳,继续将深层组织切开,至打开腹膜(图13-5)。

7. 用甲状腺拉钩牵开全层腹壁,长弯钳夹住杯托,将其置入脐部切口内,必须保证杯托的两侧缘分别卡在外侧的皮肤和内侧的腹膜(图13-6、7)。

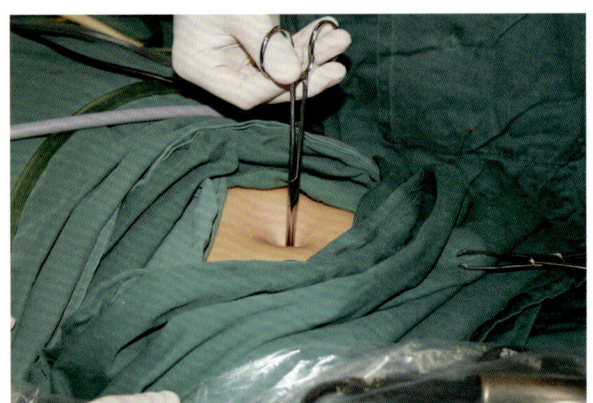

图13-1　组织钳钳夹脐部最低处皮肤

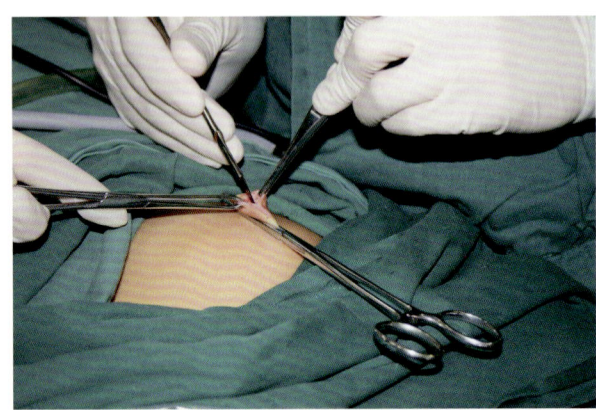

图13-4　组织钳夹住切开的脐部皮肤两侧,向外牵拉

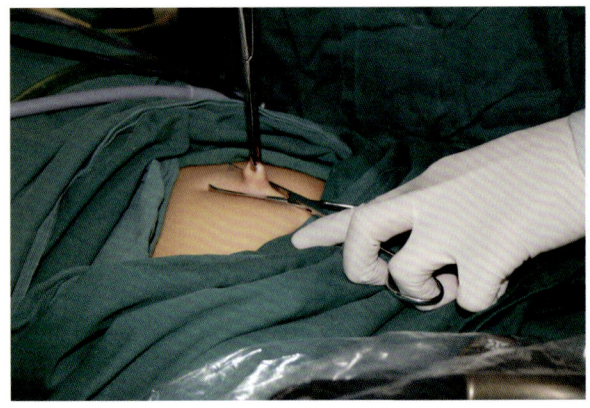

图13-2　牵拉起脐部底,另一把组织钳平行于腹壁钳夹

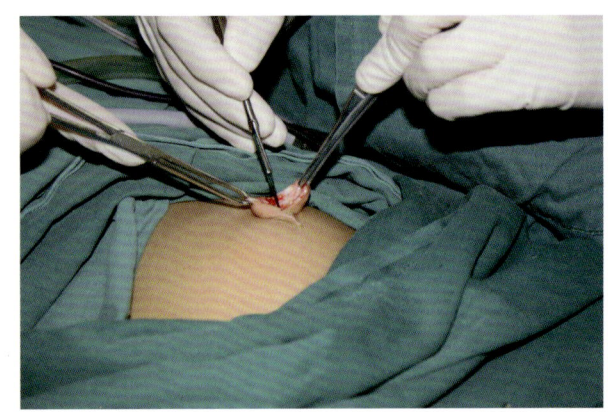

图13-5　继续将深层组织切开,至打开腹膜

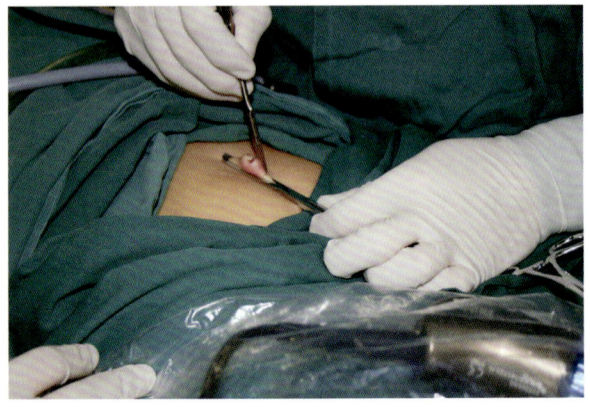

图13-3　纵形或弧形切开脐部皮肤,2.5~3cm

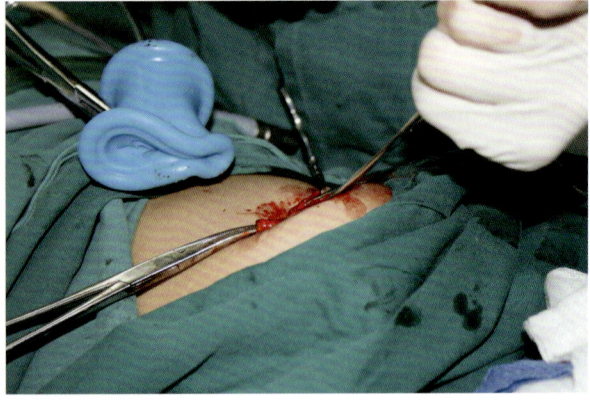

图13-6　甲状腺拉钩牵开全层腹壁,长弯钳夹住杯托,将其置入脐部切口内

8. 逐步放入穿刺器套管。如果同时需要使用5mm和10mm穿刺套管者，需要先放置5mm穿刺器套管，然后再放置10mm套管（图13-8～10）。

9. 放入腹腔镜（含照明及摄像设备），保证其放置在腹腔内，取出甲状腺拉钩，接通气腹机，建立气腹，实施手术操作（图13-11）。

10. 腹腔镜手术具体操作方法同常规多孔腹腔镜手术。图13-12～17为手术操作过程。

11. 手术结束后，用弯钳钳夹两侧腹膜，2-0号可吸收缝线连续缝合腹膜，0号可吸收缝线间断缝合筋膜，2-0号可吸收缝线皮内缝合（图13-18）。外用无菌敷料覆盖。

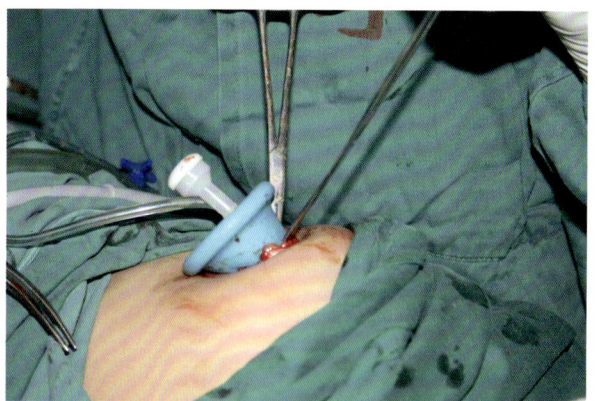

图13-7　杯托的两侧缘分别卡在外侧的皮肤和内侧的腹膜

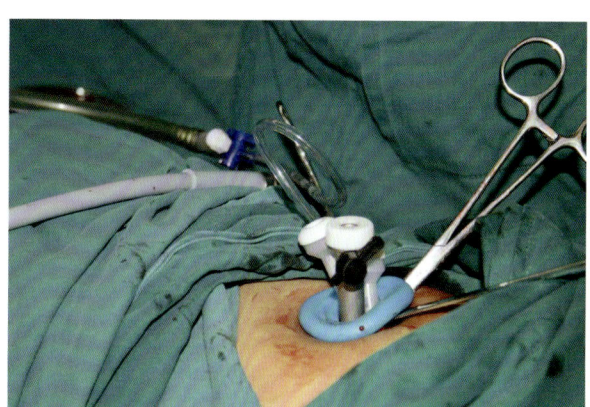

图13-10　全部放入穿刺器套管

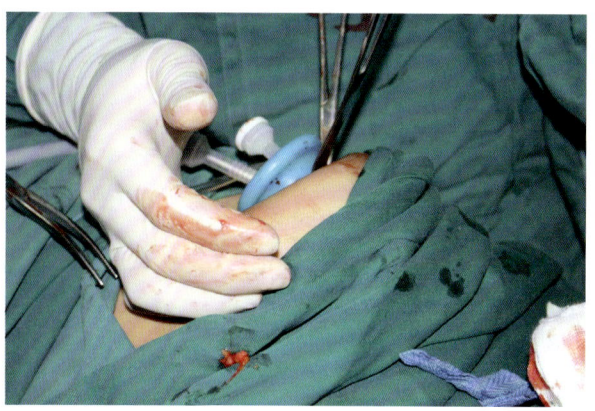

图13-8　放入5mm穿刺器套管

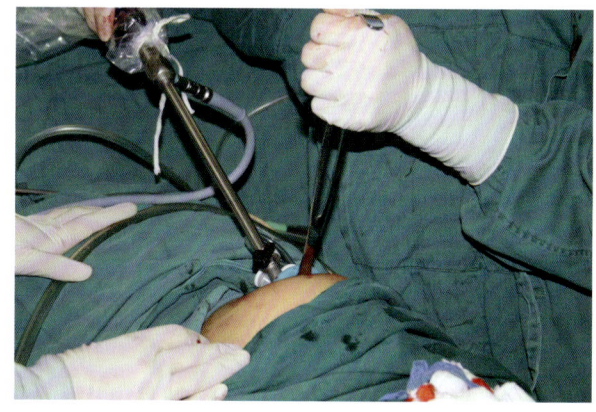

图13-11　放入腹腔镜（含照明及摄像设备）

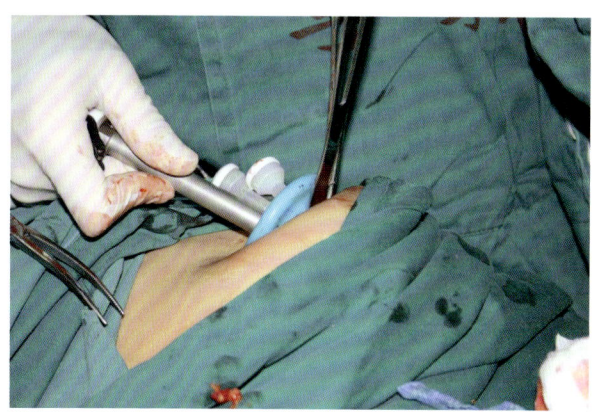

图13-9　放入10mm穿刺器套管

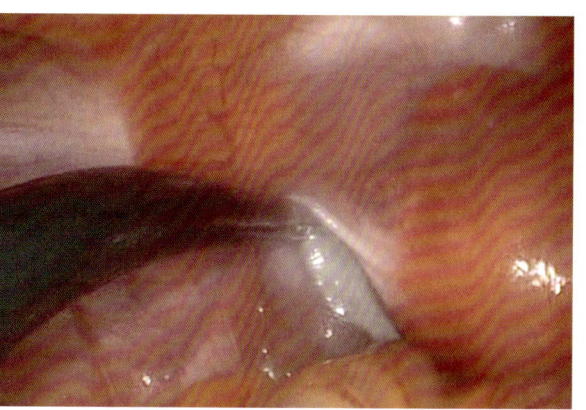

图13-12　单孔腹腔镜下输卵管形态

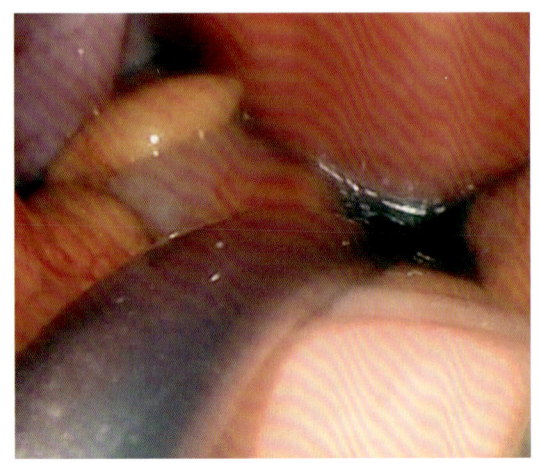

图 13-13　输卵管通液检查

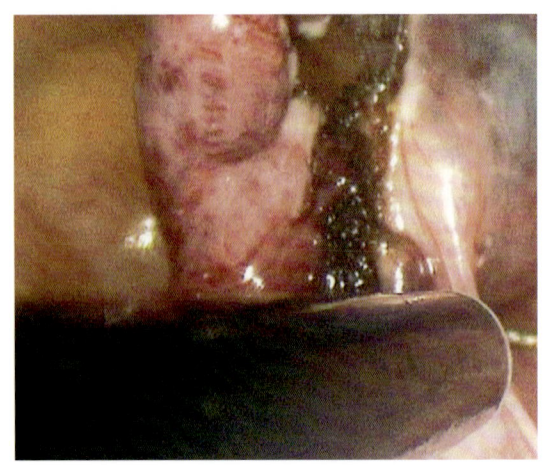

图 13-16　单极电钩电凝输卵管系膜

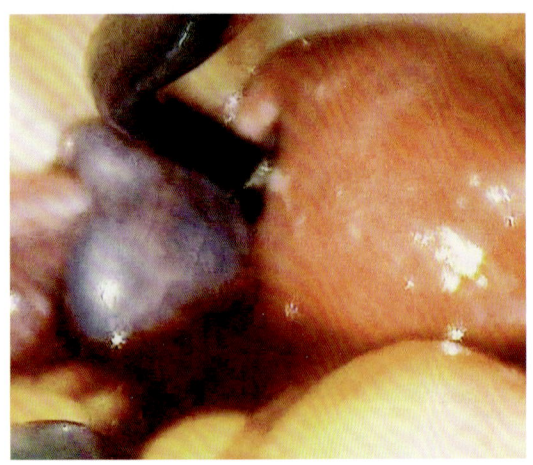

图 13-14　异位妊娠手术中检查病灶

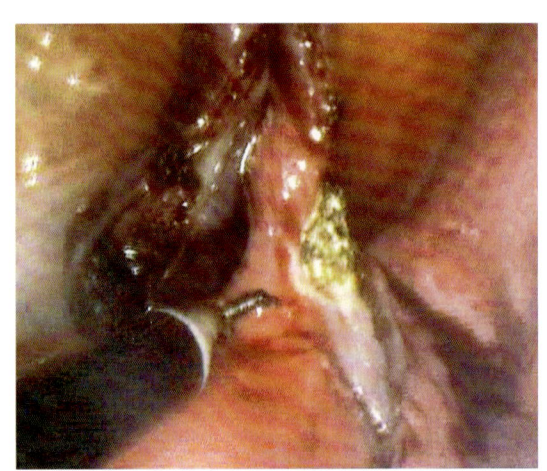

图 13-17　贴近宫角完整切下输卵管

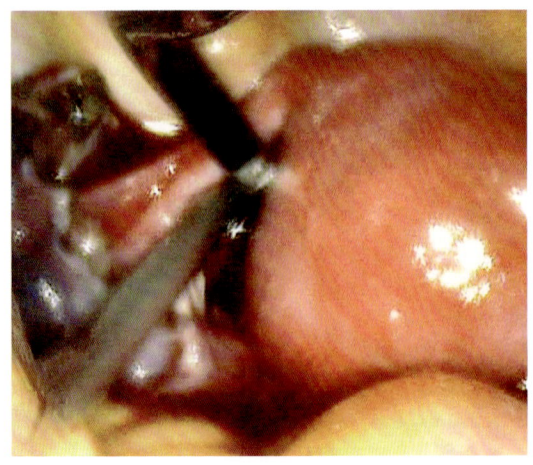

图 13-15　自伞端凝切输卵管系膜

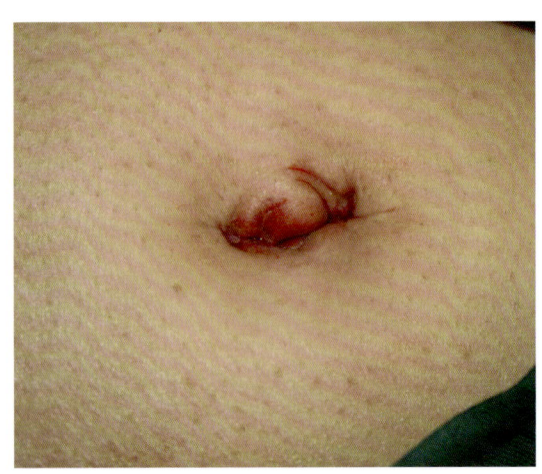

图 13-18　手术后缝合好的脐部切口

六、并发症

脐部单孔腹腔镜手术并发症与常规多孔腹腔镜手术并无太多差异,唯一需要注意的是脐部单孔腹腔镜手术脐部的切口相对较大,必须进行逐层完全缝合,避免发生术后脐部切口疝。

七、悬吊式(无气腹)单孔腹腔镜手术

悬吊式(无气腹)单孔腹腔镜手术是将悬吊式腹腔镜与单孔腹腔镜相结合,其中还是先按气腹式单孔腹腔镜手术步骤置入镜子,在腹腔镜摄像监视下,导入悬吊装置,将腹壁向上牵起,实施手术操作。

悬吊式(无气腹)单孔腹腔镜手术时由于没有气腹的压力,部分患者可以采取椎管内麻醉而不需要全身麻醉。但悬吊式(无气腹)腹腔镜手术相对于气腹式腹腔镜手术其腹腔内空间狭小,对手术操作要求相对也稍高。

八、单孔腹腔镜手术技巧

由于单孔腹腔镜手术将传统腹腔镜手术多个穿刺孔汇集到脐部单一孔道,置入手术器械和照明摄像设备来进行手术操作,导致器械和镜子的路径比较集中,手术难度有所增加[4,5]。针对这种状况,在器械方面有一些显著的改进,比如将手术器械增加一个可以调整方向的关节,便于在腹腔内将器械之间的距离拉开,提供手术操作必需的条件。由于这类器械价格昂贵且易损,限制了单孔腹腔镜手术的开展。国内一些器械公司设计的单孔腹腔镜器械,有一定的弧度和角度,可以提供一定的手术器械间的距离,便于操作(图13-19、20)。

Olympus 及 Storz 公司设计的单孔腹腔镜相关器械,包括杯托及手术器械(图13-21~24),为了给手术操作提供一定的空间,在手术器械的腹腔内部分和腹腔外部分,均采用了弯曲的设计,甚至有一些器械带有关节,可以调整弯曲方向和角度。而且在摄像和光源系统上,也增加了可以弯曲的部分,避免影响手术操作。

在具体实施单孔腹腔镜手术时,由于目前多

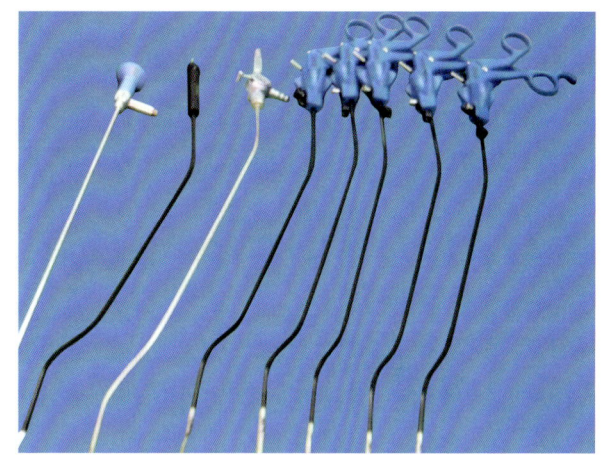

图13-19　手术器械,采用弯曲设计

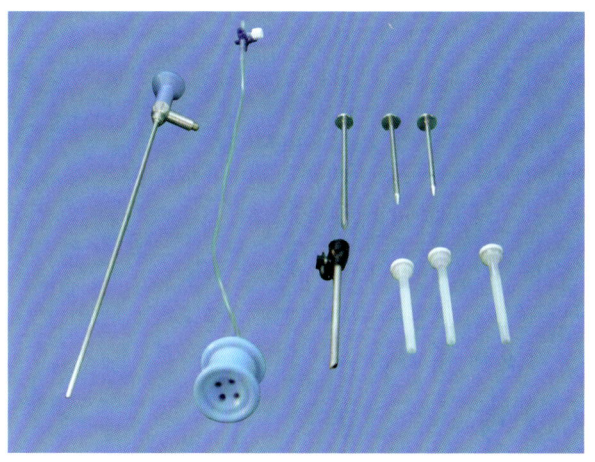

图13-20　手术器械、杯托

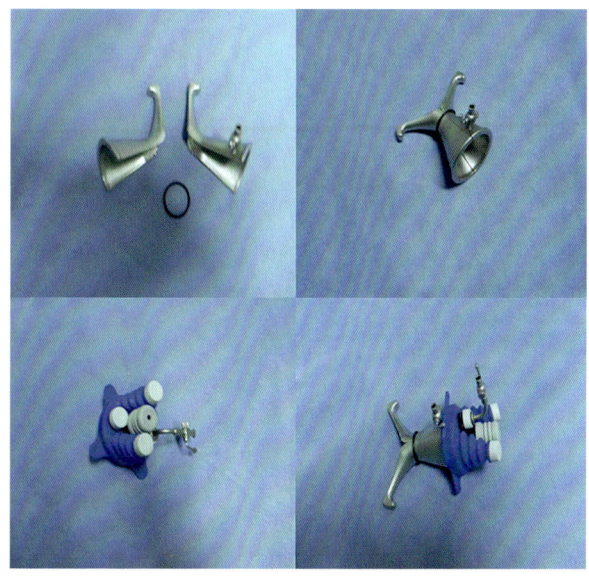

图13-21　Storz 单孔腹腔镜转换器

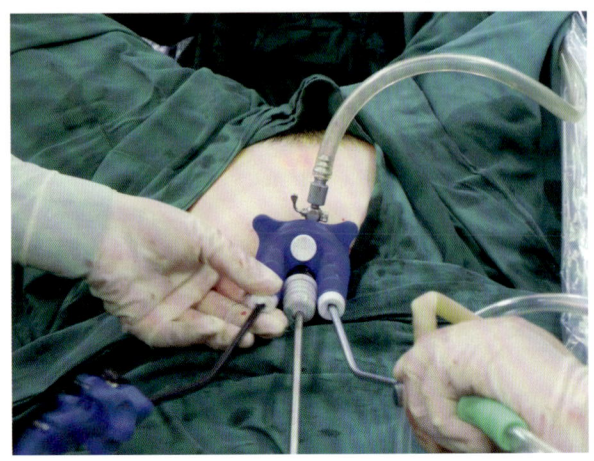

图 13-22　术中器械置入路径

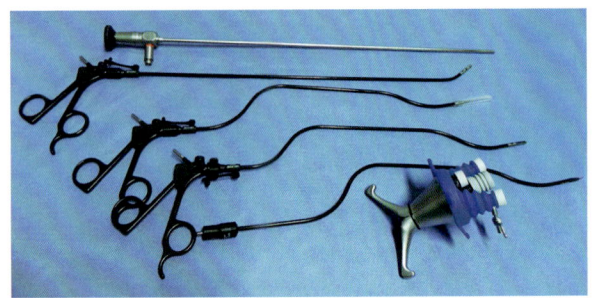

图 13-23　Storz 单孔腹腔镜器械，弯曲角度增加，镜体增长

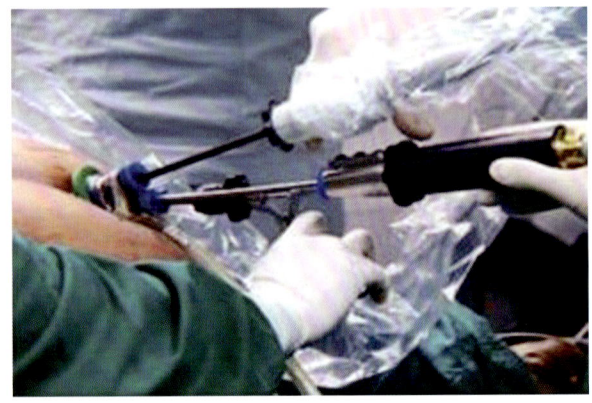

图 13-24　Olympus 的 Triport 单孔腹腔镜操作

使用的是三孔的杯托，称为 Triport（图 13-25），即除镜子之外还有两个器械的入口，主要是术者自己操作。我们可以利用妇科特有的条件，增加一个举宫的助手，可以安装举宫器，协助手术操作。扶镜子的时候，也需要时刻稳住镜子，使之不至于在手术操作时有明显晃动。

另外，单孔腹腔镜手术确实与常规的多孔腹腔镜手术操作方面有很多的不同感觉，尤其是

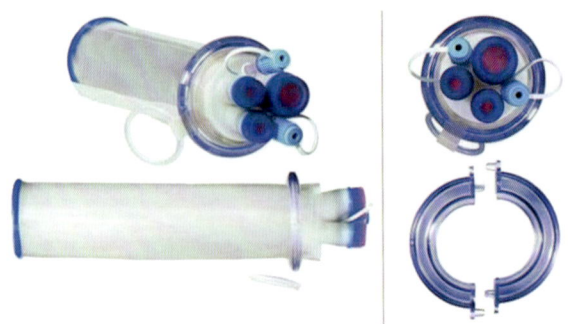

图 13-25　Olympus 的 Triport

在刚开展单孔腹腔镜手术时。我们的体会是尽量不要同时采用带关节或者带弧度的器械。相对来说，主动手使用一般的直器械，而从动手使用带关节或者带弧度的器械可能更利于操作。而且尽量不要同时动作。

与所有的手术操作相同，显露或暴露也是单孔腹腔镜手术的要诀之一。

单孔腹腔镜手术的另外一个不足之处，是术后不好安放腹腔引流管，尤其是对于不同时切除子宫的病例。所以，充分的止血是非常必要和必须的，在结束手术前必须进行反复充分的检查，确保创面无出血及渗血。

九、安全性

单孔腹腔镜手术并发症的发生率大致与标准腹腔镜相同，主要为盆腔脏器损伤、穿刺部位损伤及术后感染等，特有的容易发生的并发症是脐部切口疝。

（张　坤　马彩虹）

参考文献

[1] Kosumi T, Kubota A, Usui N, et al. Laparoscopic ovarian cystectomy using a single umbilical puncture method. Surg Laparosc Endosc Percutan Tech, 2001, 11(1):63-65.
[2] 姜海军. 单孔腹腔镜手术进展与未来. 中国微创外科杂志, 2010, 10(1):37-40.
[3] Lee YY, Kim TJ, Kim CJ, et al. Single port access laparoscopic adnexal surgery versus conventional laparoscopic adnexal surgery: a comparison of peri-operative outcomes. Eur J Obste Gynecol Reprod Biol, 2010, (5):181-184.
[4] 徐大华. 单孔腹腔镜手术的技术瓶颈分析. 中国微创外科杂志, 2010, 10(1):22-32.
[5] 张光永, 胡二元, 李峰. 经脐单孔腹腔镜胆囊切除术. 腹腔镜外科杂志, 2009, 14(1):18-20.

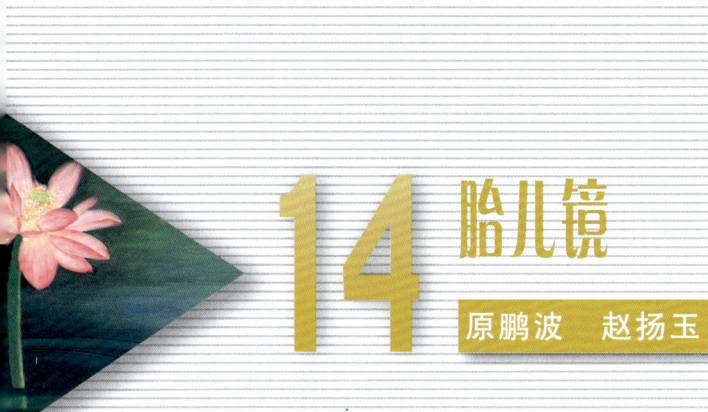

14 胎儿镜

原鹏波　赵扬玉

胎儿镜（fetoscope）是一种经孕妇腹壁进入羊膜腔内直接观察胎儿并进行宫内诊断和治疗的纤维光束内镜，最初用于胎儿畸形的产前诊断，现多用于某些胎儿疾病尤其是复杂性多胎妊娠的宫内治疗。与普通的腹腔镜相比，胎儿镜更为纤细，可最大程度减少对子宫的刺激。最近二十年来，胎儿镜下脐带结扎、双极电凝及激光凝固等脐带血流阻断术在复杂性单绒毛膜双胎（monochorionic twin pregnancy, MCT）并发症，包括双胎反向动脉灌注序列（twin reversed artery perfusion, TRAP）、双胎输血综合征（twin-twin transfusion syndrome, TTTS）、双胎之一严重畸形及选择性胎儿生长受限（selective Intrauterine Growth Restriction, sIUGR）等的治疗中得到广泛应用，极大改善了这部分患者的妊娠结局。

第1节　胎儿镜技术及相关器械

胎儿镜是由羊膜镜发展而来的，最早在20世纪50年代就有学者使用直径10mm的宫腔镜经宫颈管进入妊娠14~18周的羊膜腔内观察胎儿，被认为是胎儿镜检查的前身。20世纪70~80年代是胎儿镜发展的黄金时期。1973年，Scrimgeour等应用直径5mm的内镜，对孕20~22周的孕妇进行检查，成功诊断了开放性脊柱裂、多指、骨骼发育不良等胎儿畸形。同年，Valent报道了胎儿镜下胎儿皮肤取样及胎血的采集。当时的胎儿镜检查主要用于胎儿体表异常或血红蛋白病的诊断，直至现在，胎儿镜检查仍被用于白化病的产前诊断。文献统计，利用胎儿镜进行宫内检查和诊断导致的胎儿丢失率在1.7%~3%[1]。

随着超声、磁共振等影像学技术和分子生物学技术的快速发展，产前诊断逐渐向无创或微创方向发展，大多数胎儿畸形可通过超声、绒毛膜活检染色体检查或荧光原位杂交技术（FISH）来诊断，胎儿镜技术作为一种宫内诊断技术逐渐被取代。20世纪80年代以来，随着胎儿病理生理学的发展和更小直径内镜的发明，应用胎儿镜进行某些胎儿疾病的宫内治疗得以实现。现在使用的胎儿镜直径多在1.7~3.5mm，长度15~20cm，镜面角度0°或30°，可视角度55°或70°。与普通的腹腔镜类似，胎儿镜内有纤维传导氙光源、数码影像增强设备，其可观视野为2~4cm^2，放大倍数最大可达30倍。穿刺器一般直径仅3~4mm，其套管针是菱形针，可最大程度减小对子宫的刺激（图14-1）。胎儿镜与摄像头为一体式设计，其工作鞘（图14-2）内径为2mm，有侧孔可以置入用于凝固血管的掺钕钇铝石榴石（Nd：YAG）或半导体激光光纤。胎儿镜治疗系统除了上述装置以外，还配有精巧纤细的双极电凝、用于切割肿瘤或烧灼脐带的射频刀、用于闭塞气管的气管夹等治疗装置（图14-3~5）。

随着胎儿即患者的观念逐渐被人们所接受，胎儿外科及胎儿镜宫内治疗技术得到了蓬勃发展。目前，胎儿镜不仅广泛用于复杂性单绒毛膜

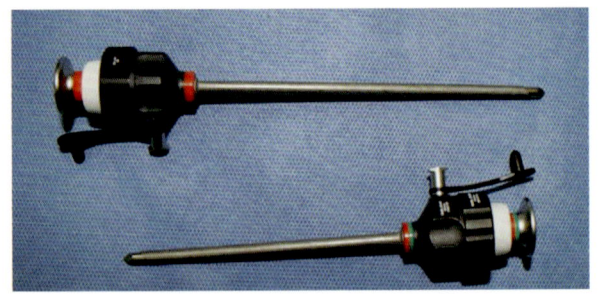

图14-1　直径3mm的穿刺器

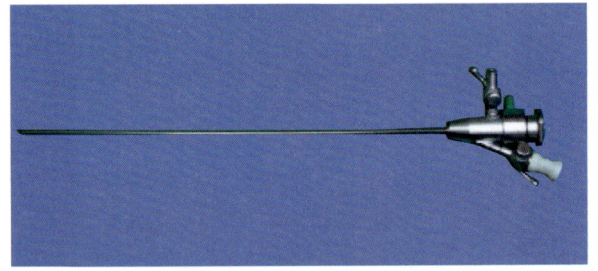

图14-2　胎儿镜工作鞘

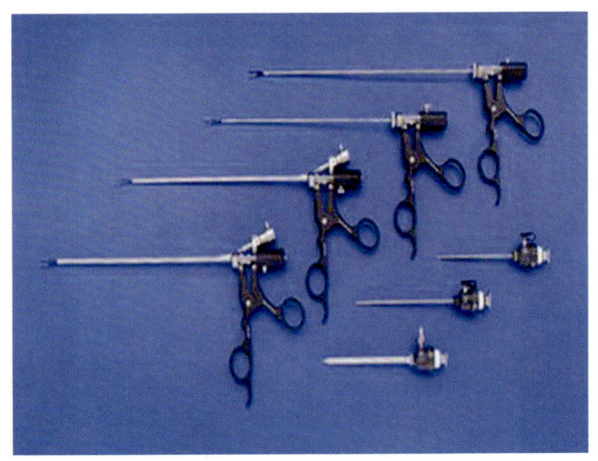

图14-3　双极电凝工具

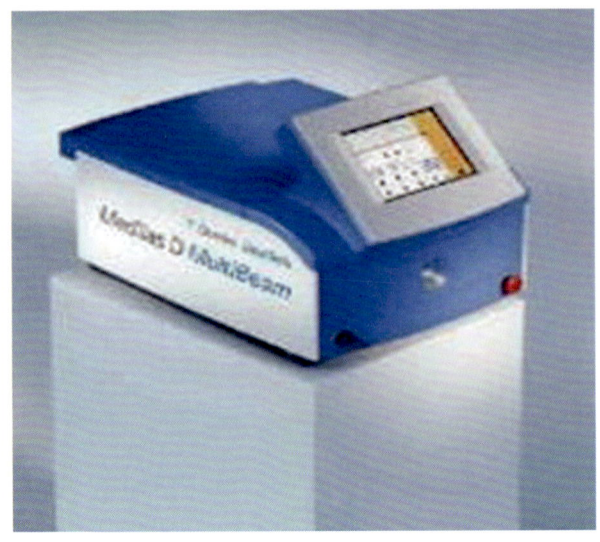

图14-4　半导体激光发射器

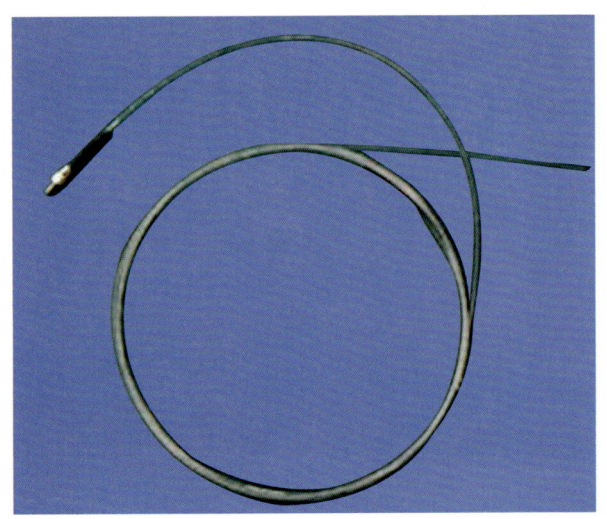

图14-5　Nd:YAG激光光纤

双胎特殊并发症的治疗[2]，同时，胎儿镜还用于某些单胎的严重畸形的治疗，如先天性膈疝的胎儿气管内气囊置入、后尿道梗阻的胎儿膀胱镜检查和后尿道瓣膜激光切除术、羊膜带综合征（amniotic band syndrome, ABS）的胎儿镜下羊膜带松解术、胎儿脑积水的宫内引流术等。另外，胎儿镜下唇裂修补术、开放性神经管畸形的胎儿镜下修补术等，均有成功报道[3]。

第2节　胎儿镜多胎妊娠减胎术

胎儿镜多胎妊娠减胎术（multiple pregnancy fetal reduction）适用于孕中期要求减少胎儿数目的病例及一些孕中期才出现的多胎妊娠并发症。对于单绒毛膜多胎妊娠，由于胎盘间存在交通血管吻合，如要减灭其中一胎儿，不可能通过药物减胎（如注射KCl）而不影响其余胎儿，只能采取胎儿镜手术减胎。减胎方法可根据孕周大小及脐带粗细的不同，选择脐带结扎术或脐带双极电凝术，孕20周以前也可选择激光凝固术[4]。

一、患者选择

1. 单绒毛膜三胎及高序列多胎妊娠，中孕期要求减少胎儿数目者。

2. 对于孕中期发现一胎儿严重异常或致死性畸形，继续妊娠可能影响存活胎儿的患者，也可行选择性减胎术。

3. 双胎反向动脉灌注序列（TRAP）中符合以下条件之一者宜行减胎手术[5]：① 无心畸胎的腹围与供血儿相等甚至大于供血儿；② 伴有羊水过多(AFD>8cm)；③ 供血儿出现严重的超声血流异常（包括脐动脉舒张期血流反向或者消失、脐静脉血流搏动、静脉导管血流反向）；④ 供血儿水肿(胸腔、腹腔积液)；⑤ 单绒毛膜单羊膜囊双胎。

4. 单绒毛膜双胎严重的双胎生长不一致[6]，远期预后不好者可选择性减胎。

二、术前准备

1. 患者须在9~14周行B超检查明确多胎的绒毛膜性质。

2. 排除生殖道感染、先兆流产、出血倾向及孕妇严重合并症等手术禁忌证。

3. 术前向患者及家属详细告知可供选择的治疗方案，充分知情同意并选择。

三、手术方法

1. 患者取仰卧位，可采用局部麻醉或连续硬膜外麻醉。

2. 床旁B超检查明确胎盘位置、异常胎儿位置、羊水深度等情况，选择穿刺进针部位。可选择子宫体前、侧壁或子宫底部的无胎盘附着区。

3. 常规消毒、铺巾，切开皮肤4~5mm，在B超监测下将第一套管针（观察孔）刺入异常胎儿的羊膜腔内，拔出针芯，见羊水流出。置入胎儿镜观察胎儿（图14-6~9）。

4. 胎儿镜下寻找脐带附着位置（图14-10），选择操作孔的部位，同法置入第二套管针，行双极电凝阻断异常胎儿的脐带血流。双极的初始功率15~30W，每次30秒，可逐渐上调电凝功率

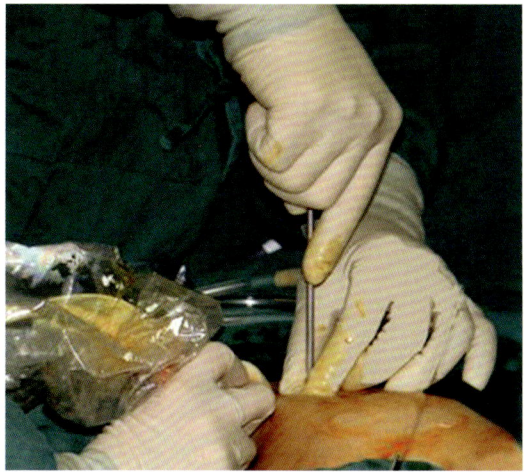

图14-6　床旁B超定位下置入穿刺器

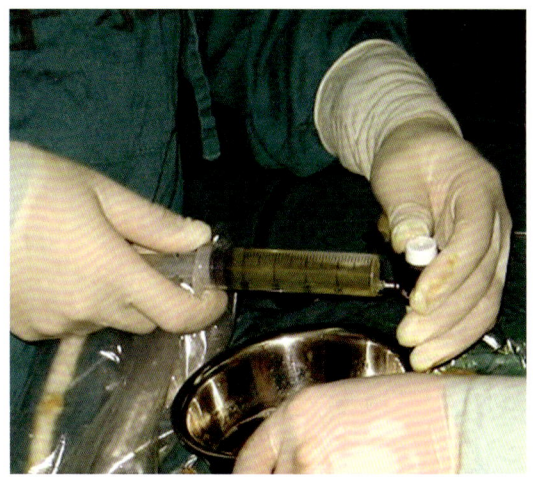

图14-7　取羊水送检染色体等检查

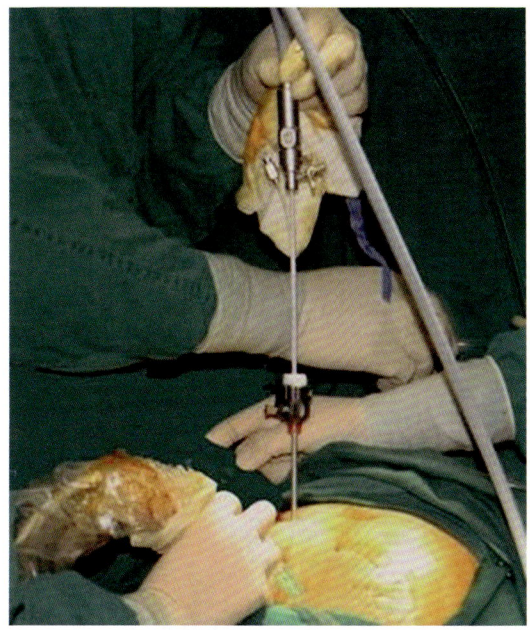

图14-8　置入镜鞘及胎儿镜

直至B超监测脐带血流消失（图14-11）。

5. 如行脐带结扎术，以0号微乔缝线相距1cm结扎脐带2次，结扎部位选择以接近胎儿腹部入口为佳（图14-12～16）。

6. 如行激光凝固术，在距离脐带根部较近的部位，光纤距离脐带1cm，每次凝固5～10秒，逐渐增加功率，不超过30～50W，直至血流完全消失。

7. 床旁B超观察10分钟，确认减胎胎儿脐带血流消失、胎心无复跳。

8. 术毕放羊水至最大羊水深度4～6cm，速度不宜过快。如发现宫缩过频、过强则应用宫缩抑制剂。

9. 术中及术后应用抗生素预防感染。

四、手术技巧

1. 胎儿镜手术医师需要与超声医师严密配合。由于胎儿镜术野较小，操作困难，必要时需B超实时监测指导手术。

2. 如羊水浑浊影响观察，可连接37°生理盐水置换羊水至视野清晰。如羊水过少，可先行生理盐水灌注获得满意空间再行手术。

3. 如果脐带较粗，双极电凝的功率不能过大，否则容易导致脐带出血，致手术失败。

4. 应注意双胎脐带之间的距离，如果相距太近，警惕双极电凝或激光的热效应对另一胎儿的影响。术中严密监测另一胎儿的胎心变化，如有异常应暂停手术。

五、术后随访

1. 术后24～48小时复查B超观察胎儿及羊水情况。如无明显宫缩，术后2～3天可出院观察。

2. 术后1周门诊随访，之后每2周随访一次，监测胎儿发育情况，注意有无感染征象。

3. B超监测存活胎儿大脑中动脉血流收缩期峰流速（MCA-PSV）以发现有无胎儿贫血，有条件的机构可行胎儿头颅MRI以筛查有无颅内缺氧或脑室周围白质软化[7-8]。

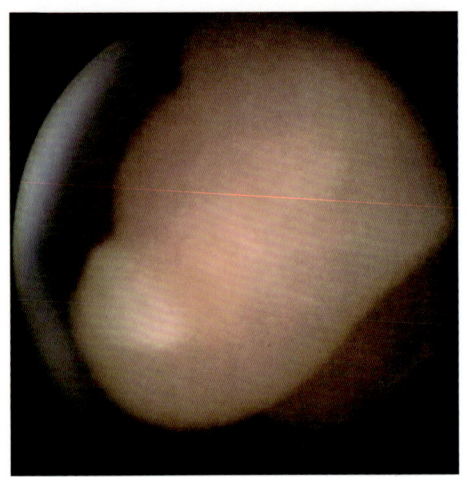

图14-9　镜下观察胎儿肢体

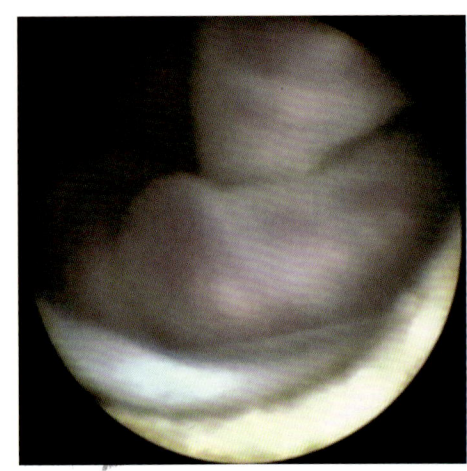

图14-10　观察胎盘及脐带

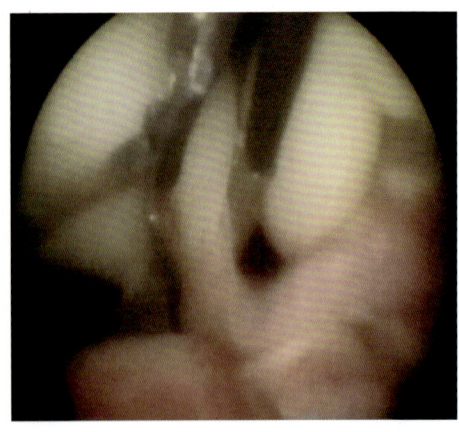

图14-11　双极电凝异常胎儿的脐带根部

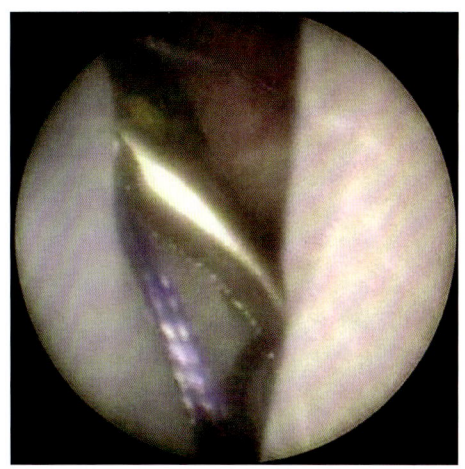

图 14-12 将 0 号微乔缝线送入羊膜腔内

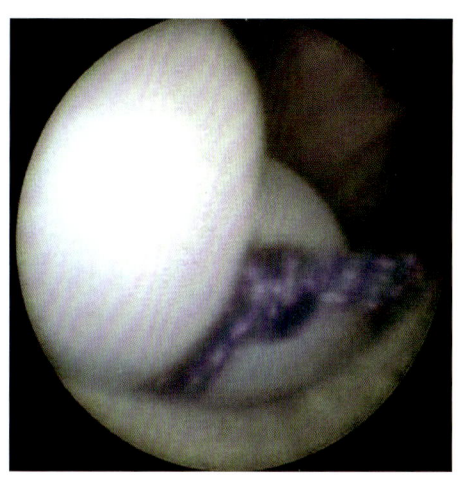

图 14-15 扎紧脐带线结

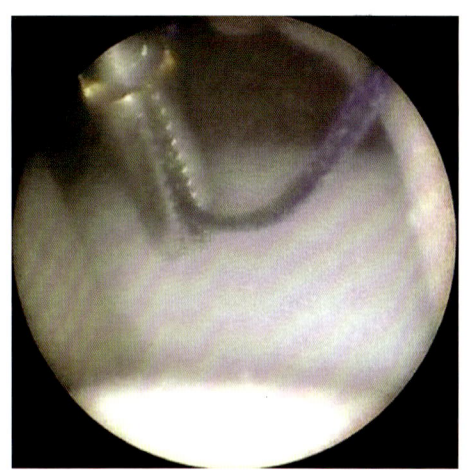

图 14-13 夹线并绕过脐带准备打结

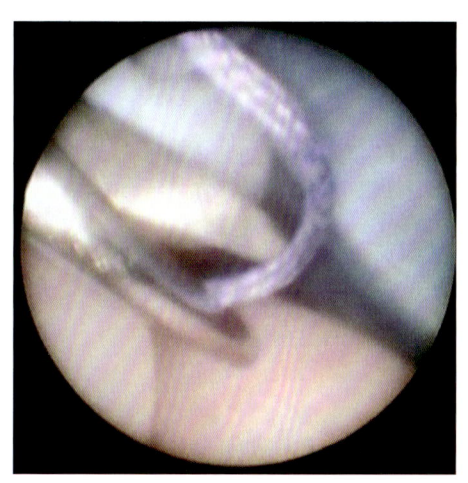

图 14-16 剪刀剪线

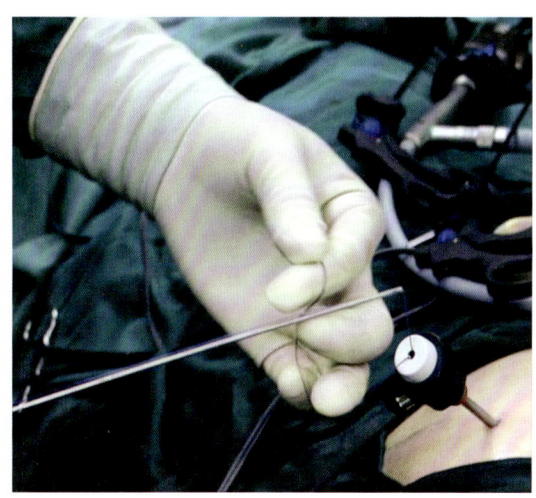

图 14-14 通过打结器在腔外打结

六、手术并发症

1. 胎膜早破、早产　可发生在术后 1~7 周，发生率 8%~38%[9]。胎膜早破后应严密监测感染征象，根据孕周大小、存活胎儿发育情况，酌情终止妊娠。

2. 羊水渗漏　尽量缩短手术时间，术中监测羊水情况。

3. 感染　术前纠正贫血，术后监测感染征象，积极应用抗生素预防感染。

4. 羊水栓塞　监测宫缩情况，术中积极进行羊水与生理盐水置换，注意子宫松弛程度，减少羊水栓塞的潜在高危因素。

第3节 胎儿镜胎盘血管交通支激光凝固术

双胎输血综合征（TTTS）是单绒毛膜双胎中常见的并发症之一，发病机制尚不明确，现在多认为与双胎间存在的血流动力学不平衡有关。胎盘深部的动脉-静脉吻合（A-V吻合）是TTTS发生的基础，这为胎儿镜下血管交通支激光凝固术治疗TTTS提供了理论依据[10]。

一、患者选择

符合Quintero分期标准Ⅰ~Ⅳ期的TTTS患者均可考虑胎儿镜激光手术治疗，治疗的孕周越早，新生儿存活率越高[11]。对于孕26周以后的患者是否行胎儿镜激光手术尚无明确定论[12]，因随着孕周增长胎儿体积较大，手术空间有限，手术难度随之增加。故应根据具体情况慎重选择病例，警惕医源性流产及早产。胎盘位于子宫前壁并非为手术禁忌，但如胎盘完全覆盖子宫前壁，为避免穿过胎盘引起出血，最好能选用镜面角度为30°的胎儿镜。

二、术前准备

1. 术前行B超检查了解胎儿及胎盘位置、羊水深度等情况，经阴道探查测定宫颈长度>2.0cm，排除生殖道感染、先兆流产、出血倾向、孕妇严重合并症等手术禁忌。

2. 对于脐带帆状附着的病例，手术治疗效果尚有争议[13]，术前应充分告知手术风险，并提供可选择的治疗方案。

三、手术方法

1. 多采用局部麻醉或连续硬膜外麻醉。

2. 患者取仰卧位，床旁B超明确胎盘位置、羊水深度，在超声引导下选择穿刺点，避开胎盘附着区置入穿刺套管针，穿入位置应面对受血胎儿的腹侧。

3. 常规消毒、铺巾。助手扶持子宫，术者在B超监测下将套管针刺入受血儿的羊膜腔内。拔出针芯，见羊水流出。

4. 置入胎儿镜观察胎儿，寻找脐带附着位置，观察胎盘表面的血管交通支（图14-17、14-18）。如羊水浑浊或视野不佳，可予温生理盐水置换羊水，至视野清晰。

5. 开启激光治疗装置。将直径0.6mm的Nd:YAG激光（波长1064nm）或半导体激光（波长940nm）的光纤通过胎儿镜镜鞘的侧孔置入羊膜腔内。光纤的顶端应平整圆滑，可见指引光汇聚为一小点（图1419、14-20）。

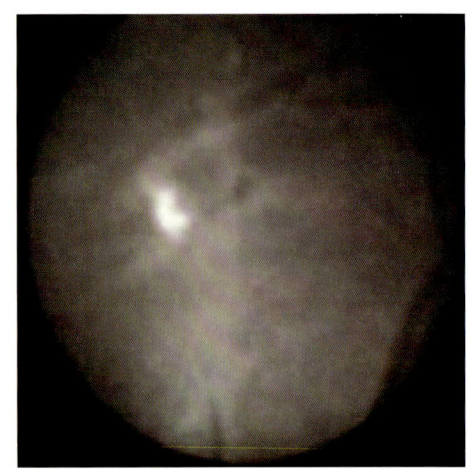

图14-17 观察隔膜及胎盘表面的交通血管

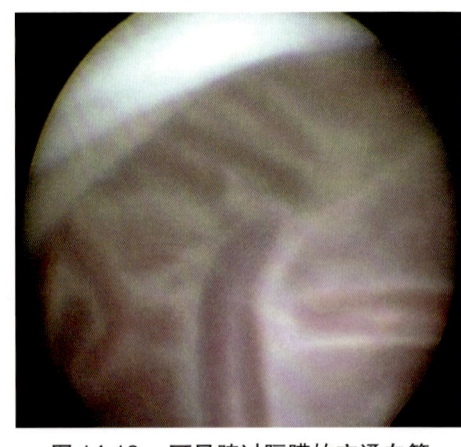

图14-18 可见跨过隔膜的交通血管

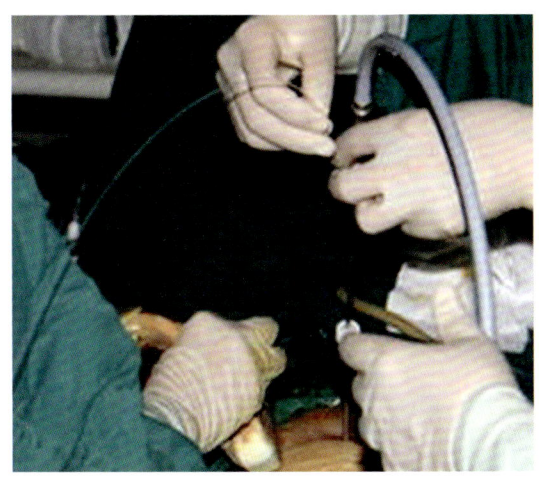

图 14-19　由胎儿镜鞘侧孔置入 Nd:YAG 光纤

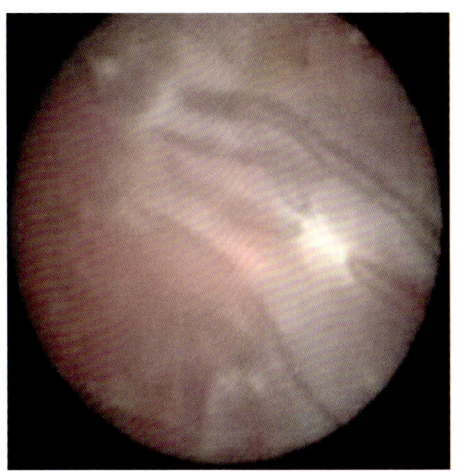

图 14-21　激光凝固交通血管

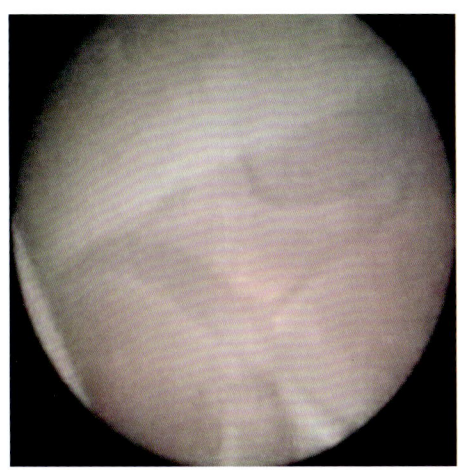

图 14-20　Nd:YAG 光纤的指引光

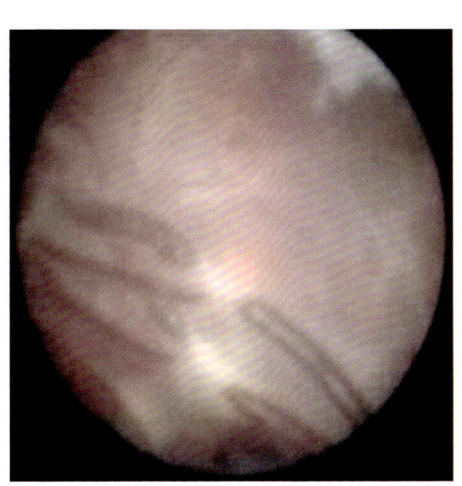

图 14-22　激光凝固后血管变白、皱缩

6. 在距离所要凝固的血管 1～1.5cm 处，控制激光功率 15～20W，垂直照射，每厘米血管的激光凝固时间为 3～4 秒，如血管变白、皱缩则停止照射，否则重复照射（图 14-21～24）。

7. 所有交通血管支凝固完毕，放羊水至最大羊水深度 4～6cm，但速度不宜过快。床旁 B 超观察双侧胎儿胎心、胎动情况，如宫缩过频、过强则应用宫缩抑制剂。

8. 治疗结束前应再次观察胎盘，检查有无残余交通血管。

9. 术中及术后应用抗生素预防感染。

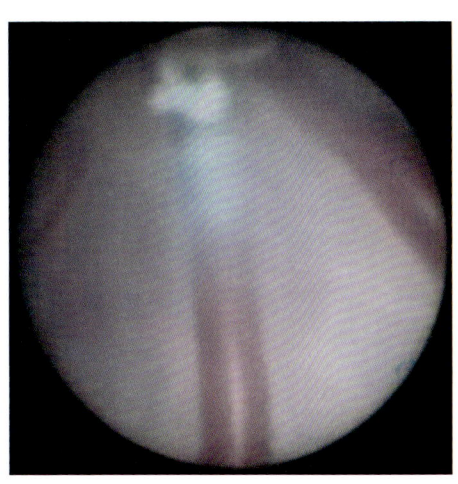

图 14-23　激光凝固交通血管支

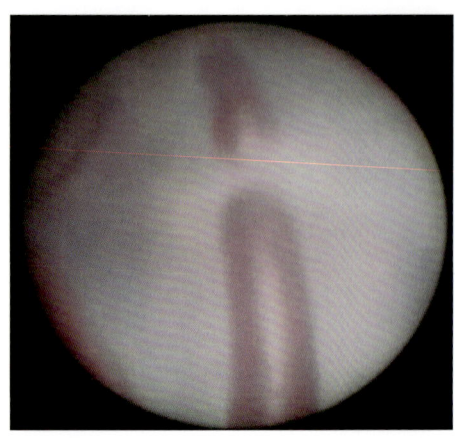

图 14-24 激光凝固后的血管

四、手术技巧

1. 如何判断交通吻合支是手术的难点。凝固胎盘表面的血管吻合支，即可通过热效应达到阻断胎盘小叶深部动脉-静脉吻合的效果。首先应在胎儿镜下找到胎盘绒毛膜板的分界部位，沿两胎盘分界仔细观察，可找到绝大多数交通血管支，追踪这些血管至其脐带附着处，确认其分别为两侧脐带发出，再返回至胎盘绒毛膜板分界处行激光凝固。动、静脉要根据颜色来区分，动脉为暗红色，静脉为鲜红色。

2. 激光凝固时应距离血管 1～1.5cm；Nd:YAG 激光功率宜控制在 15～20W，半导体激光功率宜控制在 20～30W。如距离太近或功率过高时，有可能灼破血管，造成手术失败。

3. 尽可能调整激光光纤垂直于血管进行照射。

五、术后随访

1. 术后 24～48 小时复查 B 超观察胎儿及羊水情况。

2. 术后 1 周、术后 3 周分别随访一次，之后每 2～4 周随访一次，监测胎儿发育情况，注意羊水深度、脐血流 S/D 比值、大脑中动脉血流收缩期峰流速（MCA-PSV）了解是否存在严重的胎儿低血容量，及时发现 TTTS 复发或反向输血等并发症[14]。

3. 孕 24 周左右行胎儿超声心动了解胎儿心脏结构与功能。

六、手术并发症

1. 流产　2005 年以来的多个大样本病例研究结果显示，胎儿镜激光术后流产率为 1.8%～10%[15]。术后流产多与手术困难、胎盘帆状附着有关，与胎盘是否位于前壁、手术治疗的孕周大小无明显关系。

2. TTTS 复发或反向　由于存在肉眼无法看到的血管吻合支，以及术中视野观察不到的交通血管被遗漏，胎儿镜激光术后可能发生双胎输血复发或反向输血（Reversed TTTS），故仍需严密监测胎儿脐血流、大脑中动脉血流及羊水情况。文献显示胎儿镜激光术后约 5%～20% 的病例需要进一步处理（再次胎儿镜激光手术、放羊水、宫内输血、选择性减胎术或终止妊娠）[14]。

3. 胎膜早破　孕 28 周以后胎膜早破的发生率与未经治疗的双胎相比无明显差异。预防性抗生素及宫缩抑制剂的使用能降低术后感染、流产及早产的发生率。术前测量宫颈长度，对于宫颈短、宫口松的患者进行宫颈环扎术，被证明能降低术后早产、胎膜早破的风险。术后的卧床休息对于延长孕周也是有益的。

4. 新生儿脑损伤　TTTS 激光治疗术后较保守治疗的新生儿脑损伤发生率明显下降，但仍有 7% 的存活新生儿面临脑损伤风险，在生后需继续随访。

（原鹏波　赵扬玉）

参考文献

[1] Harrison MR, Mychaliska GB, Albanese CT, et al. Correction of congenital diaphragmatic hernia in utero IX: fetuses with poor prognosis (liver herniation and low lung to head ratio) can be saved by fetoscopic temporary tracheal occlusion. J Pediatr Surg, 1998, 33 (7):1017-1022.

[2] Ramen H. Chmaita and Rube'n A. Quintero. Operative fetoscopy in complicated monochorionic twins: current status and future direction. Current Opinion in Obstetrics and Gynecology, 2008, 20:169-174.

[3] Jan A. Deprest, A.W. Flemmer, Eduard Gratacos, et al. Antenatal prediction of lung volume and in-utero

treatment by fetal endoscopic tracheal occlusion in severe isolated congenital diaphragmatic hernia. Seminars in Fetal & Neonatal Medicine, 2009, 14:8-13.

[4] A. Rossi, Vincenzo D. Umbilical cord occlusion for selective feticide in complicated monochorionic twins: a systematic review of literature. Am J Obstet Gynecol, 2009,200(2):123-129.

[5] Ruben A. Quintero, Ramen H. Chmait, Takeshi Murakoshi, et al. Surgical management of twin reversed arterial perfusion sequence. Am J Obstet Gynecol, 2006, 194:982-991.

[6] Alexandra C, Spadola and Lynn L.Simpson. Selective termination procedures in monochorionic pregnancies. Seminars in Perinatology, 2005, 29:330-337.

[7] Romaine Robyr, Liesbeth Lewi, Yves Ville, et al. Prevalence and management of late fetal complications following successful selective laser coagulation of chorionic plate anastomoses in twin-to-twin transfusion syndrome. Am J Obstet & Gynecol, 2006, 194: 796-803.

[8] Lewi L, Gratacos E, Ortibus E, et al. Pregnancy and infant outcome of 80 consecutive cord coagulations in complicated monochorionic multiple pregnancies. Am J Obstet Gynecol, 2006, 194:782-789

[9] Ruben A. Quintero, Ramen H. Chmait, Takeshi Murakoshi, et al. Surgical management of twin reversed arterial perfusion sequence. Am J Obstet Gynecol,2006(194):982-991.

[10] P G J Nikkels, K.E.A. Hack and M.J.C. van Gemert. Pathology of twin placentas with special attention to monochorionic twin placentas. J Clin Pathol, 2008, 61:1247-1253.

[11] Quintero. R, Mendoza. W, Mendoza. G. et. al. Selective photocoagulation of placental vessels in twin-twin transfusion syndrome: evolution of a surgical technique. Obstetrical & Gynecological Survey, 1998, 53:s97-s103.

[12] Middeldorp JM, Lopriore E, Sueters M, Klumper FJ, et al. Twin-to-twin transfusion syndrome after 26 weeks of gestation: is there a role for fetoscopic laser surgery? BJOG, 2007, 114(6):694-698.

[13] Romaine Robyr, Liesbeth Lewi, Yves Ville, et al. Prevalence and management of late fetal complications following successful selective laser coagulation of chorionic plate anastomoses in twin-to-twin transfusion syndrome. Am J Obstet & Gynecol, 2006, 194:796-803.

[14] Yamamoto M, El Murr L, Robyr R, et al. Incidence and impact of perioperative complications in 175 fetoscopy-guided laser coagulations of chorionic plate anastomoses in fetofetal transfusion syndrome before 26 weeks of gestation. Am J Obstet Gynecol, 2005, 193(3 Pt 2):1110-1116.

[15] A. Cristina Rossi, Vincenzo D'Addario. Laser therapy and serial amnioreduction as treatment for twin-twin transfusion syndrome: a metaanalysis and review of literature. Am J Obstet Gynecol, 2008, 198 (2):147-152.

15 生殖医学腹腔镜手术并发症及防治措施

宋雪凌　马彩虹

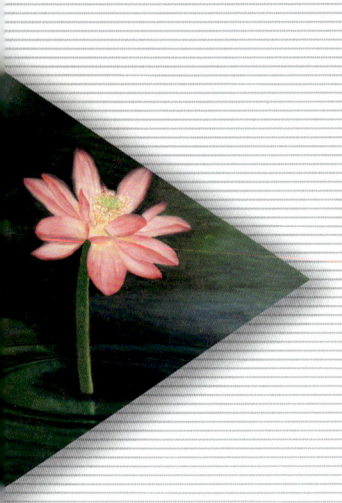

在不孕症的检查过程中，腹腔镜技术得到了越来越广泛的应用。通过腹腔镜评价盆腔环境及输卵管功能，使许多以前不能明确病因的不孕症找到了原因，例如轻度子宫内膜异位症、附件周围粘连、输卵管扭曲、输卵管伞端皱襞粘连等。腹腔镜技术在探查盆腔的同时可进行手术治疗，并且收到了很好的效果，如子宫内膜异位症病灶电灼、输卵管伞端成形、输卵管复通等。随着腹腔镜技术的提高，设备的不断改进，不孕症患者手术治疗途径也在不断拓宽。

不孕症患者的腹腔镜手术具有其特殊性。不孕症患者寻求手术治疗的目的非常明确——生育。即通过腹腔镜手术评价盆腔情况，治疗影响生育的疾病，而这些疾病并不显著地影响患者的身体健康，它们通常是无症状的，很多患者只是在不孕症的常规检查中发现输卵管积水等疾患。若非涉及生育要求，这些疾病并不都需要手术处理。所以，对于这样一个特殊的人群，手术安全性较普通妇科肿瘤病人更需引起重视。将手术并发症降至最低，是对生殖腹腔镜手术医师重要的要求。

医生的手术经验、手术方式及范围是影响并发症发生类型及严重性的关键因素。了解腹腔镜手术并发症的发生有关因素，掌握其临床表现以及预防、治疗措施，是减少并发症发生、提高医疗质量、保证手术安全性的关键。

第1节　腹腔镜操作中常见的并发症

一、穿刺损伤

（一）腹膜后血管损伤

气腹腹腔镜手术的第一步，便是要通过腹壁穿刺形成人工气腹，导入腹腔镜和相应的手术器械。第一位点多为盲穿，其余所有操作位点的穿刺均可在腹腔镜直视下完成，较为安全，所以第一位点的盲穿是最为关键的。穿刺过深、用力过猛即可造成损伤。腹膜后血管损伤为严重的并发症，一旦损伤，出血凶险而有生命危险。文献报道的腹腔镜手术第一Trocar穿刺并发症中，腹膜后血管损伤占0.3/1000～1/1000，死亡率可高达80%[1]。

1. 第一穿刺的部位　腹壁上脐部组织结构最为薄弱，其解剖层次由外到内依次为皮肤、皮下组织、腹直肌后鞘和壁层腹膜，血管少，脐孔是最为理想的穿刺部位。但如果前次开腹手术瘢痕越过脐部或盆腔包块上界靠近脐部，如巨大卵巢囊肿、巨大子宫肌瘤等，可依据瘢痕越过脐孔的距离或脏器超越脐孔水平的距离在剑突和脐孔间酌情选择穿刺部位。脐以上的腹前壁腹白线较坚韧，不易掌握穿刺力度，穿刺难度大。

2. 第一穿刺的方法　第一穿刺的方法常用的有三种，即闭合式穿刺、直视穿刺、开放式穿刺。临床上较为常用的是闭合式穿刺，即先用Veress针形成气腹，再行Trocar穿刺。气针及Trocar穿刺时用力过猛、穿刺过深均可造成血管损伤。有腹部手术史或疑腹腔有粘连的高危患者，可采用后两种方法。开放式穿刺是指切开脐部各层组织进腹腔后，插入钝性Trocar，再形成气腹。直视穿刺法指使用安全的螺旋Trocar穿刺，先将脐部皮肤切开，将腹腔镜插入螺旋Trocar中旋转进腹壁，腹壁各层组织的切开均可在镜下观察到，保证了手术的安全性（图15-1～6）。

3. 防止穿刺损伤的方法　正常情况下，前腹壁与腹膜后血管的距离是3～4cm。以巾钳提拉前腹壁可使这个距离增加到8～14cm。患者非常消瘦或肥胖时，这个距离会有波动。气针及Trocar穿刺时应根据患者的腹壁厚度调整进针方向。一般情况下标准体重患者穿刺垂直于腹壁，消瘦的患者应向耻骨联合方向倾斜30°～60°（图15-7）。

气针穿过脐部腹直肌后鞘和壁层腹膜时会有两次落空感，进入腹腔后滴注试验顺畅，连接气腹后气腹机压力稳定、缓慢增加。反之若穿刺未进腹腔则滴注试验阳性，气腹压力迅速增高。腹腔粘连范围广泛时，进气量受限，气腹压力升高也较快，此时若肝浊音界消失，排除腹膜气肿，

则最好选择开放式或直视下Trocar穿刺。

不论是Veress气针还是Trocar都应无阻力、控制性穿刺，切忌暴力穿刺。

4. 腹膜后血管损伤的治疗　腹膜后大血管一旦发生损伤，患者可迅速表现为血压下降失血性休克。需抗休克治疗同时迅速开腹止血，直接压迫阻断腹主动脉，寻找出血部位，钳夹止血，请血管外科医师缝补血管。第一穿刺较常受损的腹膜后血管为右髂总动脉，其次为腹主动脉及下腔静脉。根据损伤的发生率可迅速依次探查。文献报道的致死性血管损伤中，主动脉损伤占25%，下腔静脉损伤占15%[2]。怀疑Veress气针穿刺进大血管时，一旦注射器抽吸出血液，可保留气针在血管内作为损伤位置标志，同时迅速开腹止血。

（二）腹壁血管损伤

腹腔镜手术辅助操作孔以双侧髂前上棘连线中外1/3处的腹壁下动脉和旋髂深动脉之间为常用穿刺部位。在脐孔与下腹部穿刺孔之间连线的中点做垂直线，此垂直线在中点上方的任意一

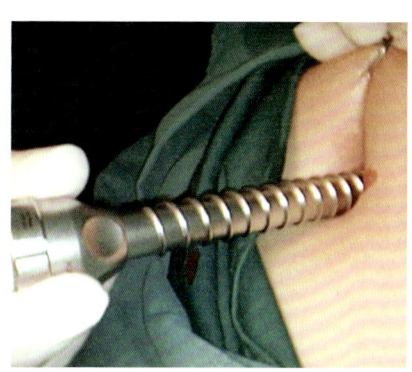

图15-1　螺旋Trocar旋转进入脐部穿刺口

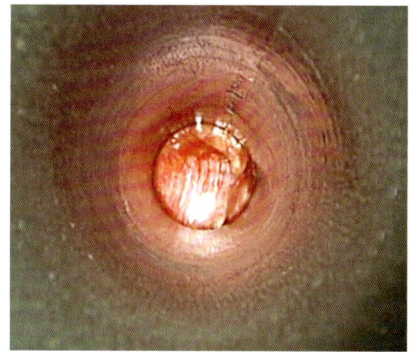

图15-2　腹腔镜下逐层通过腹前壁——皮下脂肪

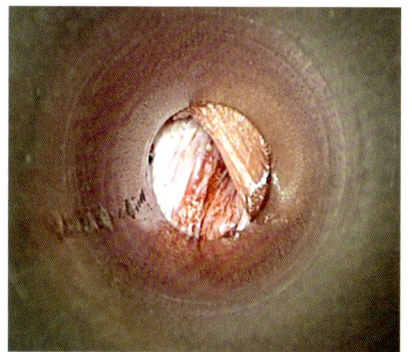

图15-3　推开腹直肌

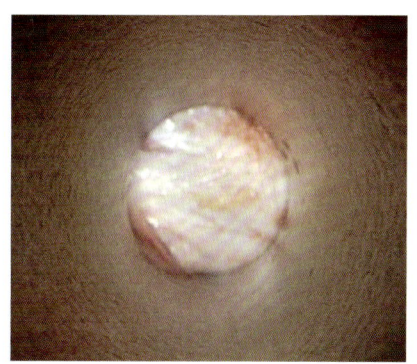

图15-4　腹直肌后鞘

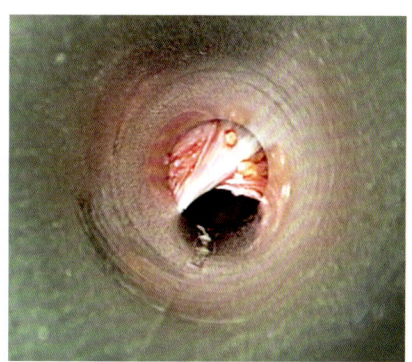

图15-5　壁层腹膜

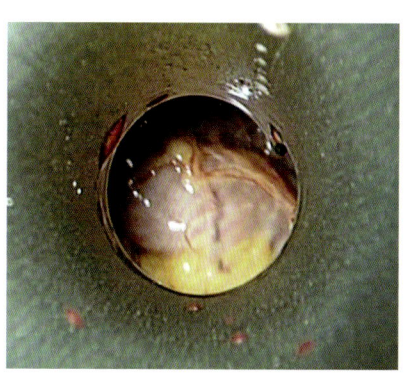

图15-6　进入腹腔

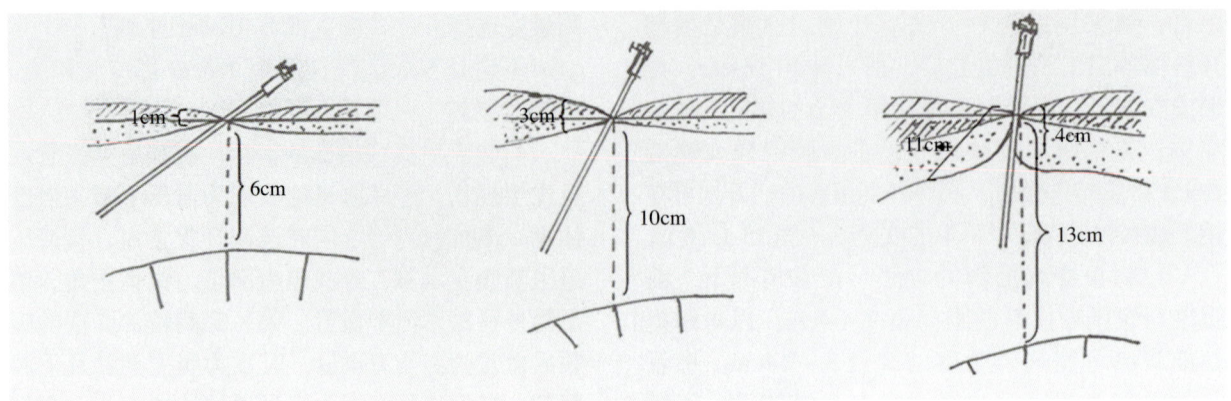

图 15-7　不同腹壁厚度气针穿刺角度

点可作为第三操作孔穿刺点。脐孔和第二、第三穿刺孔点可形成等腰三角形。也可将前正中线耻骨联合上操作孔作为第三操作孔穿刺点（图15-8、9）。

腹壁下动脉起于髂外动脉，气腹使腹壁膨隆后与常规的操作孔穿刺点相邻，是操作孔穿刺时最易损伤的血管。旋髂深动脉与腹壁下动脉在同一水平起于髂外动脉，向外上方行走，其一直径约1mm的分支穿行于腹横肌与腹内斜肌之间，下腹部穿刺孔过低时容易损伤该分支。腹前壁的浅静脉丰富，彼此吻合成网[3]（图15-10）。

防止腹壁血管损伤，可在镜下做腹壁透光检查，避开腹壁血管，垂直于腹壁穿刺，以最短距离穿刺进入盆腔，避免Trocar在腹壁内潜行。

一旦发生损伤，可采用球囊压迫止血和"U"形缝合腹壁全层止血（图15-11、12）。若效果不佳，则可切开腹壁止血[4]。

（三）腹腔脏器损伤

腹腔镜手术时最常见的损伤脏器是肠管、胃、膀胱。损伤原因多为脏器改变正常解剖位置或穿刺错误。麻醉插管误插入食管或麻醉诱导前的人工通气致使胃内大量积气，增大下垂的胃可处于脐孔正下方，穿刺时即可损伤（图15-13～16）。各种原因引起的腹腔粘连使肠管粘连于腹前壁、脐孔周围亦可发生穿刺损伤。膀胱损伤多为耻骨上穿刺时膀胱充盈未留置尿管所致。

防止胃损伤的方法即避免麻醉操作向胃内充气，一旦发现插管错误可留置胃管。若术中发现胃表面小血管擦伤、淤血，无活动性出血，可观察，术后饮食控制，密切观察有无消化道穿孔症状。若大的血管损伤，则需请外科医师协助修补。当抽吸试验抽出胃液时，即怀疑Veress针造成的胃穿孔，应放鼻胃管以使胃减压，腹腔镜检查确认胃穿孔部位。如果没有出血，胃的肌肉系统常会自然封闭穿孔。

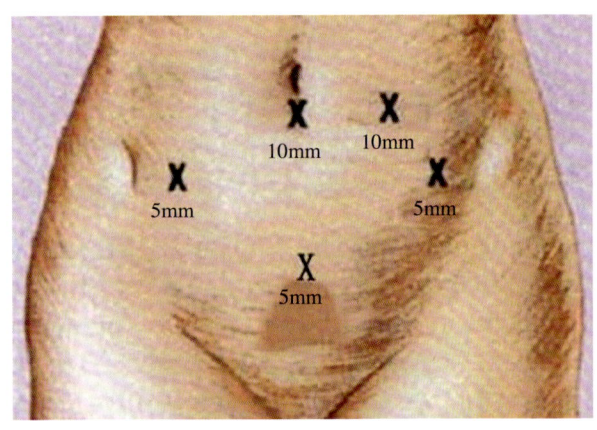

图 15-8　常用腹腔镜穿刺点

图 15-9　常用腹腔镜穿刺点

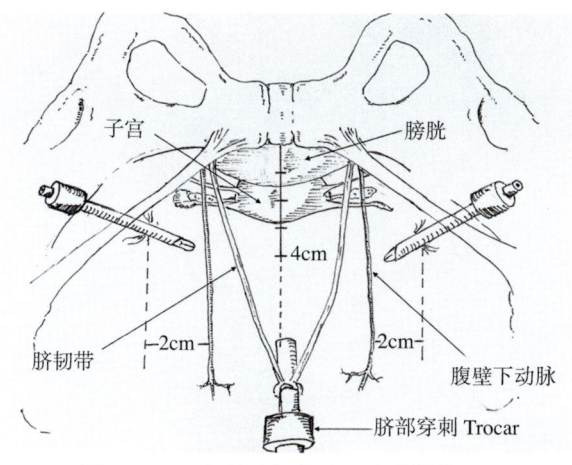

图 15-10　穿刺孔与腹壁下动脉的关系

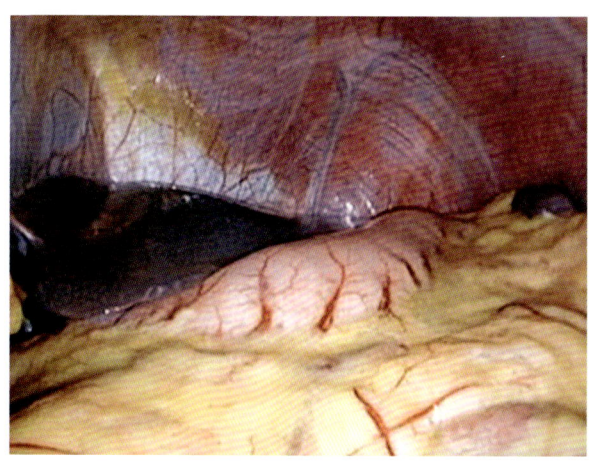

图 15-13　正常大小的胃

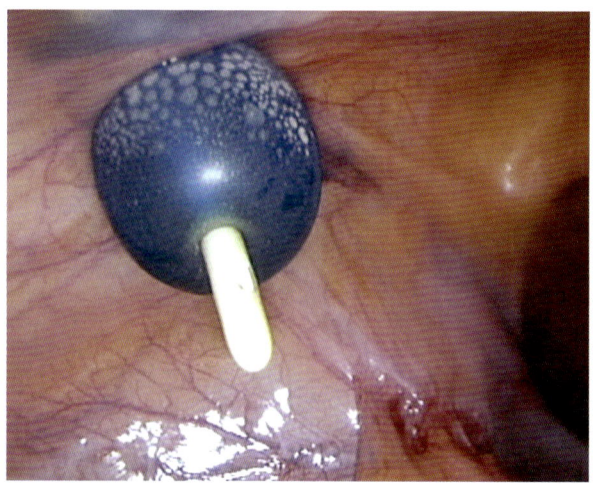

图 15-11　球囊压迫止血

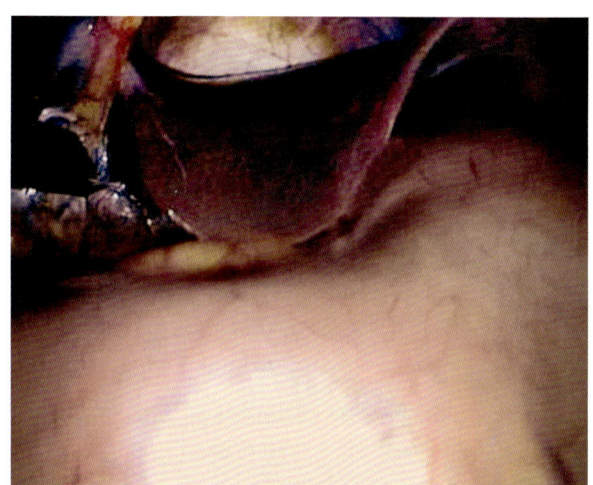

图 15-14　麻醉后明显充气增大的胃

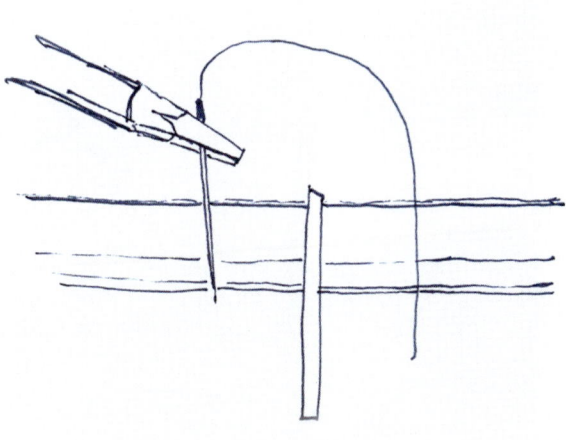

图 15-12　"U"形缝合腹壁损伤血管

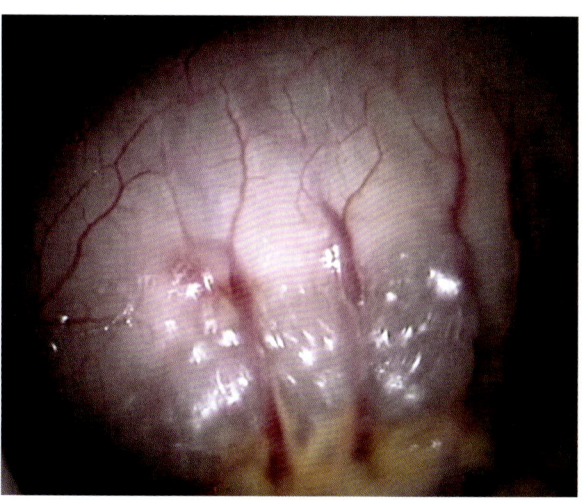

图 15-15　气腹针穿刺致网膜积气

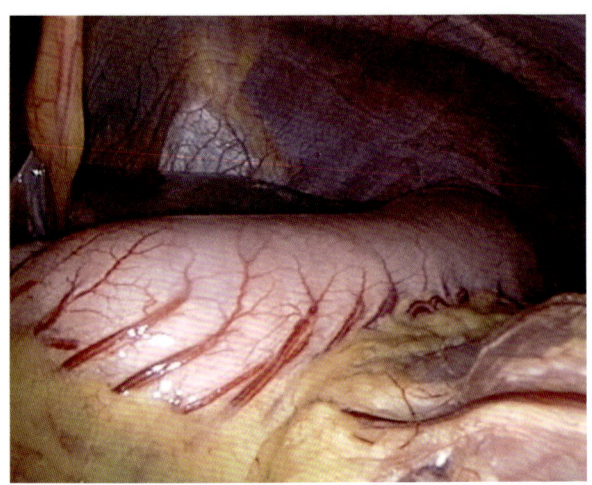

图 15-16　下胃管抽气后

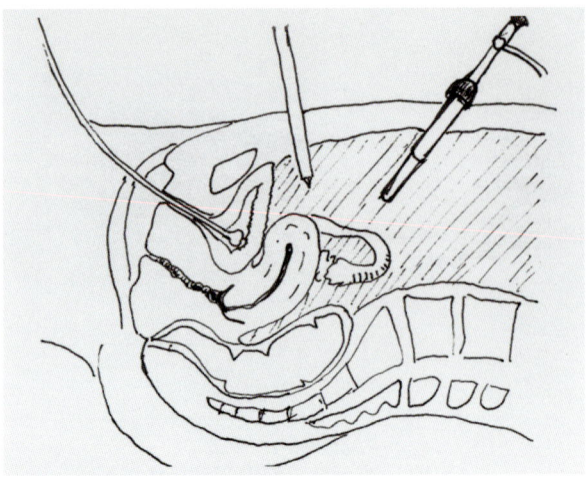

图 15-17　正常位置的膀胱与耻骨上穿刺点

肠管损伤后果较为严重。当抽吸试验发现绿色的小肠液时即能确认由 Veress 针造成的小肠穿孔。小肠液几乎是无菌的。Veress 针造成的小肠穿孔常常可以自然愈合。肠壁的肌肉系统一般能封闭穿孔并能防止肠液漏入腹腔。但若 Veress 针损伤肠系膜血管，要确定出血或血肿形成的程度。有活动出血或血肿继续增大的证据时，需要剖腹止血。

Trocar 损伤的面积较大，对于低度污染的、小的（<5mm）肠管损伤可通过腹腔镜一期缝合修补。大的结肠损伤，开腹修补较为明智。没有行肠道准备的结肠损伤，需做肠造瘘术。

未被发现的肠损伤可造成严重的腹膜炎、败血症、肠坏死。未被发现的穿刺损伤术后进食后即可出现症状。一旦患者进食后出现腹膜刺激征及发热，一定迅速联想到肠损伤。

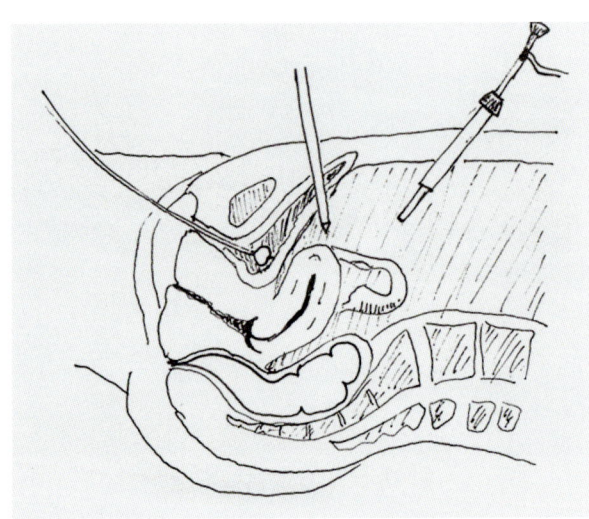

图 15-18　膀胱位置过高致穿刺损伤

膀胱为腹膜间位器官，空虚时呈四面四角锥体形，位于耻骨联合下方，充盈时可凸向盆腔甚至腹腔。既往有经腹部盆腔手术史，可使膀胱牵向上方，增加膀胱损伤的危险性。预防膀胱损伤的方法是留置尿管，保持膀胱空虚。如果怀疑膀胱位置异常，则应将辅助套管放置在腹壁较高的位置。还可用生理盐水逆行充盈膀胱以确认其上界。怀疑膀胱损伤时，亦可用亚甲蓝液逆行充盈膀胱辨认（图 15-17~19）。

Veress 针穿孔膀胱，膀胱肌层可将这种损伤封闭。若发生 5mm Trocar 导致的膀胱损伤，留置尿管 5~7 日，可自愈。大于 10mm 的膀胱损伤，应该用可吸收缝线进行膀胱肌层全层缝合[4]。

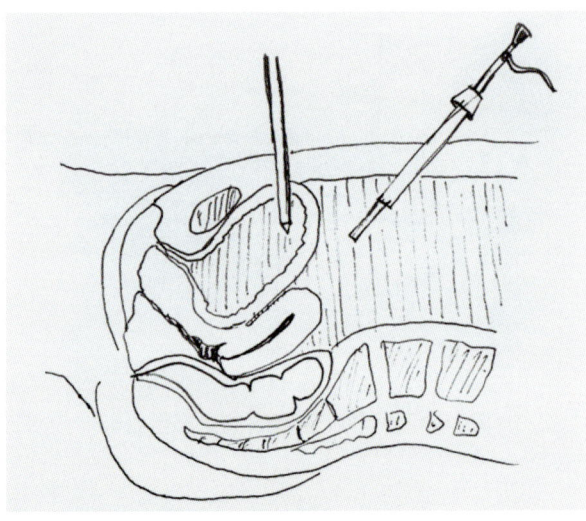

图 15-19　膀胱充盈致损伤

（四）穿刺损伤的高危因素

腹腔镜穿刺并发症除与手术技术不熟练、不熟悉器械、不熟悉解剖有关外，腹腔内粘连也是重要的相关因素。文献报道有腹部手术史者，粘连的发生率明显升高，特别是纵切口手术明显增加肠道粘连的机会，腹部手术史者脐部肠管粘连者约占3%～5%。不孕症患者中，因既往腹、盆腔手术史致使盆腔粘连、输卵管粘连梗阻者占很大的比例，盆腔感染性疾病史、盆腔结核史、生殖系统畸形的发生率也较一般人群高，所以生殖外科手术医师面临发生手术并发症的风险更大、概率更高。因此手术前要仔细评估病人，充分做好术前准备[5]（图15-20～23）。当存在脐旁切口时，第一穿刺部位可选择在左上腹部脐上5cm锁骨中线处，再决定其他几个操作孔的位置（图15-24～26）。

二、气腹相关并发症

（一）气肿

气肿是建立气腹最常见的并发症，文献报道的发生率为38%。多数发生于开始注气时，以皮下气肿最多见，因大多在手术当时发现，危害常不大。气肿发生的原因不同，表现各异，处理方法亦不同。

1. 皮下气肿　指CO_2气体渗漏至皮下引起的皮下积气（图15-27）。多因腹壁穿刺口过大、术中Trocar反复脱出或或者手术时间长、气腹压力过高引起，局部有捻发感。术中发现局限性皮下气肿无需处理，穿刺口过大时可缝扎穿刺口[4]。

2. 腹膜气肿　系气腹针穿刺未进入腹腔所致（图15-28）。早期发现可将气腹针拔出重新穿刺，如置入腹腔镜时发现，可取出腹腔镜使气体自套管逸出，或于直视下用穿刺套管刺破腹膜无血管区，使CO_2气体渗入腹腔内，但要注意避免损伤腹壁结构。

3. 大网膜气肿　系穿刺针进入过深刺入大网膜所致（图15-29）。穿刺时如充气压力较正常增高应予怀疑，稍许拔出气腹针提起前壁轻轻摇动，常能使大网膜自针头滑落。腹腔镜下见多为轻度气肿，此种情况无碍，气肿很快消除。

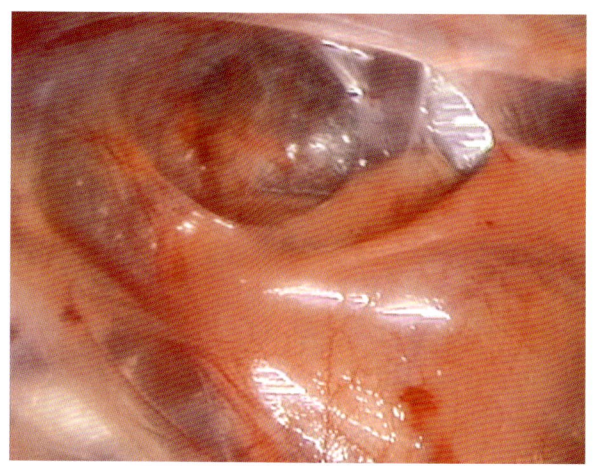

图15-20　结核造成的腹茧症

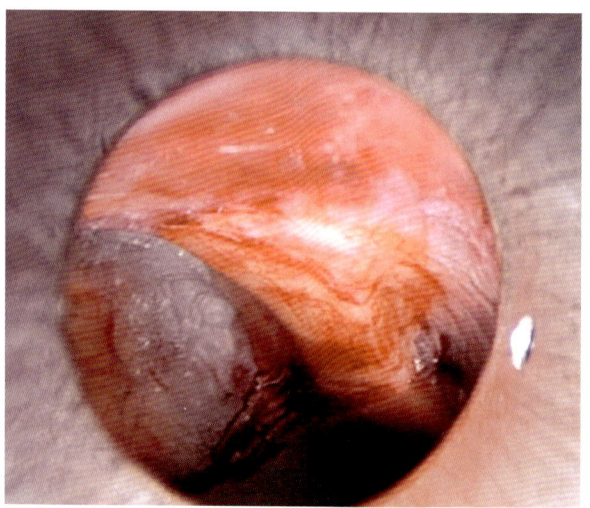

图15-21　结核造成的腹茧症

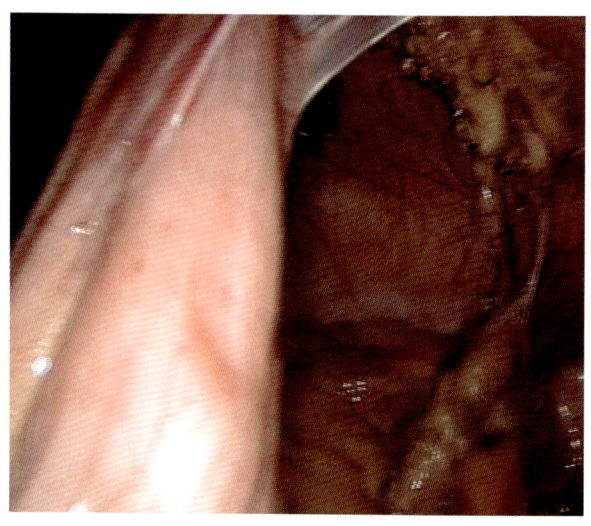

图15-22　开腹手术后肠管与前腹壁粘连

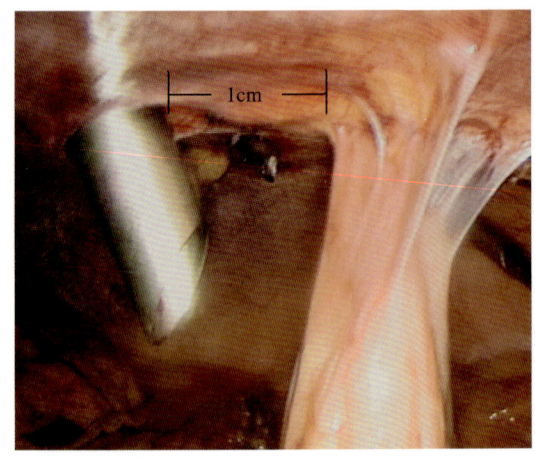

图 15-23　脐部 Trocar 距粘连肠管仅 1cm

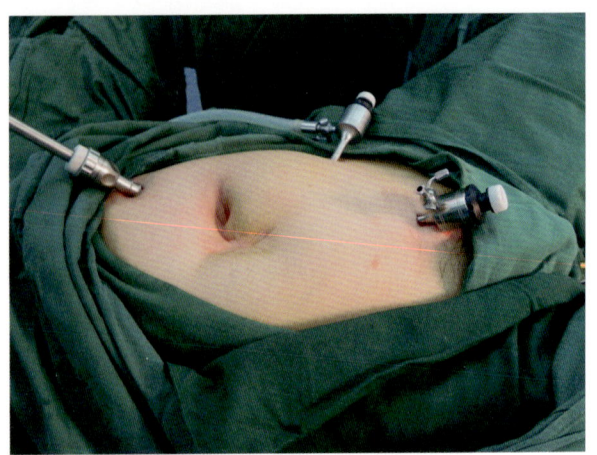

图 15-26　腹腔镜操作穿刺口

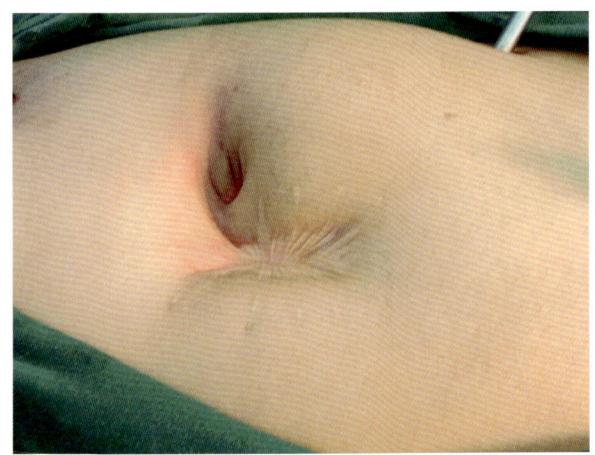

图 15-24　脐旁开腹切口

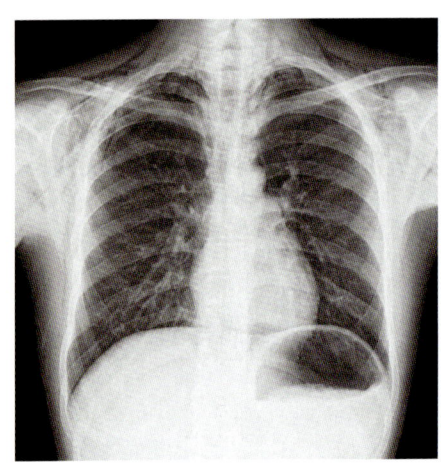

图 15-27　胸部皮下气肿

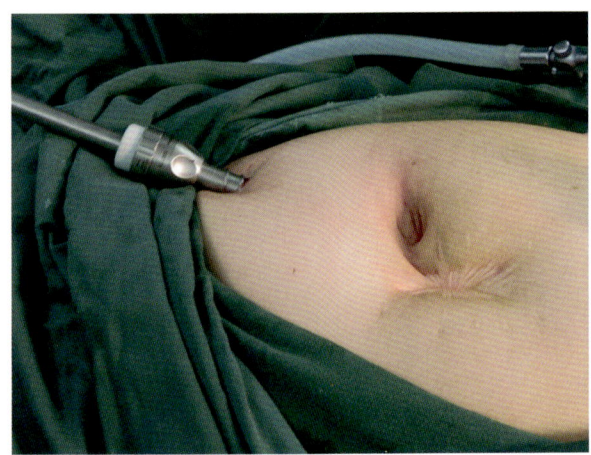

图 15-25　脐上 Trocar 切口

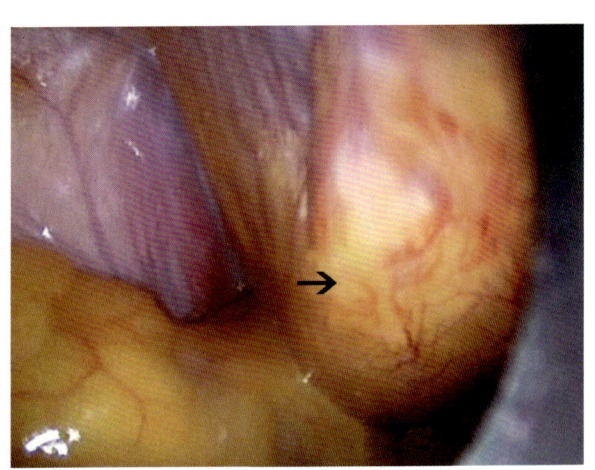

图 15-28　腹膜气肿（箭头）

4. 纵隔气肿　因腹膜外气肿延伸到纵隔，或腹腔内压力过高，气体沿主动脉周围或食管裂孔通过横膈所致（图 15-30、31）。纵隔气肿严重时可引起呼吸、循环功能的障碍，甚至出现休克或心跳停止。发生纵隔气肿时应立即停止手术，局部穿刺排气，严密观察病情变化。预防措施关键是气针必须正确穿入腹腔内。

（二）气胸

气胸多在选取上腹腔为穿刺点时发生，较少见。患者表现为呼吸困难、发绀、患侧呼吸音减弱甚至纵隔移位。胸部 X 线检查可辅助诊断（图 15-32）。一旦发生气胸，应立即停止充气，监测 CO_2 分压、血氧饱和度、气道压力等，并进行胸腔穿刺抽气。可将穿刺针停在原处排出胸腔气体。如症状迅速缓解，观察即可；如症状加重，行胸腔闭式引流。

（三）气体栓塞

腹腔镜手术引起致命的空气栓塞比较少见，一旦发生却是致命的。CO_2 气体可因气腹针误入静脉而进入静脉循环，或术中盆腔大静脉破裂致气体进入低压的静脉循环。因此，在连接充气装置前先用注射器回抽看有无血液是重要的安全措施。听诊闻及水轮音、呼气末 CO_2 分压和血氧饱和度降低提示空气栓塞。静脉空气栓塞可引起心律失常、组织缺氧、高碳酸血症、血压降低甚至心血管功能衰竭。一旦诊断为空气栓塞，应立即停止气体注入，撤掉气腹，采用极度头低臀高位以利于气泡聚集在右心房，吸氧，注射地塞米松，同时查找栓塞原因，修补破裂血管。

（四）肩背酸痛

由于术中 CO_2 气体残留积聚膈下刺激膈神经反射所致。患者可有不同程度的腹胀和肩背酸痛，可持续数小时或数天，能自行缓解，无需特别处理。瘦小的患者症状较肥胖患者明显。若症状明显可协助患者取膝胸卧位，让气体上升向盆腔聚集，以减少对膈肌的刺激。胀痛难忍者按医嘱使用镇痛剂缓解疼痛。留置腹腔引流管能在一定程度上缓解胀痛。充分冲洗手术中聚集在膈下的积血可减轻疼痛。

三、能量器械引起的电热损伤

腹腔镜手术中的止血及切割所应用的能量器

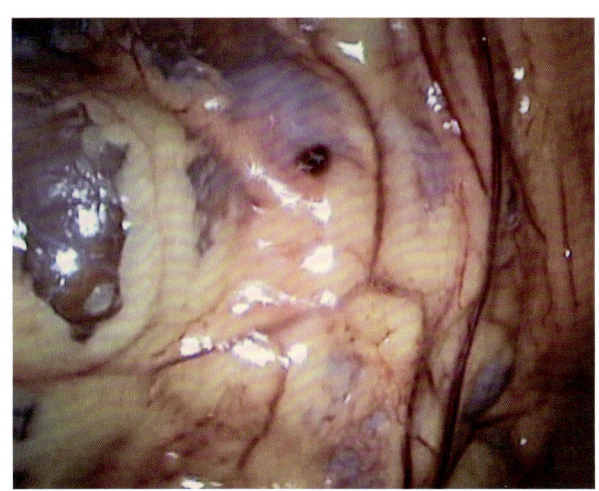

图 15-29　大网膜气肿

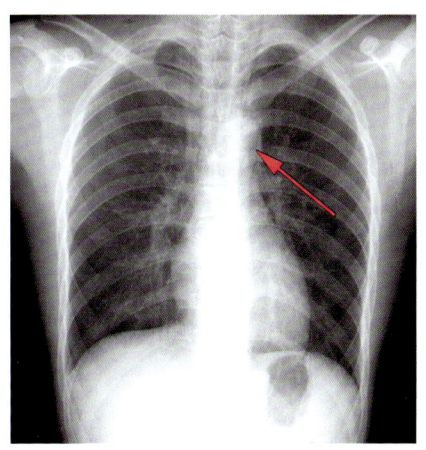

图 15-30　纵隔气肿（箭头）

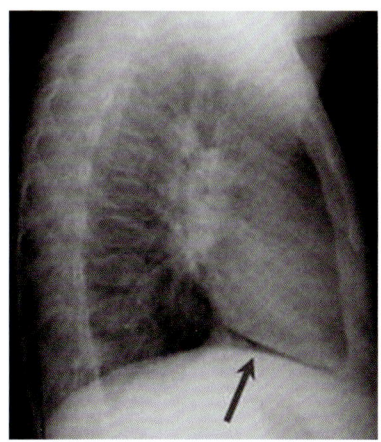

图 15-31　纵隔气肿（箭头）

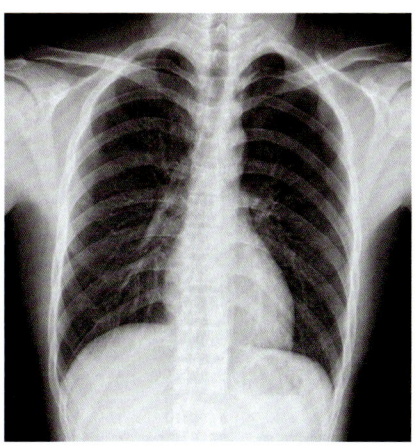

图 15-32　气胸

械包括电手术器械、激光、超声刀等，这些器械的应用很好地扩大了腹腔镜手术的范围。缺乏电外科的基本知识、没有充足的安全措施会导致并发症，然而这些并发症应该是可以避免的。

（一）电手术器械

电外科能源输出有两种形式，即切割和凝固电流，通过双极或单极路径输入。单极电凝器的工作原理为电流自手术器械输出，通过患者全身再回到负极板，完成电流的循环；而双极电凝器的电流只在双极的两个电极板之间循环。

单极电流导致的并发症包括：①直接电流传导损伤；②电流散射或绝缘失败；③电容耦合作用。由于双极电凝时消除了不确切的回流点，双极电凝较单极电凝相对安全。双极电凝并发症主要是由于电极之间的组织受热温度升高，当电凝时间较长时，引起的邻近脏器间接电热损伤。有研究表明，双极电凝时距电极1cm的周围组织温度升高可超过40℃[2]。

（二）激光

激光是将光能转化为热能产生组织细胞脱水、炭化、汽化而达到组织凝固、切开，包括CO_2激光、Argon激光、KTP及Nd:YAG激光等。各种激光各有所长，如CO_2激光组织效应深度仅为0.1mm，水吸收效应强，多用于组织汽化，较为安全，Nd:YAG激光主要用于组织凝固，效应深度达4mm。激光损伤主要包括激光反射、激光烧伤、激光点燃。以临床上常用的CO_2激光为例，它的激光反射面转向可以造成手术室内包括患者在内的所有人员的意外烧伤，预防措施是佩戴保护镜。激光点燃的预防措施是大量生理盐水冲洗腹腔，避免使用酒精、乙醚等易燃材料[6]。

（三）超声刀

超声刀是20世纪90年代开发的一种兼有凝固和切割功能的新型手术器械。其优点包括手术过程中不需更换器械；超声刀凝固工作温度80~100℃，因而不产生焦痂，切割不产生烟雾，手术野清晰；超声刀穿透深度可控制；无电流通过人体，因此不会发生电手术有关的意外损伤。超声刀引起的损伤多为操作不慎引起的周围组织热损伤。

常见的电热损伤包括直接电凝损伤、邻近组织热传导损伤、器械漏电引起的接触部位损伤。预防电凝损伤的方法包括：

（1）熟悉各种能量器械的性能特点。

（2）手术前应检查电手术器械的工作状态，绝缘层有无破损。

（3）肠道浆膜面避免用电凝，特别是单极电凝。

（4）熟悉解剖结构，分离粘连时游离肠管可尽量使用剪刀锐分，贴近盆壁时一定探清输尿管走行，避开输尿管。

（5）子宫内膜异位症病灶电灼时可选择CO_2激光。

（6）组织出血多止血时一定清晰暴露出血部位，避免大面积、过深的组织电凝。

（四）神经损伤

腹腔镜手术中神经系统损伤占0.5/1 000，与手术体位相关。手术时头低足高位（Trendelenburg位）时间过长、使用肩托不当，患者可出现臂神经麻痹。预防措施包括避免上臂过度伸展、术者与助手不应靠在伸展的上臂上以及缩短手术时间。采取膀胱截石位的患者可出现坐骨神经或腓神经损伤。由于髋关节过度外展、外旋，过度牵拉造成坐骨神经损伤，主要表现为患肢小腿外侧足背麻木及感觉减退、活动受限；麻醉引起肌肉松弛，摆放时两腿角度过大，使膝部偏向腿架一侧边缘受压，导致神经损伤。在腹腔镜手术中所造成的坐骨神经损伤往往是半自限性的。运动和感觉缺乏一般在手术后立即出现，进行性发展数周，再经过3~9个月则开始消散。预防措施包括：小心伸展髋和膝关节，注意屈髋115°、屈膝115°，使腘窝处于休息状态、小腿保持水平位；限制髋部向外侧旋转；避免过度压迫大腿内侧[4]。

第 2 节 生殖医学腹腔镜手术的远期并发症

生殖手术的远期关注焦点即手术后输卵管、卵巢、子宫的功能状态。输卵管重建手术、卵巢囊肿剔除术、卵巢打孔术、子宫肌瘤剔除术甚至盆腔脏器的粘连松解术都直接影响这些生殖器官的功能。生殖外科手术医师除了要避免常规腹腔镜手术的并发症以外，还要重视内生殖器官的功能保护，这些内容在相应章节都有阐述，这里简要强调以下两点[7]。

一、卵巢储备功能减退

（一）常见原因

1. 进行卵巢囊肿手术时，去除卵巢组织。
2. 保留的卵巢组织受到过量的电凝损伤。
3. 供应卵巢血液的重要动脉被阻断。

（二）预防措施

1. 卵巢囊肿剔除术中尽可能多地保留卵巢皮质。
2. 止血时需看清出血点，电凝范围尽可能小，避免靠近固有韧带和骨盆漏斗韧带。
3. 多发性巧克力囊肿可剔除较大囊肿，对于1cm 以下小囊肿可选择汽化电凝而不剥除，减少皮质的剥离。
4. 切除输卵管时避免损伤输卵管卵巢相吻合的血管弓。
5. 充分评估卵巢将受损伤的程度再决定是否剥离附件周围粘连。
6. 多囊卵巢打孔治疗时不可过多，一般不超过 10 个，电凝时间不超过 5 秒。

二、异位妊娠

（一）常见原因

1. 手术造成的盆腔粘连。
2. 输卵管复通术。
3. 输卵管开窗术。

（二）预防措施

1. 手术中需做到充分游离输卵管，恢复其正常解剖位置，保持伞端外翻范围够大。
2. 使用防粘连措施。
3. 应用抗生素预防感染。
4. 谨慎保留输卵管，进行详细的输卵管功能状态评分，状态不良者建议积极行输卵管峡部阻断后 IVF-ET 术。

三、妊娠子宫破裂

参见第 6 章 "子宫肌瘤的腹腔镜治疗"。

了解腹腔镜手术并发症发生的原因、诊断及治疗原则，掌握预防措施，是预防及减少并发症发生率的关键所在。同时生殖医学腹腔镜手术又具有其特殊性，需要我们在手术操作过程中时刻将 "功能保护" 放在第一位。

（宋雪凌　马彩虹）

参考文献

[1] 刘海防，刘彦. 妇科腹腔镜手术穿刺相关解剖标志及穿刺并发症的防治，中国实用妇科与产科杂志，2009, 25(3):198-201.
[2] 李光仪. 实用妇科腹腔镜手术学. 北京：人民卫生出版社. 2006.
[3] Nutan Jain. 妇科内窥镜手术图解. 岳天孚主译. 天津：天津科技翻译出版公司，2006.
[4] 冷金花. 腹腔镜手术的并发症以及预防措施. 现代妇产科进展，2002, 11(6):430-433.
[5] 王梅梅，董白桦. 输卵管手术与卵巢功能的关系. 国外医学计划生育分册，2005, 24(6):280-283.
[6] Mencaglia L, Minelli L, Wattiez A, et al, Manual of Gynecologyical Laparoscopic Surgery, Storz, 2nd ed. 2008.
[7] Michael S. Karic. 腹腔镜手术并发症的预防及处理. 吕新生主译. 长沙：湖南科学技术出版社，2002.

16 腹腔镜手术后的粘连预防

杨 硕　马彩虹

所有穿过腹膜的手术都可能发生术后粘连，可表现为器官浆膜面的小瘢痕甚至几乎所有组织密集的粘连。直至19世纪80年代，才有文献报道预防粘连的辅助方法。虽然在过去的一个多世纪中，外科医师不断尝试采取多种化学、物理方法以及机械分离方法预防粘连，但均未能达到非常满意的效果。手术操作如何防止粘连或减轻粘连程度是维持器官正常解剖位置及发挥正常功能的关键。

一、粘连发生的机制

粘连是指无解剖关联的结构间发生的异常连接。腹腔内粘连是指纤维组织束或膜附着在各种腹腔内器官上。手术操作是导致粘连的重要因素之一，盆腔粘连还可能导致不孕、宫外孕及反复流产（宫腔粘连），或因肠梗阻反复入院治疗，而且会对再次手术造成困难，并因此加重社会经济负担，因此术中采取适当的措施预防粘连是非常重要的[1]。

目前认为术后粘连形成的机制主要是腹膜创伤导致的间皮细胞破坏，并伴有炎症反应，造成腹腔内体液（包括蛋白及细胞）增加。上述纤维性渗出物通过激活凝集链导致纤维形成。手术中有诸多因素可能导致术后粘连，包括机械损伤、组织脱水、止血不完全、缝线、缺血、腹腔镜的持续气流、腹腔镜的光源长时间照射、感染以及异物刺激（手套粉、纱布纤维）等，均可能导致腹膜的炎症反应，增加术后粘连风险[1,2]。因此，预防粘连的措施主要包括提高手术技巧、减少损伤以及辅助用药两方面。

二、预防粘连的手术技巧

提高手术技巧主要包括术中轻柔操作、确切止血、减少周围组织损伤及异物刺激（包括手术缝线），充分冲洗防止组织干燥及异物沉积，并注意在开腹手术中应关闭腹膜。尽量减少组织的牵拉和损伤。

已有研究证实，与开腹手术相比，腹腔镜手术能够显著降低术后粘连的发生率及其严重程度，但CO_2气腹以及术中应用的不同操作能源类型（如单极、双极电凝装置以及超声刀、激光等）是否会影响粘连的形成，目前尚不清楚[1]。

三、辅助用药

（一）药物预防粘连的机制

主要是通过机械屏障作用预防粘连的发生，并促进纤维蛋白的溶解过程，均在预防术后粘连中起重要作用[2]。

目前所应用的预防粘连形成的方法主要针对以下几个环节：① 减少纤维蛋白的形成。② 促进纤维蛋白的降解。③ 机械分离损伤表面，减少粘连形成机会。④ 应用抗生素预防感染，降低术后感染概率。

（二）预防粘连的药物种类

已证实纤维蛋白溶解酶原激活物能够有效预防术后粘连的形成，但由于其潜在的可能导致出血的风险，限制了其临床应用。目前主要应用于临床的预防粘连的方法是机械性屏障[2]。

目前临床研究认为有助于预防术后粘连形成

的屏障类方法包括：Interceed、Seprafilm、Gore-Tex 外科膜及生物凝胶等（图 16-1、2），但对于其有效性仍存在一定争议，且 Gore-Tex 外科膜是不可吸收性的，需要手术取出或者必须永久留于原处[2~4]。

目前我们常用的是 Interceed 氧化再生纤维素膜，在创伤表层形成连续凝胶状保护层，在腹膜恢复期间保持完整，5~7 天开始吸收，28 天后体内完全吸收（图 16-2）。

Interceed 氧化再生纤维素膜被放置在目标位置前将腹腔中冲洗液吸净。单片干的 Interceed 屏障置于创伤表层间。不可折、卷或使用多层屏障。可将 Interceed 折成扇形后利于展开（图 16-3）。不用同一片覆盖邻近结构（如卵巢和输卵管）。

Interceed 氧化再生纤维素膜一旦被液体浸湿，将难以铺展覆盖在相应位置。为避免上述情况的发生，可以将备用的氧化再生纤维素膜剪裁成不同大小的膜，放入取物袋中后经 10mm 穿刺孔置入腹腔，再经标本袋分别取出后覆盖在目标位置（图 16-4~7）。切记取出标本袋。

另有研究认为，在手术操作结束后应用等张晶体液冲洗盆腹腔并保留，并不能预防术后粘连的发生，主要由于其在腹膜完全修复和间皮细胞覆盖之前已经被吸收了[5]。

理想的预防术后粘连的方法应包括以下特

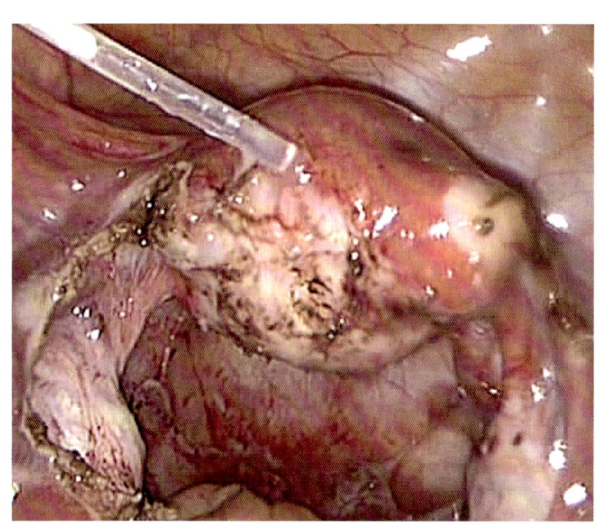

图 16-1　聚乳酸防粘连凝胶在剥离面均匀喷涂

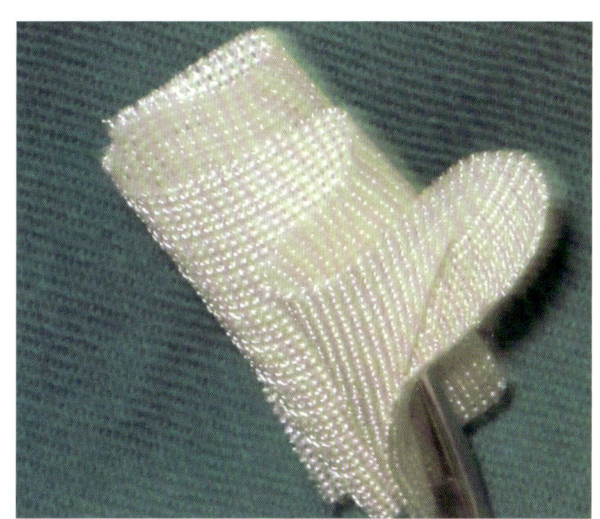

图 16-3　将 Interceed 折成扇形后再放入腹腔

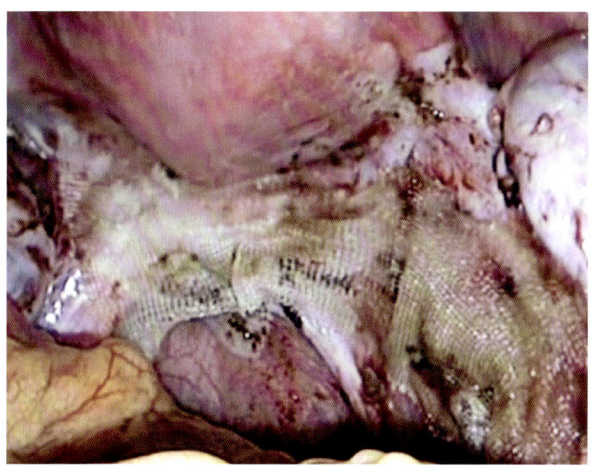

图 16-2　将 Interceed 膜贴覆于后陷凹创面上

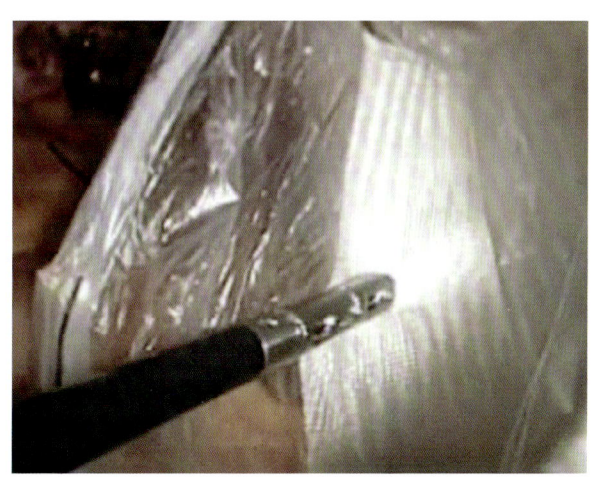

图 16-4　Interceed 膜放入取物袋中置入盆腔

性：安全性高、不影响术后组织修复、不增加感染机会、不影响手术操作、易于存放及操作、具有生物可吸收性、可用于大范围治疗并可在开腹及腹腔镜手术中应用，而且价格低廉，才能够广泛应用于临床。

（杨 硕 马彩虹）

参考文献

[1] Beat Schnüriger, Galinos Barmparas, Bernardino C. Branco, et al. Prevention of postoperative peritoneal adhesions: a review of the literature. The American Journal of Surgery, 2011, 201(1):111-116.

[2] Remah M. Kamel. Prevention of postoperative peritoneal adhesions. European Journal of Obstetrics & Gynecology and Reproductive Biology, 2010, 150:111-118.

[3] Deborah Robertson, Guylaine Lefebvre, et al. Adhesion prevention in gynaecological surgery. International Journal of Gynecology and Obstetrics, 2010, 111:193-197.

[4] Daniel I. Chu, Arthur F. Stucchi, James M. Becker. "Solution" to the application of an effective physical barrier for the prevention of intra-abdominal adhesions. Journal of Surgical Research, 2011, 167:33-36.

[5] The Practice Committee of the American Society for Reproductive Medicine. Control and prevention of peritoneal adhesions in gynecologic surgery. Fertility and Sterility, 2006, 86(4):s1-s5.

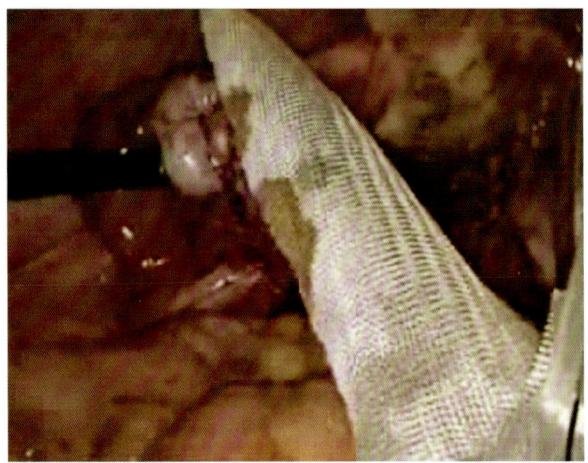

图 16-5　从取物袋中取出干燥的膜

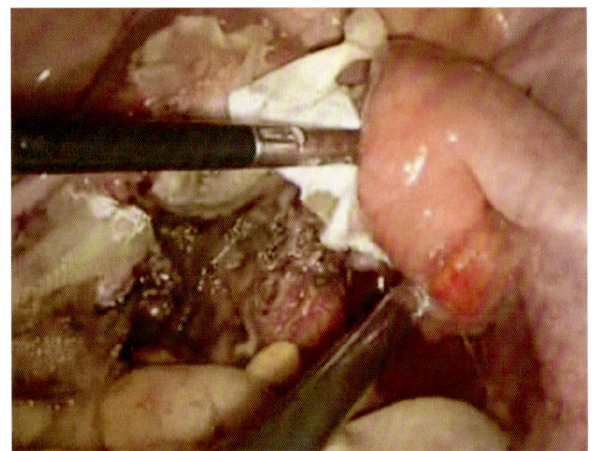

图 16-6　将裁剪后的 Interceed 膜覆盖不同的创面

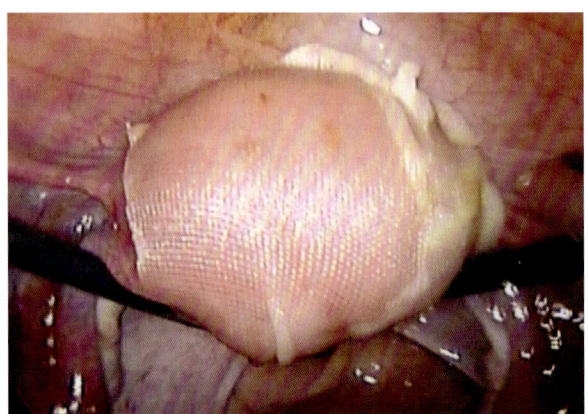

图 16-7　Interceed 膜覆盖后的子宫

第3篇　宫腔镜技术篇

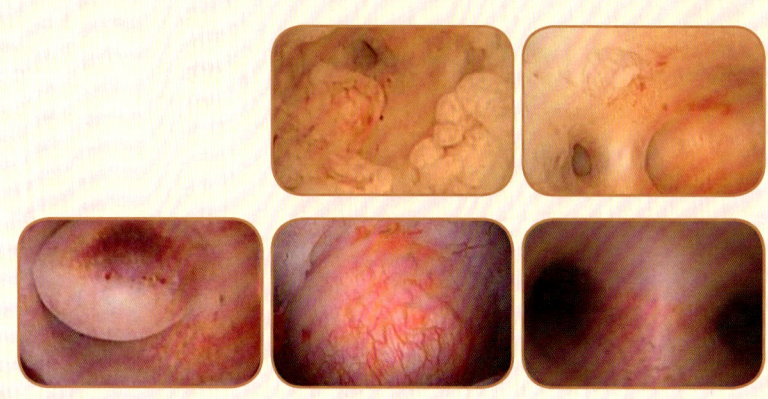

17 宫腔镜手术的围术期处理

庞天舒　杨艳

与其他手术相比，宫腔镜手术既有手术的普遍性，又有其特殊性。大部分宫腔镜手术需要麻醉和术前的常规准备，术中及术后有出血、感染、副损伤发生的可能。另外，部分宫腔镜手术是在液体环境中进行的带电操作的手术，手术时间和空间都受到很大的限制，有空气栓塞、液体过度负荷等特殊并发症发生的可能。所以，有针对性地进行围术期处理，可使手术更加顺利地进行。

一、宫腔镜手术前所需常规及特殊检查

宫腔镜手术前需行血尿常规、血型、凝血功能、感染疾病筛查以及肝肾功能、心电图、X线胸片等常规检查。由于宫腔镜手术容易导致术后液体过度负荷，出现低Na^+或低K^+血症，故术前需特别注意患者血清Na^+、K^+等离子的水平，如果其低于正常水平需予以治疗，达到正常水平时方可进行手术。

此外，术前常规进行全身及妇科检查、宫颈刮片或TCT（薄层细胞学检测系统）检查；白带常规检查；盆腔B超评估。术前应有宫腔镜检查报告及子宫内膜活检病理检查以除外子宫内膜病变可能。对于子宫畸形患者，如普通B超检查仍不能确定子宫底外形，宫腔镜检查亦不能明确畸形类型时，需行3D超声检查或子宫输卵管碘油造影（hysterosalpingography，HSG）或MRI等影像学检查以确定畸形类型。或手术时同时行腹腔镜检查并监护。对于有子宫肌壁间肌瘤的患者，如单纯宫腔镜检查不能确定肌瘤具体位置，需行B超、宫腔镜联合检查或生理盐水灌注超声检查，必要时行CT或MRI检查[1]。

二、子宫肌瘤宫腔镜手术前预处理

部分患子宫黏膜下肌瘤或肌壁间肌瘤的患者术前需行预处理以利于手术的顺利完成。直径超过5cm的Ⅱ型黏膜下肌瘤或壁间肌瘤因切割创面较大，手术时间较长，可能会导致术后TURP综合征的发生；壁间肌瘤埋藏过深使手术切除困难，不利于一期手术完成；此类患者长期的月经过多导致贫血发生，使手术愈发不安全。由此应在术前进行药物预处理以使手术顺利完成。由于肌瘤是激素依赖型疾患，故常用GnRH-a类药物进行预处理，此类药物作用包括：①可通过抑制体内雌激素水平使肌瘤缩小，利于手术切除；②减少肌瘤血供，降低术中出血；③由于肌瘤与子宫对GnRH-a类药物反应并不同步，对药物敏感的宫体缩小明显，可令相对不敏感的肌瘤更加突出，利于切除；④减少患者月经量，提高患者血红蛋白水平，使手术更加安全。

三、术前肠道准备

宫腔镜手术快捷微创，通常无需肠道准备及备皮。如患者需行宫腔镜、腹腔镜联合手术，或考虑到手术困难，有中转腹腔镜手术或开腹手术可能者，术前一晚需肥皂水或甘油灌肠剂灌肠1次。根据麻醉要求，术前6~8小时禁水、禁食。

四、宫腔镜手术前的知情同意

术前医务人员必须详细了解患者的病情、手术适应证、手术范围，对术中及术后可能发生的问题及预防对策进行认真的术前讨论。知情同意过程强调的是患者本人即为决策者，而不是医生或其家属。如果患者能积极配合自身的治疗，则患者的顺应性、满意度及医疗质量都将得到提高，故术前医生应努力获得患者的知情同意。

术前应向患者阐述手术的效果，应分别说明术后的长短期效果、对生育和生殖功能的影响、手术造成的激素水平的变化、患者可能出现的性功能的变化及恢复时间等基本信息。应向患者说明手术造成的副损伤尤其是空气栓塞等致死性并发症发生的原因及概率，并向患者说明手术失败的风险及其他替代治疗方法。由于患者本人最了解自己的健康诉求，能作出可使其自身受益的最佳决策，故必须使患者了解她有权接受或拒绝手术。

五、术前宫颈预处理

由于宫腔电切镜外径较粗，多在 8.5～9mm，术中若强行扩张宫颈可致宫颈损伤、撕裂或子宫穿孔。故术前应行宫颈预处理以软化宫颈，便于术中扩张颈管，减少术中并发症发生[2]。常用的方法有：

1. 海藻棒　将其放入宫颈管后因吸收颈管内液体而逐渐膨胀，柔和并缓慢地扩张宫颈，使宫颈软化。机械性扩张并将子宫内组织暴露于阴道分泌物中可以引起细胞因子（IL-1、IL-8）、PGs（PGE2、PGF2a）的释放和弹性蛋白酶活性增加。这些因子对诱导宫颈成熟有重要作用。

2. 复方萘普生栓　0.4g 术前半小时肛塞。复方萘普生栓成分为萘普生、己烯雌酚、缩宫素干粉，为非甾体抗炎药。前列腺素是导致疼痛的重要因素，复方萘普生栓主要成分萘普生能阻断前列腺素在体内生物合成过程中环氧化酶的作用，通过抑制前列腺素合成而起到镇痛、抗炎、解热作用。己烯雌酚、缩宫素分别具有松弛宫颈平滑肌、肛门括约肌和止血功能。

3. 硅胶管　术前 12～24 小时宫颈管内放置硅胶管，如 14～18 号导尿管，亦可促进宫颈软化。

4. 米索前列醇　手术前晚直肠内或阴道内放置 200～400μg 湿化的米索前列醇，可以起到软化宫颈的作用，利于次日手术时宫颈的扩张。

六、膨宫介质的选择

现代的宫腔镜手术中最常使用液体作为膨宫介质。使用激光、双极能源器械的宫腔镜手术，等渗电解质溶液是最常用的膨宫介质。生理盐水和乳酸林格液因经济、安全、容易获得而最常使用。使用单极电切镜时应使用等渗非电解质溶液，最常用的是 5% 甘露醇溶液和 5% 葡萄糖溶液，血糖异常的患者最好使用甘露醇作为膨宫液。

不论以何种方法膨宫，术中都要严密监测注入和回收的液体量，观察患者体征，警惕患者水、电解质紊乱。对不含电解质的灌注液，如果注入和回收液体量相差 1500ml 以上时，应中止手术，并静注呋塞米 10mg 脱水利尿，及时检查血钠含量；使用生理盐水作为膨宫介质时，应注意监测血钾含量。

七、镇痛和麻醉

手术镜一般外径较粗，需扩张宫颈方能进入宫腔，通常需要在全身、硬膜外、腰麻或局部阻滞麻醉下进行。根据手术时间及手术方式可选全麻、区域或局部阻滞麻醉。

（一）全身麻醉

如果手术时间较短（小于 30 分钟），可选用药效短、苏醒快、致吐少的药物，如异丙酚，一般不需要气管插管。若估计手术时间较长、操作比较困难者，应考虑气管插管，以保证气道通畅，供氧充足，可随时监控麻醉效果。

（二）区域麻醉

区域麻醉特别适于有呼吸道和心脏疾病者，麻醉作用可靠。连续硬膜外麻醉时间可任意延长。若估计手术在 1 小时内完成，选用单次硬膜外麻醉即可。

（三）局部阻滞麻醉

宫颈旁局部阻滞麻醉可注射1%的利多卡因5～10ml，可用于时间短、操作简单的手术。术中也可以将区域麻醉同静脉麻醉和局部浸润麻醉联合应用。但不管采取哪种麻醉方式，一定要有心电监护和心肺复苏设施。宫腔镜手术最好能在随时可行开腹或腹腔镜手术的条件下进行。

八、术后护理及治疗

术后注意监测患者生命体征及腹部体征，若无感染征象，术后口服抗生素预防感染即可；若存在感染风险，术后应静脉使用抗生素预防感染。

（一）全麻手术

1. 术后6小时内尽量保持清醒，可适当翻身活动。
2. 术后6小时后可适当饮水、进食。
3. 术后6小时可下地活动，注意保暖。
4. 若未留置导尿管，术后4～6小时应尝试排尿，如出现尿潴留则酌情留置导尿管。

（二）区域麻醉手术

1. 术后6小时去枕平卧。
2. 若术后恶心、呕吐明显，直立位头晕、头痛者，要警惕脑脊液漏可能，应平卧，并补液观察。

（三）局部阻滞麻醉手术

1. 常规卧床休息30分钟。
2. 进食、饮水无限制。

宫腔内留置球囊的患者，可适当应用止痛药物，根据病情术后3～7天拔除。留置球囊期间注意会阴清洁，予会阴擦洗并在球囊放置期间不中断抗生素的使用。

宫腔镜术后禁性生活、盆浴、游泳2周。宫腔粘连及子宫中隔术后患者应在术后1个月内进行宫腔镜检查复查以便及时分离可能出现的宫腔粘连，并酌情使用人工周期治疗。对于宫内多发黏膜下肌瘤患者，术后同样应在1个月内进行宫腔镜检查，防止粘连发生。

（庞天舒　杨　艳）

参考文献

[1] 夏恩兰. 宫腔镜学及图谱. 2版. 郑州：河南科学技术出版社，2009:144-151.
[2] Liselotte Mettler. 妇科腹腔镜及宫腔镜手术指南. 冯力民译. 北京：人民军医出版社，2009:15-27.

18 宫腔镜检查术

杨艳 乔杰

与诊断性刮宫技术（dilation and curettage, D&C）、子宫输卵管造影术（hysterosalpingography, HSG）以及 B 超检查相比，宫腔镜检查可以直视宫颈管和宫腔的病变情况，更准确、直观，是诊断宫腔内病变的金标准[1]。

一、适应证

1. 评估异常子宫出血。
2. 宫腔粘连的诊断及分型。
3. 评估超声检查中发现的异常宫腔回声及占位性病变。
4. 检查不孕症或反复流产的宫内因素。
5. 宫腔镜手术前的诊断。
6. 宫腔镜手术后的随访，如子宫中隔或宫腔粘连术后复查、子宫肌瘤切除术或息肉切除术后探查。
7. IVF 前的检查。
8. 宫内异物定位。
9. 子宫黏膜下肌瘤分型。
10. 确定残留胚物的位置。
11. 确定异位妊娠位置（剖宫产瘢痕部位妊娠、宫颈妊娠或输卵管间质部的妊娠）。
12. 查找人工流产清宫后持续出血原因。
13. 确定输卵管开口是否有阻塞。
14. 子宫畸形的诊断。

二、禁忌证

1. 心、肺、肝、肾等重要脏器功能的失代偿期，不能耐受宫腔镜检查。
2. 凝血系统功能障碍且无后续治疗者。
3. 生殖系统感染的急性期。
4. 生殖器官恶性肿瘤。
5. 宫颈狭窄、瘢痕等，不能充分扩张者。
6. 手术当天体温超过 37.5℃，或血象升高。
7. 中等量以上的活动性子宫出血。
8. 生殖道结核未经抗结核治疗者。
9. 欲继续宫内妊娠者。
10. 严重骨盆畸形，体位无法摆放成截石位。
11. 严重精神疾患，无法配合治疗者。

三、时机选择

宫腔镜检查需在膨宫状况良好、手术视野清楚的条件下进行。子宫内膜过厚或者持续多量的阴道出血影响检查效果，故宫腔镜检查时间通常选择月经干净后 3~7 天的早卵泡期进行，此时子宫内膜较薄，宫内病损最易显现。如患者有持续出血，应选择在阴道出血量相对较少的日子进行检查，并预先酌情使用抗生素预防感染发生。

四、可能遇到的问题及相应对策

1. 宫腔粘连致颈管弯曲、宫腔狭窄、宫壁瘢痕挛缩可能，宜使用软镜。
2. 宫腔积液患者可能出现大量膜片样组织，或脓性分泌物，应准备细菌培养管。
3. 检查当日部分患者自行禁食，术后有可能诱发低血糖，应准备高浓度葡萄糖或糖果供患者术后选用。
4. 部分患者术后可能出现迷走神经反射致心

率下降；应对无青光眼患者酌情使用阿托品。

5. 部分患者宫腔镜检查后或内膜活检后可能有多量出血，应酌情予以缩宫素和止血药。

五、膨宫

（一）膨宫介质的选择

参见第17章。

（二）膨宫方法

良好的视野是宫腔镜检查及手术能否顺利进行的必备条件。压力过小不能有效地膨胀宫腔、压迫止血，影响观察。压力过大，虽然术野清楚，但膨宫介质吸收过多，可能引起液体过度负荷、电解质紊乱等手术并发症。

常用的膨宫方法为：

1. 通过子宫膨宫抽吸泵进行膨宫。
2. 使用简易滚动泵。
3. 将气压袖套缠裹于膨宫介质软袋外，或用特制的压力袋维持灌注压。
4. 在距离地面2m处悬挂膨宫剂袋，利用液体的重力作用可以获得大约45mmHg的压力，通过调整悬挂高度来调整膨宫压力。

（三）膨宫压力的选择

膨宫压力一般选择在100mmHg左右为宜，此时膨宫压力与患者的平均动脉压相当，可以获得较为清晰的视野，不至于因膨宫压力过大致膨宫液体过多进入患者体内。膨宫压力可因患者不同情况进行相应调整，如果患者子宫内膜较厚，遮盖输卵管开口时；或宫内肿物体积较大，例如较大的黏膜下肌瘤，肿物与宫壁贴附，界限不清，不能看清肿物轮廓时；或宫腔粘连严重，宫腔基本形态扭曲变形时，宜短时间使用较高的膨宫压力，以获得准确的宫腔视图。如果欲看清子宫内膜形态、局部血供、宫腔表面血管走形或宫壁存在壁间内突肌瘤，较高的宫腔压力会使膨宫液将内膜或肌瘤压向宫壁，影响了在宫腔空虚时本应呈现的真实宫腔情况的观察，故此种状况下应下调膨宫压力。因为输卵管开口会在宫腔压力在70mmHg时开放，当宫腔镜检查可疑宫内占位为恶性时，膨宫压应选择在70mmHg以下为宜。

影响宫腔内压力的原因有四：①输卵管是否通畅；②膨宫压力的高低；③宫腔镜出水阀门是否开启；④宫颈管是否松弛。人为可控的因素为②、③，当宫颈过于松弛致膨宫液外溢明显无法获得较高膨宫压力时，应适当夹持宫颈闭合颈管以获得适宜的宫腔压力。

六、镇痛及麻醉

使用外径较为纤细的诊断性宫腔镜通常无需事先进行宫颈扩张即可进入宫腔，尤其当使用非接触式的阴道内镜检查时，患者的耐受性良好，通常无需麻醉。部分特殊患者只需使用宫颈管喷淋麻醉、宫颈管浸润麻醉。宫颈管狭窄的患者可预先经阴道或直肠放置米索前列醇以软化宫颈。特殊患者可以使用安定镇痛药物或联合宫颈旁阻滞麻醉进行检查。如有需要，患者也可以选择在全麻下完成宫腔镜检查。

七、宫腔镜检查术基本操作

（一）普通宫腔镜检查术

1. 术前排空膀胱，取膀胱截石位，常规消毒外阴、阴道，铺无菌孔巾。
2. 双合诊了解子宫大小及位置，检查盆腔有无炎症。
3. 窥器扩张阴道，再次消毒，宫颈钳钳夹宫颈，消毒宫颈管。
4. 打开宫腔镜进水阀门，用膨宫介质将导水管内的气泡排净后，将宫腔镜置入宫颈管，在直视下边观察、边进入宫腔。适时开启出水阀门排出宫腔内组织碎屑和血块后，可以关闭出水阀门以保持宫腔内压力相对恒定。获得清晰的图像后，再按顺序观察宫腔形态、双侧输卵管开口、宫底及四壁，退出时边退、边观察宫颈内口及宫颈管。如果想了解子宫内膜的形态、壁间肌瘤的内突状况、宫壁血管血运状况时，应降低膨宫压力后再对宫腔进行观察（图18-1～8）。

注意事项：

1. 将宫腔镜置入宫颈管前，首先排净气泡。
2. 置宫腔镜前，需先了解子宫的位置，避免

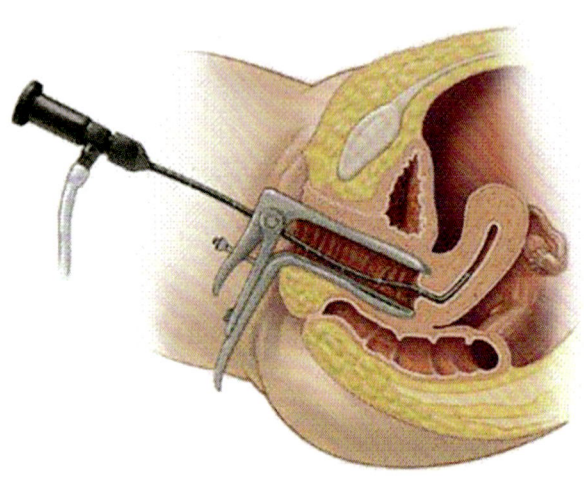

图 18-1　宫腔镜检查

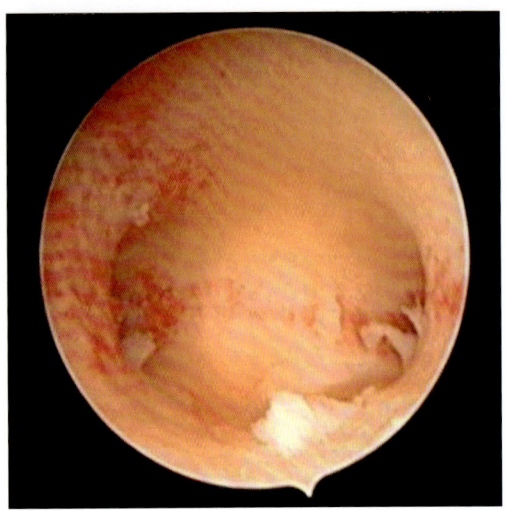

图 18-4　正常宫腔

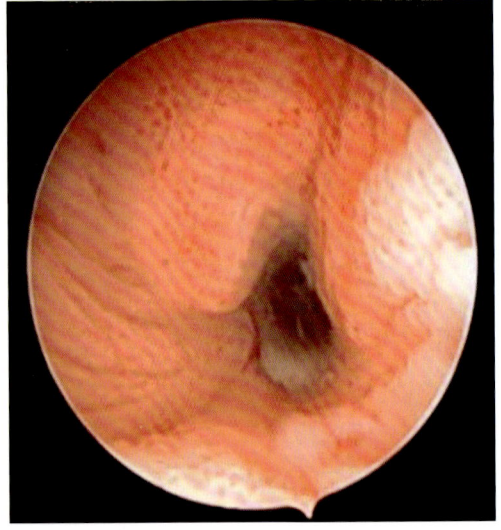

图 18-2　正常宫颈黏膜

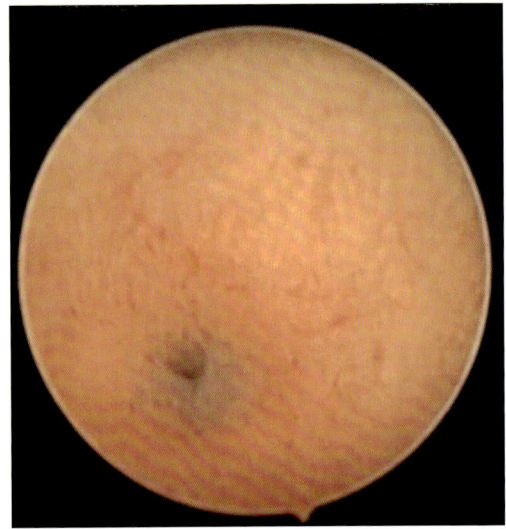

图 18-5　右侧输卵管开口

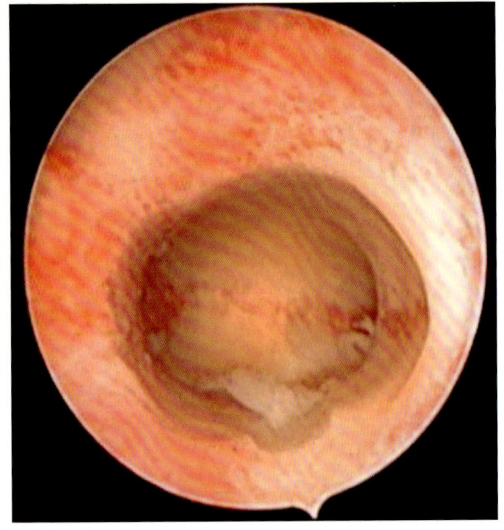

图 18-3　宫颈内口

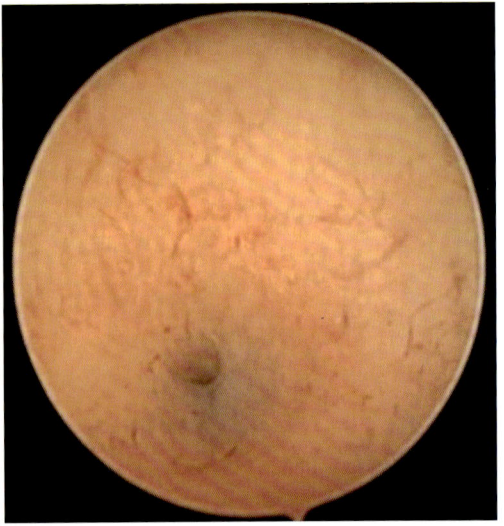

图 18-6　左侧输卵管开口

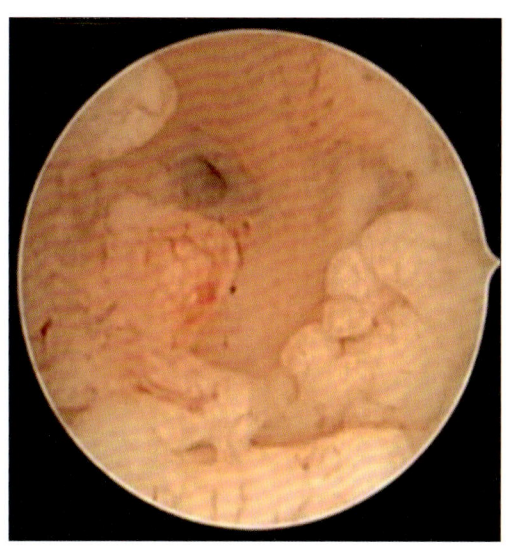

图 18-7　子宫内膜增生

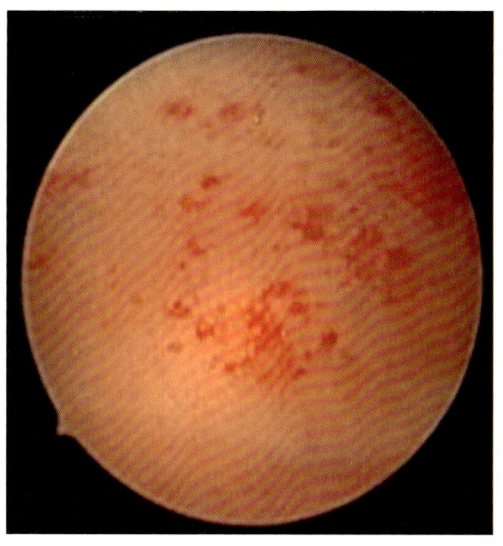

图 18-8　子宫内膜炎

盲目用力造成子宫穿孔。

3. 宫腔镜宜在直视下边观察、边置入宫腔，避免盲目进入造成颈管、内膜擦伤出血及子宫穿孔。

4. 液体膨宫采取持续有效低压膨宫，如宫口过松，可用宫颈钳钳夹过松的宫颈前后唇以收紧宫颈外口。

5. 疑有宫颈管内病变时，不应扩张颈管，而应用宫腔镜从宫颈外口起，直视下边观察、边进入，全面观察宫颈管内的情况。

（二）宫腔镜 B 超联合检查术

宫腔镜 B 超联合检查是在进行宫腔镜检查时同时进行 B 超检查。患者只需检查前适当充盈膀胱即可，使宫腔镜检查的整个过程 B 超监护得以完成。当颈管曲折，宫腔镜不易进入时，B 超可以前瞻性地提醒术者宫体位置；当镜体进入宫腔视线不清或宫壁质软或宫壁菲薄时，必要的 B 超监护可以提醒术者避免穿孔发生。同时，当宫内有膨宫液体后，在膀胱和宫内两个透声窗的对比下，宫壁情况可更加清晰地在 B 超上显现，以便提供子宫壁间肌瘤的具体位置。

（三）阴道内镜检查术

阴道内镜检查即阴道内不放置窥器，直接通过阴道及宫颈进行宫腔镜检查以了解阴道及宫腔情况。

1. 阴道内镜检查方法　患者取膀胱截石位，消毒后铺孔巾。经处女膜直接置入宫腔检查镜，先检查阴道及宫颈（图 18-9 ~ 11）。如阴道无异常情况，则由宫颈管外口经颈管将宫腔镜置入宫腔，常规检查宫腔各部。

如需内膜活检，使用软镜时，注射器插入宫腔镜出水孔，以镜头端侧孔触抵拟活检部位的内膜，提拉注射器针栓，负压吸取内膜及宫内液体。见针桶内有内膜组织后，取下注射器，将内膜组织及其内液体推至纱布块上进行过滤，取出留置在纱布表面的标本送病理检查。如使用硬镜，可使用活检钳。对于可疑子宫内膜病变的患者，仍采用刮匙或吸管吸取内膜取材或镜下定位活检取材。对于无须病理活检的子宫纵隔和宫腔粘连手术后复诊患者则颇为适用阴道内镜检查。

2. 宫腔深度测量　阴道内镜检查患者，用比量法测量宫腔深度。方法是当镜体尖端触抵宫底时以一个手指在阴道外口触按宫腔镜外鞘指示宫底位置，当镜体尖端退到宫颈外口时，以另一个手指在阴道外口触按宫腔镜外鞘指示宫颈外口相应位置，用尺子测量此二手指间距离，即为宫腔深度。

八、宫内占位病变大小的测量

因存在图像被放大的可能，也由于所视物体放大倍率与镜体离物体远近有关，宫腔镜镜下测量肿物大小并不准确，需要参考 B 超描述。但当 B 超漏诊或没有 B 超检查时，需要通过宫腔镜直接测量肿物大小。具体方法是：与镜体平行的肿物的径线长度可以用前文述及的比量法测量其长度；与镜体垂直的径线长度可以通过在肿物最长径线处以镜体自左至右移动，确定需几个镜头的直径，再乘以镜头实际直径即可获知。

九、感染预防

宫腔镜检查术前和术后可以短期使用抗生素预防感染。国外文献报道常规宫腔检查后无需抗感染治疗的经验值得借鉴[2]。宫腔镜检查后感染可能与几个方面有关：① 术前患者存在阴道炎症或盆腔炎症未被诊断和进行相应治疗。② 宫腔镜检查前阴道消毒不严格。③ 所使用的宫腔镜检查器械虽已消毒处理，但在进入患者体内前因术者或助手操作不当已被污染。如果宫腔镜检查后患者出现腹痛下坠，阴道分泌物增多、有味，或发热，应及时进行规范的抗感染治疗，以避免炎症弥散恶化情况发生。

（杨 艳 乔 杰）

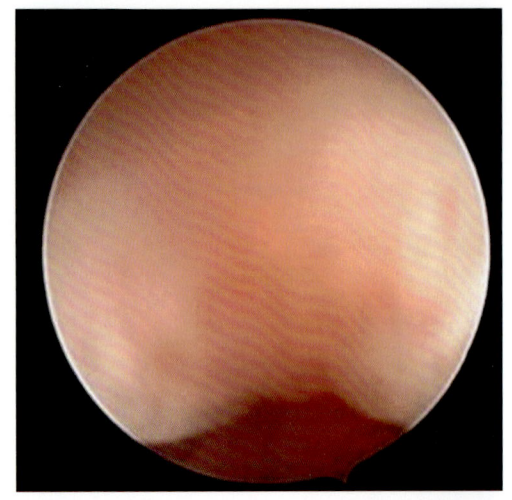

图 18-9 阴道内宫腔镜检查见阴道壁，找宫颈外口

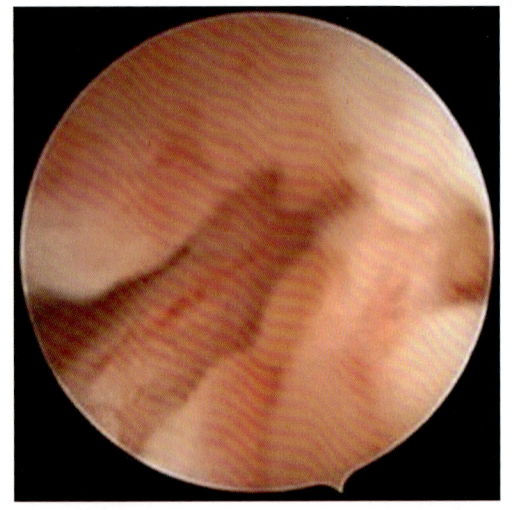

图 18-10 阴道内宫腔镜检查进入宫颈外口后见宫颈皱襞

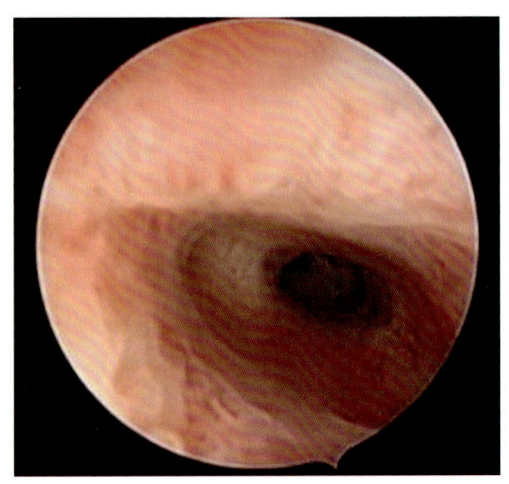

图 18-11 宫腔镜进入宫颈管

参考文献

[1] 夏恩兰. 宫腔镜学及图谱. 2 版. 郑州：河南科学技术出版社, 2009:144-151.
[2] Liselotte Mettler. 妇科腹腔镜及宫腔镜手术指南. 冯力民译. 北京：人民军医出版社, 2009:15-27.

19 宫腔镜手术

杨 艳　马彩虹

子宫性不孕占女性不孕症的 6.9%，常见的原因有子宫内膜炎、宫腔粘连、子宫畸形、子宫黏膜下肌瘤、子宫内膜息肉、子宫内膜增生症和子宫内异物等。与子宫输卵管造影相比，宫腔镜观察子宫内病变具有更高的敏感性和特异性。许多不孕症患者即使有明确的疾病如子宫内膜异位症、盆腔炎性疾病等，可同时合并子宫内膜病变，影响胚胎着床。诊断性刮宫因"盲视"容易漏诊某些子宫内膜的病变，如局灶性增生和腺癌。因此，在生殖医学中微创的宫腔镜技术对明确诊断、去除病灶、提高患者的受孕和生育机会起重要作用。

第 1 节　子宫肌瘤

黏膜下子宫肌瘤占所有子宫肌瘤的 10%～20%。子宫黏膜下肌瘤患者常伴有月经过多、月经间期出血、不孕或流产。B 超检查（尤其是注水超声检查）和子宫造影可以诊断子宫黏膜下肌瘤（图 19-1），但宫腔镜是诊断的金标准。多数黏膜下子宫肌瘤可以通过宫腔镜手术切除。与子宫切除术相比，宫腔镜手术除保留了生育功能外，其恢复期短、并发症发生率低、费用低。

为了手术的成功，术前宫腔镜检查和超声检查判定子宫肌瘤的大小、数量、位置以及突向肌壁的深度非常重要。子宫肌瘤的大小、数量和位置决定了其是否能被完全切除以及完整切除需要的手术操作次数、手术持续时间以及发生液体负荷过量相关并发症的风险。

一、子宫肌瘤的宫腔镜分类

子宫黏膜下肌瘤镜下多呈圆球或椭圆形，向子宫腔突出。肌瘤的色泽为黄色或红色，表面的内膜血管清晰，血管的分布及走向也较规则。

分类系统对于正确地选择子宫肌瘤切除术的适当术式，以及评价患者的手术风险及预后非常重要。欧洲宫腔镜协会的分类系统是根据子宫肌瘤的位置以及突向或侵犯子宫内膜腔的程度进行分类的（表 19-1，图 19-2～4）。

最初，这一分类系统是依据宫腔镜下所见而设计的对子宫肌瘤进行的分类。不过，这一方法有其明显的局限性。在宫腔镜操作过程中，由于膨宫介质的压力作用，子宫肌瘤会受到挤压并回缩进入肌壁，因而妨碍了对子宫肌瘤的全面观

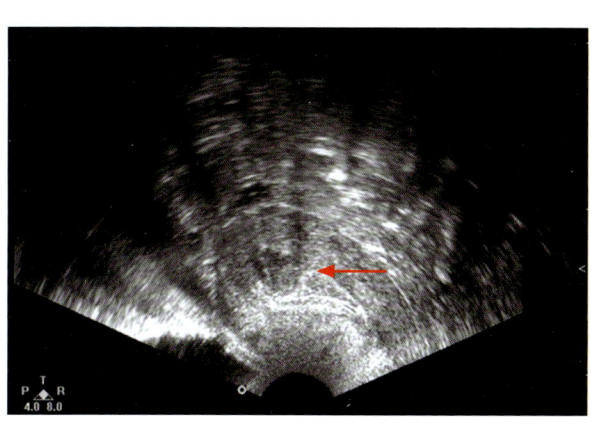

图 19-1　子宫肌瘤部分黏膜下 B 超影像（箭头）

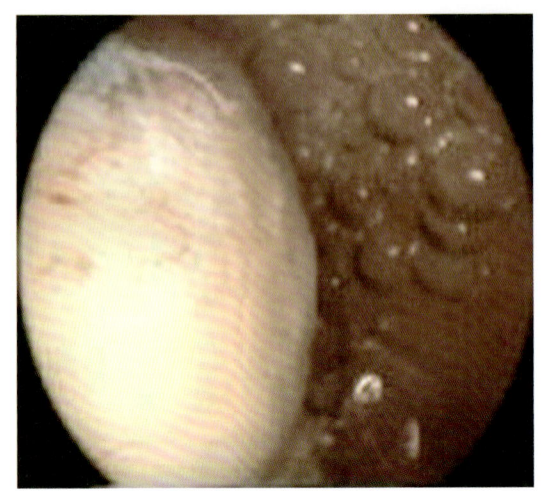

图 19-2　子宫黏膜下肌瘤 0 型：有蒂

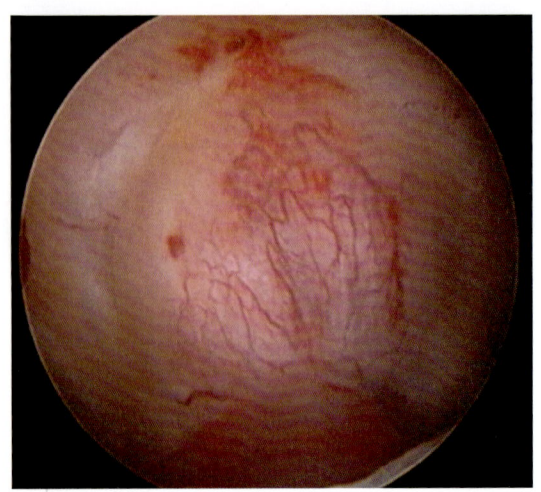

图 19-3　子宫黏膜下肌瘤 Ⅰ 型：＜50% 在肌壁内

表 19-1　子宫黏膜下肌瘤的分类

宫腔镜下类型	子宫声学造影分类	描述
0 型	1 类	有蒂子宫黏膜下肌瘤，子宫肌瘤 100% 在宫腔内，无肌壁间部分
Ⅰ 型	2 类	广蒂子宫肌瘤，在肌壁内部分小于 50%
Ⅱ 型	3 类	黏膜下子宫肌瘤，大于 50% 在肌壁间

察。因此，要求术前应用超声准确地评价子宫肌瘤的数量及其突入子宫肌层的深度。

已经建立的肌壁间子宫肌瘤的超声分类系统在一定程度上与宫腔镜分类和子宫输卵管造影结果相对应[1]。

二、宫腔镜肌瘤切除的适应证

1. 部分或全部突向宫腔的子宫肌瘤。
2. 超声测量 Ⅱ 型黏膜下肌瘤外缘距离子宫浆膜层的距离 ＞5mm。

三、术前处理

大的 Ⅰ 型和 Ⅱ 型黏膜下肌瘤，术前可使用药物预处理，最常使用的是 GnRH-a，使体内的雌、孕激素水平下降，肌瘤体积明显缩小，便于

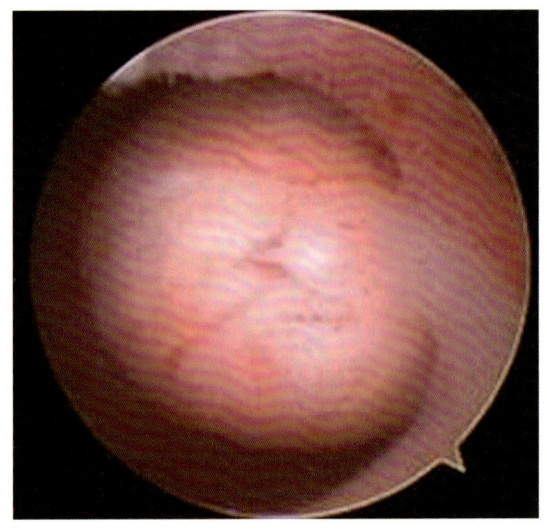

图 19-4　子宫黏膜下肌瘤 Ⅱ 型：＞50% 在肌壁内

手术进行。

宫腔镜手术操作最常见的并发症是宫颈裂伤。术前建议用海藻棒、米索前列醇或复方萘普生栓，软化宫颈，降低宫颈裂伤、子宫穿孔的风险。可以在术前 12～24 小时将海藻棒插入宫颈，也可以术前半小时肛门塞入复方萘普生栓剂。术前 12～24 小时口服米索前列醇（400μg）或阴道应用可以软化宫颈，但尚未被美国食品与药物管理局（FDA）批准。要注意米索前列醇相关的副反应。

四、宫腔镜子宫肌瘤切除方法

宫腔镜是治疗黏膜下子宫肌瘤的首选方式[2]，

Shokeir 提出对于子宫肌瘤伴有不良妊娠史的患者，宫腔镜手术可以提高妊娠率及活产率[3]。术前二维及三维超声检查可以明确诊断并帮助确定肌瘤的大小、位置和数量，指导手术治疗（图19-5）。

切除有蒂的或黏膜下子宫肌瘤的方法包括钳夹、剪切、双极或单极电切环切割、汽化、粉碎或激光汽化。在许多情况下，需几种技术联合应用以助完全切除子宫肌瘤。宫腔镜环状电极切除是目前切除子宫肌瘤的最常用方法。

1. 麻醉方法　宫颈旁阻滞（0.25% 的布比卡因溶液 10ml，分别在宫颈 12、3、6、9 点钟处注射），或静脉全身麻醉，或硬膜外麻醉。

2. 宫腔镜下明确子宫黏膜下肌瘤或者宫腔局部病变，在视野清晰条件下将环状电极伸出，然后向术者方向收回（图19-6）。当金属电切环被拉向术者时，会切下新月状的子宫肌瘤"碎屑"或碎片，重复此操作。有部分肌瘤可先用电切切开后，用卵圆钳、抓钳或息肉钳夹出。

3. Ⅱ型黏膜下肌瘤向宫腔内突出较少时，宫腔镜下不易确定位置（图19-7），可降低宫腔压力，肌瘤逐渐向宫腔内突出（图19-8）。小的Ⅱ型黏膜下肌瘤向宫腔突出不明显时，电切环刮开表面内膜后可见色白的肌瘤，并向宫腔内突

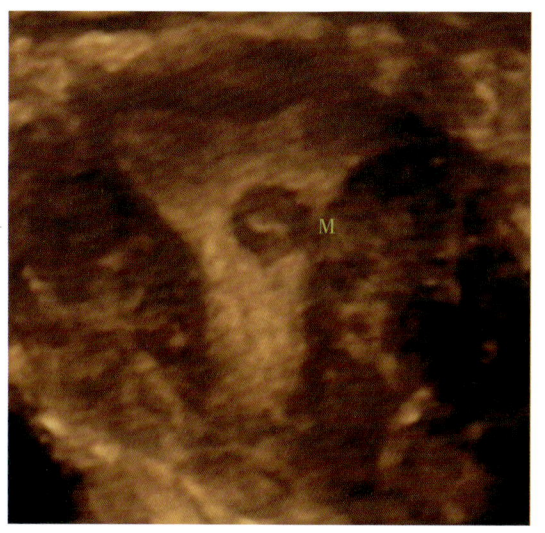

图 19-5　子宫黏膜下肌瘤三维超声
　　　　　M= 子宫肌瘤

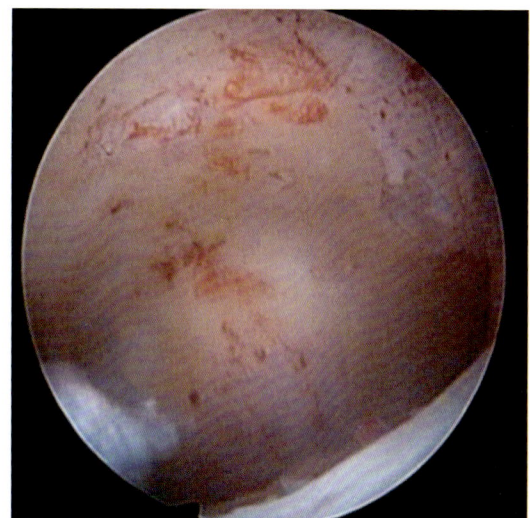

图 19-7　子宫黏膜下肌瘤，宫腔压力高不易寻找

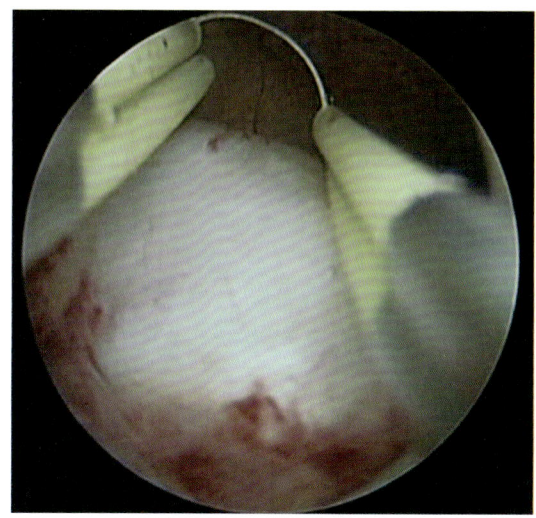

图 19-6　子宫黏膜下肌瘤双极环状电极电切

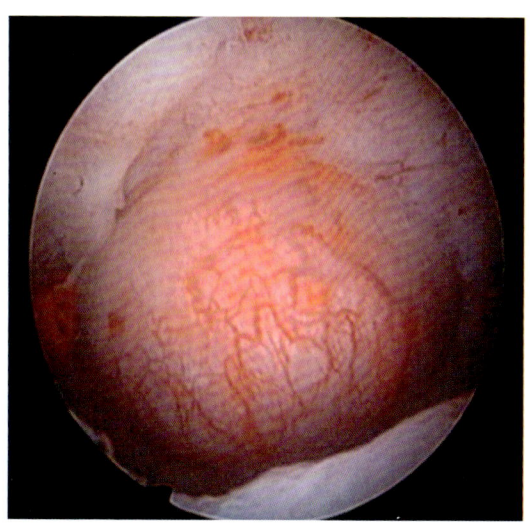

图 19-8　宫腔压力下降后子宫黏膜下肌瘤向宫腔突出

出（图19-9、10），再行切除术。先切除肌瘤向宫腔内突出部分后，降低宫腔压力，可静点缩宫素，等待片刻，肌瘤再次向宫腔内突出时再行切除术，直至肌瘤完全切除（图19-11、12）。

4. 辨别正常子宫肌层组织　子宫肌瘤呈旋涡状纤维结构，子宫肌层为柔软的纤维束结构。子宫肌瘤应切除干净直至创面充血红润（图19-13、14）。

5. 一旦子宫肌层被切开，子宫肌层创面的出血和吸收入血的膨宫液都会明显增加。尽量缩短手术时间，术中注意过多液体吸收引起的"水中毒"。

6. 肌瘤碎片可用息肉钳、抓钳、吸刮器或用金属电切环将其取出，器械盲插进入宫腔取出肌瘤碎片时需要小心子宫穿孔的风险，应将所有"自由漂浮"的碎片组织取出送病理组织学检查，以防止阴道分泌物持续时间延长、分泌物恶臭、粘连和感染的风险。

7. 宫底部肌瘤凸起不明显时，可先用针状电极切开肌瘤表面内膜，待肌瘤突向宫腔后试着剥除肌瘤结节，或用环状电极切除（图19-15）。

8. 侧壁Ⅱ型黏膜下肌瘤凸起不明显时，用环状电极垂直切开肌瘤表面组织及肌瘤组织，肌瘤剖开后界限清晰，更容易剥除（图19-16、17）。

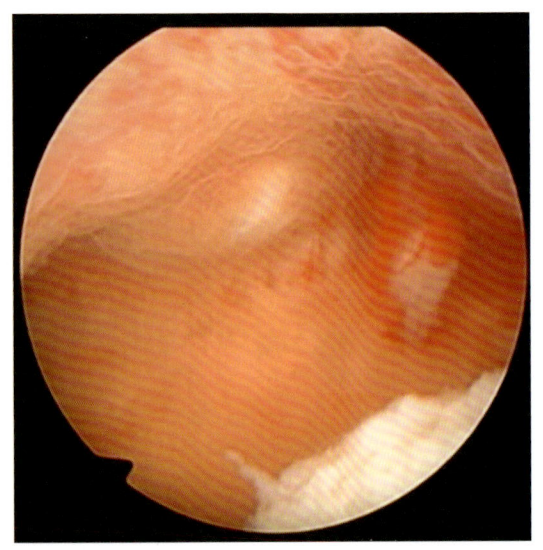

图19-9　Ⅱ型子宫黏膜下肌瘤

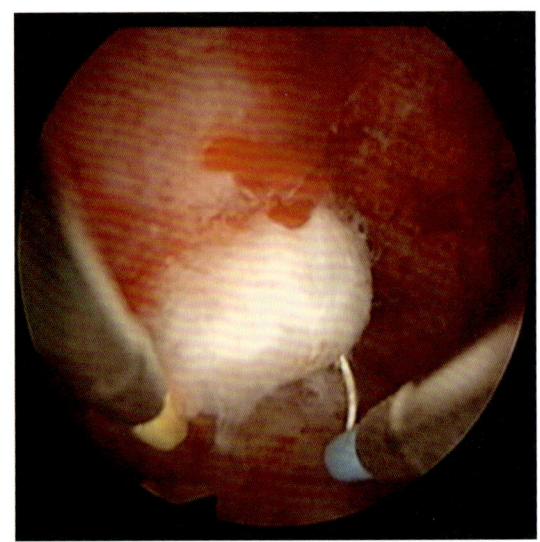

图19-11　子宫肌瘤电切

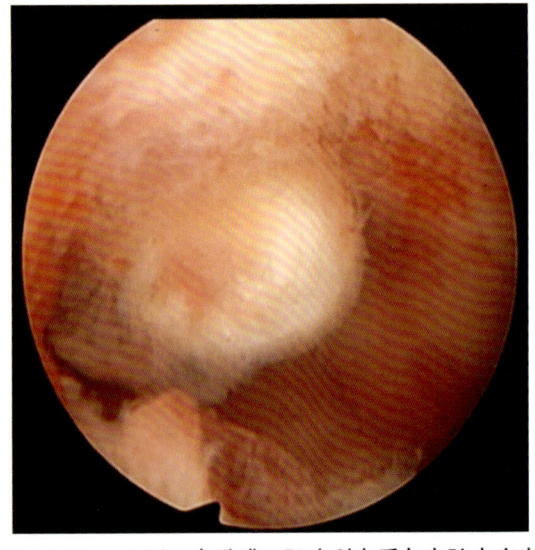

图19-10　Ⅱ型子宫黏膜下肌瘤刮宫后向宫腔内突出

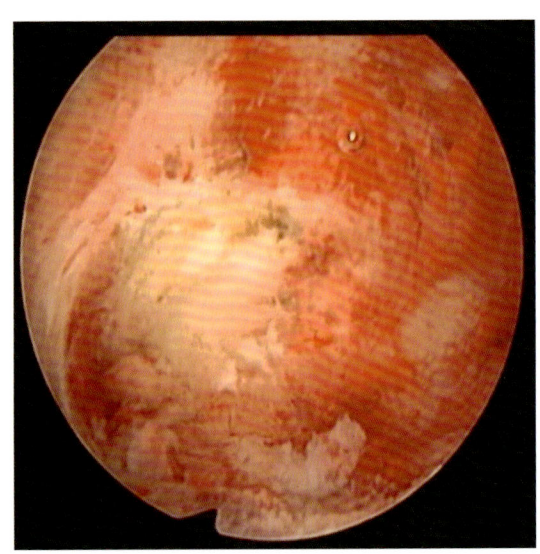

图19-12　子宫肌瘤电切术后

五、生育功能的保护

如果患者有生育要求，必须避免对子宫肌层的过度切除。在切除大的Ⅱ型子宫黏膜下肌瘤时如切除表面大部分的子宫内膜，可能会发生 Asherman 综合征。对于有生育要求并且宫腔内多发黏膜下子宫肌瘤的患者，特别是肌瘤位于相对位置的肌壁时，可能需要分两次手术切除，以最大限度减少术后发生宫腔粘连的机会。

对于希望保留或保护生育能力的患者，在体积较大的子宫肌瘤或相对肌壁子宫肌瘤切除术后，给予雌激素，以促进子宫内膜再生，降低宫腔粘连的风险。推荐方案戊酸雌二醇每日4～6mg，共用6周，后10天加用黄体酮，建议使用天然黄体酮或口服地屈孕酮。然而，如果患者尚有残留在宫壁内的肌瘤，人工周期治疗有可能会加速其生长，并最终影响患者的生育功能，故肌瘤切除术后的激素治疗应酌情使用。

另外一种方法是术后放置宫腔内支架。可以选择 Cook 公司生产的心形子宫腔支架（图19-18），因为符合宫腔形态，术后副反应小，部分患者可因此预防粘连发生，也有部分患者会出现支架与受损宫壁一同粘连的可能。也可用 Foley 管向气囊内注入生理盐水，注入气囊内的

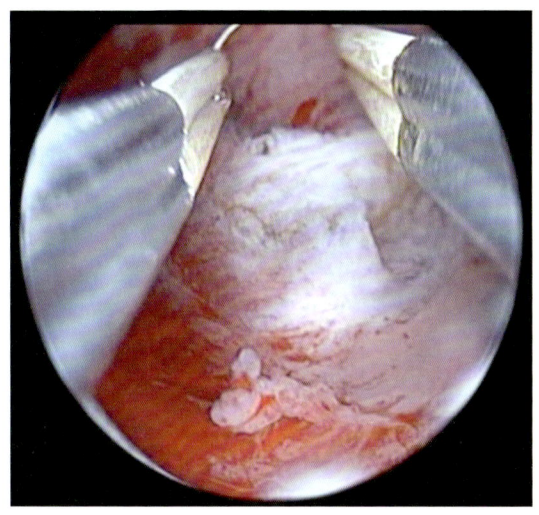

图19-13　子宫黏膜下肌瘤切除

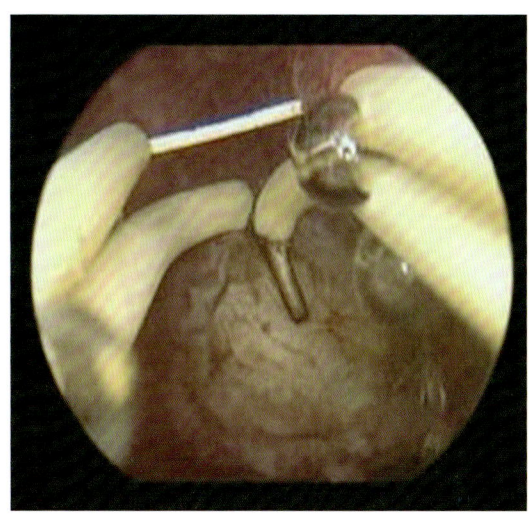

图19-15　宫底部Ⅱ型黏膜下肌瘤用针状电极切开肌瘤表面

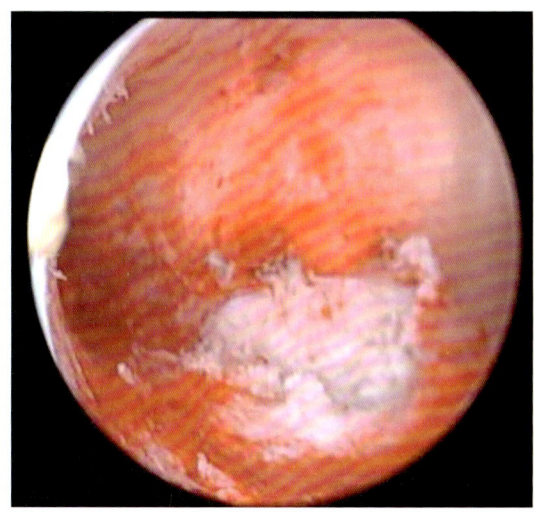

图19-14　子宫黏膜下肌瘤完全切除术后

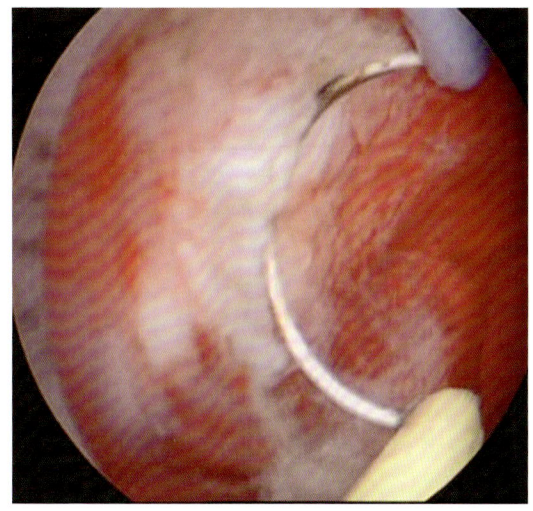

图19-16　宫腔右侧壁小的Ⅱ型黏膜下肌瘤，环状电极垂直切开肌瘤

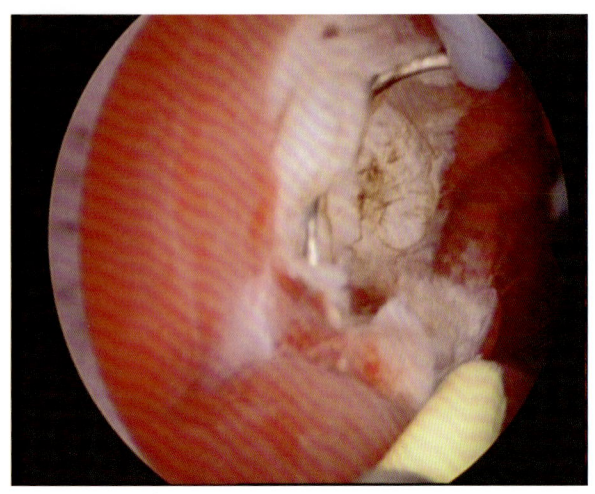

图 19-17　垂直切开肌瘤后，电切环边剥边切，切除肌瘤

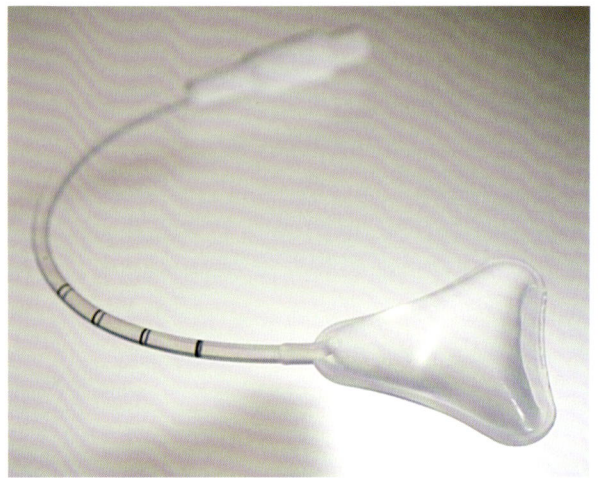

图 19-18　Cook 公司球囊子宫支架

液体量通常根据切除肌瘤大小而定，放置 7 天以预防宫腔粘连，部分患者对此有效。

当用宫腔镜切除子宫肌瘤时，术中超声的监护可以降低并发症和术中穿孔的风险。腹部超声可以进行手术全程监护，阴道超声可以用于手术前确定肌瘤位置，术后检查肌瘤是否完全切除。

第 2 节　子宫内膜息肉

子宫内膜息肉是由于子宫内膜局灶性过度增生引起，可生长于子宫腔的任何部位（包括宫颈管）。子宫内膜息肉可造成宫腔畸形，抑制胚胎正常着床；宫角部息肉可堵塞输卵管口，影响配子的运送，因而患子宫内膜息肉的不孕症妇女或辅助生殖技术前应切除息肉，可以增加妊娠机会。子宫内膜息肉缺乏典型的临床症状，并且超声检查、子宫造影容易漏诊。由于息肉多位于宫底部或宫角部，诊断性刮宫也容易遗漏。宫腔镜能够直视下明确息肉的部位、大小、数目，并可行宫腔镜下子宫内膜息肉摘除术。当超声检查提示宫腔内异常回声、子宫造影发现宫腔占位性病变时，应进行宫腔镜检查。

一、镜下表现

子宫内膜息肉多呈卵圆形，也有圆锥形甚至不规则形；多为单个（图 19-19），也可多发（图 19-20）；息肉可以生长在宫腔任何部位，也可以生长在宫角（图 19-21）。息肉质软，色红，若息肉体积小、蒂部细，息肉可随膨宫液的流动而摆动。而子宫黏膜下肌瘤多呈球形或半球形，向子宫腔突出，色白，表面血管清晰可见。

二、治疗

1. 宫腔镜检查确定子宫内膜息肉的部位、大小、数目和范围后选择适当手术方式。

2. 单发息肉可以用宫腔镜锐剪从操作孔道进入，从息肉底部剪除息肉（图 19-22～24），宫腔镜下用抓钳夹出或用组织钳直接夹出。

3. 子宫多发息肉可以先用刮匙轻刮宫 1 周后，用组织钳夹出息肉组织。

4. 当摘除宫角息肉的时候要注意，宫角息肉较为隐蔽，如盲夹容易引起子宫穿孔。可在宫腔镜下剪除部分蒂部，用宫腔镜下抓钳夹出。不能将蒂部完全剪除，否则因宫腔压力高，息肉有进入输卵管开口阻塞输卵管的风险。

5. 宫腔镜检查确认息肉已摘除干净。

6. 多发或较大息肉切除时可在麻醉下进行。

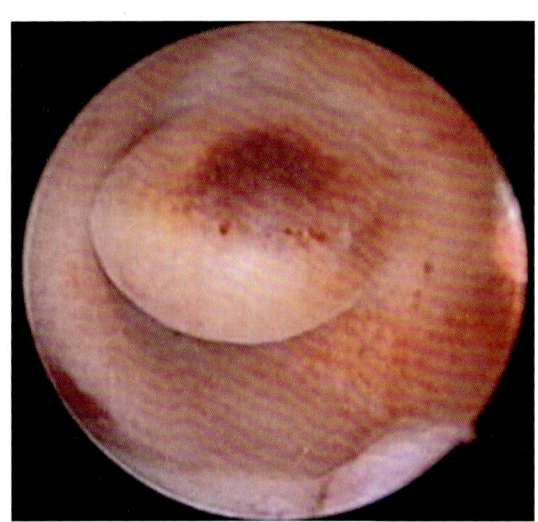

图 19-19　子宫内膜单发息肉

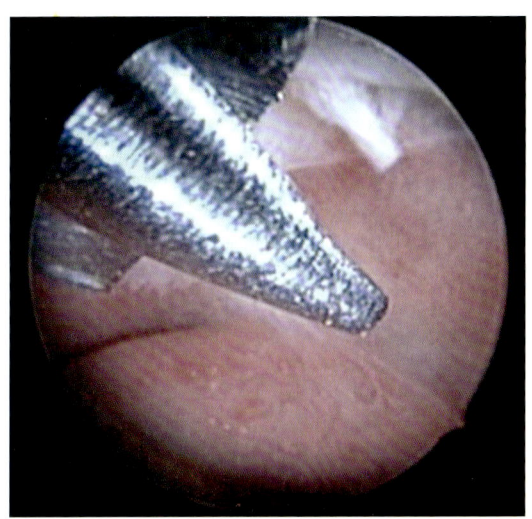

图 19-22　剪刀剪息肉蒂部

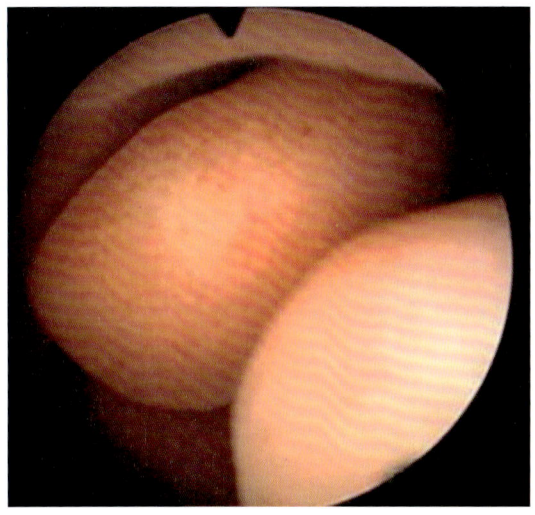

图 19-20　子宫内膜多发息肉

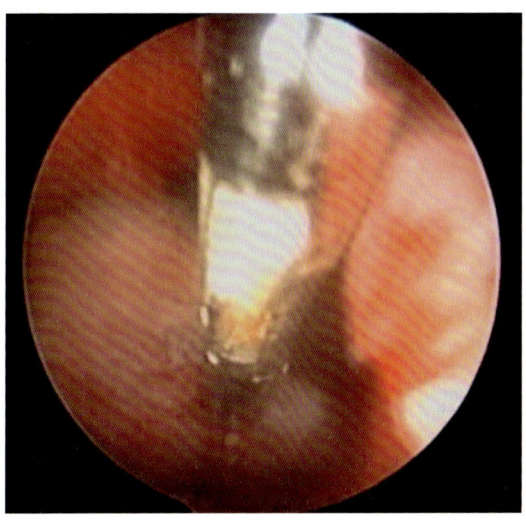

图 19-23　钳夹出息肉

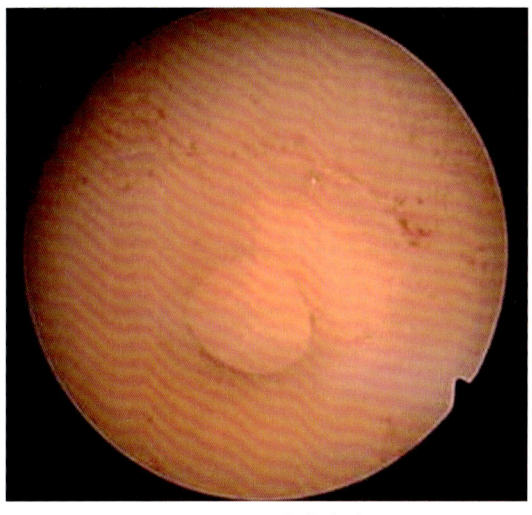

图 19-21　宫角息肉

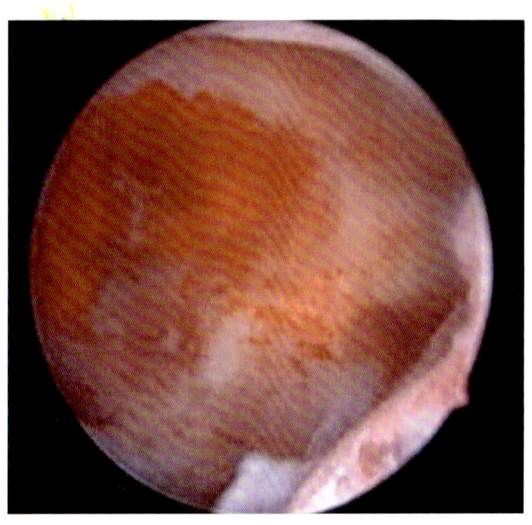

图 19-24　息肉剪除术后

第3节 宫腔粘连

宫腔粘连（intrauterine adhesion）是指宫腔内的粘连。1948年Asherman第一次描述了宫腔粘连的发生率以及相关的病因和症状，此后宫腔粘连又常被称为Asherman综合征（图19-25～27）。宫腔粘连与产后或者流产后的过度刮宫有关。Netter于1956年第一次描述了生殖器结核，其常导致子宫内膜的完全损伤，典型的表现是宫腔严重粘连，称Netter综合征。

宫腔粘连在育龄女性中的确切发生率还不清楚，是引起继发闭经、不孕和复发性流产的原因之一。宫腔镜检查可以直视下观察宫腔粘连的部位、范围以及粘连的类型。宫腔粘连类型及宫腔闭锁程度与治疗生殖结局有关。

一、分类

宫腔粘连的分类方法有多种，一种是根据宫腔镜下病变范围来分类，如March宫腔粘连分类[4]（表19-2），或根据病变部位分类（表19-3）；另一种是根据粘连的范围和类型来分类，如欧洲妇科内镜协会分类（表19-4）；有的分类结合月经状况与预后相关的方法，如美国生育学会分类（表19-5）和Nasr分类（2000年）（表19-6）。结合月经状况的分类方法可能对粘连松解术后可能再生的子宫内膜数量有预测的意义。

我们采用欧洲妇科内镜协会分类标准（ESGE）将宫腔粘连分为Ⅰ～Ⅴ度（表19-4）。

表19-2　March宫腔粘连分类(1978)

分级	表现
轻度	<1/4的宫腔有疏松的膜状粘连，宫底和输卵管口没有粘连
中度	1/4～3/4的宫腔有粘连，没有肌壁的融合，只有粘连存在宫腔上部和输卵管口只有部分封闭
重度	>3/4的宫腔有粘连，有肌壁融合或粗大的粘连带，宫腔上部和输卵管口全部封闭

表19-3　根据病变部位的宫腔粘连分类

分类	表现
中央型粘连	粘连带位于子宫前后壁间，将宫腔的中央部分粘连
周围型粘连	粘连带位于宫底或子宫侧壁，将宫腔的周边部分粘连。特别是子宫角内，使宫角闭锁，输卵管口不能窥见
混合型粘连	即中央型加上周围型粘连

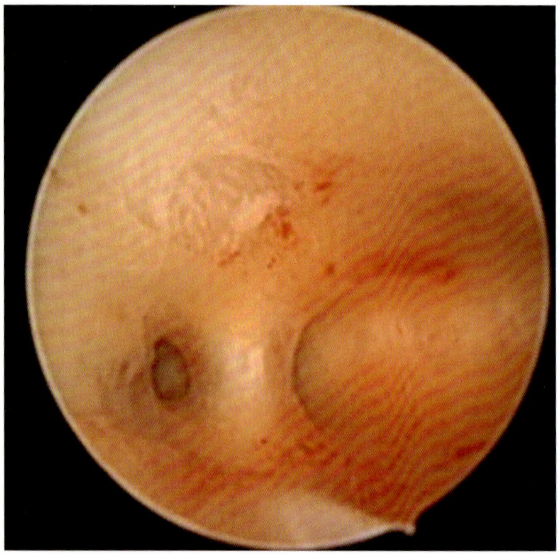

图19-25　宫腔底部纤维膜样粘连

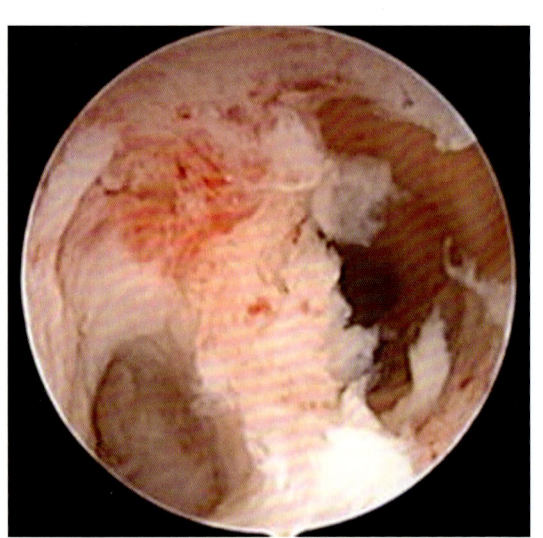

图19-26　宫腔前后壁之间纤维粘连

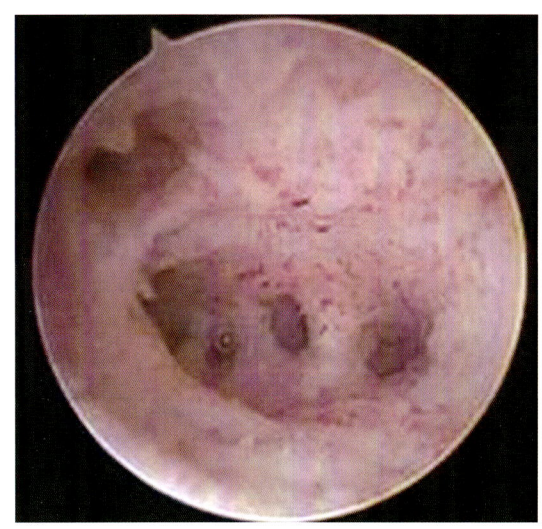

图 19-27 宫腔多处纤维膜样粘连

表19-4 欧洲妇科内镜协会分类（1995年）

分度	表现
I度	宫腔内多处有纤维膜样粘连带，两侧宫角及输卵管开口正常
II度	子宫前后壁间有致密的纤维素粘连，两侧宫角及输卵管开口可见
III度	纤维索状粘连致部分宫腔及一侧宫角闭锁
IV度	纤维索状粘连致部分宫腔及两侧宫角闭锁
Va度	粘连带瘢痕化致宫腔极度变形及狭窄
Vb度	粘连带瘢痕化致宫腔完全消失

表19-5 美国生育学会分类（1988年）

宫腔受累范围	<1/3	1/3~3/2	>2/3
	1	2	4
粘连类型	膜状	膜状或致密	致密
	1	2	4
月经周期	正常	月经过少	闭经
	0	2	4

1期（轻度）：1~4分；2期（中度）：5~8分；3期（重度）：9~12分

表19-6 Nasr宫腔粘连评分（2000年）

粘连类型	膜状粘连-较少	1分	广泛(>宫腔的1/2)	2分
	峡部纤维化	2分		
	粗大粘连（单一粘连带）	2分	多发粘连带(>宫腔的1/2)	4分
输卵管开口	双侧正常	0分		
	一侧粘连	2分		
	双侧粘连	4分		
	管状宫腔（指套样改变）	10分		
月经周期	正常	0分		
	月经过少	4分		
	闭经	8分		
生育史	生育正常	0分		
	反复流产史	2分		
	不孕	4分		

0~4分，轻度，预后好；5~10分，中度，预后尚可；11~22分，重度，预后极差

二、临床表现

宫腔粘连最常见的临床表现是月经异常或生育功能异常（不孕或者复发性流产）。即使受孕成功，也可能会早产或合并胎盘位置异常，如前置胎盘或胎盘植入。月经异常分为闭经、月经过少或月经稀发，但是宫腔粘连也可见于月经正常的妇女。

三、诊断

在宫腔镜发明之前，宫腔粘连的诊断主要通过病史、体检及子宫输卵管碘油造影。子宫输卵管碘油造影通过造影剂的充盈缺损和宫腔封闭程度来判断宫腔粘连的程度、范围（图19-28），但不能提示子宫粘连的类型。

B超主要通过子宫内膜的厚度、内膜的连续性来判断宫腔粘连，如子宫内膜变薄、不连续、与周围肌层分界不清及宫腔不同程度的分离、宫腔内见不规则的低回声区或强回声带均提示宫腔粘连（图19-29）。

四、手术治疗

宫腔粘连最主要的治疗方法是早期发现并尽早手术治疗，以最大限度减少远期并发症。宫腔镜不仅是一种准确诊断宫腔粘连的方法，更是一种主要的治疗手段。行宫腔镜粘连松解术的指征是中、重度的宫腔粘连或输卵管口闭塞。虽然对轻度宫腔粘连的手术必要性仍有争议，但是，对于其他所有的引起不孕或复发性流产的原因已经排除或已成功地纠正后仍然持续不孕者，应考虑手术治疗。

宫腔粘连的治疗，应包括完全、准确地分离粘连和防止分离后再粘连以及促进被损子宫内膜的修复。对于严重的Asherman综合征，腹腔镜或超声监视可减少手术操作致子宫穿孔的风险。

手术步骤：

1. 自然充盈膀胱或膀胱插入导尿管，注入300ml生理盐水以充盈膀胱。

2. 行腹部B超检查了解子宫内膜回声情况，并在B超引导下行宫腔镜检查。

3. 最好使用有一个小操作孔的细的宫腔检查镜，在这个操作孔中放一个微型剪，以便于分离宫腔内特别是宫颈管及子宫峡部的粘连（图19-30）。

4. B超引导下行宫腔镜手术（图19-31、32），可以增加手术的安全性[5]。

5. 宫颈管内的、子宫峡部的以及宫腔中部的粘连最好用微型剪处理，而子宫侧壁的粘连可使用电切镜的电切针处理（图19-33~35）。

6. 当使用电极时，应将功率设为最低，以避免对子宫内膜进一步的热损伤（图19-36）。

7. 在手术过程中，应时刻监测并比较宫底部、子宫前壁、后壁以及左、右侧壁肌层的厚度，确保手术没有造成子宫壁局部变薄。

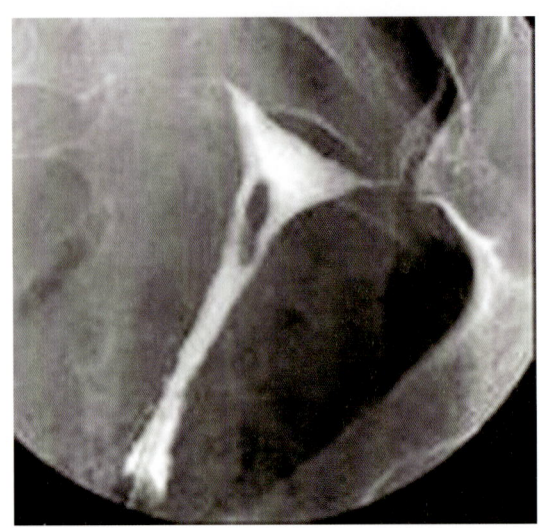

图19-28 宫腔粘连输卵管造影图像

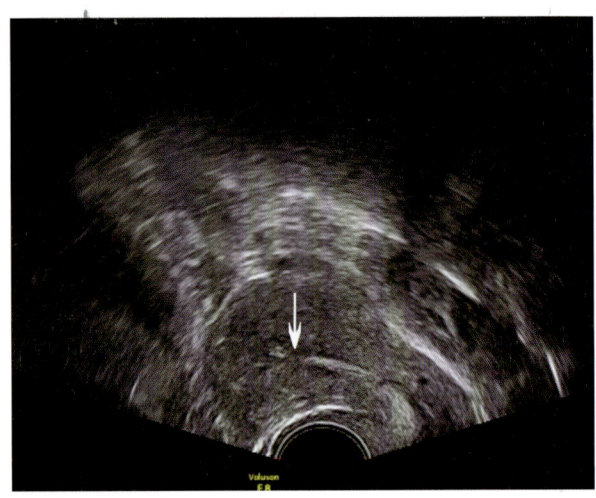

图19-29 宫腔粘连B超图像，内膜线断续（箭头）

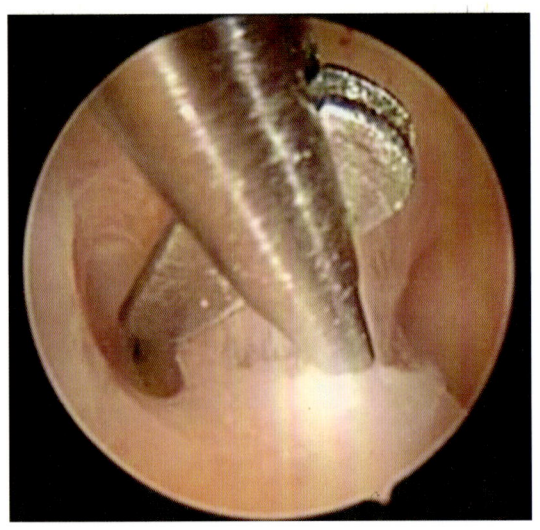

图19-30 微型剪分离宫腔粘连

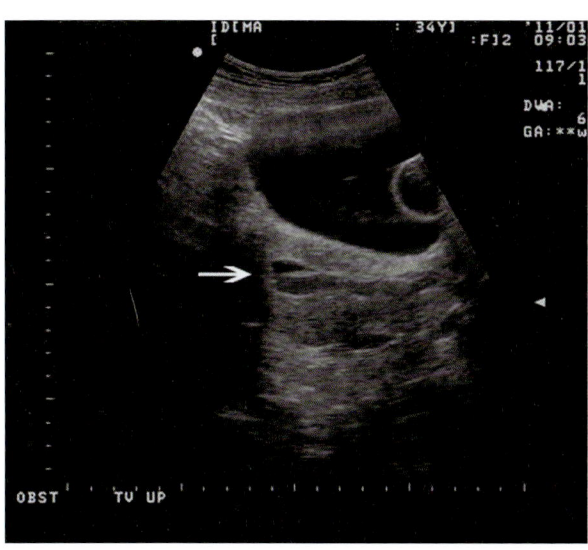

图 19-31　腹部 B 超示宫腔镜在宫腔内（箭头）

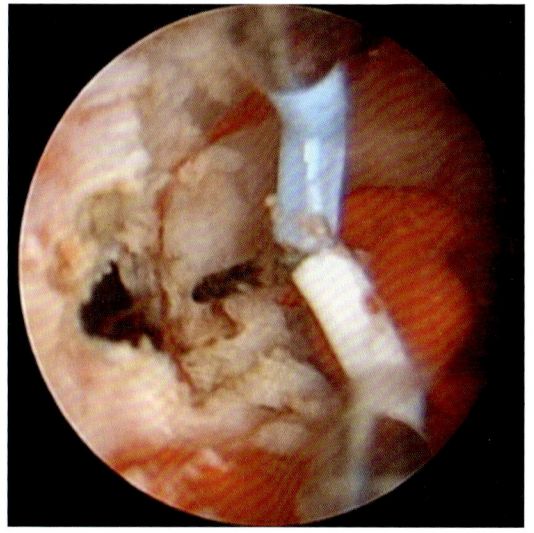

图 19-34　宫腔粘连切开，见右侧宫角

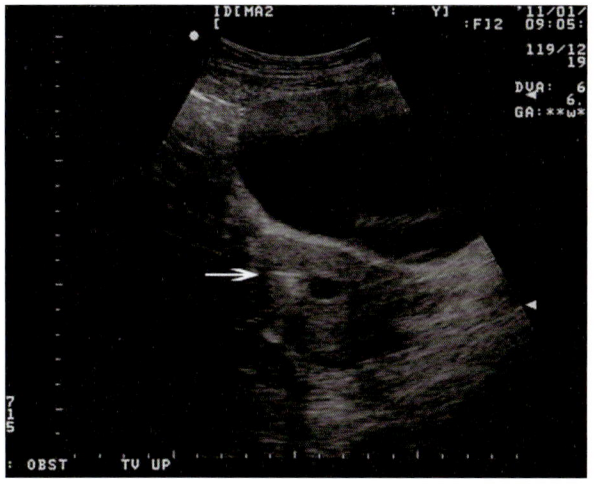

图 19-32　腹部 B 超示剪刀分离宫底部粘连（箭头）

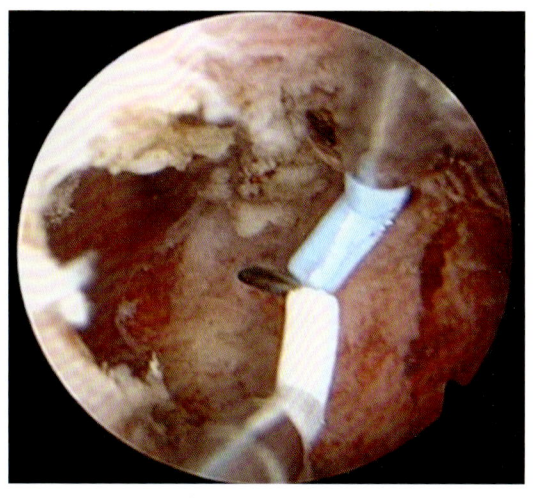

图 19-35　宫腔粘连分离术后，见右侧输卵管开口

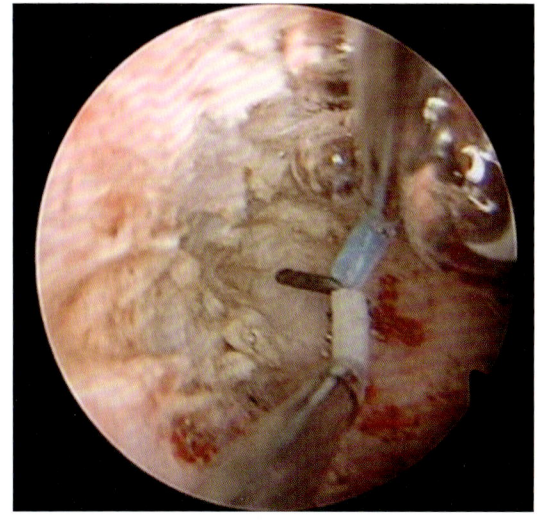

图 19-33　右侧宫角完全封闭，超声引导下电切针切开

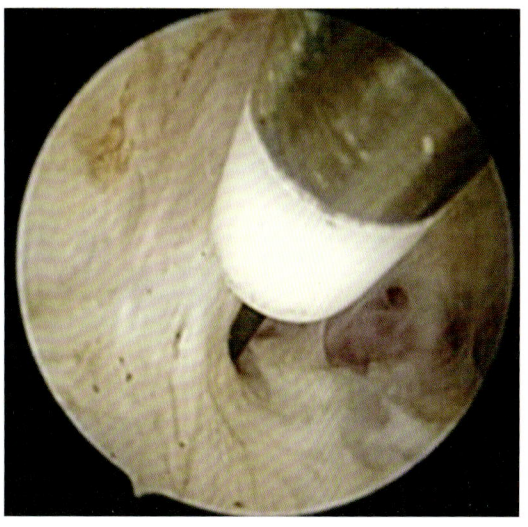

图 19-36　5Fr 针状电极分离宫腔粘连

五、术后处理

1. 预防再粘连 术后再次粘连与否取决于宫腔内原始病变及术中对内膜的破坏范围。广泛或重度粘连的治疗预后不良，目前仍缺乏有效的预防术后复发的方法。可在宫腔粘连松解术后在宫腔内放置由 Cook 公司生产的球囊，此球囊呈心形，比 Foley 管做成的球囊更符合宫腔形态（图 19-37）。如果没有 Cook 球囊，也可以使用充盈球囊的 Foley 管。可以放置 3～7 天，在此期间同时使用抗生素预防感染。

2. 促进子宫内膜修复 可以减少再次粘连的可能，同时也可恢复月经周期和改善生育功能，研究表明术后月经恢复正常者生育功能恢复率亦高。术后可采用雌孕激素周期治疗 2～3 个月，也有文献报道可以使用雌激素 6 周后加用黄体酮

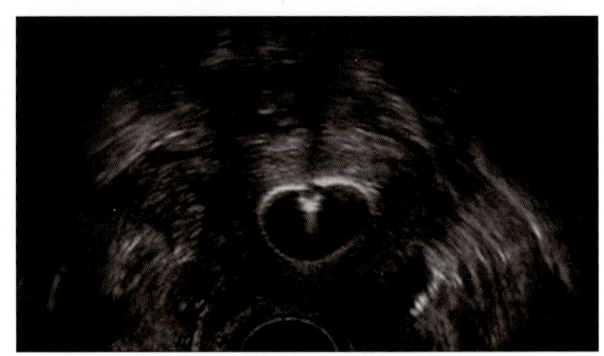

图 19-37 宫腔放置球囊 B 超显示

2 周，行二次宫腔镜检查。

六、预后

宫腔镜下粘连松解术后妊娠率为 40%～90%，但严重粘连的患者术后妊娠率非常低。

第 4 节 子宫中隔

育龄期妇女子宫中隔是很常见的，其对生殖结局的影响仍然存在争议，中隔子宫的病因学仍有待阐明。总的来讲，92% 的先天性子宫畸形妇女染色体核型是正常的，即 46, XX；大约 8% 的妇女染色体核型异常。对少数病例研究提示，在宫内早期暴露于放射线、风疹病毒等感染以及致畸因子（如己烯雌酚）等因素与子宫畸形可能存在因果关系。此外，苗勒管畸形可与其他器官系统的畸形同时存在，特别是泌尿生殖管，但很少见于中隔子宫。因而，对可能与苗勒管畸形有关的包含所有器官系统的全面诊断性检查应当谨慎，应根据子宫畸形的类型而定。

一、分类

苗勒管畸形的分类系统有很多种。一个单位应该统一采用某一分类系统，以便于对所有的患者进行恰当的分类，并可对使用相同分类系统的国内外数据进行比较。Buttram 和 Gibbons 以 6 大类型畸形为基础，提出了一种苗勒管畸形的分类系统。1988 年，AFS 根据现有的子宫解剖学类型对 Buttram 分类系统进行了修订，是目前最常用的对苗勒管缺陷的描述和定义方法。

苗勒管畸形 AFS 分类（图 19-38）：

Ⅰ. 增殖不良/发育不全 a. 阴道；b. 子宫颈；c. 子宫底部；d. 输卵管；e. 联合

Ⅱ. 单角子宫 a. 相互连接；b. 不连接；c. 无宫腔；d. 无宫角

Ⅲ. 双子宫

Ⅳ. 双角子宫 a. 完全性；b. 部分性

Ⅴ. 中隔子宫 a. 完全性；b. 部分性

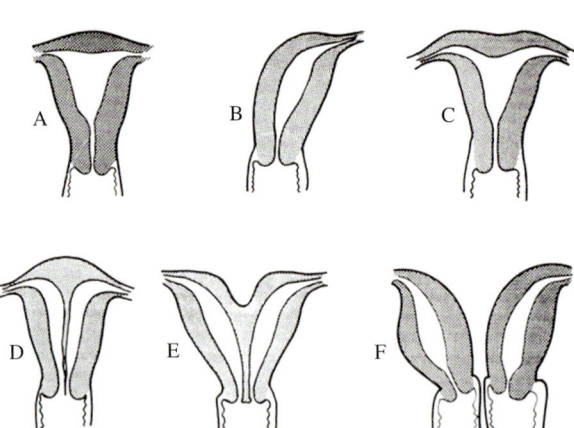

图 19-38 A, 正常子宫；B, 单角子宫；C, 弓形子宫；D, 子宫中隔；E, 双角子宫；F, 双子宫

Ⅵ. 弓形子宫

Ⅶ. 已烯雌酚相关性

据报告，育龄期女性苗勒管或子宫畸形的发病率为0.5%～6%，生育结局不良妇女中的发病率最高。最常见的子宫畸形类型是中隔子宫和双角子宫。子宫中隔的主要表现是流产或早产，而不是不孕。在复发性流产妇女中总的平均发病率是12.6%。

二、诊断

输卵管碘油造影可以提示子宫畸形（图19-39～42）。临床上常使用腹腔镜和宫腔镜的联合检查对子宫畸形作出明确的诊断，并协同进行手术治疗（图19-43、44）。随着近年来三维超声诊断技术的开展，对子宫中隔有诊断意义，并且能够直观了解中隔的长度和宽度，已成为常用的检查方法（图19-45、46）。

三、手术适应证

子宫中隔切除术最主要手术适应证是：①妊娠早期和中孕早期复发性流产；②经系统检查未找到其他不孕不育的原因；③辅助生殖技术前。

研究表明子宫中隔切除并不提高胚胎着床率，但可降低流产率及早产率。对于单纯原发性不孕而没有妊娠丢失的患者子宫中隔是否手术仍有争议，而大部分的研究都支持这种观点：伴

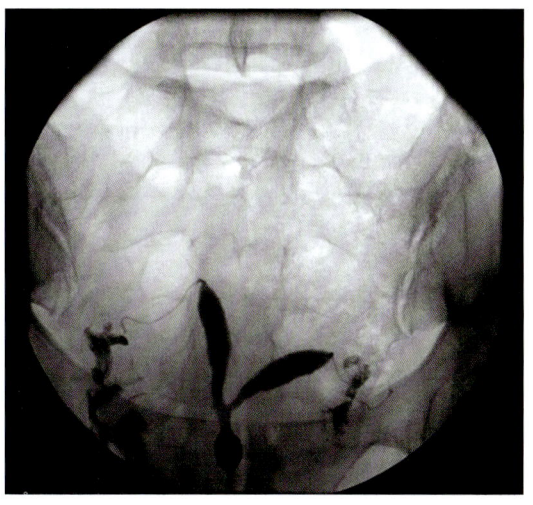

图19-40　子宫中隔输卵管碘油造影

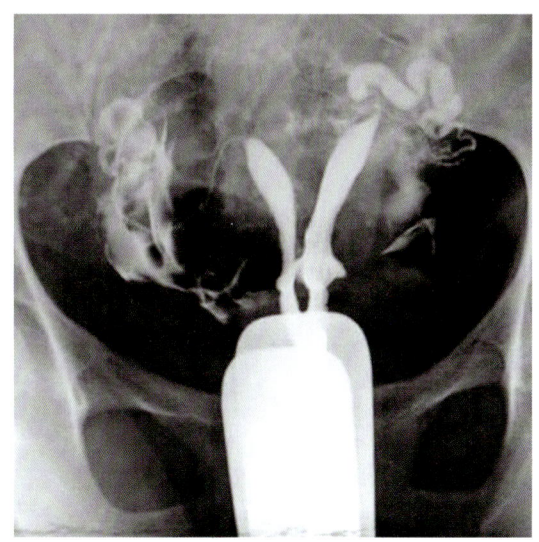

图19-41　双子宫输卵管碘油造影

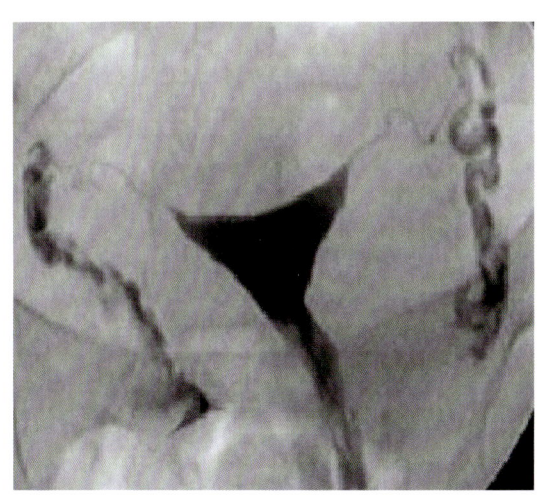

图19-39　正常子宫输卵管碘油造影

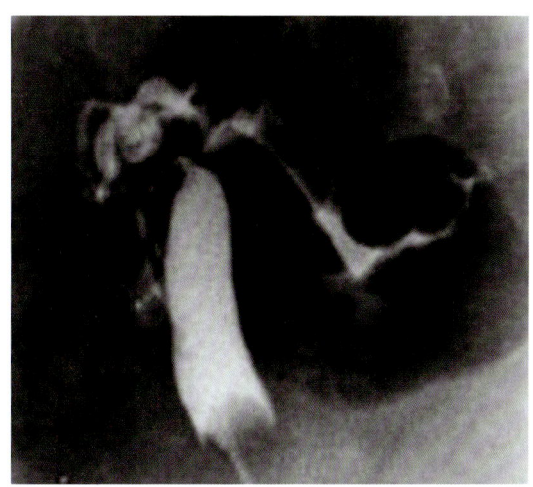

图19-42　单角子宫输卵管碘油造影

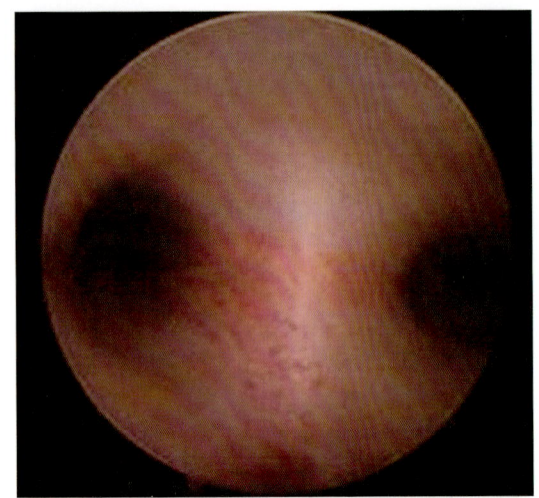

图 19-43　不全中隔子宫宫腔镜图像

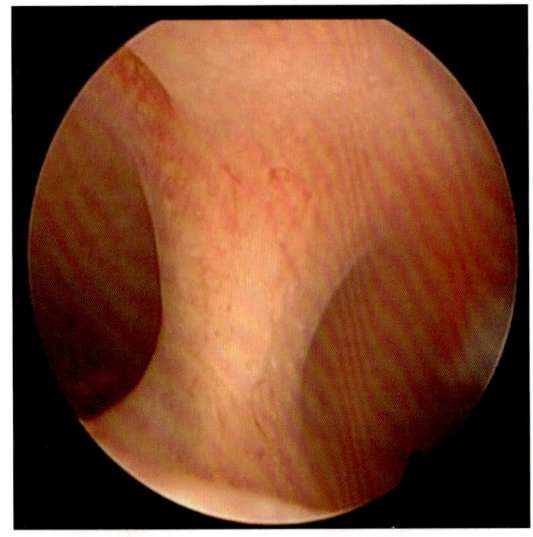

图 19-44　子宫中隔宫腔镜图像

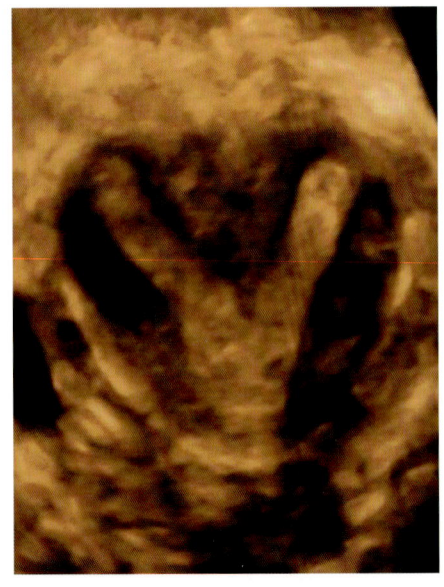

图 19-45　子宫不全中隔三维超声

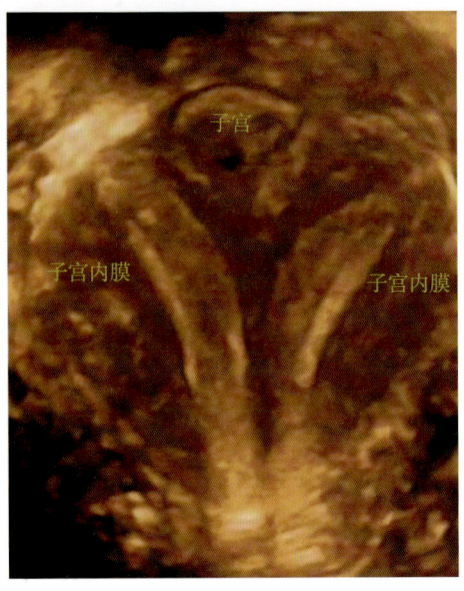

图 19-46　子宫完全中隔三维超声

有中隔子宫的原发性不孕并不是宫腔镜子宫成形术的适应证，但在其他不孕原因经过恰当的评价和治疗失败后应考虑手术。在进行辅助生殖技术前，应向患者告知子宫中隔对妊娠结局的不利影响，酌情选择手术治疗。

四、宫腔镜手术步骤

宫腔镜手术通常使用电切器械，基本技术包括中隔切开而不是切除。双极电切系统可使用标准的手术宫腔镜，电切器械通过操作通道插入进行切割。使用电切操作需要注意的是对子宫内膜和子宫肌层热损伤的负面效应，及其可能带来以后妊娠时子宫破裂的潜在风险。

（一）不全子宫中隔切除

不全子宫中隔的切除可使用针状电极，横向切开从中隔的最低点开始切割，然后始终保持在中隔的中线部位和横向切面，向头侧继续切割直到输卵管开口处；应尽可能少地切开肌层，始终保持在最表浅的肌层纤维为度。如果发现出血增加或一个视野内见双侧输卵管口，则提示已经达到中隔的基底部（图19-47、48）。如中隔薄而短，可以用5Fr双极电针从宫腔镜操作鞘内进入切开中膈（图19-49）。

（二）完全性子宫中隔的手术切除

1. 在体积较大的半侧宫腔，逐步扩张宫颈至10mm，置入宫腔电切镜。
2. 在另一侧宫腔，逐步扩张宫颈至6mm，6mm扩宫棒留在宫颈管内，作为中隔切开的指引，同时防止膨宫介质从宫颈流出。术中由经腹超声监测扩宫棒顶端的位置及子宫的安全。
3. 宫颈内口水平开始电切，直至可见扩宫棒（图19-50～52）。
4. 随后逐步切开中隔至宫底（图19-53）。如纵向中隔组织宽，可行部分中隔切除术。
5. 也可用Foley球囊顶压中隔，指示中隔的位置，指导电切，并可防止膨宫液从另一宫颈口

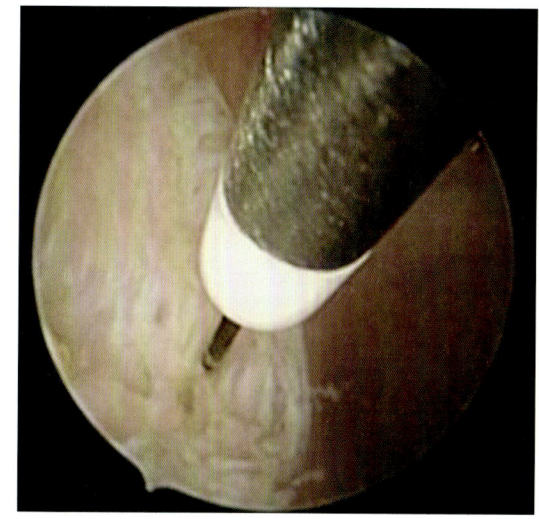

图 19-49　针状电极切开子宫中隔

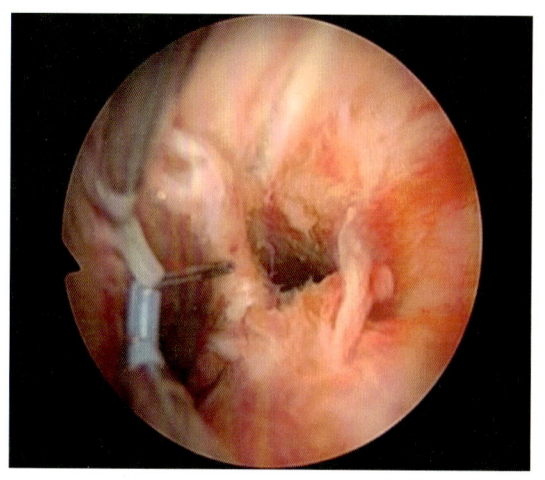

图 19-47　开始切开不全子宫中隔

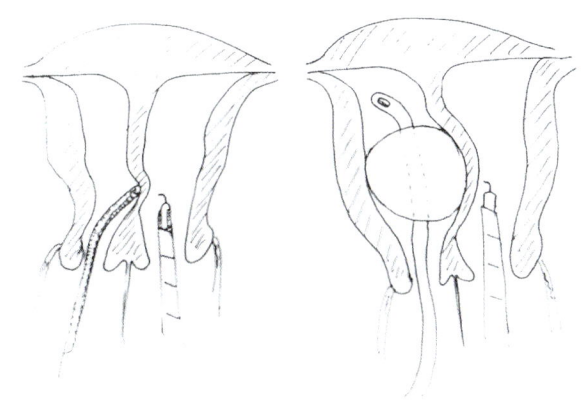

图 19-50　子宫完全中隔切除时金属扩宫棒及球囊指示中隔位置

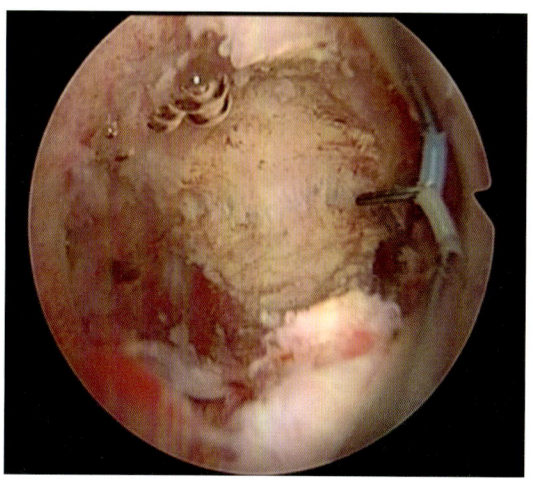

图 19-48　不全子宫中隔接近基底部

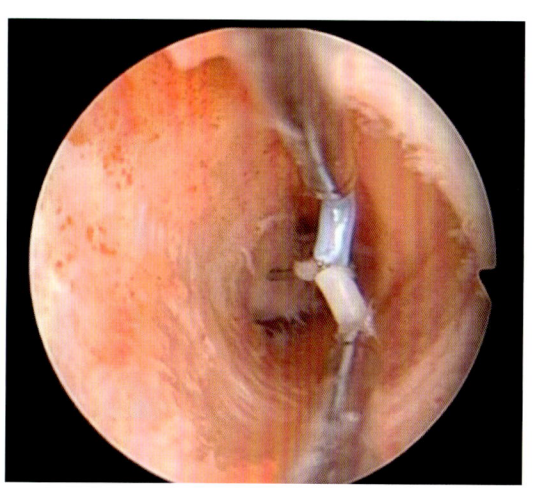

图 19-51　双极电针在子宫完全中隔一侧宫腔开始切开

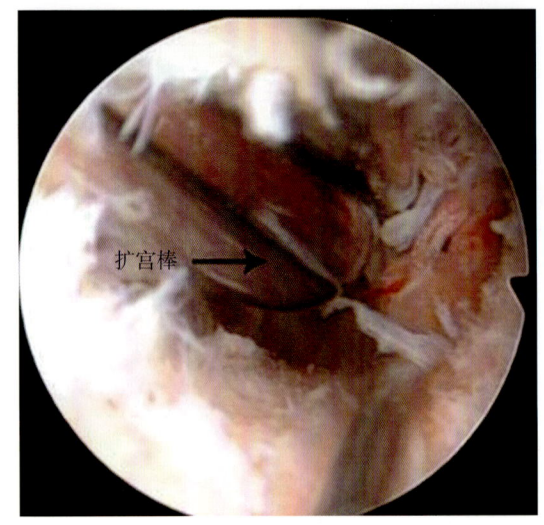

图 19-52　子宫完全中隔切开中隔时见对侧宫腔内的金属扩宫棒

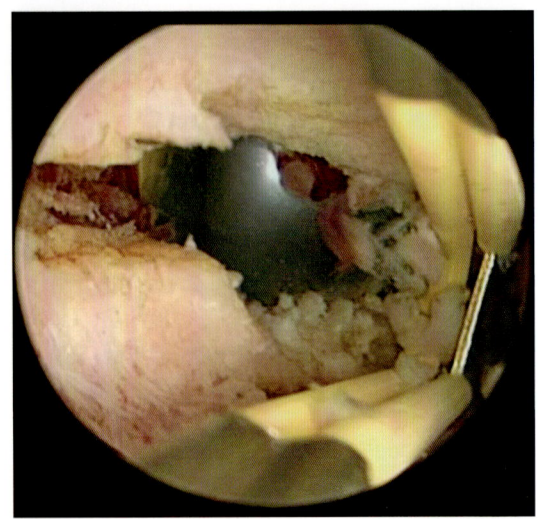

图 19-54　子宫完全中隔切除术中一侧宫腔放置球囊指引

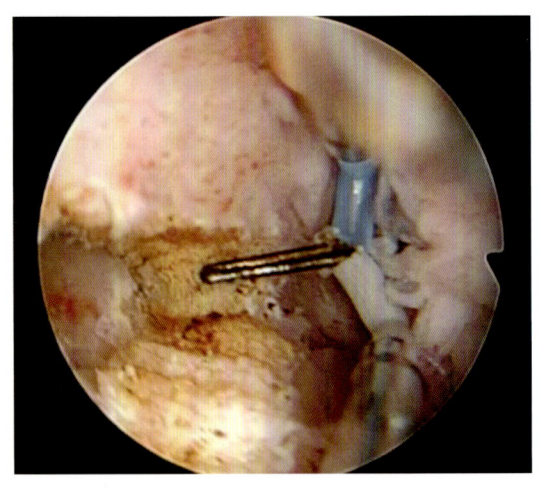

图 19-53　子宫完全中隔两宫腔相通后继续切开

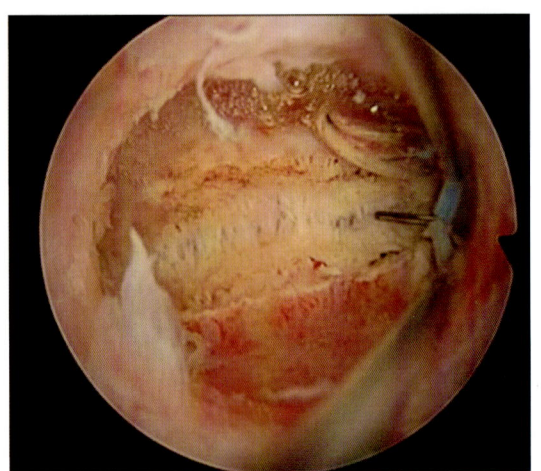

图 19-55　子宫中隔切除术后

溢出。向一侧宫腔内插入尿管，注入 5～6ml 生理盐水，然后经另一侧宫颈插入宫腔镜，从中隔凸起处开始切割（图 19-54）。术中球囊有被切破的风险，确定宫颈上方切割起始点非常重要。一旦确立切割位置，则在保护好宫颈组织的条件下向宫底部完成切割（图 19-55）。建议保护好宫颈和保留宫颈内口以下的中隔，使术后妊娠时宫颈机能不全的风险降到最低。

（三）终止手术的指证

1. 宫腔镜下从白色的、没有血管的中隔过渡到看见粉红色的血管化的肌层。

2. 宫腔镜下可同时看到双侧输卵管开口，且两开口之间无分隔组织。

3. 宫腔容积扩大，子宫形态完全改善。

4. 宫腔镜中隔切除手术可在腹腔镜监护下进行，它的优点是可以了解子宫外形和盆腔情况并可以通过透光试验来判断切割深度。方法是：调暗腹腔镜光源，将宫腔镜前端紧贴中隔切割面处子宫肌壁，如在腹腔镜下看见宫腔镜透出均匀一致的光（图 19-56），说明中隔组织已基本切除。如果局部透光度明显增强，说明该处肌壁很薄，高度警惕穿孔的风险；反之透明度减弱，说明切割深度不够。

5. 也可将腹腔镜贴近子宫壁，在宫腔镜下发现透光试验阳性（图 19-57）。

6. 术中使用超声监护更佳。应用经腹超声监护的另一优势在于它能够确定子宫壁的厚度，尽

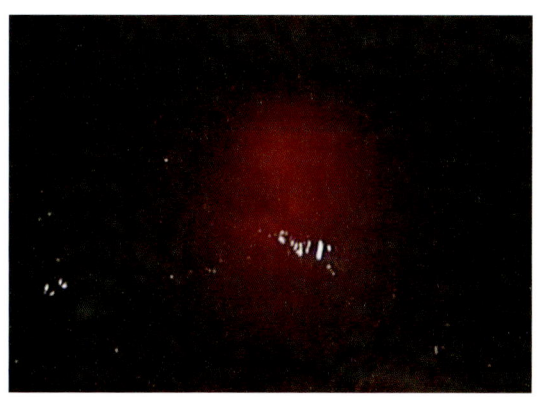

图 19-56　腹腔镜透光试验阳性

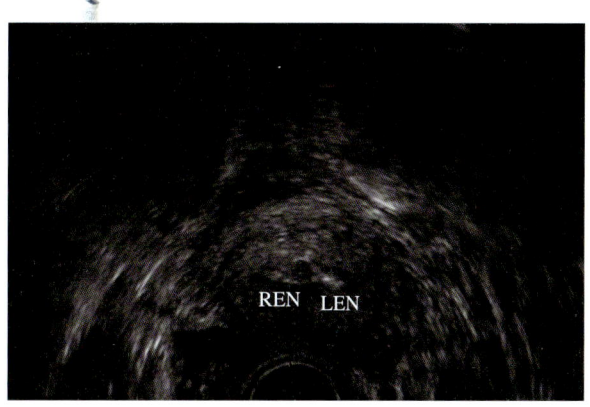

图 19-58　子宫不全中隔 B 超图像
REN，右侧子宫内膜；LEN，左侧子宫内膜

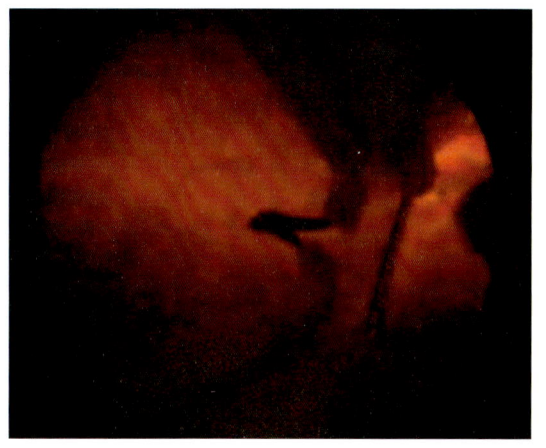

图 19-57　宫腔镜透光试验阳性

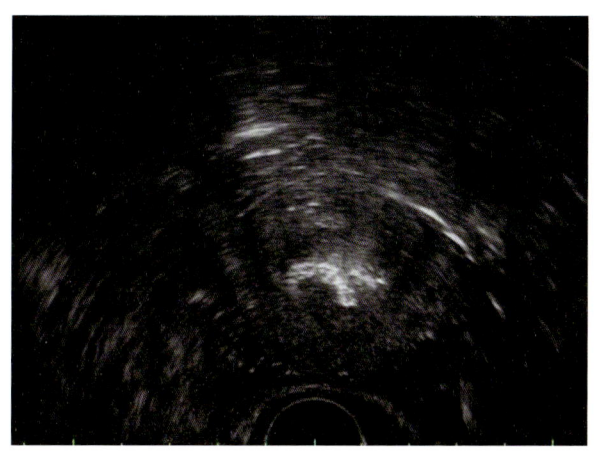

图 19-59　子宫中隔切除术后 B 超图像

可能减少肌层的切除，并且可以进行手术全程的监护。当有经验的手术医生操作时，也可以使用阴道超声监护，在切开中隔后行阴道超声检查，直至宫腔形态正常（图 19-58、59）。近年来也有学者认为可以用经直肠超声监护手术过程。

（四）术后处理

术后要预防宫腔粘连和促进子宫内膜修复，预防粘连的方法见本章第 3 节。然而，对宫腔镜子宫中隔切除术患者的随机研究表明，无论采用哪一种预防粘连的方法，以及采用 HSG 或宫腔镜检查随访观察，术后宫腔粘连的发生率都没有差异，并且子宫中隔切除术后是否使用雌激素或宫内节育器等现在尚无定论[6, 7]。我们的经验，如中隔切除面较大时术后应用雌孕激素治疗效果优于不用激素治疗。我们建议在术后 4～8 周宫腔镜复查，注意子宫内膜修复情况和中隔残留情况，如有瘢痕，可用微型剪剪开。

第 5 节　宫腔镜手术并发症预防及处理

一、子宫穿孔

子宫穿孔是宫腔镜手术最常见的并发症，其发生率为 0.25%～2.50%。子宫穿孔的发生与术者的经验有关，多数穿孔发生在初学者，有以下特点：①肌壁较薄的子宫峡部和电切困难的宫角部是好发部位。②与激光或电能相比，应用机械性能源不易发生子宫穿孔。③使用环形电极行子宫内膜切除术较使用滚球电极电凝的子宫内膜去除术更易发生子宫穿孔。④经宫颈宫腔粘连分离术（电切术）和经宫颈子宫中隔切除术较黏膜下肌瘤切除、子宫内膜切除术及子宫内膜息肉切除术容易发生子宫穿孔[8]。

一旦发生子宫穿孔，首先表现为宫腔镜下视野不清（膨宫不良）；B超下可见大量灌流液进入腹腔，镜下可看到腹膜、肠管或网膜等腹腔脏器；腹腔镜监示可见子宫浆膜透亮，起水泡，出血。小的穿孔可应用缩宫剂、抗生素，并严密观察；大的穿孔、穿孔不明、出血者，需行腹腔镜探查；如果损伤波及膀胱、肠管时，术后数日出现血尿、腹泻、发热、疼痛等症状，均需开腹手术探查。

子宫穿孔的预防措施：①应根据不同术式选择适宜的监护方法，如B超或腹腔镜监护。②视野不清晰时不用任何能源；子宫内膜电切时原则上每部位只切一刀，再次切割时要加倍小心；滚球或汽化电极必须滚动才可。

二、体液超负荷与稀释性低钠血症（TURP综合征）

宫腔镜手术操作中，内膜和肌层血管长时间暴露在膨宫介质中，在灌流压力的作用下液体沿开放的血管进入体循环，当机体的吸收量超过一定阈值，即可出现体液超负荷和血浆的低渗透压状态及稀释性低钠血症，从而引发急性左心衰竭、肺水肿甚至脑水肿等一系列临床症状。患者首先表现为心率缓慢和血压升高，继而出现血压降低、恶心、呕吐、头痛、视物模糊、烦躁不安和嗜睡。如诊断、治疗不及时，会出现抽搐、心功能衰竭，甚至死亡。

TURP综合征的治疗原则包括强力利尿、补钠、呼吸末正压通气、生命体征监护等。补钠原则：忌快速、高浓度静脉补钠，可缓慢静滴3%氯化钠溶液；同时应密切监测肺水肿，动态监测血电解质和排尿量；补钠量以维持血钠水平在130 mmol/L为宜，不要急于使血钠浓度快速恢复至正常。

TURP综合征的预防：①合理选用膨宫介质；②缩短及控制手术时间，尽量小于1小时；③膨宫压力不得超过150 mmHg；④避免切除过多肌层组织；⑤警惕灌流液吸收量超过1000 ml；⑥术中加强监测（心率、血压、呼吸、症状及体征）。

TURP综合征的救治流程见图19-60。

三、术中、术后子宫出血

子宫出血也是宫腔镜手术常见的并发症，发生率为0.2%～1.0%。当切除深度达到或超过子宫肌壁全层的1/3时，可能伤及肌层血管网，即会出现大出血。当深度达肌层全层的1/2时，出血难以控制。而随着宫腔灌流压力下降，出血将会加剧。宫腔镜手术中出现难以控制的大出血均应停止手术操作，使用缩宫素或垂体后叶素，不提倡电凝止血，双腔导管压迫止血是控制出血简便、有效的方法。可置入Foley管，球囊注水10～20 ml，压迫6～8小时取出，避免子宫壁缺血坏死。如果上述止血方法无效，可急行子宫血管阻断或子宫切除术[9]。

预防子宫出血的措施：①术前药物处理或术中先行刮宫，使子宫内膜变薄，然后进行宫腔镜子宫内膜切除。②保证灌流液有足够的流速，使术野保持清晰。③切除子宫内膜深度应在内膜下2~3mm处，避免过深。④对宽蒂或壁间内突肌瘤应切割至与周围肌壁平齐；对埋在肌壁间的瘤体，可先用缩宫素使子宫收缩，将瘤体挤入宫腔内再进行切割，切忌用电极在肌壁间"掏挖式"切割瘤体。

四、静脉空气栓塞

其发生机制是手术中患者采取头低臀高位时，心脏低于子宫水平，致使静脉压降低，如果此时子宫肌壁深层大静脉窦开放，并与外界相通，外界的空气可被吸入静脉循环。本病发生突然，发展快，难以治疗，常导致患者猝死。空气栓塞一经发现，应立即停止手术操作，倒转患者的头低臀高位，改行左侧卧位，正压给氧，开放静脉通道，静注地塞米松5～10mg，同时静注生理盐水，适时放置中心静脉压导管和针对心肺功能衰竭进行复苏抢救，高压氧治疗可降低病死率。

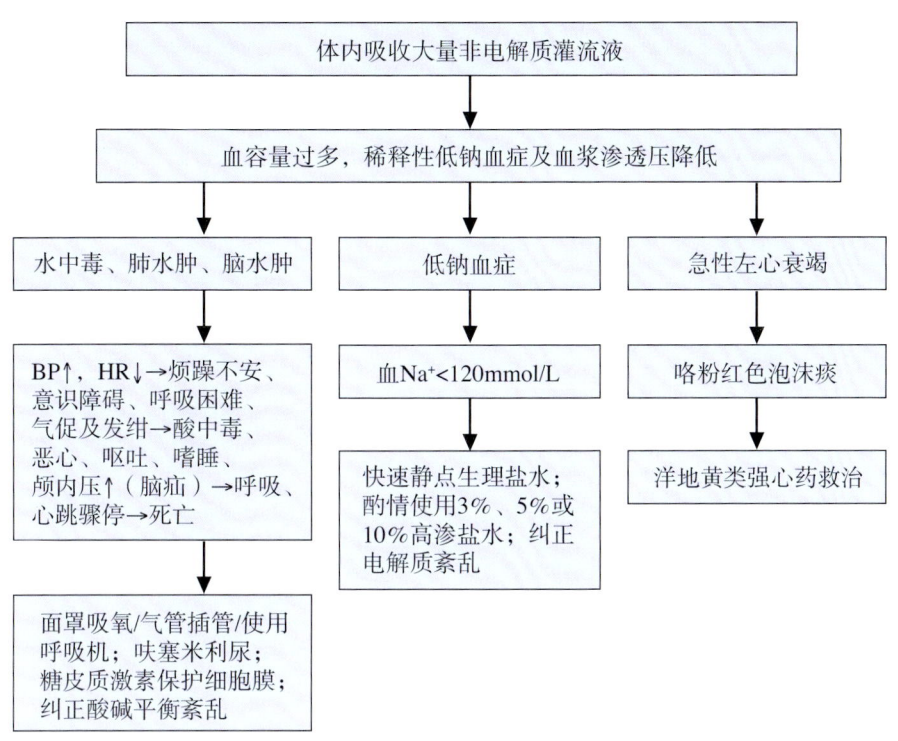

图 19-60　TURP 综合征救治流程图

空气栓塞预防措施：①绝对避免空气经灌流液管道进入宫腔。②先行宫颈预处理，减少颈管裂伤。③避免过高的灌流压力和患者过度头低臀高位。④术中严密监护。

（杨 艳　马彩虹）

参考文献

[1] 夏恩兰. 妇科内镜学. 北京：人民卫生出版社，2001:142-143.
[2] 李凤，王晓雷，宫华芳，等. 宫腔镜手术治疗子宫黏膜下肌瘤 248 例分析. 中国实用妇科与产科杂志，2007, 9(23):710-719.
[3] Shokeir TA. Hysteroscopic management in submucous fibroids to improve fertility. Arch Gynecol Obestet, 2005, 273(1):50-54.
[4] 曹泽毅. 中华妇产科学. 北京：人民卫生出版社，2007:2403-2406.
[5] Gaucherand P, Piaeenza JM, Salle B, et al. Sonohysteogmphy of the uterine cavity preliminary investigation. J Clin Ultrasound, 1995, 23:339-348.
[6] 刘玉环，夏恩兰，张书巧. 子宫纵隔 107 例诊治分析. 中国妇科与产科杂志，2002, 18(9):559-560.
[7] Hickok LR. Hysteroscopic treatment of the uterine septum: a clinician's experience. Am J Obstet Gynecol, 2000, 182:1414-1420.
[8] 夏恩兰. 宫腔镜学及图谱. 2 版. 郑州：河南科学技术出版社，2009:144-151.
[9] Liselotte Mettler. 妇科腹腔镜及宫腔镜手术指南. 冯力民译. 北京：人民军医出版社，2009:15-27.

第4篇 辅助生殖技术篇

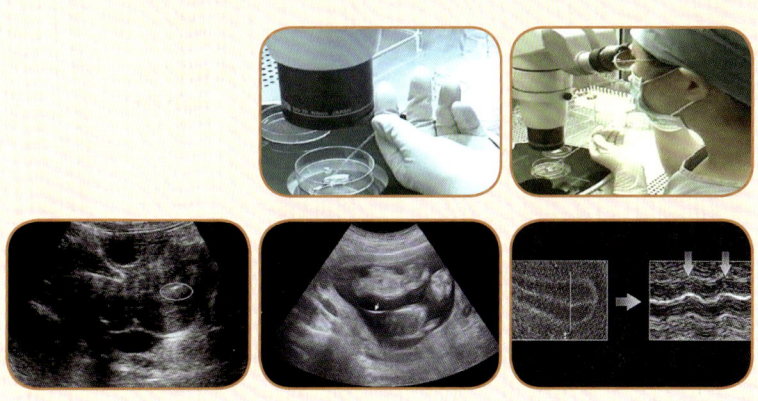

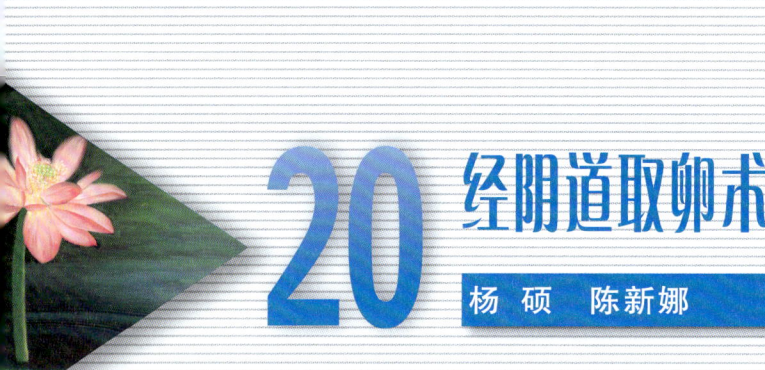

20 经阴道取卵术

杨 硕　陈新娜

取卵术（oocyte retrieval）是 IVF-ET 助孕过程中的重要环节。此前的控制性促超排卵（controlled ovarian hyperstimulation, COH）是基础，而取到卵是能够获得胚胎移植并得到妊娠的前提。经阴道取卵术（transvaginal oocyte retrieval）因其安全、有效、简便，且有患者痛苦小、术后恢复快等优势，自 1985 年就代替腹腔镜下取卵术成为 IVF 助孕中的标准技术之一，广泛地应用于临床[1]。取卵术既可用于收集成熟卵子进行 IVF-ET 助孕，亦可用于收集不成熟卵细胞用于体外培养（in vitro maturation, IVM），进行 IVF-ET 或生育力保存等。本章将分别对成熟卵取卵术及不成熟卵取卵术进行介绍。

第 1 节　取卵术（成熟卵）

成熟卵取卵术以 COH 为基础，适当的 COH 方案是通过取卵术得到成熟卵的前提。GnRH-a 降调节方案或 GnRH 拮抗剂方案为常用方案，在应用促性腺激素（gonadotropin，Gn）启动后 5 天 B 超监测卵泡生长情况，并酌情检查血激素水平，根据卵泡生长情况及血激素水平调整 Gn 用量。当至少 3 个卵泡达到或超过 18～20mm 时，当晚皮下注射 hCG，取卵术一般在 hCG 注射 34～38 小时后进行。

一、适应证

1. 不孕症患者拟 IVF-ET 助孕，COH 或自然周期，经 hCG 促卵泡成熟。

2. 不孕症患者经促排卵治疗后，拟指导同房或行宫腔内人工授精术（intrauterine insemination, IUI），当有 4 个或以上卵泡发育时，为降低多胎妊娠及卵巢过渡刺激综合征（ovarian hyperstimulation syndrome, OHSS）风险，可选择将部分卵泡穿刺，保留部分优势卵泡，或转为 IVF-ET 助孕。

3. 进行生育力保存患者经 COH 治疗后，拟冻存成熟卵细胞。

二、禁忌证

由于患者在 COH 过程中时间及金钱的花费较大，且需要注射大量 Gn，因此，在准备开始进行 COH 前，应对患者进行全面检查，明确有无不宜使用大剂量 Gn 的禁忌证以及不适宜手术、妊娠的疾病，并请相关科室协助处理。若于 COH 过程中发生突发情况，不宜行取卵术，需充分向患者交代病情及手术风险、并发症，与患者共同决定是否放弃周期。如下列出取卵术的禁忌证：

1. 全身或生殖、泌尿系统急性感染期，性传播疾病活动期。

2. 严重躯体疾病无法耐受手术或不宜妊娠（后者若无取卵术禁忌证可考虑取卵后冻存卵细胞或胚胎）。

术前应全面了解患者病史、全身查体情况及既往有无可能影响手术的病史，如出血史、药物过敏史、心肺疾病史等，以便术前准备所需特殊药物及设备，且术中发生意外情况能够及时处理，必要时根据情况请相关科室协助处理。

三、取卵前准备

1. hCG 注射日阴道冲洗 1 次（1000ml 无菌生理盐水）。需注意冲洗过程中用力过度可能导致卵泡破裂，因此要轻柔操作。

2. 充分向患者交代取卵手术过程及相关风险，同时协助患者消除不必要的恐惧心理，使患者做好充分的心理准备。患者夫妇双方签署取卵术知情同意书。

3. 在开展静脉麻醉下取卵术的患者，还需签署静脉全身麻醉知情同意书，同样需注意充分交代麻醉下取卵术的利弊及风险。

4. 术日晨起留置静脉套管针。

四、进取卵室后准备

1. 核对夫妇双方姓名及照片。
2. 开放静脉。
3. 静脉麻醉（芬太尼联合异丙酚）取卵有助于减轻患者疼痛，消除患者恐惧心理，且有助于患者更好地配合手术，取得良好的手术效果。术中需麻醉师全程监测，持续面罩给氧，心电监护。对于有合并症或其他情况不适合静脉全麻的患者，可于术前 30 分钟肌注盐酸哌替啶（杜冷丁）50～100mg，以助减轻患者疼痛。
4. 调节负压吸引器压力，常规取卵时负压为 120mmHg，未成熟卵（IVM）取卵时负压为 80～90mmHg。
5. 准备取卵所需物品：17G 取卵针（IVM 常用的为 20G 取卵针）、阴道探头相应的针导、无菌手套（用作 B 超探头护套）、塑料长护套（用于套阴道探头的连接线）、试管、培养液、铺巾用腿套孔巾、手术衣等，目前常用的取卵穿刺针有单腔穿刺针及双腔穿刺针（图 20-1～7）。

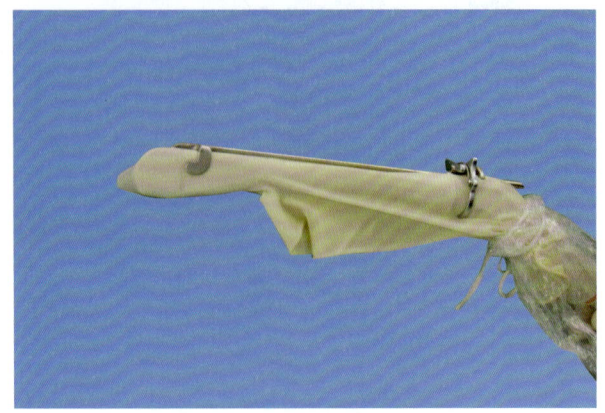

图 20-1　阴道探头及穿刺针架

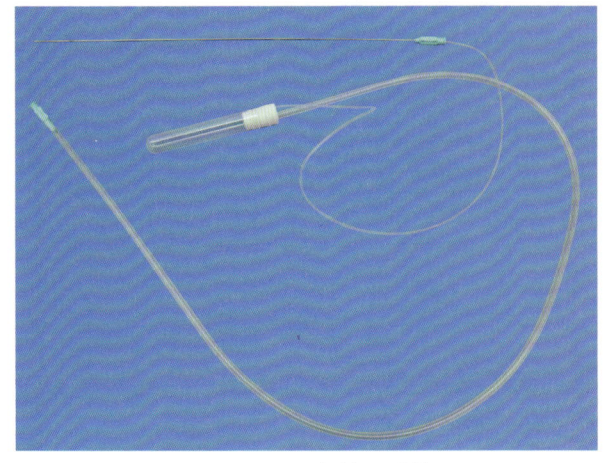

图 20-2　取卵针及试管

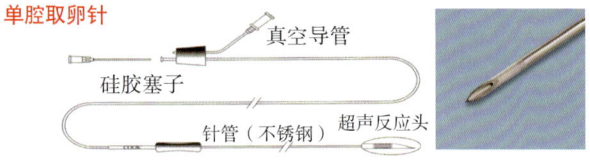

图 20-3　单腔取卵针

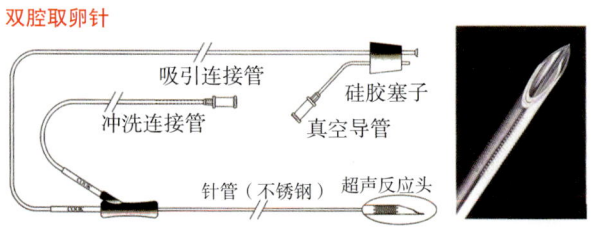

图 20-4　双腔取卵针

五、取卵步骤

患者排空膀胱后，取膀胱截石位，静脉全麻满意后，无菌生理盐水冲洗外阴、阴道，并以无菌纱布擦干。对于阴道感染较轻，坚决要求取卵的患者，可先用消毒液擦洗后，再用生理盐水清洗。但灭菌剂可能对卵母细胞甚至胚胎造成不良影响，甚至产生致畸作用，因此，若需使用灭菌剂，必须彻底清洗干净。

1. 无菌生理盐水擦洗阴道探头后，套无菌手套及塑料长护套，安装针导。

2. 行阴道 B 超检查，了解双侧卵巢位置，分别测量双侧卵巢大小，并记录卵泡数（按大、中、小分别计数），确定进针方向及位置（图 20-8～14）。

3. 确定穿刺方向后，以一定的突破力，快速穿刺进入距探头最近、位置较低、边界清楚、较大的卵泡，吸完卵泡液后可稍旋转针头，以尽量吸净卵泡液。再由近至远依次穿刺同一平面内的其他卵泡，之后将穿刺针退出卵巢（但可保留在阴道壁内），调整探头方向，按上述方法依次穿刺剩余卵泡。尽量吸空≥12mm 的所有卵泡。一侧卵巢穿刺完毕后，将穿刺针拔出，培养液冲洗针头后，再同法穿刺另一侧卵巢（图 20-15～22）。如卵泡已成熟，吸出卵泡液为草黄色，随后可能为血性液体（颗粒细胞层

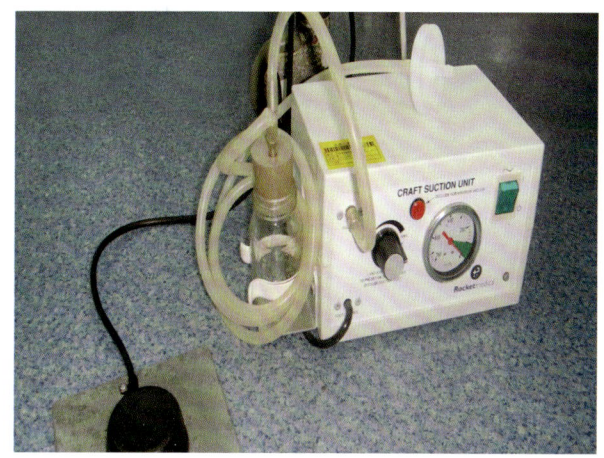

图 20-5　负压吸引器

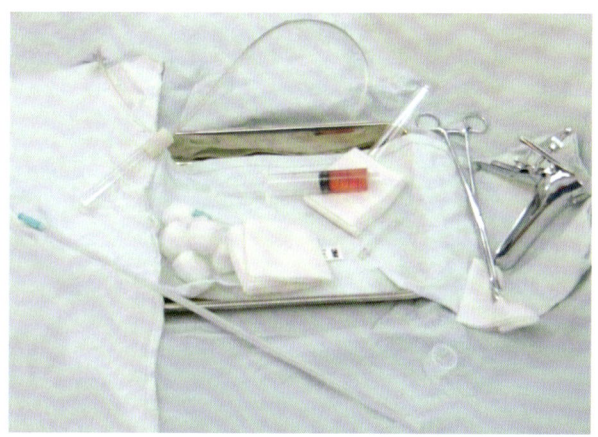

图 20-6　取卵包

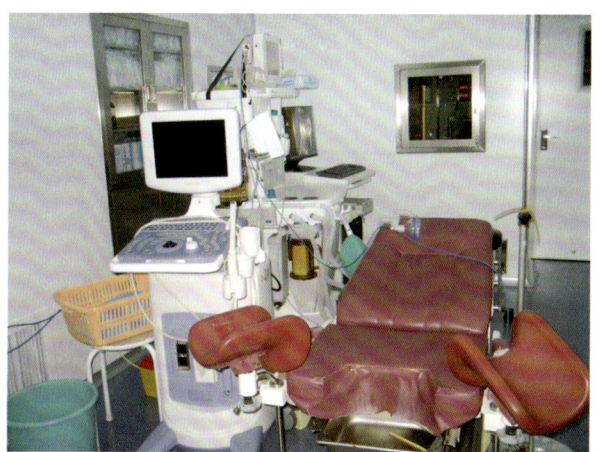

图 20-7　取卵手术室

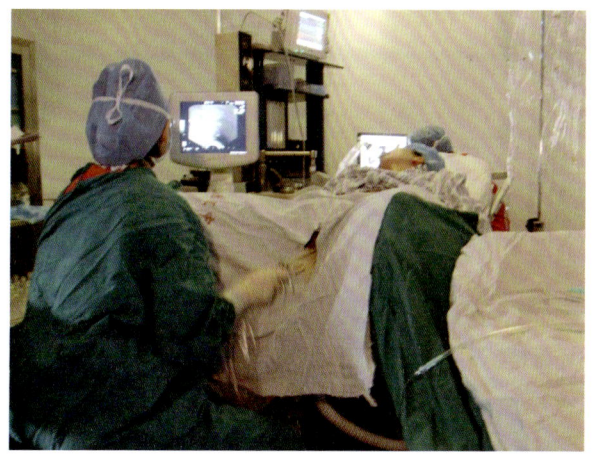

图 20-8　取卵手术

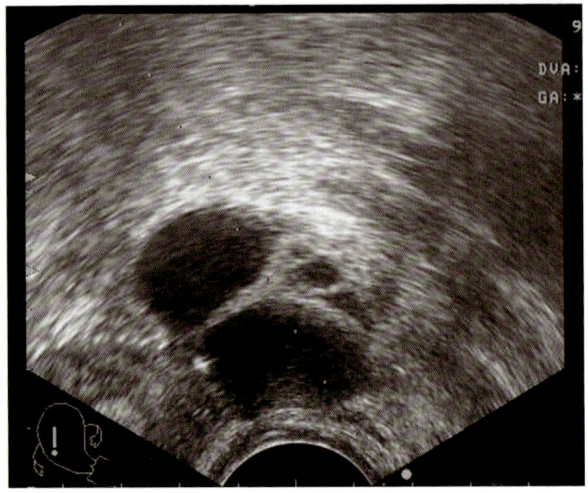

图 20-9　取卵前卵巢：卵泡少

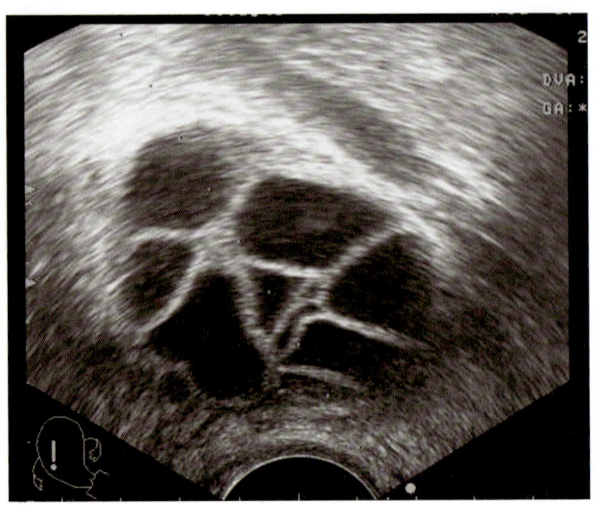

图 20-12　取卵前卵巢：卵巢贴近髂血管

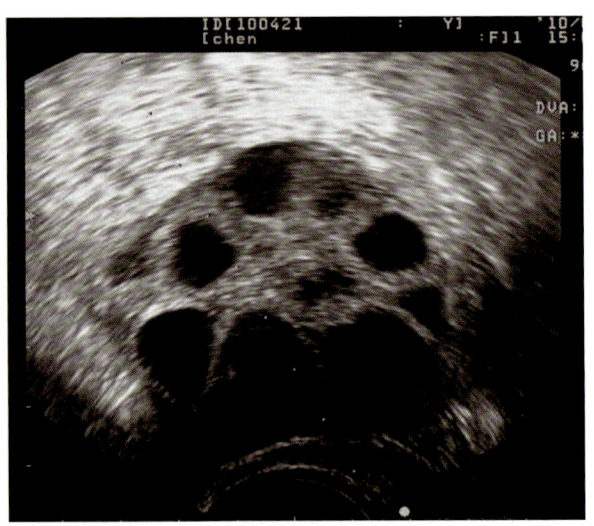

图 20-10　取卵前卵巢：卵泡发育不均

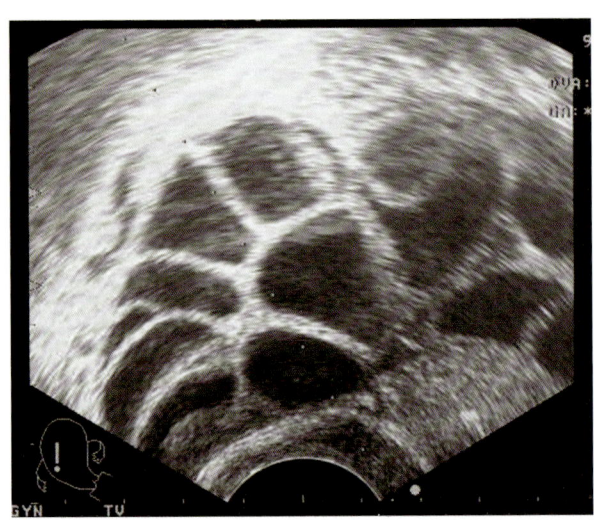

图 20-13　取卵前双侧卵巢靠近，一侧卵巢在子宫上方

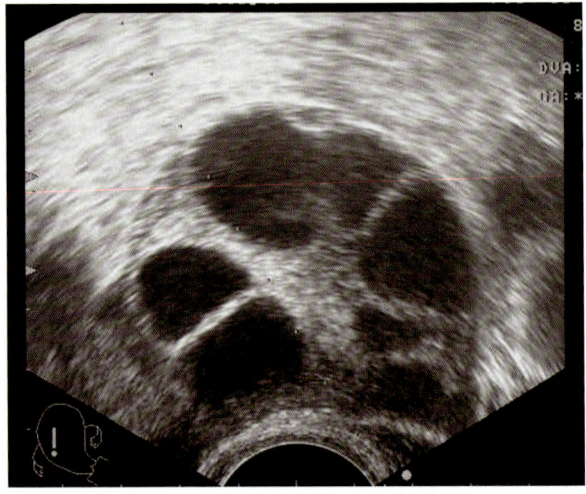

图 20-11　取卵前卵巢：卵泡分布于周边

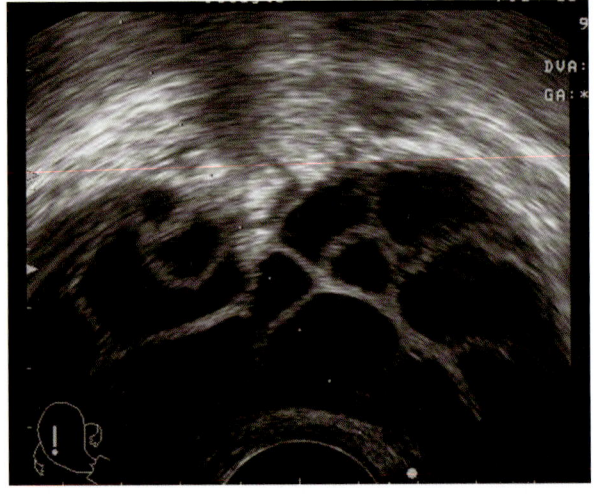

图 20-14　取卵前双侧卵巢靠近，均位于子宫直肠陷凹

脱落，卵泡膜细胞间血管破裂）。

6. 所有卵泡穿刺完毕后，B超检查盆腔内积液，警惕盆腔内活动出血可能。以窥器打开阴道暴露穹窿，检查穿刺点有无活动出血。若卵巢位置正常，取卵小心操作，大多无活动性出血。少量出血者，可用无菌纱布压迫止血，通常能够取得满意的止血效果。若仍有少量出血，可于阴道内留置无菌纱布持续压迫2~4小时止血。如出血多，可疑小动脉出血者，可用血管钳钳夹止血，严重者需血管钳钳夹2~4小时。

六、取卵术后黄体支持

COH过程中需要进行垂体降调节，即使停药，垂体分泌促性腺激素的功能也无法立即恢复。同时，取卵术中抽吸卵泡液取得卵细胞，也吸出大量颗粒细胞，在一定程度上影响了黄体功能。因此，患者在取卵术后需进行黄体支持，一般认为黄体支持需持续至妊娠8~10周。

目前认为单独使用黄体酮或加用hCG并不影响妊娠率，且使用hCG增加患OHSS风险。常用方案为取卵日起肌注黄体酮60mg qd或使用阴道用黄体酮。

七、取卵术后观察

1. 将患者送至麻醉恢复室，观察生命体征，确定患者已苏醒，生命体征平稳后送至病房。

2. 在病房观察2小时，患者完全清醒、生命体征平稳、无不适主诉可离院。

八、取卵术注意事项

1. 任何时候都应该尽量调整阴道探头位置，使其距离卵巢最近，并以适当的力量顶住阴道穹窿，有助于减少损伤和出血。

2. 若卵巢位置较高时，可适当辅以腹部加压，并变换阴道探头的方向和位置，尽量接近卵巢，并避开子宫。若穿刺针无法避开子宫，注意一定要尽量避开子宫内膜，可经宫颈或宫体穿刺（图20-23）。同时注意腹部加压时应避免过度压迫卵巢导致卵泡破裂。

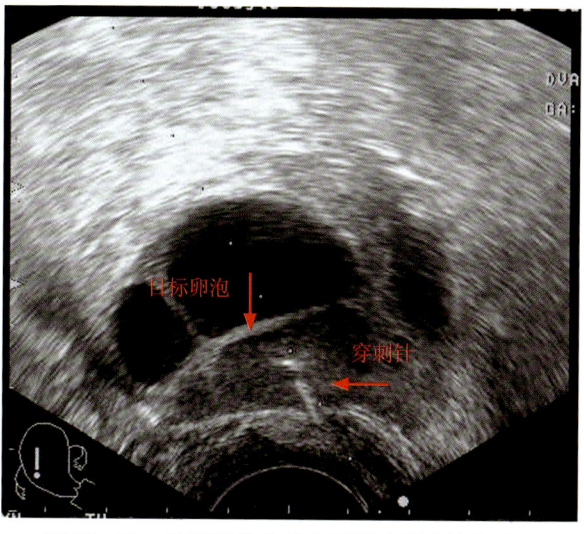

图20-15 穿刺针首先进入距探头最近的卵泡

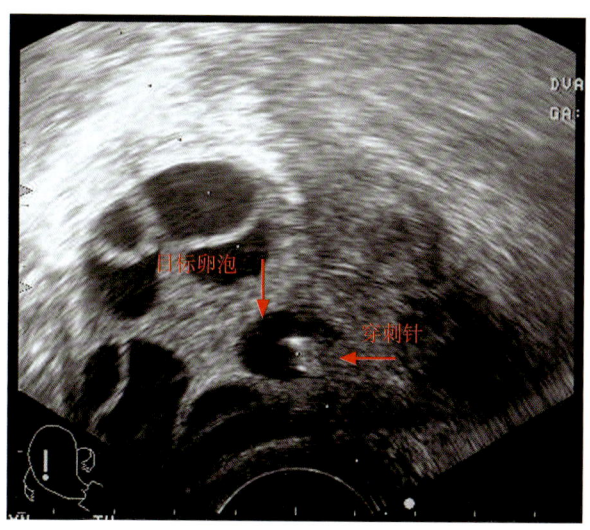

图20-16 穿刺靠近盆壁的卵泡时注意卵巢边界，避免穿入髂血管

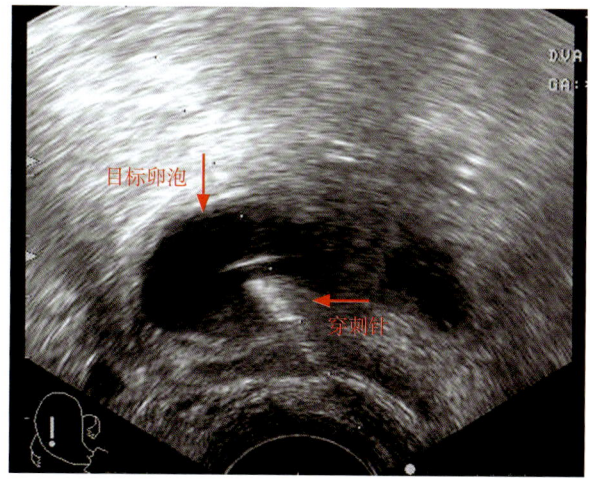

图20-17 穿刺>20mm椭圆形的位于卵巢周边的卵泡时注意与输卵管积水或盆腔积液区别

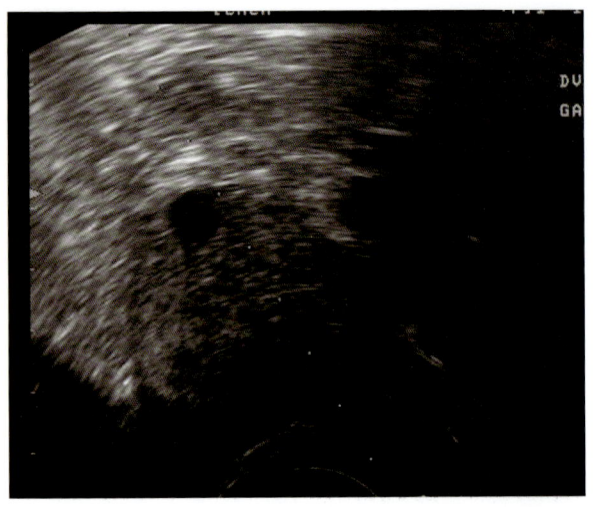

图 20-18　卵泡穿刺吸引后 B 超观察示中低回声

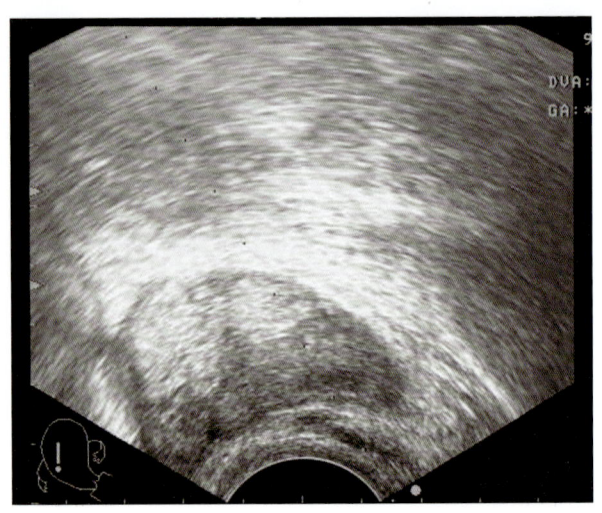

图 20-21　取卵后卵泡腔少量出血，呈中强回声

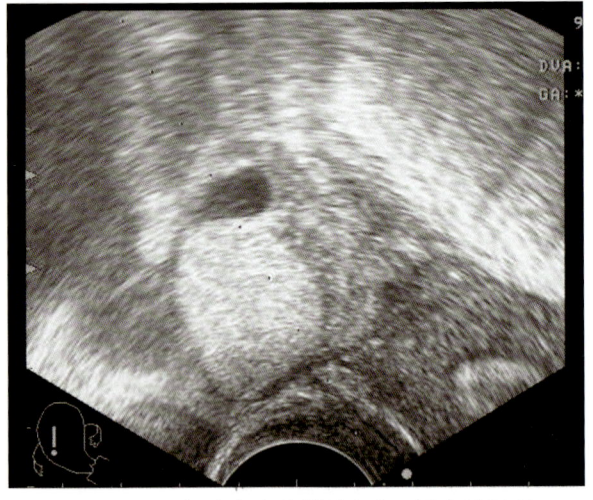

图 20-19　部分卵泡穿刺后出血，呈中强回声

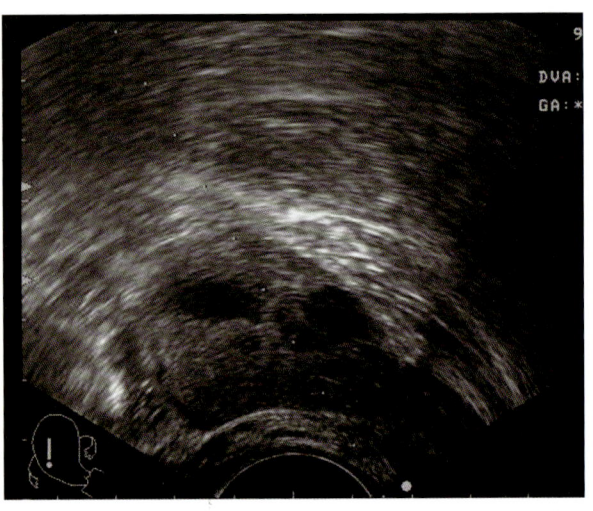

图 20-22　取卵后卵泡腔内积血，呈低回声或无回声

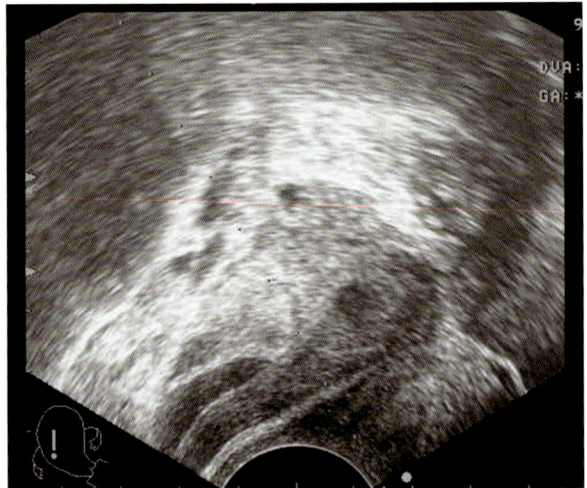

图 20-20　部分卵泡穿刺后出血，呈不均质低回声，注意卵巢是否明显增大

3. 发现膀胱有尿影响穿刺时，千万不能有侥幸心理勉强穿刺，一定要导尿排空膀胱后再穿刺，将损伤风险降至最低。

4. 穿刺时尽量减少穿刺针上、下、左、右移动的距离和次数，应选择在显示卵巢的最大平面时进针，依次穿刺各卵泡。

5. 对于合并卵巢囊肿的患者，术中尽量避免穿刺，以降低术后感染甚至肿瘤扩散机会。对于进行促超排卵前发现的体积较大、估计影响取卵的囊肿，应在进入促超排卵周期前进行处理，结合患者具体情况进行手术治疗，同时明确囊肿性质，再进入促超排卵周期。对于促超排卵过程中或取卵术时发现的卵巢囊肿，则尽量避免穿刺

（图20-24～25），特别是对于超声影像提示畸胎瘤或囊实性肿物性质不明的，取卵术过程中应严格避免穿刺，无法避开时应放弃其远端卵泡，不穿刺。而对于超声影像为典型子宫内膜异位症囊肿或单纯囊肿者，若穿刺目标卵泡必须通过囊肿，可选择关闭负压吸引，待穿刺针穿过囊肿至目标卵泡内时再进行负压吸引（图20-26～31）。若囊肿影响手术必须穿刺的，需用单独试管收集囊内液，并送检进行常规检查及查找肿瘤细胞。若合并囊肿侧卵巢反应不佳、卵泡极少或无大卵泡生长，可根据对侧卵巢取卵情况酌情放弃该侧卵巢取卵。

6. 对于怀疑存在输卵管积水或盆腔包裹性

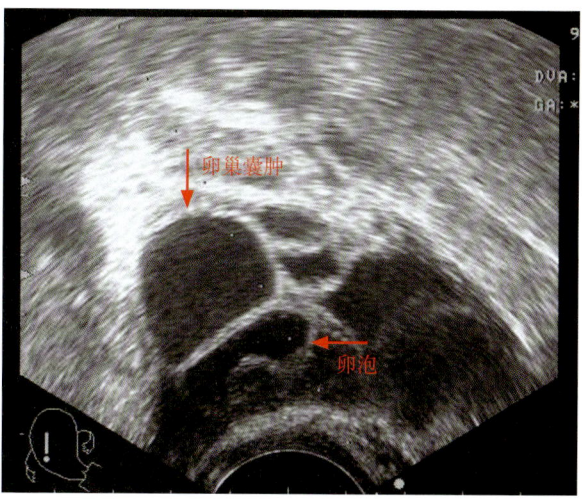

图20-25　卵巢囊肿位于卵泡远方，不影响卵泡穿刺

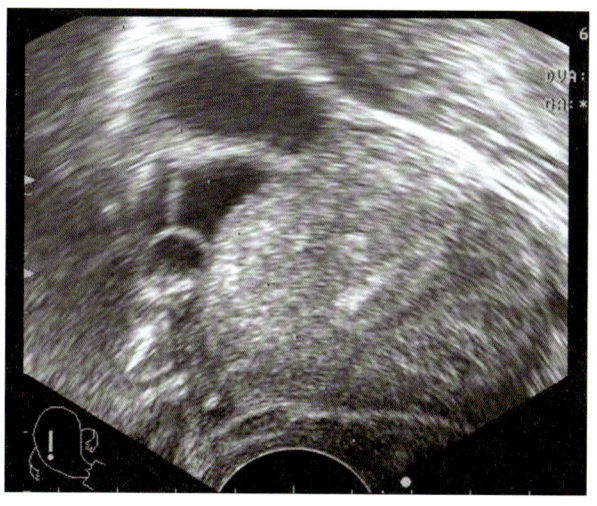

图20-23　卵巢位子宫上方，穿刺针穿过子宫肌壁

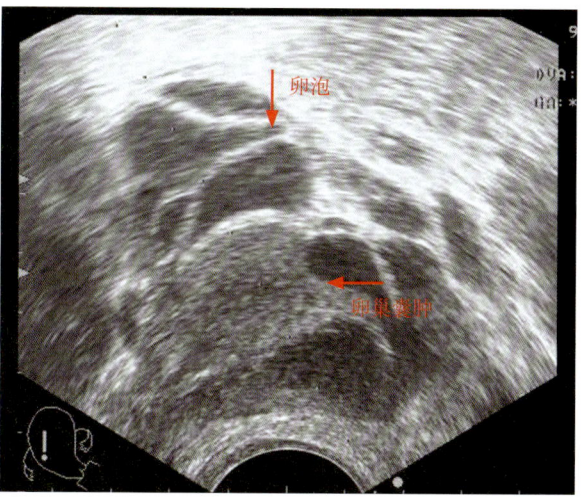

图20-26　部分卵泡位于卵巢囊肿远方，影响卵泡穿刺

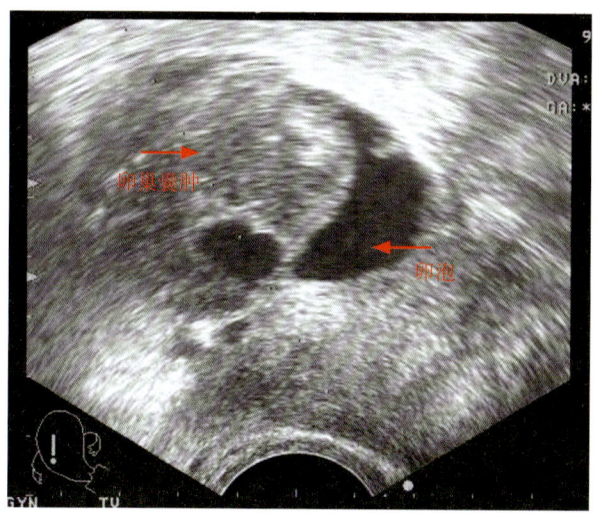

图20-24　卵巢囊肿取卵时可以避开

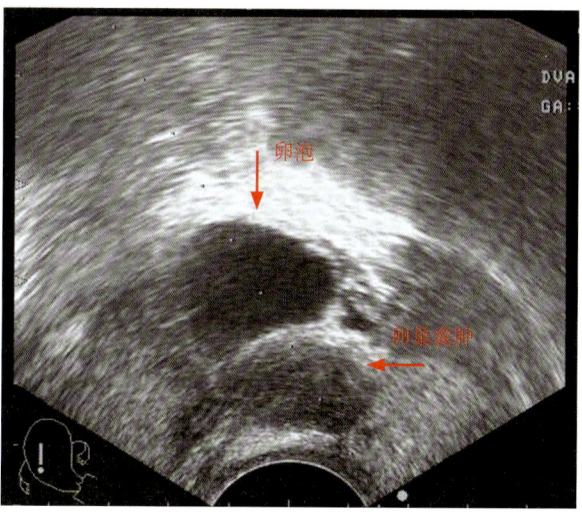

图20-27　卵泡位于卵巢囊肿远方，因卵泡数量较少，无负压先穿过囊肿再进入卵泡，再加负压吸引

第4篇　辅助生殖技术篇

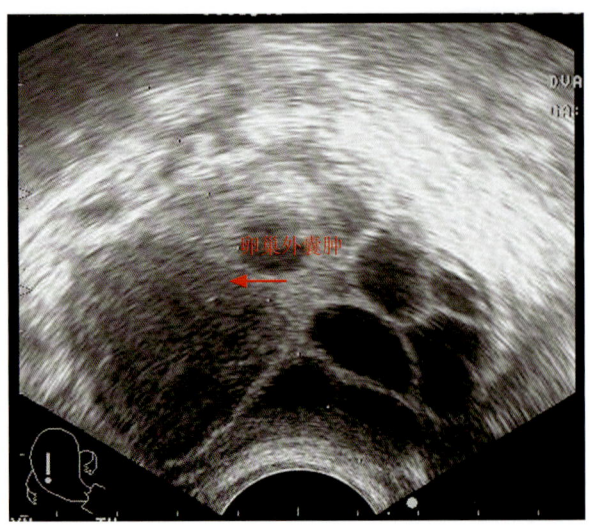

图 20-28　卵巢外囊肿

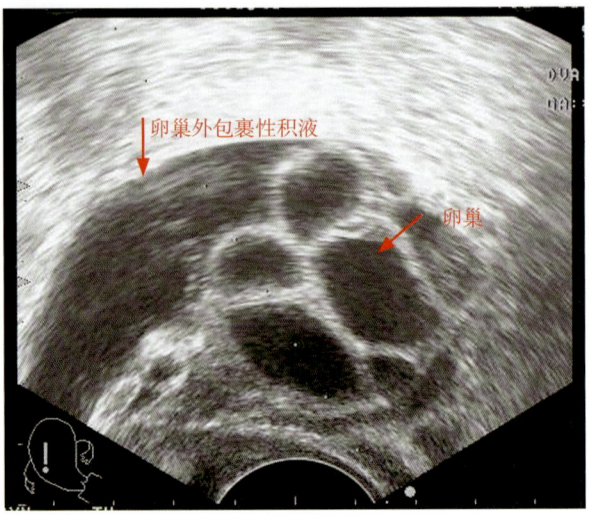

图 20-31　卵巢外包裹性积液，术中避免穿刺，应用抗生素预防感染

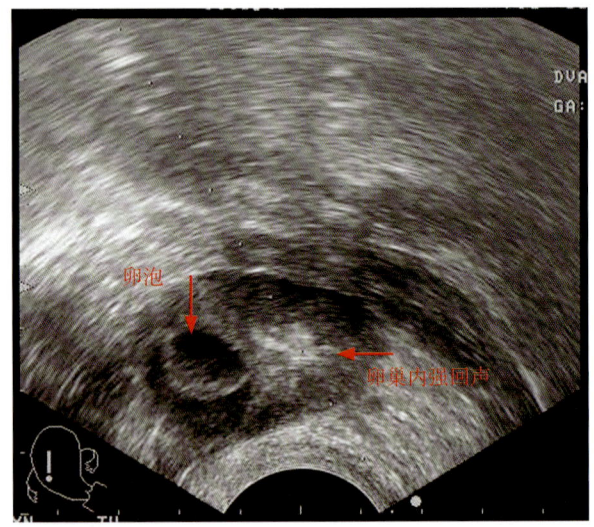

图 20-29　卵巢畸胎瘤剔除术后患者，卵巢内探及强回声团，不除外畸胎瘤复发，取卵过程中应尽量避免穿刺

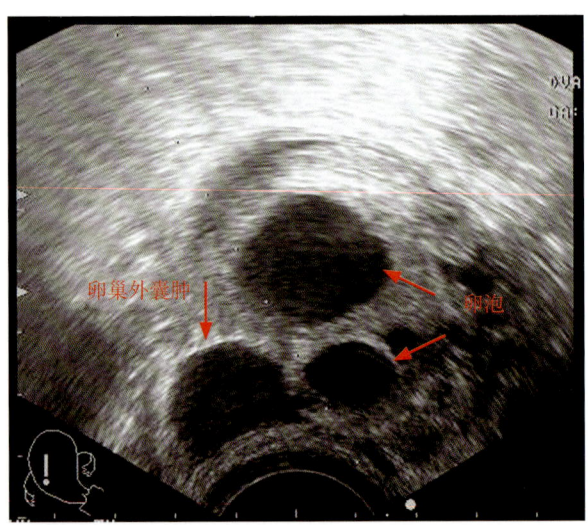

图 20-30　卵巢外囊肿，取卵术中需注意与卵泡区分

积液的患者，术中应尽量避免穿刺（图 20-32～34）。超过半数 IVF-ET 患者为输卵管性不孕，且不孕症患者常合并盆腔慢性炎症、子宫内膜异位症等，造成盆腔粘连并可能形成包裹性积液，取卵术中需注意区分卵泡及输卵管积水、包裹性积液。后两者均位于卵巢外，形状不规则，必要时可参考患者既往 B 超等影像学资料。

输卵管积水影响胚胎移植成功率，若在进入促排卵周期前未手术处理或因各种原因不适合手术的患者，可酌情于术中行输卵管积水穿刺。术前需充分向患者交代感染风险，在双侧卵泡均穿刺取卵完毕后，再行积水穿刺，且需用单独试管收集囊内液。术后需注意加强抗生素预防感染。

7. 卵泡数少（小于 5 个）时，可用双腔穿刺针取卵。若吸出卵泡液中找不到卵母细胞，可用培养液冲洗该卵泡，并再次抽吸，有助于增加获卵率。但反复冲洗可能会损伤卵母细胞，故建议可冲洗 1～2 次。

九、取卵术的并发症及处理

随着阴道 B 超引导下取卵术的广泛开展，取卵术已经成为一项安全、成熟、IVF-ET 过程中必不可少的标准技术之一。取卵术的主要并发症包括出血、感染、损伤周围脏器[1]。尽管上述并发症均较少见，但其导致的后果可能是非常严重的，甚至可能出现生命危险，因此需注意

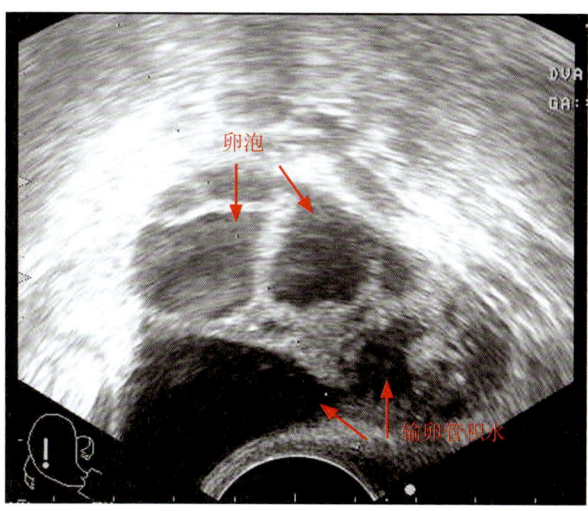

图 20-32　输卵管积水，位于卵泡下方

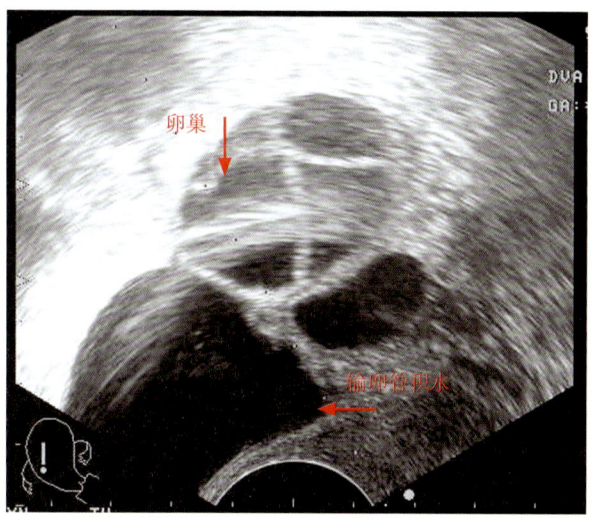

图 20-33　输卵管积水，位于卵泡侧下方，尽量避免穿刺

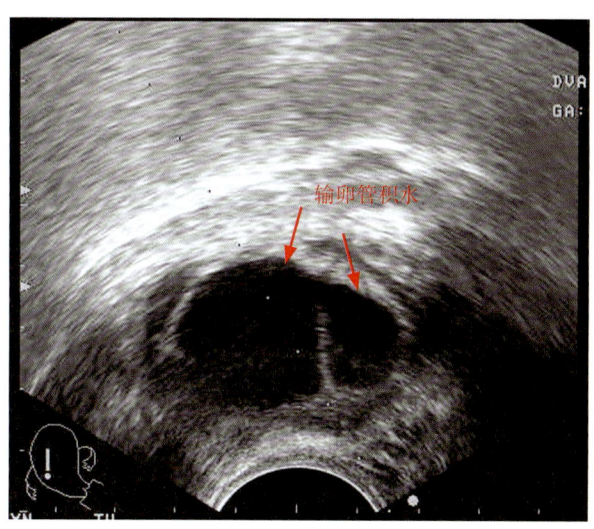

图 20-34　输卵管积水，与卵泡紧贴，不易区别

尽量降低并发症的发生，同时做到有并发症发生时能够早发现、早处理、积极干预，减少损失。Cesare 等报道，7098 例 IVF 取卵周期中并发症发生率仅为 0.08%，其中腹腔内出血发生率 0.06%，卵巢脓肿发生率 0.003%[1]。

（一）取卵术后出血

文献报道，取卵后出血量超过 100ml 的发生率为 0.8%[2]。我们对 10251 个取卵周期进行回顾分析，取卵术后腹腔内出血的发生率为 0.2%，腹腔内出血需手术治疗者占 0.05%[3]。阴道壁、卵巢穿刺点或盆腔血管损伤均可能导致阴道出血或腹腔内出血。多次穿刺阴道壁及卵巢、不适当地转动阴道探头、错误辨别盆腔血管等均可能导致严重的出血。亦有文献报道取卵术后严重的腹腔内出血甚至危及生命，在临床工作中一定要警惕[4]。特别是对于体型较瘦的 PCOS 患者，有文献报道此类患者发生取卵术后腹腔内出血的风险显著升高[5]。

怀疑腹腔内出血需要严密观察生命体征、腹部体征，并评估出血量。出血较少的可以选择保守治疗，以药物止血及抗生素预防感染为主，需警惕盆腔积血继发感染。严重的腹腔内出血会导致血流动力学改变，一般在取卵后 2～4 小时内即会出相应的症状及体征，建议积极的腹腔镜探查并止血。超促排卵后卵巢体积增大且质地糟脆，手术中应尽量减少卵巢上的操作，采用电凝止血，尽量避免缝合（图 20-35）[1]。

取卵术者应熟悉盆腔重要脏器、血管位置及超声图像特征，手术穿刺应避免反复进针。

（二）取卵术后盆腔感染

文献报道取卵术后盆腔感染的发生率低于 1%[1,6,7]。导致盆腔内感染的常见原因有：①穿刺取卵过程中穿刺针经过阴道、宫颈时将感染源带入卵巢，可能导致附件炎症；②原有隐匿性的盆腔炎症在术后发作；③穿刺损伤肠管；④腹腔内出血继发感染。常见的致病菌有大肠埃希菌及厌氧菌。卵巢巧克力囊肿、输卵管积水、盆腔包裹性积液的患者以及既往有盆腔炎感染病史的患者易发生取卵后感染。

盆腔感染多表现为输卵管卵巢脓肿，部分病

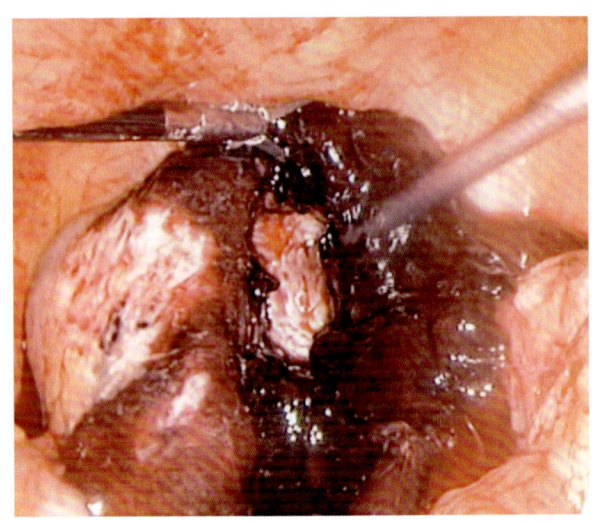

图 20-35　取卵术后卵巢破裂出血

例表现为不明原因发热等。治疗以联合应用静脉滴注抗生素为主，并注意加强营养支持治疗，若有脓肿形成可以腹腔镜下清创引流。

感染会影响成功率，积极预防感染是关键。目前各生殖医学中心术前大多只采用生理盐水进行阴道擦洗，因此术中需严格无菌操作、避免多次穿刺。对于高危人群，术前充分评估，交代风险，加强抗感染治疗，必要时在进入 IVF 周期前预先处理盆腔病灶。

（三）盆腔脏器、血管损伤

盆腔脏器、血管的损伤大多与盆腔内脏器解剖位置变异、盆腹腔严重粘连及术者技术操作不熟练等有关。不孕症患者盆腔解剖结构异常、盆腔严重粘连的发生率显著高于正常人群，损伤风险增加[6]。

如子宫内膜异位症可能导致卵巢粘连于子宫或盆腔的某个部位，若取卵术时穿刺针必须经子宫或膀胱才能获取卵子，这时子宫和膀胱受损则不可避免。发生膀胱损伤时可出现肉眼血尿，治疗以膀胱灌洗及静脉点滴止血药物为主，多能保守治疗成功。还有个案报道取卵术后阑尾、输尿管、肠管损伤，均较少见。

术后需注意患者主诉，尤其是出现持续腹痛、腰痛等不适的患者，需积极处理。在监测排卵过程中即可评估穿刺风险，若有经阴道取卵困难者可经腹部或腹腔镜下取卵以减低损伤风险。

第 2 节　取卵术（不成熟卵）

COH 是 IVF-ET 助孕中至关重要的环节之一，常规 COH 方案需进行垂体降调节并使用大剂量 Gn 以促使多个卵泡同时发育成熟，因此有发生 OHSS 的风险。特别是对于年轻、体型较瘦以及 PCOS 患者等 OHSS 高危人群，不仅可能影响卵母细胞质量及临床结局，还将给患者带来极大的痛苦，而且血栓栓塞等严重并发症可能危及患者生命。部分患者在 COH 过程中因卵巢低反应或卵泡发育不良不得不放弃周期。另有一些患者对于应用大剂量 Gn 顾虑极大，或合并躯体疾病如卵巢、乳腺等部位的恶性肿瘤，不适宜使用常规剂量 Gn。上述情况均给常规 COH 带来了困难，因此生殖医学工作者们开始寻求另一种能够安全、有效地帮助患者满足生育要求的辅助生殖技术，即不成熟卵体外培养（in vitro maturation，IVM）。

不成熟卵体外培养是指通过取卵术获得不成熟卵母细胞，在体外环境中培养，获得成熟的卵母细胞、体外受精后获得胚胎。此方法避免了大剂量使用 Gn，减少了患者注射痛苦，同时降低了花费，也避免了 OHSS 等并发症的风险，以及对 COH 后的远期风险。但由于此方案的特殊性，需注意严格掌握适应证，选择适当的患者，以得到满意的临床结局。以下将详细介绍 IVM 的基本过程。

一、IVM 的适应证

1. PCO/PCOS 患者。
2. COH 过程中小卵泡过多发育，为预防 OHSS 转为 IVM。
3. 卵巢低反应、对应用 Gn 有顾虑或合并躯体疾病不适宜应用 Gn 者。

4. 生育功能的保存。与冷冻保存技术结合，建立"卵子库"，进行生育力保存。

5. 多次超促排卵周期卵不成熟（2 次及以上）。

6. 自然周期 IVF/IVM。

二、IVM 禁忌证

同常规取卵术

三、IVM 准备

1. 准备采取 IVM 方案前需严格选择适应证、除外禁忌证，并充分向患者及家属交代相关风险、并发症可能，以及花费、成功率情况，充分知情同意后，签署相关知情同意书。

2. 于月经第 2 天或孕激素撤退出血第 2 天行血激素检查、阴道超声，了解双侧卵巢窦卵泡数量及子宫内膜厚度。

3. 月经第 8 天开始监测卵泡生长，需确定无优势卵泡发育，当卵泡直径大于 6mm（小于 10mm）、血清 E_2 水平一般不超过 200 pmol/L、子宫内膜厚度达到 6~8mm 时，确定穿刺取卵时间（一般为注射 hCG 后 38 小时左右）。当日可选择注射 hCG 或不予注射 hCG。

4. COH 过程中，双侧 ≤ 12mm 的卵泡数目大于 40 个，可考虑转为 IVM；若大于 20 个，继续刺激 3~6 天卵泡生长缓慢，亦可酌情考虑转为 IVM。需注意当主导卵泡直径 >14 mm 时，卵母细胞体外成熟后的受精率、卵裂能力下降，不主张转为 IVM。COH 过程中转为 IVM 者注射 hCG 后 36~40 小时左右行取卵术。

5. 希望选择自然周期 IVF / IVM 的患者，需满足以下要求：评估卵巢储备功能正常，基础状态下 B 超下可见 ≥ 7 个窦卵泡，月经周期第 2 天至第 4 天血清 FSH 水平 <10~12 IU/L。监测当主导卵泡的直径达到 12~14mm、子宫内膜厚度 ≥ 6.0mm 时注射 hCG，注射后 36~40 小时左右行取卵术。获得成熟卵可直接受精，不成熟卵可在体外培养 24~48 小时成熟后进行受精，以获得可移植胚胎。

四、术前准备、取卵步骤及术后观察

同本章第 1 节（穿刺针型号及负压吸引压力与成熟卵不同）。需注意在进行 IVM 取卵时应尽量穿刺吸净所有卵泡，以获得更多的卵母细胞。

五、子宫内膜准备及黄体支持

由于 IVM 过程中卵泡未在体内发育至成熟，体内雌激素水平一般不超过 200pmol/L，此时子宫内膜较薄，不适宜移植胚胎，并且需要更大剂量的黄体支持。取卵日内膜厚度不作为取消周期指征。

子宫内膜准备及黄体支持的常用方案为：取卵日开始予口服戊酸雌二醇 4~6mg/d，受精日开始肌内注射黄体酮 80mg/d 或阴道用黄体酮阴道栓剂 90mg bid，至术后 2 周，确认妊娠者继续用药。戊酸雌二醇及黄体酮一直用至妊娠 10 周，此后逐渐减量至停药。黄体酮每 5~7 天减 20mg，戊酸雌二醇每 5~7 天减 1~2mg，直至减停。

如前所述，IVM 的优势包括无需 Gn 刺激，取出未成熟卵在体外培养发育至成熟，减少了患者注射痛苦，避免了 OHSS 等并发症的发生，同时避免了外源性激素对生殖内分泌系统及全身可能造成的影响。操作简便，大大缩短了治疗周期，同时降低了治疗花费。IVM 的不足之处在于获卵率及体外培养卵成熟率有限，若培养过程中卵母细胞发生卵裂延缓或停滞，可能影响胚胎质量，进而导致妊娠率偏低。且卵母细胞分裂过程中，对内源性及外源性因素的影响十分敏感，体外培养过程可能增加染色体异常等风险，导致子代异常。因此，需要综合考虑患者病情及相关社会、经济因素，选择对患者最有利的治疗方案，争取在最大程度上减少患者的痛苦及花费，同时尽量优化方案，提高妊娠率，帮助患者获得满意的妊娠结局。

（杨 硕 陈新娜）

参考文献

[1] Cesare Aragona, Mohamed A. Mohamed, Maria Salome B. Espinola, et al. Clinical complications after transvaginal oocyte retrieval in 7098 IVF cycles. Fertility and Sterility, 2011, 95(1):293-294.

[2] Bennett SJ, Waterstone JJ, Cheng WC, et al. Complications of transvaginal ultrasound-directed follicle aspiration: a review of 2670 consecutive procedures. J Assist Reprod Genet, 1993,10(1):72-77.

[3] Xiumei Zhen, Jie Qiao, Caihong Ma, et al. Intraperitoneal bleeding following transvaginal oocyte retrieval. International Journal of Gynecology and Obstetrics, 2010,108:31-34.

[4] Cavit Kart, Suleyman Guven, Turhan Aran, et al. Life-threatening intraabdominal bleeding after oocyte retrieval successfully managed with angiographic embolization. Fertility and Sterility, 2011,96(2):99-102.

[5] Gad Liberty, Jordana Hadassah Hyman, Talia Eldar-Geva, et al. Ovarian hemorrhage after transvaginal ultrasonographically guided oocyte aspiration: a potentially catastrophic and not so rare complication among lean patients with polycystic ovary syndrome. Fertility and Sterility, 2010,93(3):874-879.

[6] Roest J, Mous HV, Zeilmaker GH, Verhoeff A. The incidence of major clinical complications in a Dutch transport IVF programme. Hum Reprod Update, 1996,2:345-353.

[7] Kimberley Sharpe, Alan J. Karovitch, Paul Claman, et al. Transvaginal oocyte retrieval for in vitro fertilization complicated by ovarian abscess during pregnancy. Fertility and Sterility, 2006,86(1):219, e11-13.

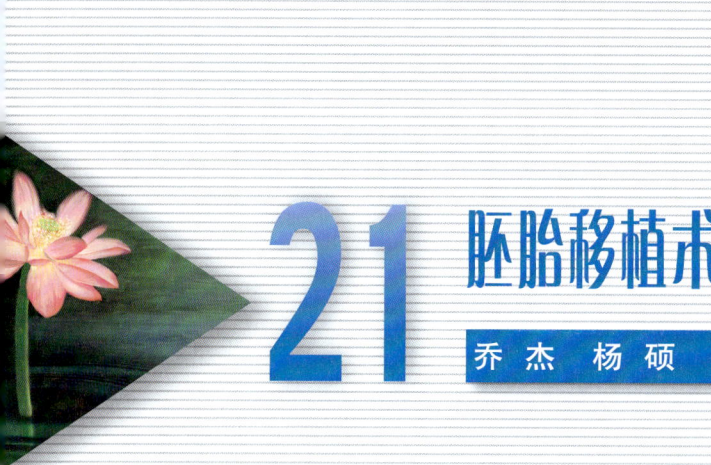

21 胚胎移植术

乔杰 杨硕

胚胎移植术（embryo transfer，ET）是指将体外培养的胚胎移植入母体宫腔中的过程，是 IVF-ET 助孕过程中的重要步骤，包括新鲜/解冻胚胎移植术，能否顺利进行将直接影响到 IVF-ET 的成功率。本章将对胚胎移植技术及相关问题进行介绍。

一、适应证

1. 不孕症患者接受 IVF 助孕，取得卵母细胞体外受精获得胚胎。
2. 不孕症患者接受 IVF 助孕，获得胚胎冻存，完成内膜准备。

二、禁忌证

不适合胚胎移植术的情况主要包括两方面：一是母体存在不适宜妊娠的疾病（必要时需请产科及相关科室医师协助评价妊娠期风险）；二是宫腔或内膜情况不适宜移植。可能影响胚胎着床的子宫或内膜疾病，特别是内膜与胚胎不同步时，因移植成功率低，应根据胚胎情况谨慎决定是否移植。无论何种情况，均需要综合考虑患者情况及胚胎情况，并充分向患者及家属交代病情，做到知情同意。

禁忌证包括：

1. 全身或生殖、泌尿系统急性感染期，性传播疾病活动期，严重精神或躯体疾病而不宜妊娠者。
2. 发生重度 OHSS。

三、胚胎移植时间

需根据实验室胚胎培养情况决定胚胎移植时间。目前大多数生殖医学中心在取卵后 3 天进行胚胎移植，也有的生殖医学中心在第二天移植胚胎，文献报道临床妊娠率相似。随着高质量商业化 IVF 培养液的诞生，第 5~6 天行囊胚移植（blastocyst transfer），可减少多胎妊娠的风险，且能达到满意的妊娠率[1]。

四、胚胎移植数目

增加胚胎移植数目可能增加妊娠概率，但同时也增加了多胎妊娠的风险，而多胎妊娠将显著增加妊娠期并发症可能，并可能影响母婴预后。因此，在 IVF-ET 助孕过程中，如何选择适当的移植胚胎数目，在达到满意成功率的基础上，最大限度地降低多胎妊娠的发生率，一直困扰着临床工作者。有文献报道，将移植胚胎数目由 3 个减为 2 个并不会降低成功率，但能够将多胎妊娠率降低 3%，而移植胚胎数超过 6 个时，妊娠率并不一定能得到相应提高。美国生殖医学会建议，应根据患者的年龄、胚胎质量及冷冻复苏成功率等综合考虑决定胚胎移植的数目。目前，根据卫生部《人类辅助生殖技术规范》的规定，即"每周期移植卵子、合子、胚胎总数不超过 3 个。如行辅助生殖技术第一周期，患者年龄小于 35 岁，移植胚胎总数不超过 2 个"，常规对于 35 岁以下、第一次助孕周期的患者，移植胚胎数不超过 2 个；其余患者移植胚胎数不超过 3 个。

五、胚胎移植所需器具和材料

移植包内包括：小弯盘 1 个（200ml），卵圆钳 1 把，宫颈钳 1 把，窥阴器 1 个，30ml 量杯 1 个，长棉签 6 个，小棉球 8 个，大棉球 1 个，孔巾 1 块，纱布 2 块，TB 针 1 个，移植管 1 个（图 21-1）。

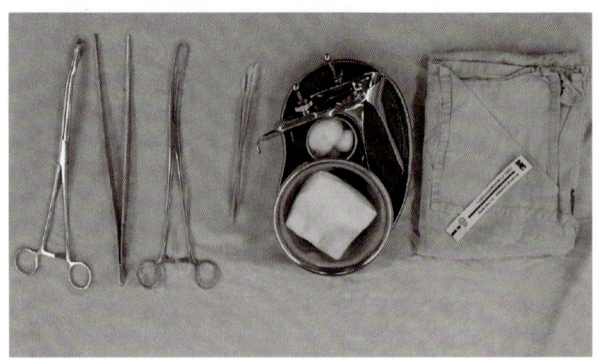

图 21-1　移植包准备

六、胚胎移植术前准备

术前应再次评估患者是否存在不适合行胚胎移植术的情况，充分向夫妇双方解释胚胎移植术的过程，避免患者过度紧张，甚至影响胚胎移植成功率。除需要腹部超声引导下移植的患者需适当充盈膀胱外，患者均应于术前排空膀胱。仔细核对夫妇双方的姓名、照片及相关证件。目前绝大多数生殖医学中心在进行胚胎移植术时并不进行麻醉，但亦有中心采用地西泮或笑气[2]。

七、胚胎移植术方法

患者取截石位，擦洗外阴后，窥阴器暴露宫颈，用培养液或生理盐水擦净宫颈（图 21-2）。胚胎移植管种类很多，目前常用的是带外套管和内芯的移植管。理想的移植管应尽量软，以减少对宫颈及宫腔内膜的刺激。内芯有一定的硬度，以保证外套管能够通过狭窄的宫颈管内口，从而确保软的装有胚胎的移植管能顺利进入宫腔[2]。

根据监测排卵时测量的子宫位置及屈度、大小，评估宫颈管长度及宫腔深度。将移植套管尖端相应弯曲，移植外套管（带或不带硬芯）沿子宫腔的方向进入 4~6cm（过宫颈内口约 0.5~1cm）（图 21-3）。对于移植管置入困难的患者，必要时需再次行盆腔检查了解子宫位置，或使用探针，但需注意轻柔操作，避免对宫颈管及内膜的损伤。若发生明显的宫颈管损伤或出血多，应考虑放弃本次胚胎移植，冻存全部胚胎。外套管进入宫腔后，取出硬芯，等待（图 21-4）。研究表明胚胎移植术中移植管尖端触碰宫底会影响着床率[3,4]。胚胎应置于宫腔中段。

再次核对夫妇双方姓名。将移植管上连接 TB 针管，务必接紧，不能漏气（图 21-5）。吸

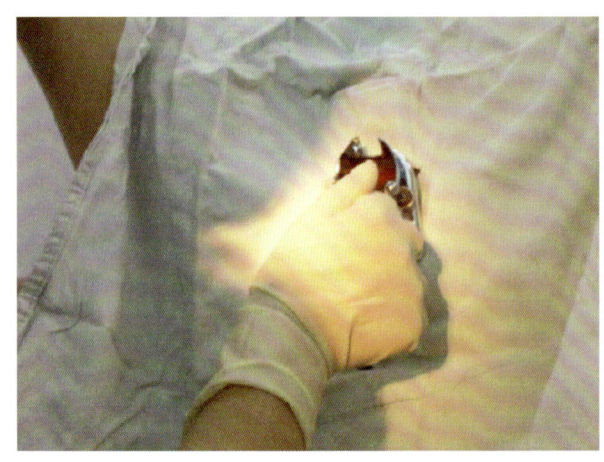

图 21-2　消毒外阴阴道

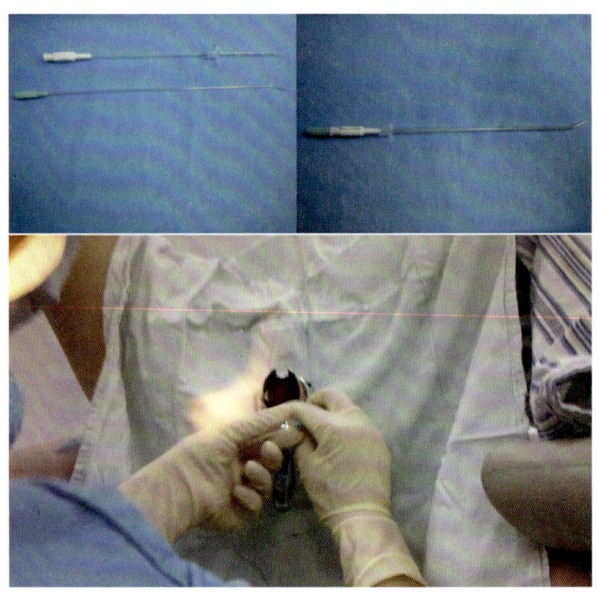

图 21-3　放置移植导管外套管（CCD 管）

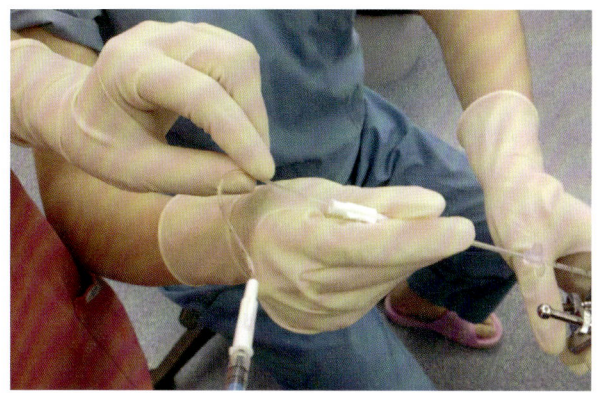

图 21-4　放置移植导管内套管（CCD 管）

取胚胎时首先吸取培养液约 1cm，气体 0.5cm，再吸入含胚胎的培养液，气体 0.5cm，培养液 1cm，总量不超过 30μl（图 21-6、7）。

再次核对夫妇双方姓名。将含胚胎的移植内管置入外套管中，当前端超出外套管约 1~2cm 时注入胚胎（约距宫底 1~1.5cm 处或宫颈内口上 1.5cm 处）。注入胚胎后应在原位置停留 4~5 秒，然后将导管缓慢撤出。推注速度过快将导致压力改变过大，给胚胎着床带来不良影响，应尽量缓慢推注[6]。

导管取出后应在显微镜下检查胚胎有无带出，特别注意导管边上的黏液部分（图 21-8）。移植术后撤出导管的时间是否影响 IVF-ET 结局目前尚有争论[2,5,7]。

自第一例 IVF-ET 术成功以来，许多学者致力于摸索更好的移植方法，提高患者着床率，但目前尚无统一结论[2,5,8,9,10]。

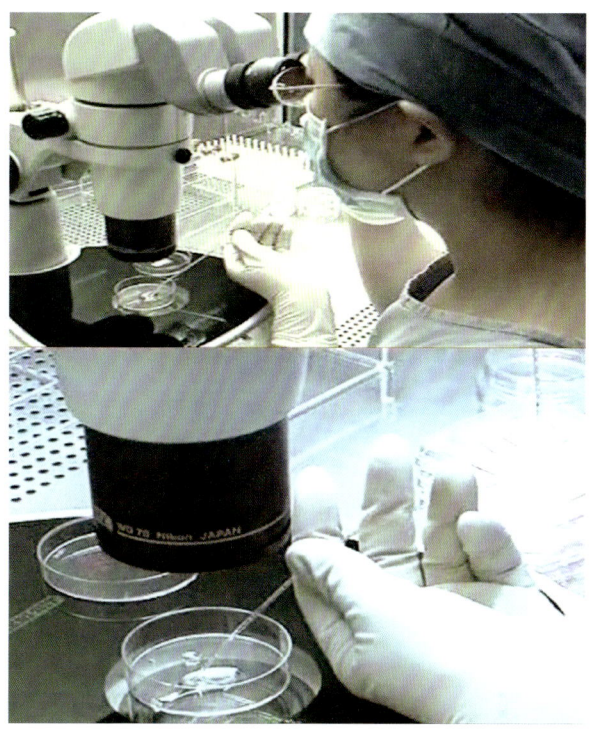

图 21-6　镜下吸取胚胎至移植管

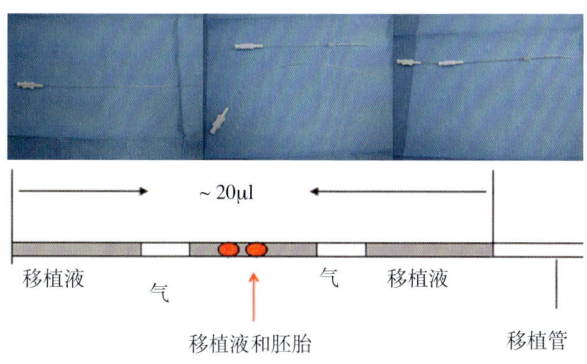

图 21-7　吸入总量不超过 30μl

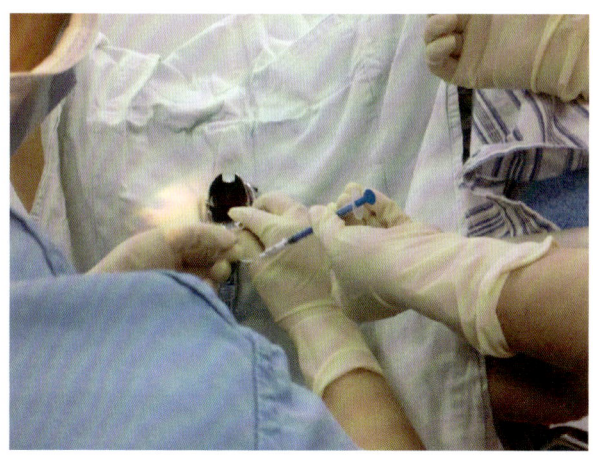

图 21-5　移植导管内套管（CCD 管），将胚胎移植管连 TB 针筒，不能漏气

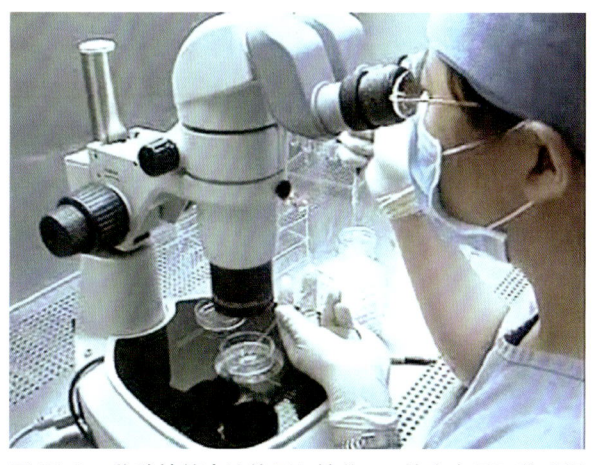

图 21-8　将移植管中液体置入培养皿，检查有无胚胎残留

超声辅助移植,可帮助了解子宫的位置,特别是对于子宫极度前屈或后屈,估计进入宫腔困难,或既往有困难移植史的患者(图21-9、10),引导移植管进入宫颈内口和移植内管到达适当的宫腔位置,将胚胎放在宫腔中部。对于移植困难的患者,超声引导有助于移植的顺利进行(图21-11~15)。文献表明,经阴道或经腹超声引导移植对周期结局并无显著改善[11]。随着胚胎移植管的改进、操作技术的提高以及经验的积累,特别是超声辅助移植技术的开展,目前大多数生殖医学中心不再进行"试验移植",但对于移植困难的患者,也可考虑进行"试验移植"。

进行胚胎移植术操作一定要轻柔,尽量减小对子宫颈及子宫腔的影响。文献表明,移植术者的经验可能影响胚胎移植术的成功率[1,8,9]。研究表明,子宫存在"收缩波",异常增多的收缩波可能影响胚胎着床,自宫颈向宫底方向的收缩波可能是胚胎移植术后异位妊娠的原因之一,而自宫底向宫颈方向的收缩波则可能导致着床失败[8](图21-16)。随着移植日孕酮水平的升高,收缩波的频率降低,而移植时牵拉子宫可能导致子宫收缩波的频率增加[8]。

八、胚胎移植术的并发症

胚胎移植术极少造成危及生命的严重并发症,需要特别注意的是应轻柔操作,尽量减少对宫腔及宫颈的刺激。特别是对于困难移植的患者,反复尝试、操作次数过多可能损伤宫颈管或内膜,导致出血。一般在停止操作后出血可停止,极少导致大量出血,但可能影响成功率,必要时需考虑放弃移植,冻存胚胎。

九、移植术后处理

患者在移植术后休息1~2小时即可自由活动,移植后应保持心情愉快,避免情绪紧张或剧烈运动。文献表明,移植术后长期卧床并不能提高周期成功率[8,12]。

因取卵时颗粒细胞的吸出影响黄体功能,同时应用GnRH激动剂而限制了黄体阶段LH的分泌,造成医源性的黄体功能缺陷(luteal phase

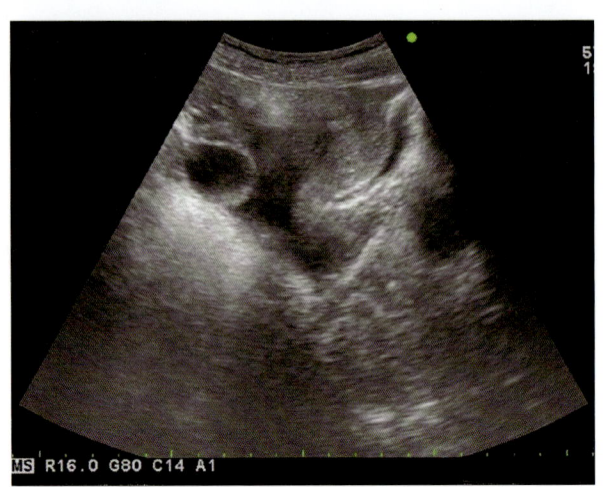

图 21-9　经腹超声子宫后屈像

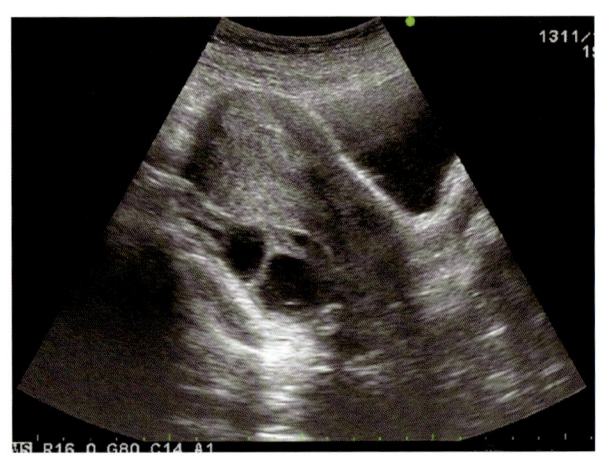

图 21-10　经腹超声子宫前屈像

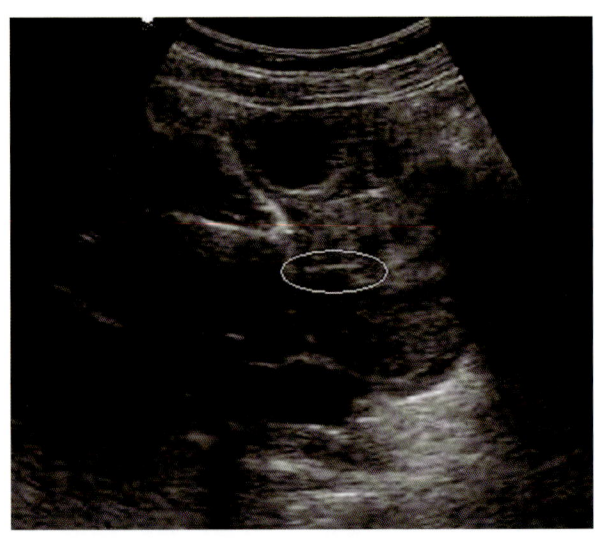

图 21-11　置外套管

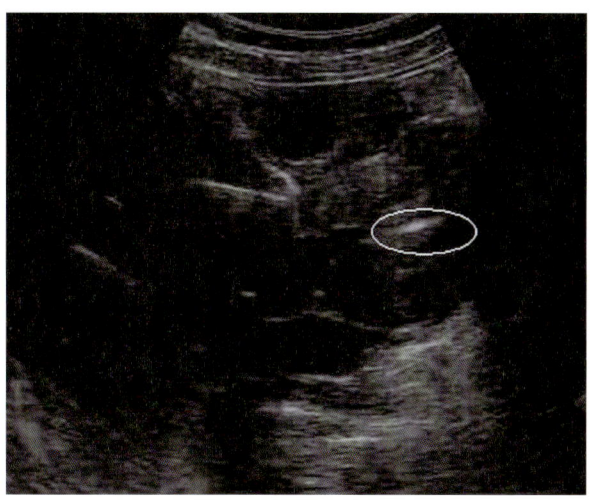

图 21-12　置内套管

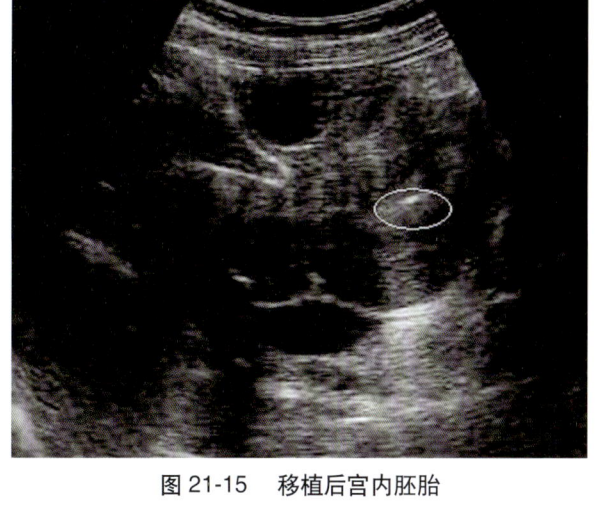

图 21-15　移植后宫内胚胎

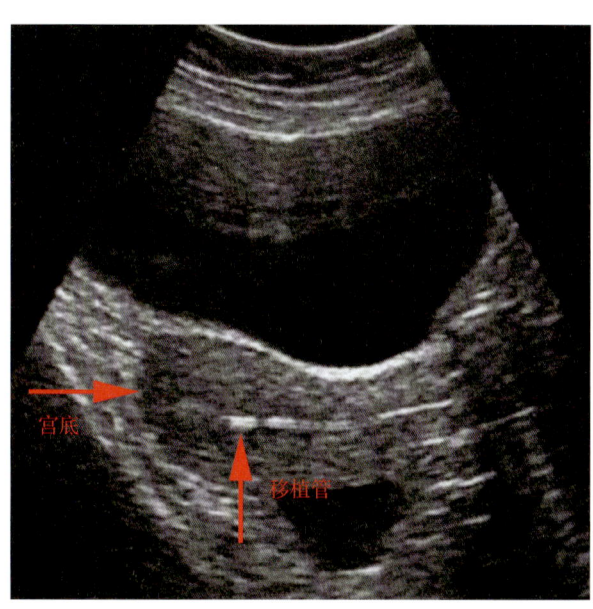

图 21-13　经腹部 B 超监测置内套管

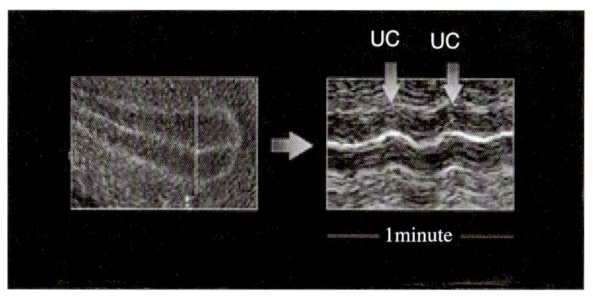

图 21-16　B 超监测子宫收缩波

deficiency）。因此，在胚胎移植术后需要进行黄体支持。目前常用的黄体支持药物为黄体酮及 hCG，但使用 hCG 有增加卵巢过度刺激综合征（ovarian hyperstimulation syndrome, OHSS）的风险，对于 OHSS 高危患者需谨慎使用。常用的黄体支持方案为：取卵日起给予肌注黄体酮 60mg/d 或阴道用 8% Crinone 90mg/d。

（乔杰　杨硕）

参考文献

[1] Asli Uyar, Ayse Bener, Nadir Ciray, et al. Physician experience in performing embryo transfers may affect outcome. Fertility and Sterility, 2011, 85(5): 1860-1862.

[2] Lindsay Mains, Bradley J. Van Voorhis. Optimizing the technique of embryo transfer. Fertility and Sterility, 2010, 94(3): 785-790.

[3] Mohamed Abdel Salam Mohamed. The influence of the depth of embryo transfer into the uterine cavity on implantation rate. Middle East Fertility Society

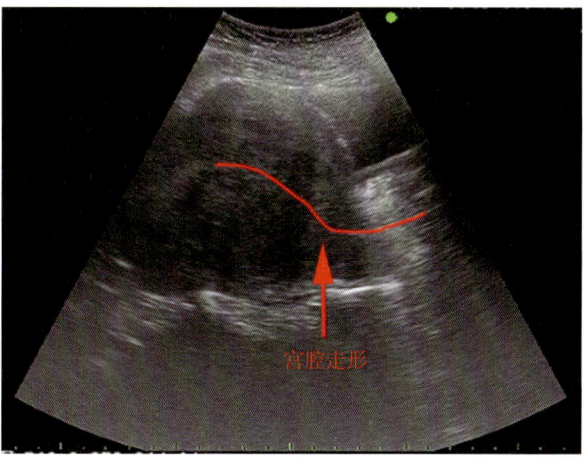

图 21-14　子宫腺肌病宫腔形态改变，超声引导有助于顺利移植

[4] Bulent Tiras, Mehtap Polat, Umit Korucuoglu, et al. Impact of embryo replacement depth on in vitro fertilization and embryo transfer outcomes. Fertility and Sterility, 2010, 94(4): 1341-1345.

[5] Fatma Aletebi. A new safe embryo transfer technique and its impact on ICSI outcome. Middle East Fertility Society Journal, 2010, 15: 153-158.

[6] Cezary Grygoruk, Piotr Sieczynski, Piotr Pietrewicz, et al. Pressure changes during embryo transfer. Fertility and Sterility, 2011, 95(2): 538-541.

[7] Julie M. Sroga, Christopher P. Montville, Mira Aubuchon, et al. Effect of delayed versus immediate embryo transfer catheter removal on pregnancy outcomes during fresh cycles. Fertility and Sterility, 2010, 93(6): 2088-2090.

[8] William B. Schoolcraft, Eric S. Surrey, David K. Gardner, D. Phil. Embryo transfer: techniques and variables affecting success. Fertility and Sterility, 2001, 76(5): 863-870.

[9] Adrienne B. Neithardt, James H. Segars, Sasha Hennessy, et al. Embryo afterloading: a refinement in embryo transfer technique that may increase clinical pregnancy. Fertility and Sterility, 2005, 83(3): 710-714.

[10] M Berkkanoglu, M Isikoglu, M Seleker, et al. Flushing the endometrium prior to the embryo transfer does not affect the pregnancy rate. Reproductive BioMedicine Online, 2006, 13(2): 268-271.

[11] Daniel Bodri, Marta Colodron, Desiree Garca, et al. Transvaginal versus transabdominal ultrasound guidance for embryo transfer in donor oocyte recipients: a randomized clinical trial. Fertility and Sterility, 2011, 95(7): 2263-2268.

[12] Bin Li, Hong Zhou, Weihong Li. Bed rest after embryo transfer. European Journal of Obstetrics & Gynecology and Reproductive Biology, 2011, 155: 125-128.

[13] Nikolaos P. Polyzos, Christina I. Messini, Evangelos G. Papanikolaou, et al. Vaginal progesterone gel for luteal phase support in IVF/ICSI cycles: a meta-analysis. Fertility and Sterility, 2010, 94(6): 2083-2087.

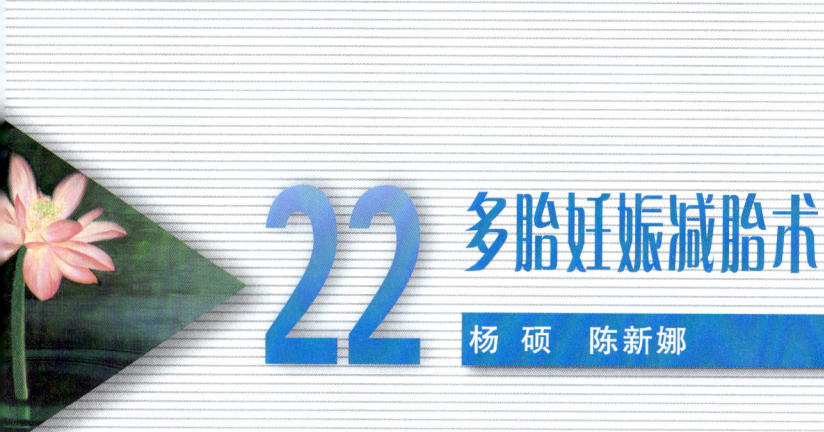

22 多胎妊娠减胎术

杨 硕　陈新娜

随着促排卵药物的广泛应用和辅助生殖技术的发展，多胎妊娠（multiple pregnancy）的发生率显著增加。与单胎妊娠相比，多胎妊娠流产、早产等孕期并发症显著增加（如妊娠高血压、贫血等），且新生儿发病率及死亡率明显升高。当胎儿个数多于2个时，上述并发症的发生率显著提高。文献报道，双胎、三胎及以上高序多胎妊娠（high order multiple pregnancy），围产期死亡率及死产率分别为37‰、52‰及231‰，低出生体重儿及生后脑瘫等并发症的发病率亦显著增高[1]。对于高龄、子宫畸形、瘢痕子宫、宫颈机能不全、有反复流产史的妇女，也建议单胎妊娠，以降低围产期并发症风险，改善母儿预后。

多胎妊娠减胎术（multifetal pregnancy reduction，MFPR）是对已发生的多胎妊娠的一种安全有效的补救措施[2,3]，能够显著改善母儿的围产结局[4]。目前常用的MFPR有两种途径：经阴道（transvaginal）或经腹（transabdominal）减胎术。经阴道减胎术一般适用于孕周小于11周者，其中孕周小于8周者大多可采取抽吸法，部分或完全抽吸胚胎组织即可达到减灭相应胚胎的目的，并可以对胎儿进行绒毛活检[5]；抽吸法失败或孕周大于8周抽吸困难者，则需采用药物注射法。一般注射的药物为10%～15%的氯化钾。经腹减胎术适用于孕周大于11周者，多是由于多胎妊娠诊断较晚、早期妊娠时因先兆流产延误减胎时机、选择性减胎术因位置关系无法经阴道进行，或中孕期筛查发现多胎胎儿中一个为畸形儿希望行选择性减胎术等[6]。

一、术前准备

（一）术前沟通和决策

1. 至少两次B超检查确诊胎囊数量、类型及位置，是否有单绒毛膜多羊膜囊多胎妊娠，由负责减胎手术的医师根据情况确定减胎的可行性及最佳时机。对于经辅助生殖技术妊娠的患者，需仔细核实患者促排卵卵泡生长及破裂数目，或者移植胚胎数。对于自然妊娠的多胎妊娠患者，尤其需警惕单卵多胎的情况。如果存在单卵单胎合并单绒毛膜多胎妊娠，应首先考虑减灭单绒毛膜多胎。

2. 术前做到充分知情同意，在充分向患者及家属交代病情及减胎手术利弊后，确定减几个胚胎，减哪个等，并签定手术同意书。

（二）术前检查和治疗

1. 术前常规排除盆腔急性炎症，特别要注意阴道炎，必要时可先进行治疗，复查正常后再行减胎术。进行血尿常规、凝血功能检查。1年内的乙肝、丙肝、HIV、HCV、梅毒免疫学检查，以及肝肾功能、空腹血糖检查。

2. 术日及术后一日应用抗生素预防感染，通常静脉给药。主要选择头孢类抗生素。15%氯化钾10ml备术中用。

二、手术步骤

（一）经阴道B超引导下减胎术（适用于孕周小于11周者）

1. 患者排空膀胱后取截石位，2.5%碘伏消毒外阴、阴道、宫颈，生理盐水擦洗阴道、宫颈后，用干的无菌纱布擦干，铺无菌巾。

2. 阴道B超再次确定活胎个数及胎囊位置（探头准备同"取卵术"），向患者说明，并再次确认减胎数及待减胚胎（原则为选择位置低、距探头较近、胎芽较小、胎心慢或单卵双胎进行减灭）。

3. 准备16G双腔穿刺针，分别连接预充盈15%氯化钾5ml的注射器（注射药物用），及连有20ml空针的无菌试管（负压抽吸用）（图22-1）。

4. 16G双腔穿刺针在B超引导下经阴道穹窿及子宫肌层刺入待减胎囊，并刺入胎心搏动区（图22-2、3）。助手回抽吸20ml空注射器，开始用力较小，如有羊水流出立即停止抽吸。

5. 确认无羊水后，尽量抽吸胎芽，B超可见胎芽变小，穿刺针管中可见乳白色组织吸出（若穿刺准确，孕周小于8周者大多能完整吸出胎芽）。

6. 未能完全抽吸胎芽或抽吸后仍可见胎心搏动者，确认穿刺针尖在胎体内后（助手抽吸20ml空针，阻力大，无羊水），可缓慢注入15%氯化钾0.1~0.5ml，等待1分钟后B超观察胎心是否消失。15%氯化钾用量不超过2ml。

7. 确认所减胚胎心管搏动消失后，拔出穿刺针，如有需要可再次穿刺减灭另一胚胎。当减灭2个或以上胎儿时，选择适当位置的胎囊亦可无需拔出穿刺针，以减少穿刺次数。

8. 术毕再次检查确认保留胚胎、所减胚胎个数及心管搏动情况，并观察有无新出现的宫腔积血或盆腔积液，取出超声探头后注意观察穿刺点有无出血，必要时可应用纱布局部压迫。

9. 减胎术后黄体支持。术后黄体酮维持原剂量，必要时注射绒毛膜促性腺激素（hCG）。术后1周如无先兆流产等症状，黄体酮可逐渐减量至停药，并定期产前检查。

（二）经腹部B超引导下减胎术（适用于孕周大于11周者）

1. 患者排空膀胱后取平卧位，2.5%碘伏消毒下腹部皮肤，铺无菌巾。

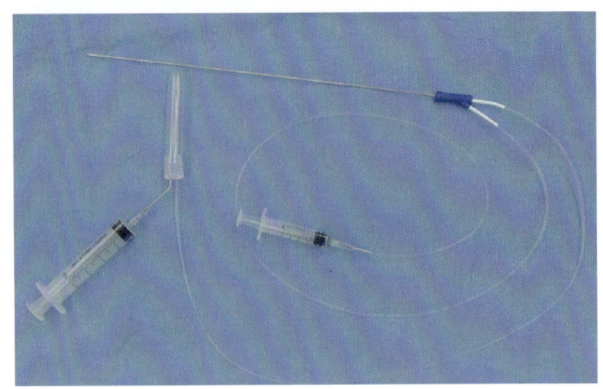

图22-1　16G双腔穿刺针及配件

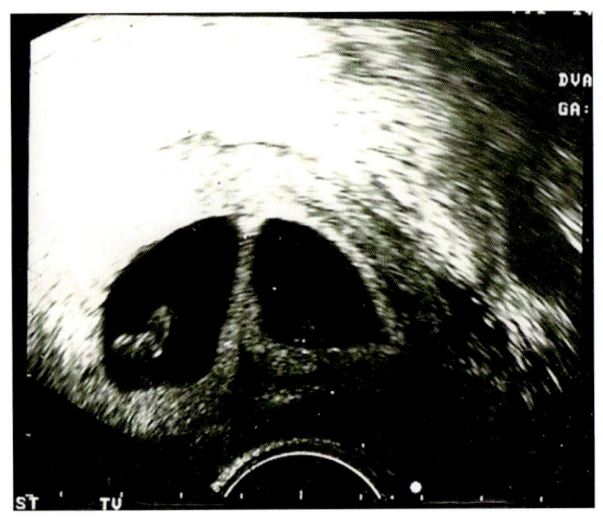

图22-2　多胎妊娠经阴道B超图

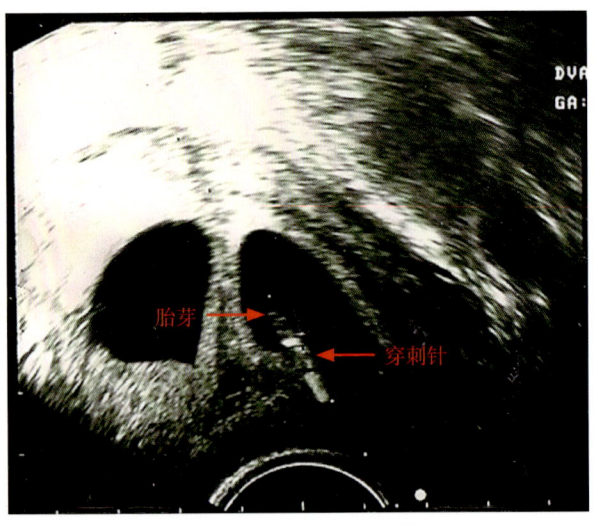

图22-3　穿刺针穿入心管搏动区

2. 腹部 B 超检测各胎儿位置及胎心搏动情况，确定所减胎儿位置，选择最佳位置（避开胎盘、穿刺距离最短等）穿刺。若胎盘位于宫腔前壁无法避开，则尽量选择胎盘较薄的部位穿刺（图 22-4～6）。

3. 22G 羊水穿刺针在 B 超引导下穿刺，刺入胎儿胸腔胎心搏动处，拔出针芯，接 20ml 注射器并回抽。若穿刺位置正确，注射器回抽阻力大，确认无羊水流出后，予 10%～15% 氯化钾 0.5～2.0ml 注入。B 超确定所减胎儿无心搏动后取下注射器，再次插入针芯，拔出穿刺针（图 22-7）。

4. 若因位置关系穿刺入胸腔胎心搏动处困难，亦可选择胎儿头颅部位穿刺（图 22-8）。

5. 如有需要可再次穿刺减灭其他胎儿，若位置适当可连续穿刺，减少穿刺次数。术毕再次消毒穿刺点并注意观察穿刺点有无出血，覆盖无菌敷料。

6. 术后黄体支持。妊娠 12 周以内者术后需要黄体支持。

三、手术注意事项

（一）减灭胚胎的选择

通常选择距探头较近的胎囊穿刺减灭。若早孕期 B 超提示有某胎囊或胎芽明显小于其他孕囊或胚胎，或中孕期筛查 B 超提示某胎儿颈项透明膜厚度或结构异常，应选择减灭该胎儿。如因位置问题无法于早孕期减灭，可观察至中孕期行减胎术或观察是否发生自然减胎。

（二）单绒毛膜多胎妊娠减胎术的策略

当存在单绒毛膜多胎合并单卵单胎妊娠时，由于单绒毛膜多胎妊娠期并发症风险显著增高，故建议减灭单绒毛膜多胎，且不建议保留单绒毛膜多胎之一。若因位置关系早孕期无法减灭，可待中孕期行减胎术。单绒毛膜双羊膜囊双胎妊娠因产科指征（如宫颈机能不全、晚期流产史、瘢痕子宫、双胎输血综合征或双胎之一发育畸形等）需减胎，可于中孕期行胎儿镜下激光电凝术或脐带结扎术（图 22-9～16）。

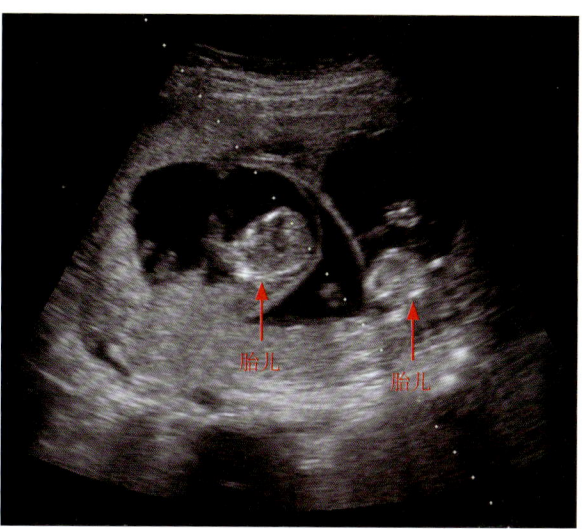

图 22-4　多胎妊娠减胎腹部 B 超图像

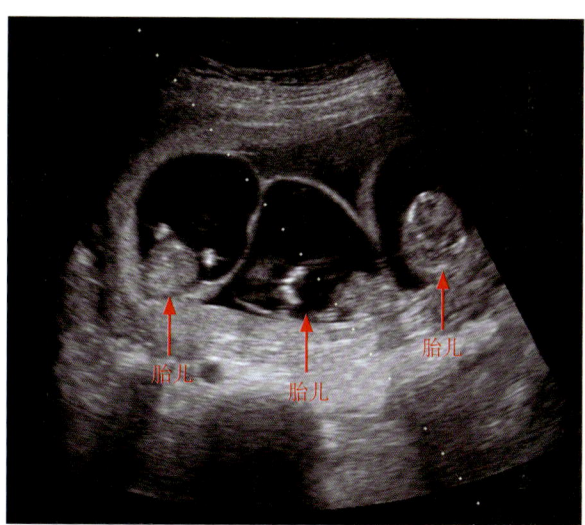

图 22-5　腹部 B 超确定孕囊及胚胎个数

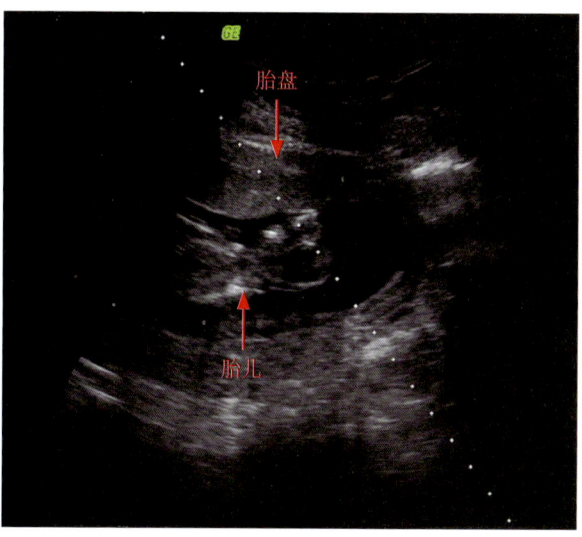

图 22-6　选择胎盘较薄的地方穿刺

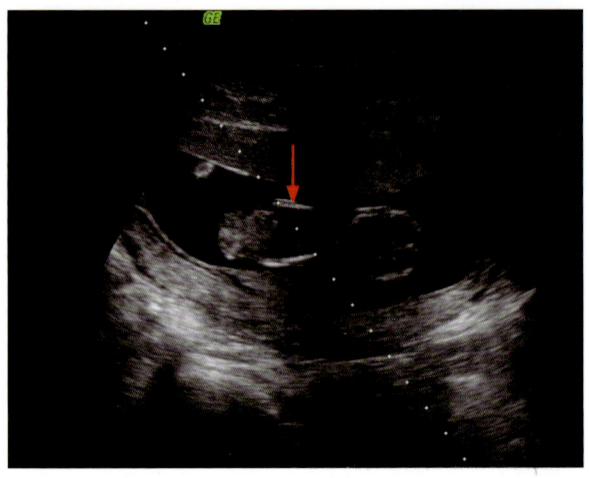

图 22-7　导线引导穿刺入胎儿胎心搏动处（箭头）

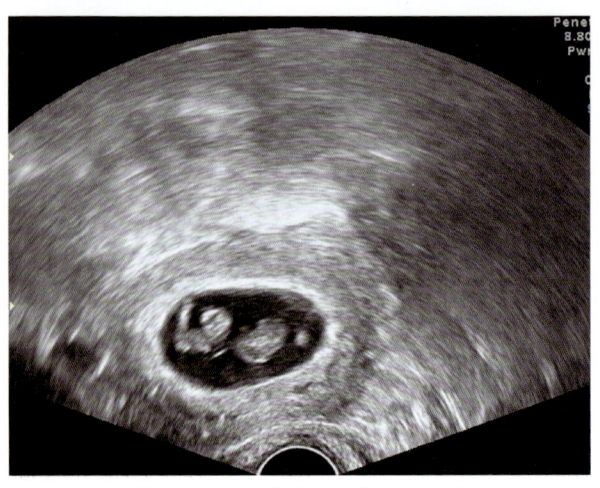

图 22-9　单绒毛膜双羊膜囊双胎

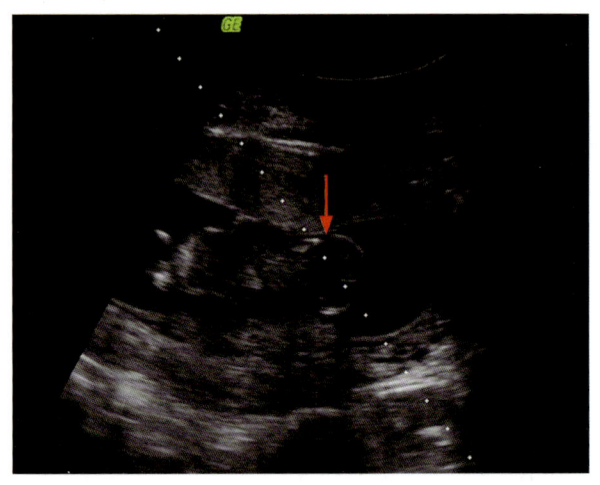

图 22-8　导线引导穿刺入胎儿头部（箭头）

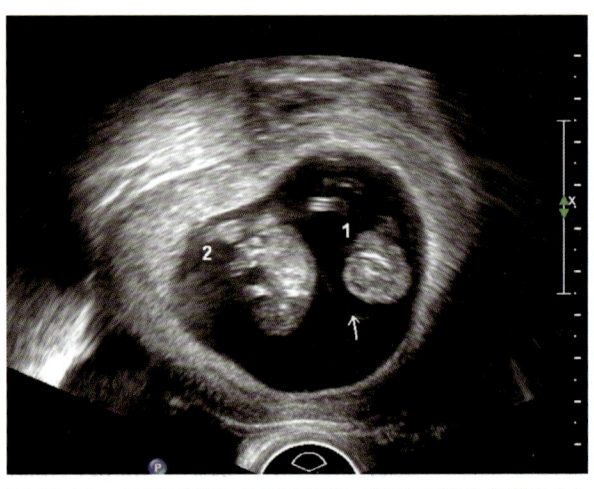

图 22-10　单绒毛膜双羊膜囊双胎（箭头所指为羊膜分隔）

（三）先兆流产患者减胎时机的选择

多胎妊娠患者存在先兆流产症状，特别是阴道出血较多的患者，可先予黄体支持治疗观察，待症状好转后行减胎术。研究表明妊娠结局与阴道出血的时间及出血量有关[7]。对于仅有少量阴道出血的患者，充分知情后，可在黄体支持下行减胎术。对于出血时间较长的患者需注意适当应用抗生素预防感染，必要时可观察至中孕期行减胎术。

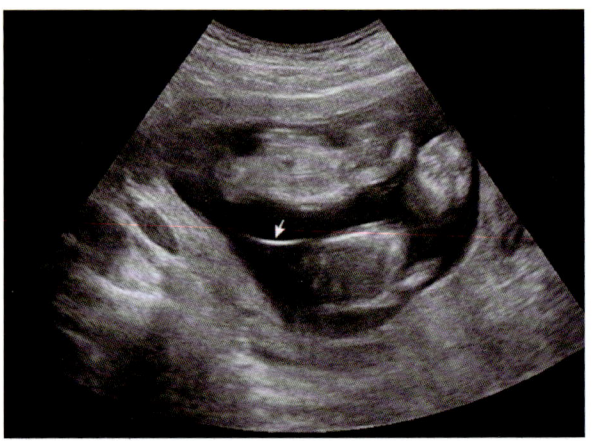

图 22-11　单绒毛膜双羊膜囊双胎（箭头所指为羊膜分隔）

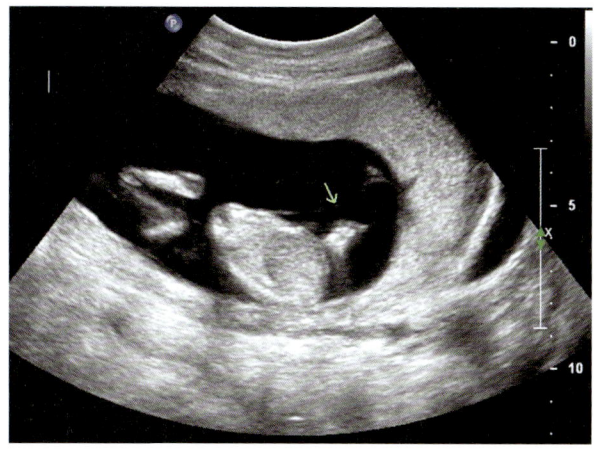

图 22-12　单绒毛膜双羊膜囊双胎（箭头所指为羊膜分隔）

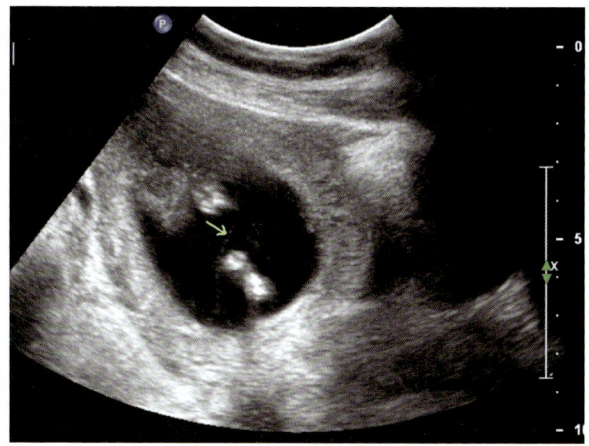

图 22-15　单绒毛膜单羊膜囊双胎

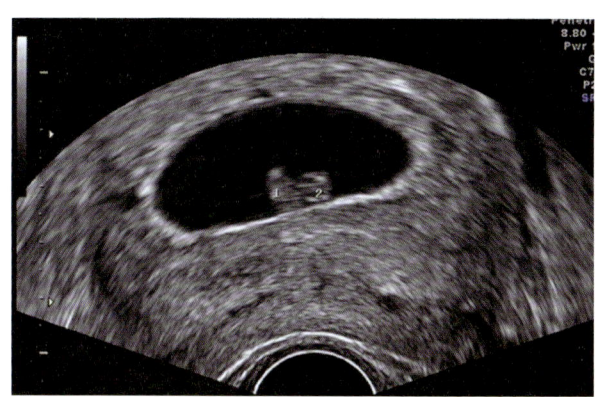

图 22-13　单绒毛膜单羊膜囊双胎

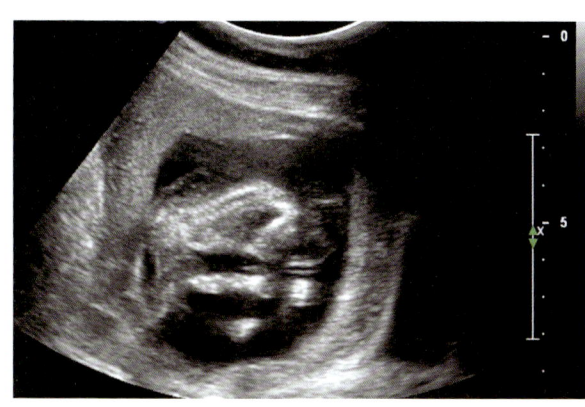

图 22-16　单绒毛膜双羊膜囊双胎（一胎儿无心畸形）

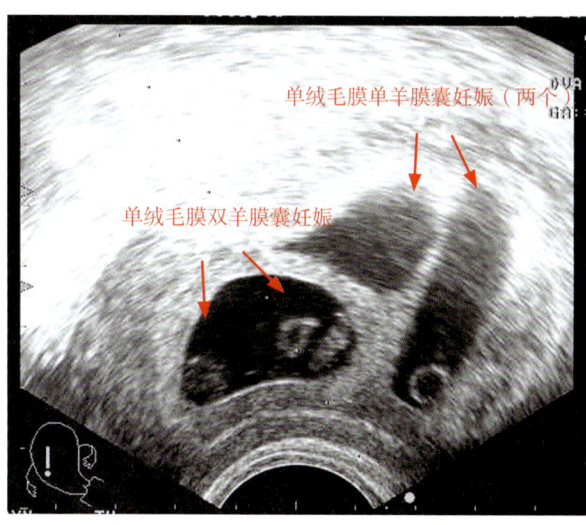

图 22-14　宫内四胎妊娠：单绒毛膜单羊膜囊妊娠（两个），单绒毛膜双羊膜囊妊娠

（四）复发性流产患者减胎术时机的选择

对于有复发性流产史患者，减胎术时机的选择需根据患者既往病史决定。若反复发生早孕期单胎胚胎停育，建议严密观察至中孕期行减胎术。若患者有双胎及以上多胎流产史，建议应尽早在早孕期（孕8周前）行经阴道减胎术。若反复发生晚期流产或既往明确诊断宫颈机能不全，可于早孕期行减胎术，并建议产科进一步处理。

（五）高序多胎妊娠减胎术的策略

对于三胎以上的高序多胎妊娠患者，特别是拟减灭三胎或以上胚胎的患者，如果能在早孕期及时发现，应尽早在孕8周前行经阴道减胎术，并可一次减多胎，损伤小，并发症少。若因位置关系有1~2个不能一次减灭时可保留至孕中期后经腹减胎。对于中孕期才发现的高序多胎患者，可选择分次经腹减胎，每次减 2~3 个胚胎，还需监测患者凝血功能，警惕坏死组织导致的凝血功能异常。

四、复查

减胎术后 5 天至 1 周复查 B 超，此后定期产检。

五、减胎术并发症

（一）流产

流产的发生率与减胎术前的胚胎数和最后保留的胚胎数相关，与减胎经验也明确相关。六胎及以上、五胎、四胎、三胎、双胎流产率分别为 15.4%、11.4%、7.3%、4.5%、6.2%，保留三胎、双胎、单胎的流产率分别为 18.4%、6%、6.7%[8]。一般认为减胎术后 1 个月内发生全部流产可能与减胎术操作有关，大多为合并感染引起流产。随着减胎经验的积累，流产的发生率可明显降低[8]。

（二）感染

减胎术后流产大多是因为术后发生生殖道感染，有时会迅速发展为菌血症而不得不终止妊娠。减胎术前患者有先兆流产症状、有潜伏的生殖道感染未被发现而未能在术前及时用抗生素治疗是发生感染的重要原因。所以对有先兆流产的患者准备减胎术前要特别重视生殖道感染的筛查，及时应用抗生素，可减少感染的发生。

（三）损伤

对于临床操作经验丰富者，损伤发生的可能性很小，但有时因为选择性必须减某个胚胎而子宫位置又不合适时也有可能发生。常见的主要是膀胱损伤，应及早发现和治疗。

（杨　硕　陈新娜）

参考文献

[1] Keith R. Duncan. Multiple pregnancy. Current Obstetrics & Gynaecology, 2004, 14: 239-246.
[2] Martin Whittle. Fetal reduction. Current Obstetrics & Gynaecology, 2002, 12: 117-118.
[3] Mark I. Evans, David W. Britt. Fetal Reduction. Semin Perinatol, 2005, 29(5):321-329.
[4] Mark I. Evans, Doina Ciorica, David W. Britt. Do reduced multiples do better? Best Practice & Research Clinical Obstetrics and Gynaecology, 2004. 18(4): 601-612.
[5] Joanne Stone, Victoria Belogolovkin, Andrea Matho, et al. Evolving trends in 2000 cases of multifetal pregnancy reduction: a single-center experience. American Journal of Obstetrics & Gynecology, 2007, 10: 394.e1-394.e4.
[6] R.C. Wimalasundera. Selective reduction and termination of multiple pregnancies. Seminars in Fetal & Neonatal Medicine, 2010, 15: 327-335.
[7] Josef Shalev, Israel Meizner, Reuven Mashiach. Multifetal pregnancy reduction in cases of threatened abortion of triplets. Fertility and Sterility, 1999, 72(3): 423-436.
[8] Mark I. Evans, Richard L. Berkowiz, Ronald J. Wapner, et al. Improvement in outcomes of multifetal pregnancy reduction with increased experience. Am J Obstet Gynecol, 2001, 184:97-103.

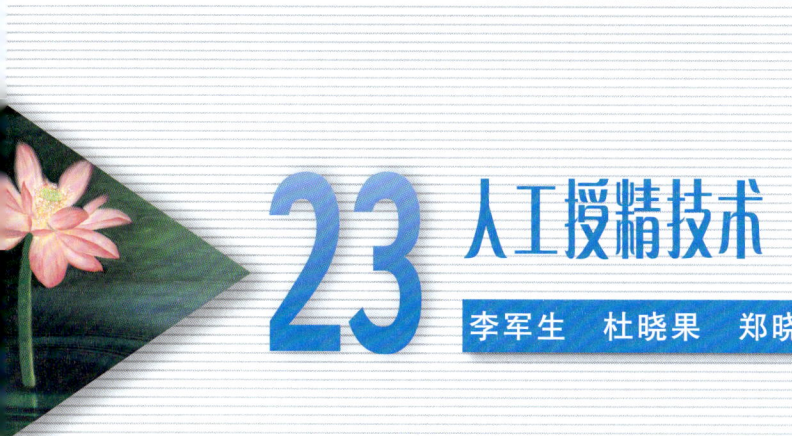

23 人工授精技术

李军生　杜晓果　郑晓英

人工授精（artificial insemination, AI）技术是通过非性交的方法将丈夫或供精者精子置于女性生殖道内，使精子与卵子自然结合形成受精卵而达到妊娠目的的一种辅助生殖技术，是治疗不孕症的方法之一。

一、人工授精技术分类

（一）按精子来源分类

1. 夫精人工授精（artificial insemination with husband semen, AIH）　用丈夫精液进行人工授精。

2. 供精人工授精（artificial insemination with donor semen, AID）　用（自愿献精者）精子库精液的人工授精。

（二）按人工授精部位分类

1. 阴道内人工授精（intravaginal insemination, IVI）　直接将液化后的精液或处理后的精子悬液注入阴道后穹窿和宫颈外口，多用于女方生育无障碍、男方精液检查正常，而性交障碍者（严重的早泄、阳痿或畸形）。

2. 宫颈内人工授精（intracervical insemination, ICI）　直接将液化后的精液或处理后的精子悬液注入宫颈管内。主要适用于精液不液化者、性交困难或性交不射精而手淫或按摩器能排精者。实施 ICI 时前向运动精子总数应不低于 20×10^6 个。

3. 宫腔内人工授精（intrauterine insemination, IUI）　将处理过的精子悬液通过导管直接注入宫腔内，注入精子悬液限于 0.1~1ml（平均为 0.5ml）。该方法最常用，适应证广泛，如宫颈因素不孕症，少、弱、畸形精子症，精液不液化症，免疫性不孕症，原因不明不孕症等。实施 IUI 时前向运动精子总数应不低于 10×10^6 个。

4. 腹腔内人工授精（direct intraperitoneal insemination, DIPI）　将处理后的精子悬液调节到一定浓度直接注入腹腔，精子和卵子由输卵管伞端捡拾至输卵管内受精。主要用于原因不明不育、男性因素不育、宫颈因素不孕或作为 GIFT 替代治疗。

5. 直接卵泡内授精（direct intrafollicle insemination, DIFI）　将处理过的精子悬液在阴道超声引导下，经后穹窿直接穿刺注入卵泡内，适用于严重少、弱精子症以及宫颈因素、排卵障碍性不孕症尤其是卵泡不破裂者。

6. 经阴道输卵管内授精（transvaginal intratubal insemination, TITI）　经阴道插管通过宫腔至输卵管的一种人工授精技术。

随着 IVF/ICSI 技术的进步，后三种方法因临床操作复杂、有创性及成功率有限，现已很少应用。

二、夫精人工授精（AIH）适应证

1. 男方精液正常但因性功能障碍、生殖器畸形或心理因素等导致性交困难或精液不能射入阴道，如男方尿道上下裂、严重阳痿、早泄、逆行射精或不射精、截瘫、阴茎屈曲畸形等。

2. 女性因宫颈黏液异常、生殖道畸形或心理因素导致性交困难，或精子在女性生殖道中运行障碍，如子宫颈管狭窄、粘连、宫颈黏液与精子不相容、宫颈黏液少而黏稠、阴道炎、阴道畸形、阴道口狭窄或痉挛、子宫颈肌瘤、子宫位置异常（过度前屈或后屈）等妨碍精子进入阴道，或妨碍精子由阴道经宫颈向子宫腔的正常上行游走。

3. 男方精液分析质量参数轻度异常，如精子数量减少（精子密度 $<20 \times 10^6$/ml）、精液量减少（总量 <2ml）、精子活动力减弱（向前运动精子 <40%）、精子活动率 <70%、精液不液化或液化不全等。

4. 免疫性因素，如夫妇一方或双方抗精子抗体阳性、精子不能穿透宫颈黏液屏障顺利进入子宫腔、性交后试验异常。

5. 不明原因不孕症。所有不明原因不孕实际上都是有原因的，只是目前的医学科技水平无法查到确切的原因。

三、供精人工授精（AID）适应证

1. 绝对性男性不育。如各种原因所致的无精子症，特别是非梗阻性的无精子症，睾丸活检未发现成熟精子者。

2. 男方有遗传性疾病，如精神病、癫痫、严重智力低下（如家族性黑矇性白痴、Cierke糖原增多症等）及近亲结婚或已生育畸形儿并行染色体检查有异常者，患隐睾症、睾丸萎缩、曾做睾丸切除术者及年轻男性生殖系恶性肿瘤放化疗后造成性腺不可逆损害、不能生育而要求生育者。

3. 夫妇间因特殊血型导致严重母婴血型不合经治疗无效者，如RH血型或ABO血型不合等。

4. 在辅助生殖技术（IVF/ICSI）过程中，发现明显的男方因素导致的失败，如不受精、明显的少精及畸形精子症。

四、人工授精术前准备

实施人工授精治疗前必须详细询问夫妇双方病史，并进行体格检查，包括必要的特殊检查。

1. 女方需接受不孕症的常规检查，以排除影响受孕的潜在不利因素。

(1) 输卵管通畅度检查：如子宫输卵管造影（hystero-salpingography，HSG）、B超下通液或宫腹腔镜检查。输卵管通畅是人工授精治疗的前提条件，输卵管通畅度是影响人工授精成功率的重要因素之一，行人工授精患者必须有一条输卵管通畅。

(2) 不孕症常规检查：如生殖道感染（包括宫颈防癌检查）、内分泌检查（性激素、甲状腺功能及糖脂代谢等），必要时行染色体核型分析。

(3) 妇科超声检查：了解子宫、附件发育情况，排除子宫、附件占位性病变。

(4) 监测排卵：自然周期或促排卵药物治疗后阴道B超监测有直径 ≥ 18mm 的卵泡，子宫内膜厚度 ≥ 8mm。

附录：我国《人类辅助生殖技术规范》中AID适应证

1. 不可逆的无精子症、严重的少精子症、弱精子症和畸精子症（包含先天性睾丸发育不全、双侧隐睾等）。

2. 输精管复通失败。

3. 射精障碍。

4. 适应证1~3中，除不可逆的无精子症外，其他需行供精的患者，医务人员必须向其交代清楚：通过卵胞浆内单精子注射技术（ICSI）也可能使其有自己血亲后代，如患者仍坚持放弃通过该技术助孕的权益，则必须与其签署知情同意书后，方可采用供精人工授精技术助孕。

5. 男方和（或）家族有不宜生育的严重遗传性疾病，如精神病、癫痫、严重智力低下（如家族性黑矇性白痴、Cierke糖原增多症等），或男方患显性常染色体病，或者男女双方均是同一常染色体隐性杂合体。

6. 母儿血型不合不能得到存活新生儿，如RH血型或ABO血型不合等。

(5) 常规手术前检查：传染性疾病包括艾滋病、梅毒、乙肝及丙肝抗体等检测，血常规，凝血功能，肝、肾功能等。

2. 男方准备　男方需做精液常规分析了解精液情况。一次射出的精液量 ≥ 0.5ml，精子密度 ≥ 5×10^6/ml，活动率 >30%，行授精前 5~7 天排精 1 次，并排除生殖道感染。

3. 知情同意　接受人工授精技术的夫妇必须符合我国现行的计划生育政策及相关法律规定，术前需出示夫妇双方结婚证、身份证及生育服务证，医师必须与患者夫妇行认真详细的谈话，就人工授精的流程、费用、成功率、副作用、并发症及所生后代的安全性及术后妊娠包括孕期和新生儿随访等问题充分交流，使其充分知情，签署知情同意书后方可行人工授精助孕治疗。

五、授精时机

人工授精时机的选择对于提高周期妊娠率非常重要，以即将排卵时进行最为合适，而合适授精时机的选择有赖于正确地预测排卵时间。临床上主要依据月经周期、基础体温（BBT）、宫颈黏液、B超监测卵泡大小和子宫内膜厚度作为估计排卵时间的重要参考依据，更准确的方法是通过监测血或尿LH峰、E_2水平了解卵泡发育、成熟和质量，预测排卵时间，也可注射hCG控制排卵时间。B超监测当优势卵泡直径在18~20mm时，可监测血或尿LH峰，IUI应在LH峰后24~36小时内；对于应用hCG者，应在hCG注射后24~36小时进行。

六、精液处理

精液处理亦称精液优化，是人工授精技术最为关键的环节之一，直接影响着人工授精的成功与否。其目的：①达到符合要求的精子密度或精子悬液体积；②减少或去除精浆中前列腺素、免疫活性细胞、抗精子抗体、致病菌等，防止精液中的前列腺素注射到宫腔后引起子宫痉挛性收缩，产生剧烈腹痛、恶心甚至低血压等反应；③降低精液黏稠度；④促进精子获能，改善精子受精能力。方法有多种，如直接洗涤、上游、密度梯度离心、肝素孵育冷冻和跨膜迁移等[1]。目前主流的精液处理方法是洗涤、上游和密度梯度离心。上游法简便、易行、成本较低，但主要用来处理精液指标比较正常的标本，分离结果的好坏与操作者的经验有较大关系，不易实现标准化操作。密度梯度法可以用来处理精液指标正常或较差的精液标本，富集精子能力较强，结果受操作者影响较小，较易实现标准化操作，分离结果较稳定。但需要事先配制两种梯度的离心液，处理时间比较长，成本较高。

精液处理的全过程应该在严格无菌的条件下操作，所有直接接触精液样本的试剂、离心管及吸管必须保证做到"三无"，即"无毒、无菌、无污染"。精液处理完后应尽快使用，尽量减少静置时间。

（一）实验设备（图 23-1~5）

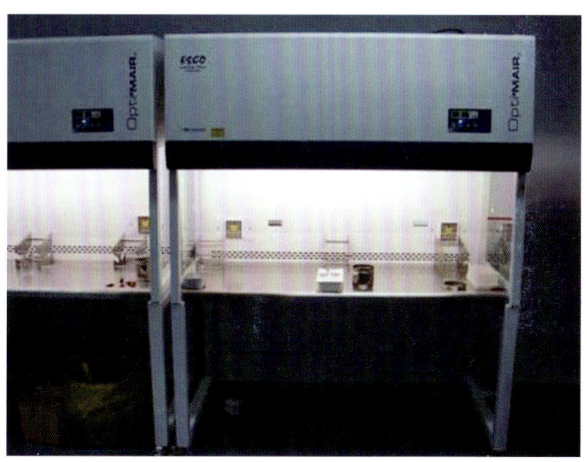

图 23-1　超净工作台

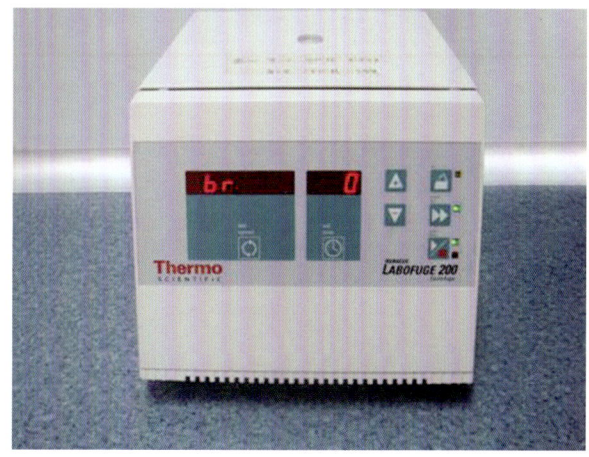

图 23-2　台式离心机

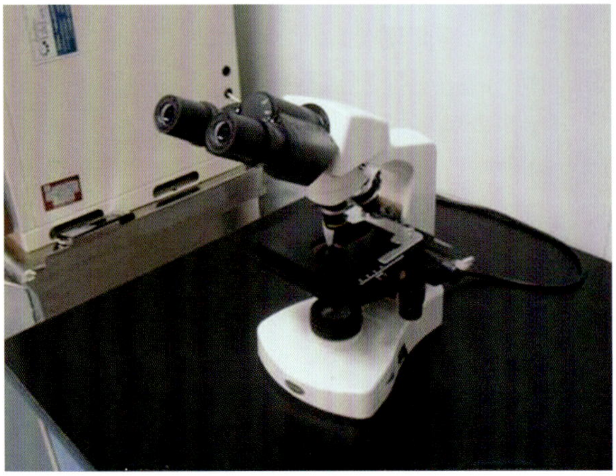

（二）实验耗材及用具（图23-6～9）

图23-3　生物显微镜

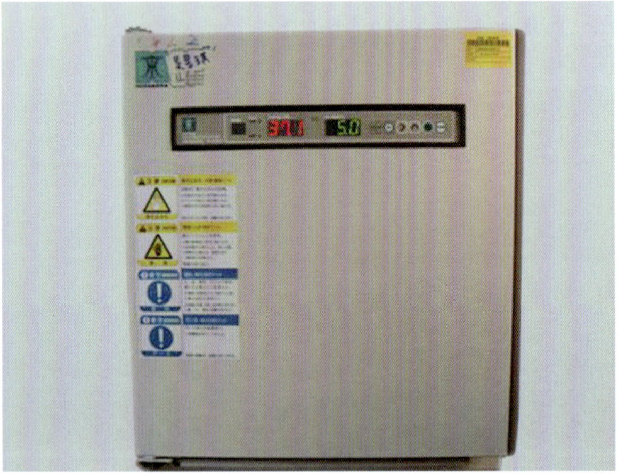

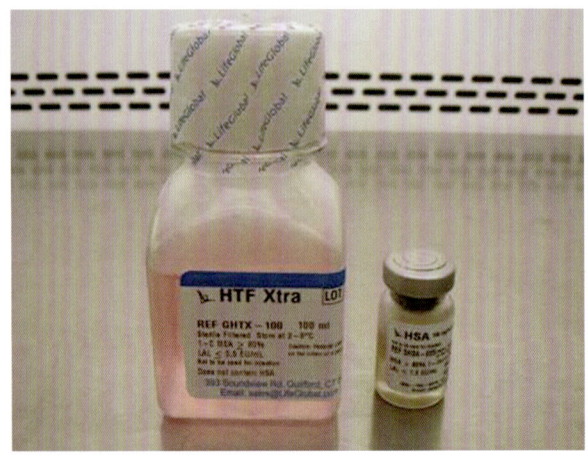

图23-6　HTF培养液和HSA

图23-4　CO_2培养箱

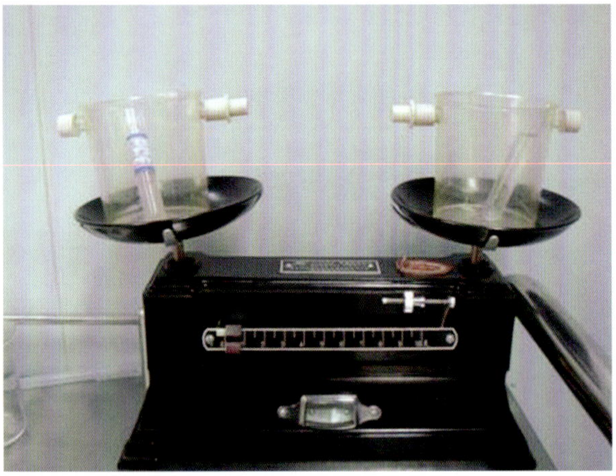

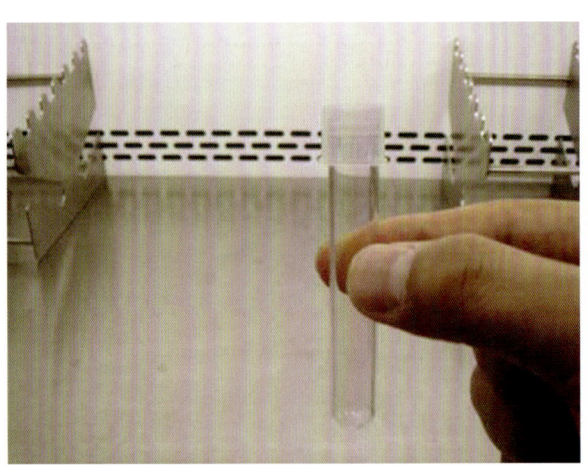

图23-7　5ml圆底离心管

图23-5　天平

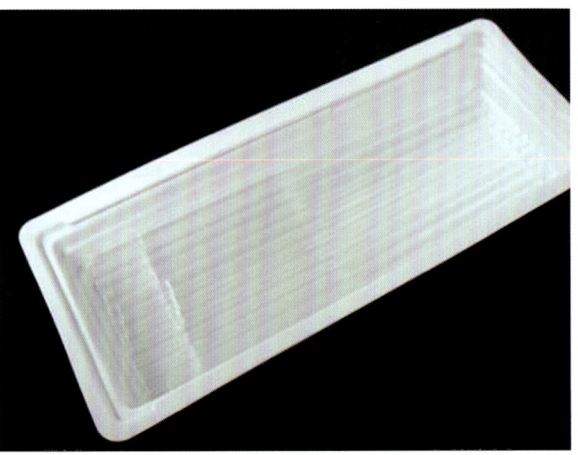

图23-8　巴斯特吸管

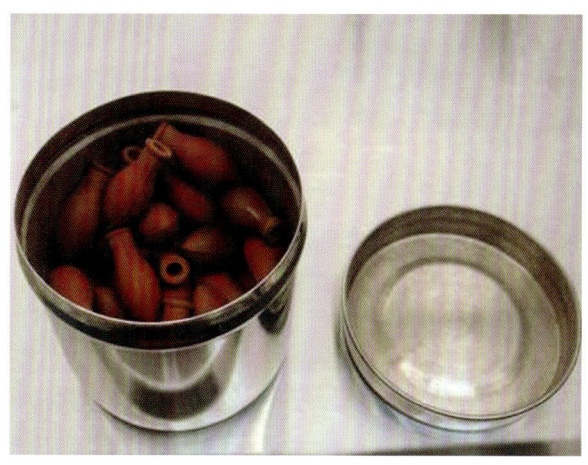

图 23-9　胶皮吸头

（三）实验步骤

以下过程中除离心和镜检外均需在超净工作台中进行。

1. 制作标签　标签的内容应至少包括夫妻姓名和实验日期。当有重名患者时，应加标注病历号等其他患者信息。

2. 液化　男方用手淫法将精液收集于一只无菌、无毒的容器内，精液取出后应在室温液化30分钟，待精液全部液化后再处理，精液应在取出体外后的1小时内处理。

3. 精液初检　用巴斯特吸管将精液原液反复轻柔地吹打5~7次，使精液充分混匀，取一滴滴片，用盖玻片压片，在生物显微镜下观察并评定精液质量。评估参数应包括：精液量、液化时间、精子密度、活力、活率、圆细胞计数以及是否有严重的精子畸形及凝集等。压片时注意不要产生气泡，在低倍镜下观察4~5个视野，以确定压片是否均匀。

4. 处理方法

（1）上游法（swim up）：根据精液质量不同决定精液用量，对于精子密度低、活力差的标本应适当多取精液进行处理。取37℃、5% CO_2 平衡后的HTF（含10% HSA）培养液1.5ml以1:1（v/v）的比例加入精液，轻柔吹打至混匀，300~600g离心10分钟。弃上清，吸取1.5ml HTF培养液加入精液沉淀，轻柔吹打至混匀。再次以300~600g离心5~7分钟。弃上清，吸取0.8~1ml HTF培养液沿管壁缓慢加入圆底离心管，切勿扰起沉淀。将离心管以45°角斜放，置于CO_2培养箱中静置20~40分钟。小心从培养箱中取出离心管，用干净的巴斯特吸管将上层云雾状的精子上游液0.5~0.8ml转移至另一干净的圆底离心管中，轻柔混匀，滴片镜检。注意吸取精子上游液时，切忌扰起下层沉淀，以防死精子和白细胞混入上游液（图23-10、11）。

（2）密度梯度法（density-gradient）：本方法是利用硅烷包裹的硅胶颗粒形成不连续的密度梯度，精液在密度梯度液里离心时，活动精子就会留在下层高密度的溶液中，从而达到分离优质精子的目的。

向圆底离心管中依次加入1ml 80%梯度液、1ml 40%梯度液、1ml精液。注意每层之间的界面要清楚，300~400g离心20分钟；吸去上两层液体，保留最下层液体，用5ml培养液重悬精子

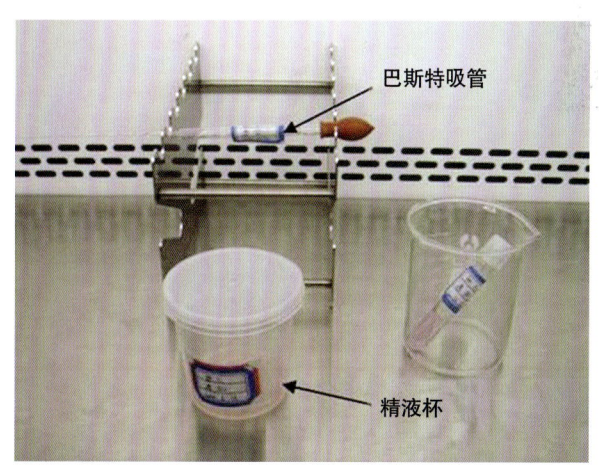

图 23-10　精液处理操作台面布置

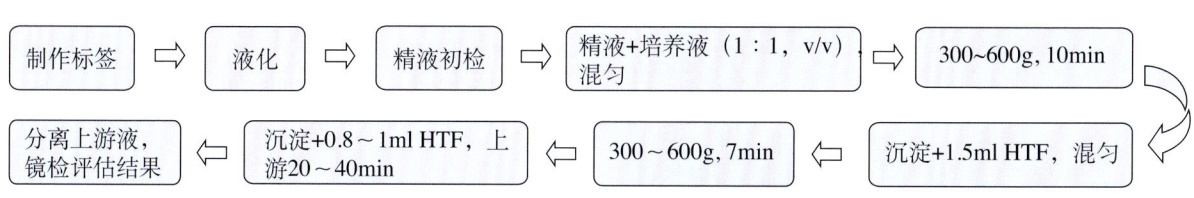

图 23-11　上游法处理精液流程图

沉淀。200g 离心 7 分钟，再重复 1 次后用 1ml HTF 重悬沉淀[2]（图 23-12）。

5. 分离结果评估　理想情况下，一份处理好的精子悬液中应只有 A 级和 B 级精子。镜检时，应记录的内容有：①处理后精子悬液体积；②精子密度；③精子活力；④圆细胞计数等。见图 23-13~15。

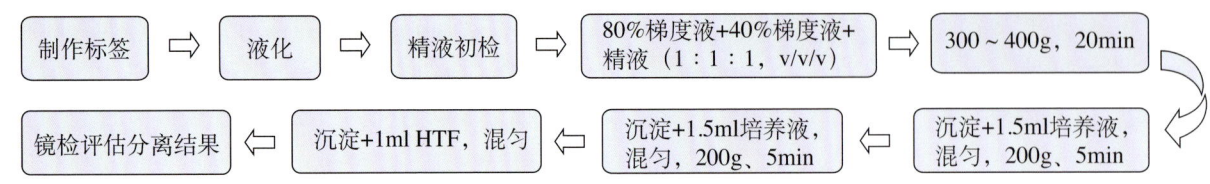

图 23-12　密度梯度法处理精液流程图

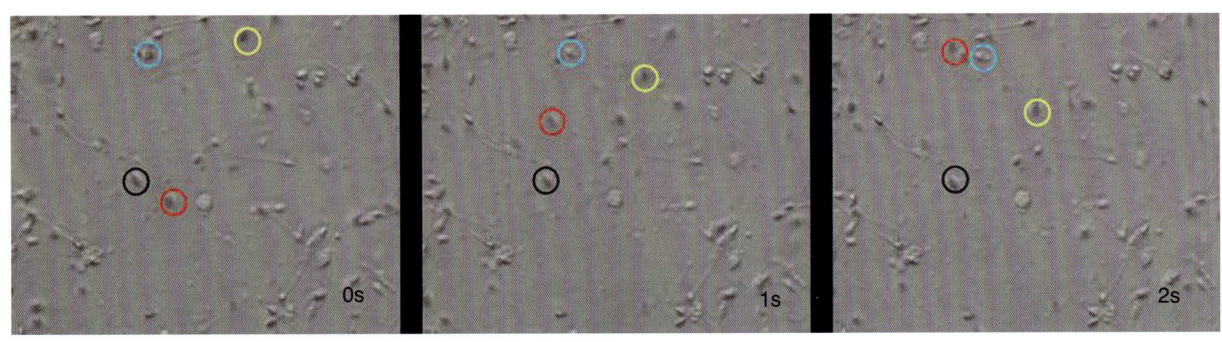

图 23-13　处理前的精液图片（200×）

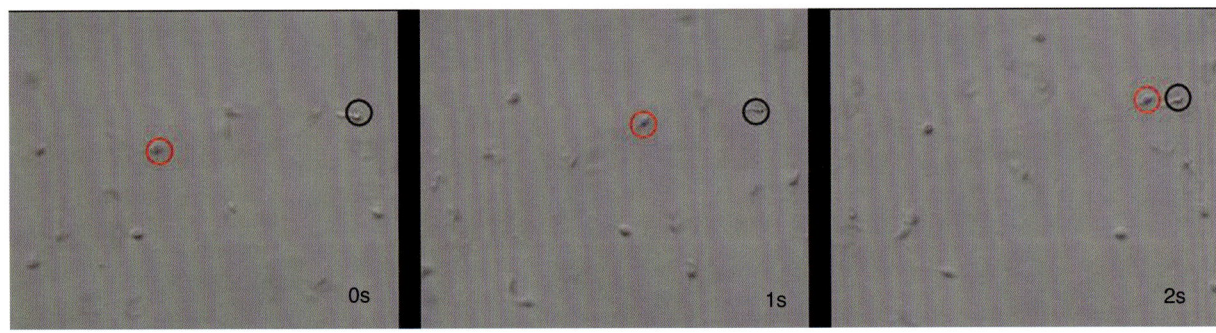

图 23-14　处理后的精液图片（200×）

（注：图 23-13、图 23-14 分别为上游前、后的精子照片，同一视野中每 1 秒捕获一次的图像，相同颜色的圆圈表示同一个精子，红圈内为 A 级精子，黄圈内为 B 级精子，蓝圈内为 C 级精子，黑圈内为 D 级精子。）

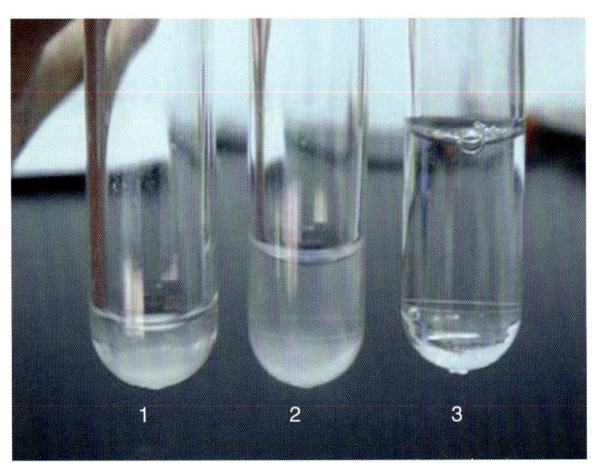

图 23-15　IUI 前的精液图片
注：1，处理后的精液沉淀；
　　2，云雾状的精子悬液（可直接作人工授精使用）；
　　3，干净培养液

七、IUI 临床操作

患者取截石位，生理盐水清洗外阴、阴道，常规铺巾，窥阴器充分暴露宫颈，用培养液或生理盐水擦拭宫颈和穹窿。将CCD管沿子宫的方向置入子宫腔，拔出内芯，仔细核对患者姓名，将连接1ml注射器的吸有0.3~0.5ml精子悬液的内管置于外套管中，使内管前端超出外套管约1~2cm时（距宫底0.5cm处）缓慢推注。一般无阻力、无外溢，如有阻力或外溢明显，提示导管置入位置异常，应重新调整导管位置及方向后再试。操作完毕，垫高臀部静卧10~15分钟，注意观察有无出血或下腹痛（图23-16~29）。图23-30 为IUI操作流程图。

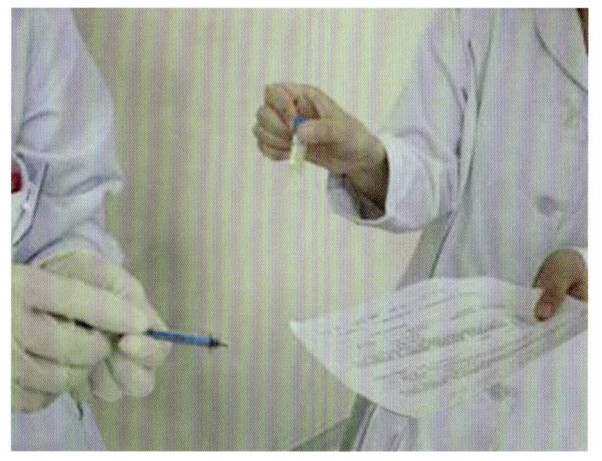

图 23-18　核对精液标本姓名

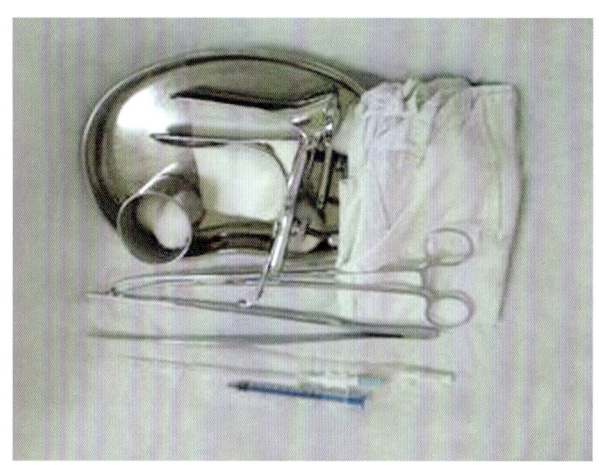

图 23-16　IUI 手术包

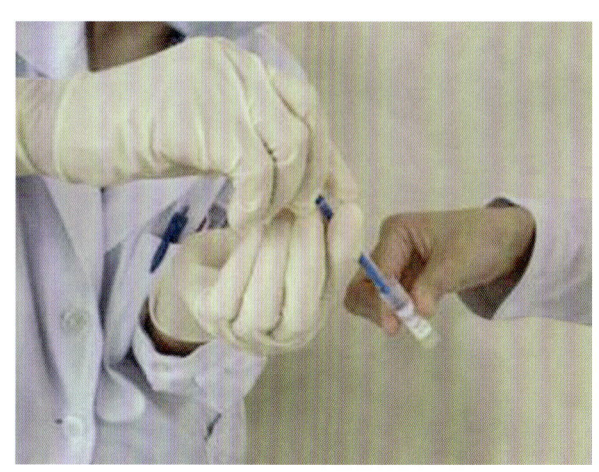

图 23-19　无菌注射器抽取液化精液

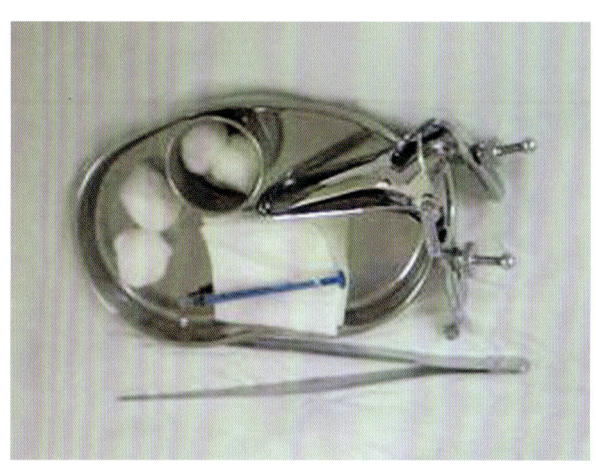

图 23-17　IVI 或 ICI 手术包

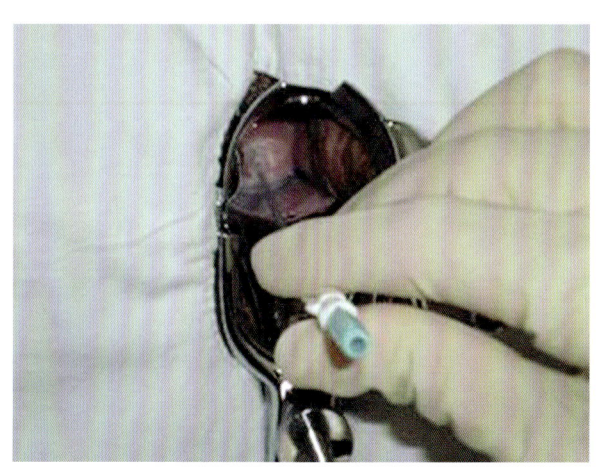

图 23-20　放置并固定外套管

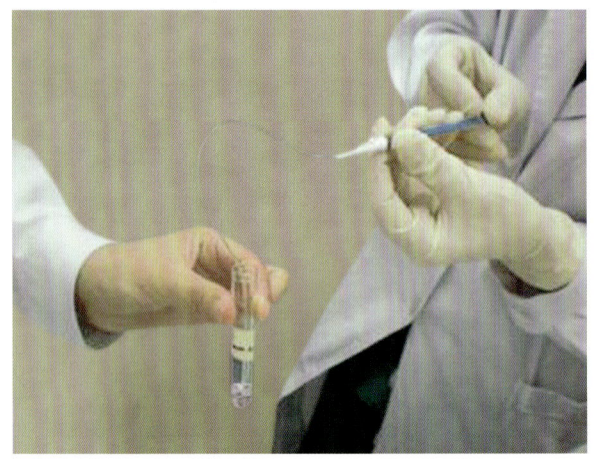

图 23-21 内套管抽吸处理后的精子悬液

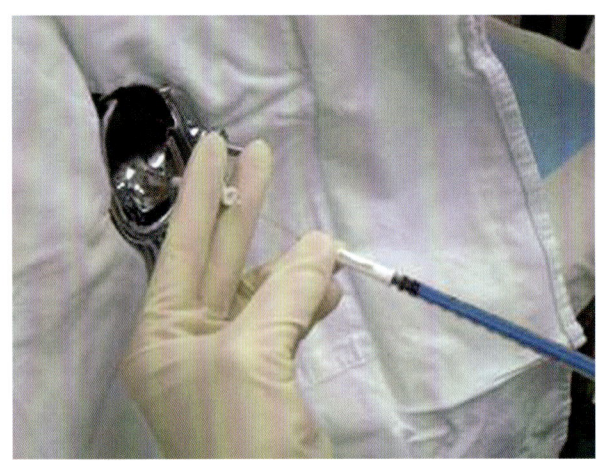

图 23-24 精子悬液推注完毕

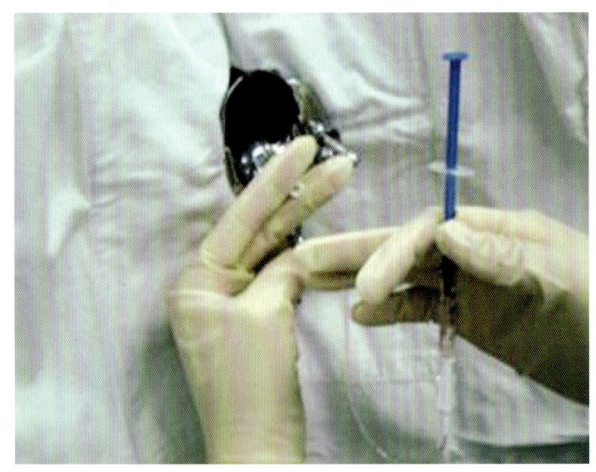

图 23-22 放置内套管

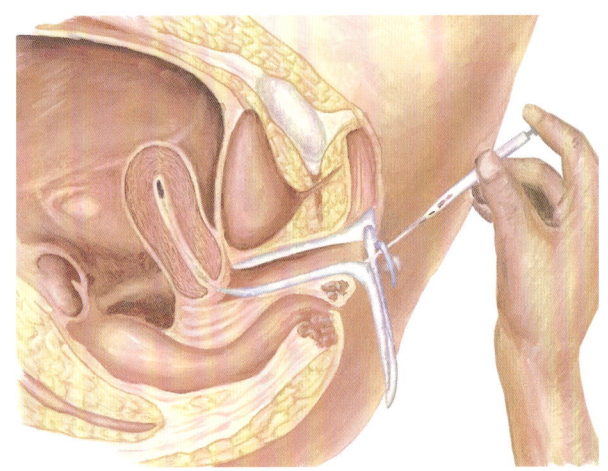

图 23-25 IUI 示意图 1

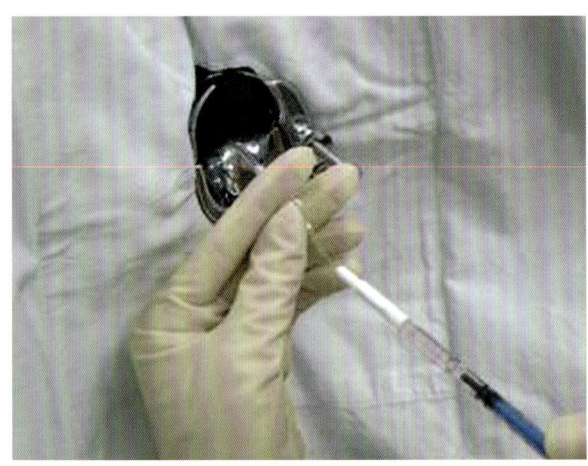

图 23-23 缓慢推注精子悬液

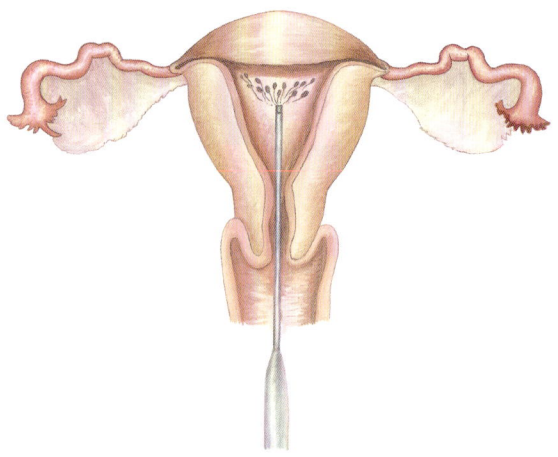

图 23-26 IUI 示意图 2

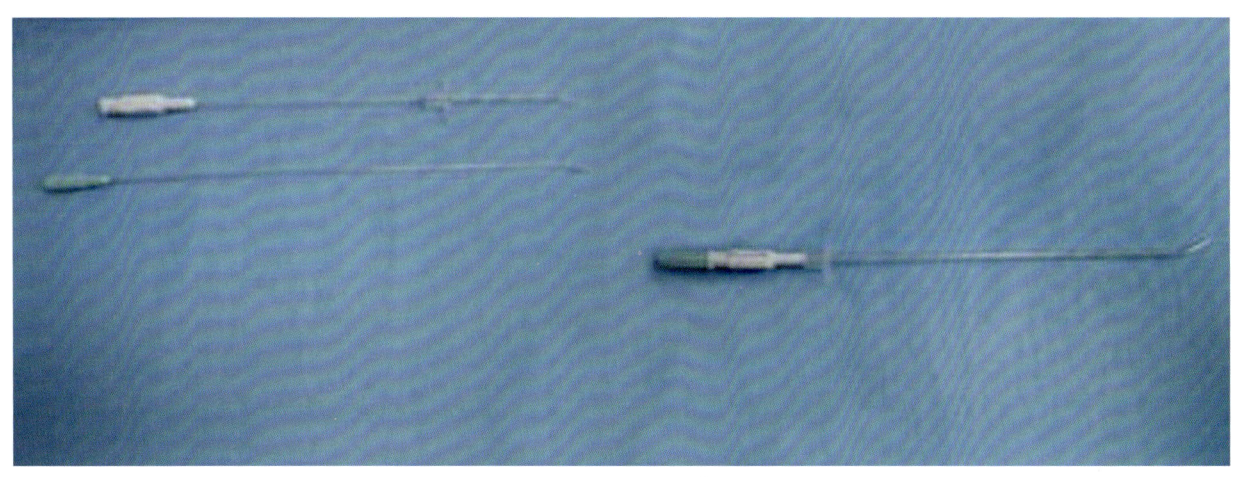

图 23-27　人工授精用移植管（CCD）

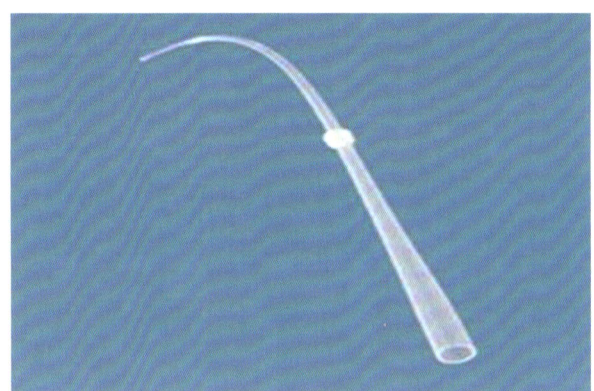

图 23-28　人工授精用移植管（Tomcat）

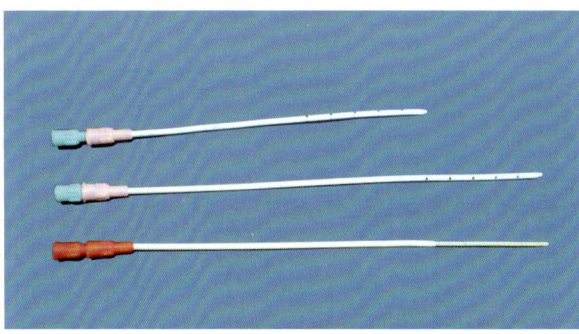

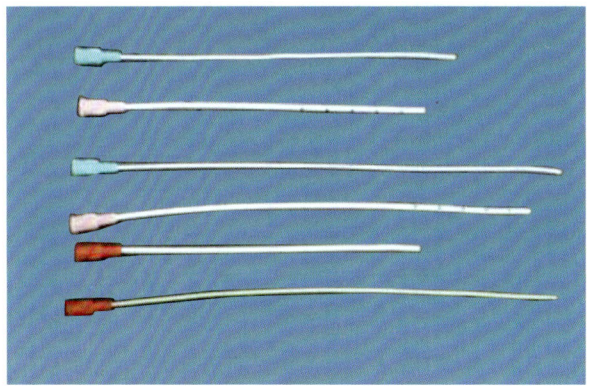

图 23-29　人工授精用管

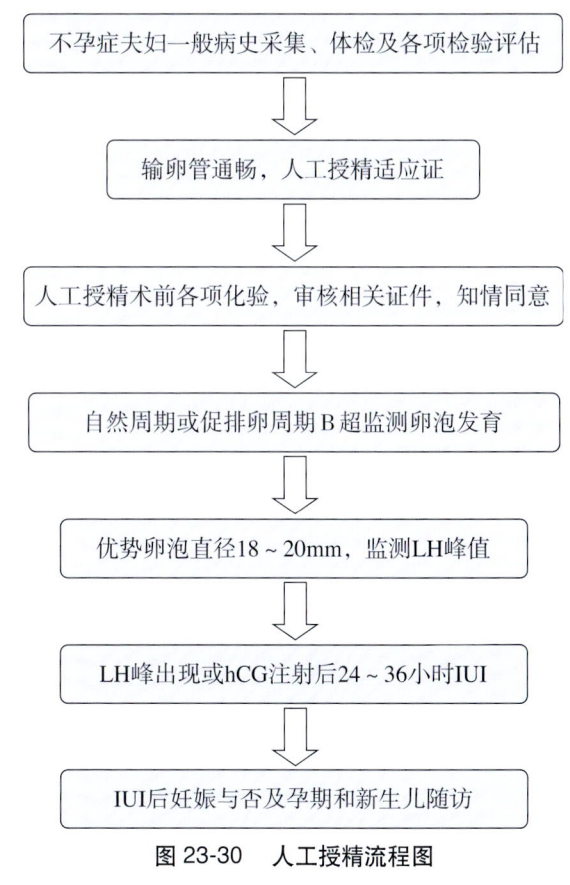

图 23-30　人工授精流程图

八、操作注意事项

1. 输卵管的通畅度与 IUI 成功率密切相关，经优化处理后注入宫腔内精子悬液中前向运动精子（快速前向运动与慢速前向运动精子之和，即 A 级 +B 级精子）总数不宜低于 1×10^6 个。

2. 核对精液。术前必须医生和患者仔细核对准确无误后方可向宫腔内推注精子。

3. 取精前宜清洁双手和外生殖器，采集的精液置无菌试管内。采集精液应防止遗散管外，尤其是头段精液。

4. 授精时间应在排卵前 48 小时至排卵后 12 小时内。

5. IUI 术前应排除生殖道感染，了解子宫位置及宫颈管情况，选择柔软适度的导管。操作者严格无菌操作，置管动作轻柔，不触碰宫底，尽量不用宫颈钳，做到轻、稳、准，减少操作及刺激子宫，避免导致宫腔插管方向不正确而动作粗暴或反复插管损伤子宫内膜，降低成功率。

（李军生　杜晓果　郑晓英）

参考文献

[1] 乔杰. 生殖工程学. 北京：人民卫生出版社, 2007.
[2] World Health Organization. WHO laboratory manual for the examination and processing of human semen. (fifth edition). 2010.

第5篇 男性不育手术篇

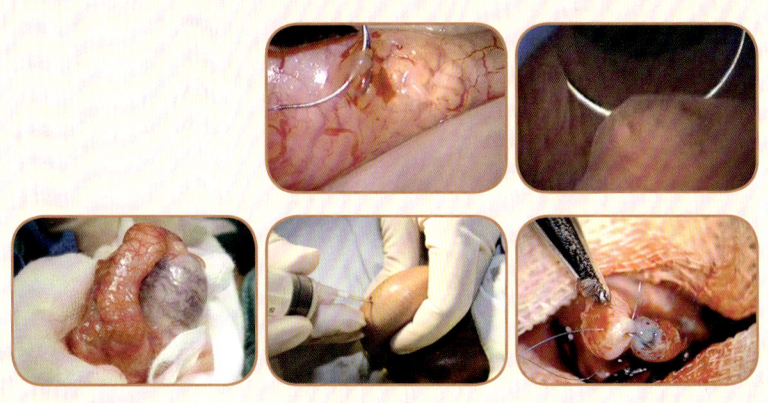

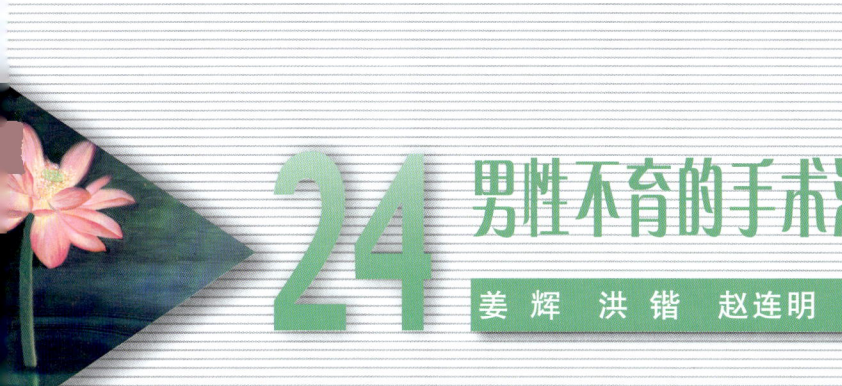

24 男性不育的手术治疗

姜辉　洪锴　赵连明

一、概述

男性不育的手术治疗在过去十多年的时间有了非常大的进步，其中显微手术的地位尤为突出。输精管再通术使很多做了输精管结扎的患者再次有了生育的能力。在美国的研究发现高达6%的输精管结扎患者会在今后要求再通。由于各种生理和社会等因素，我们在临床遇到要求再通的患者也在增加[1]。

我们可以把男性不育的手术简单地分为两大类，即诊断性手术和治疗性手术。其中诊断性手术主要包括睾丸活检。治疗性手术主要包括改善精子产生的手术，如精索静脉曲张手术；解除梗阻的手术，如输精管再通术、输精管附睾管吻合术、射精管电切术和精囊镜射精管疏通术等。

二、睾丸活检术

（一）睾丸活检的适应证

睾丸活检(testicular. biopsy)主要用于诊断是否为梗阻性无精子症；另一个用途是对梗阻性无精子症患者进行辅助生殖技术时提取精子。诊断性睾丸活检的适应证：睾丸体积大小和质地基本正常，卵泡刺激素（FSH）基本正常。FSH明显升高往往提示生精功能受损。对FSH明显升高、同时双侧睾丸体积小（小于6ml）的患者，通常为非梗阻性无精子症。但确实也有部分患者睾丸有局灶生精功能。因此对双侧睾丸6ml的患者，尽管不推荐睾丸活检，但可以征求患者意见是否尝试。如果活检一旦发现精子可以即时冻存备用。对更小的睾丸，一般不推荐活检，可考虑睾丸显微取精。对睾丸体积正常，FSH正常，精液量极少，精液中果糖测定阴性的患者，应先排除射精管梗阻，而不急于睾丸活检。

（二）手术方法

包括开放性手术睾丸活检、睾丸穿刺活检、睾丸精子抽吸。

1. 开放性手术睾丸活检　采用精索阻滞麻醉。用1%或2%的利多卡因阻滞精索，阴囊切口皮肤局部麻醉。沿切口逐层切开直至显露睾丸白膜。切开过程中注意左手或助手将睾丸固定好，保持切口处足够的张力，这样可以迅速切至白膜。用小尖刀切开白膜，在保持足够张力时，睾丸组织会从切口膨出，用眼科剪子剪取小块送检。一般缝合白膜两针即可。

2. 睾丸穿刺活检　穿刺活检操作简单，手术时间短。但穿刺取出的组织比开放活检取的要少。使用穿刺针时要注意术者手不要被穿刺针误伤。穿刺时，术者左手拇指和示指固定好睾丸，保持足够的张力，便于穿刺。如果穿刺针较粗，可以用细针先穿一小孔或用尖刀将阴囊皮肤切一小口，便于穿刺针进入(图24-1)。

3. 睾丸精子抽吸　细针穿刺睾丸精子抽吸损伤最小，痛苦小。但提取物少，对组织学信息提供较少。简便的方法是抽吸后，在保持较大负压时拔针，这时会有睾丸实质被带出针孔，用精细镊子夹住实质小心外拉，往往可以牵出不少组织，供提取精子和活检。

（三）并发症及处理

睾丸活检主要的并发症是出血和血肿。术

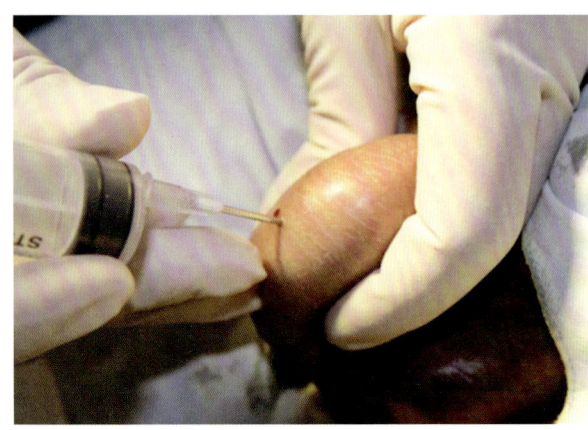

图 24-1 睾丸穿刺活检。左手固定睾丸,保持皮肤足够张力,便于穿刺

前应常规检查患者血常规和凝血指标,避免对出凝血疾病患者进行手术。切开手术时在缝合睾丸白膜后要确认无活动性出血,并检查睾丸鞘膜和肉膜有无出血。穿刺和抽吸引起出血较少,若穿刺后针孔有渗血,可以加压几分钟,一般可以止血。较大血肿情况罕见。

三、输精管再通术

输精管再通术(vasovasostomy)是治疗输精管结扎后梗阻的确切有效的手术方法。输精管复通手术目前推荐通过显微手术的方式进行。尽管仍有些单位采用肉眼直视下手术吻合,但研究发现,采用显微手术的方式手术成功率和受孕率明显高于肉眼手术。当然,显微手术需要术者经过专业训练,手术难度较高。据我们的经验,经过正规外科训练的主治医生,在专门进行显微手术操作培训后,进行 10 例以上的显微复通术后,基本可以达到较高的成功率。手术成功的最重要因素是手术吻合的技术[2]。

(一)手术器械

除了常规手术器械外,进行显微输精管吻合术需要配备显微手术器械,主要包括:显微镊子、显微针持、平头细针头(图 2-51)、8-0 号或 10-0 号血管缝合线(双针线);亚甲蓝稀释液;手术用立式显微镜(10× 或更高)或头戴式手术放大镜(6×)(图 2-52、53)。

(二)麻醉

可以采用全麻、硬膜外麻醉或局麻。我们通常采用硬膜外麻醉。由于手术时间通常在 1.5～2.5 小时,硬膜外麻醉和全麻效果更可靠一些。尤其对手术操作尚不很熟练的医生,手术时间会比较长。

(三)手术步骤

术前应该评估患者生精状况。包括检查睾丸大小、质地,附睾情况,输精管情况,瘢痕结节大小,性激素水平(卵泡刺激素、黄体生成素、催乳素、睾酮)。

体位:患者取仰卧位,碘伏消毒。消毒后留置 Foley 导尿管,一般选取 F14 即可,术后第二天拔除。尿管置于手术可视区域,便于观察亚甲蓝颜色。

一般根据输精管瘢痕结节位置选取阴囊前上方纵切口。切口刚好在瘢痕处即可。切口一般长约 1.5cm 左右,以可以牵出输精管瘢痕段为宜。如果输精管瘢痕非常不明显或需要同时探查睾丸、附睾和输精管则切口长度稍长,以可以从切口挤出睾丸、附睾为准。我们一般采用纵切口,这不同于睾丸切开活检,后者我们一般采用小的横切口。一般患者睾丸外观基本正常。附睾多呈梗阻表现,明显胀大,部分患者附睾管显著扩张(图 24-2)。

游离出结扎段输精管。由于各地输精管结扎的手术方式并不一致,在分离时要加以注意。对切断并结扎断端的输精管,断端瘢痕较大,易于找到并游离。有时瘢痕段异常输精管切除段需要较长,要注意吻合张力的问题。既要完整切除病变段,又要尽可能保留正常输精管。用金属夹结扎的输精管与线结扎类似,瘢痕段略小。有的仅切断而未结扎或切断后不同层次包埋的则切断处瘢痕很小,甚至几乎没有瘢痕,这时需要仔细辨认,避免游离过长的输精管引起缺血。但这样的情况切除段仅需很短一段,吻合张力小,效果很好(图 24-3)。

对瘢痕段的处理,我们的经验是对瘢痕段较大的予以切除,减少其对吻合段的干扰。对瘢痕段很细小的可以旷置。原则以是否影响手术吻合为准。

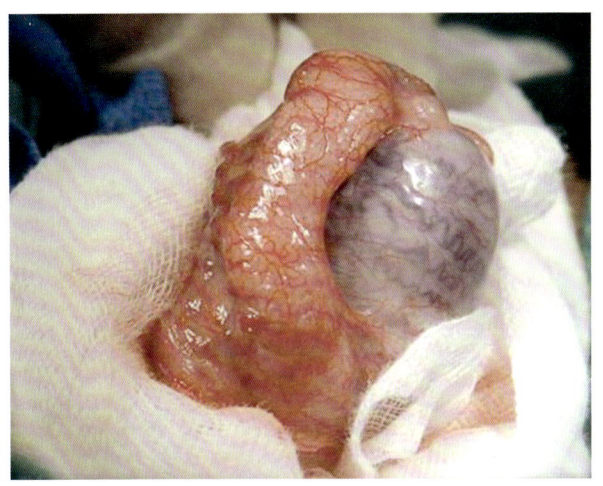

图 24-2　输精管结扎后附睾肿大，附睾管明显增粗

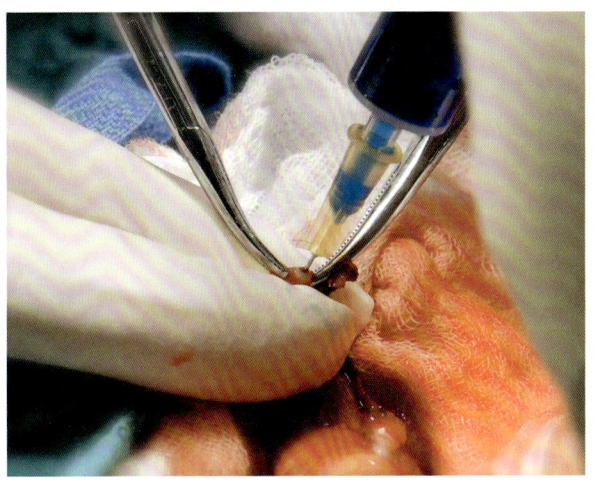

图 24-4　向腹侧输精管推注亚甲蓝稀释液，了解输精管通畅性

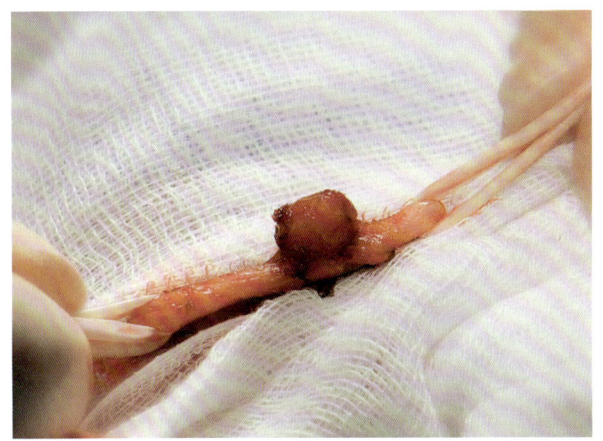

图 24-3　输精管和结扎处瘢痕

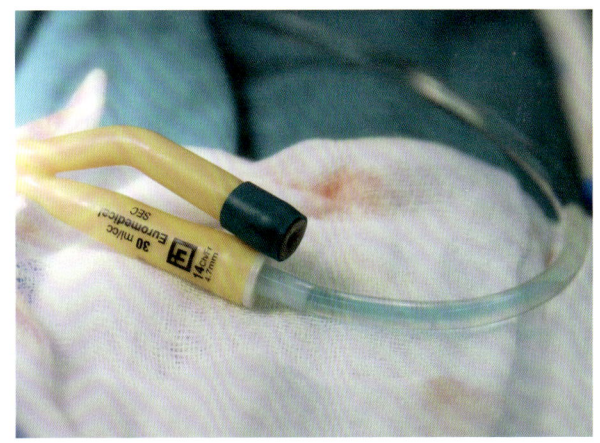

图 24-5　尿管出现蓝色，说明腹侧输精管通畅

首先检测腹侧输精管的通畅。切断瘢痕段腹侧后，直至看到腹侧输精管断端切面组织新鲜，管腔清晰。用显微镊子轻柔地扩张管腔。无创平头细注射器针头伸入管腔，推注亚甲蓝稀释液（图 24-4）。观察尿管出现蓝色，即表示腹侧输精管通畅（图 24-5）。睾丸侧切断后，多可见白色或黄白色精液（图 24-6）。可以取少量液体在无菌载玻片上在显微镜下观察精子情况。

如果有专用固定器最好。如果没有，可以由助手帮助固定两侧输精管。吻合前注意输精管走行，不要扭曲（图 24-7）。据文献报道，单层吻合与分层吻合对再通率和受孕率没有明显差别。根据我们的经验，单层全层吻合效果是非常理想的，而且手术操作相对简单，手术时间明显缩短。当然，前提是术者有熟练的显微手术操作技巧。

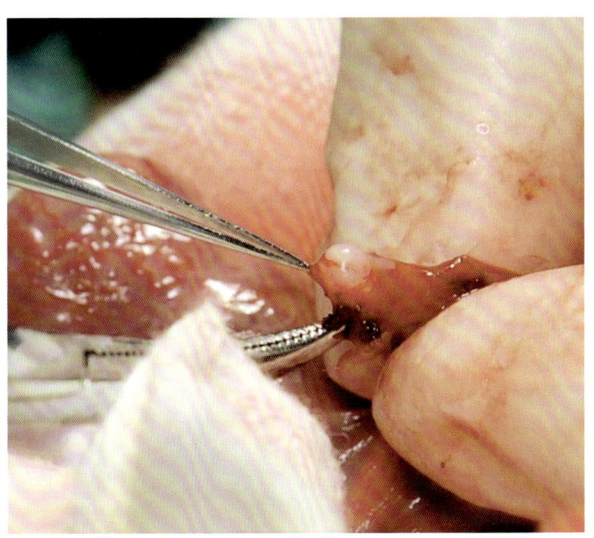

图 24-6　睾丸侧输精管断端有白色精液涌出

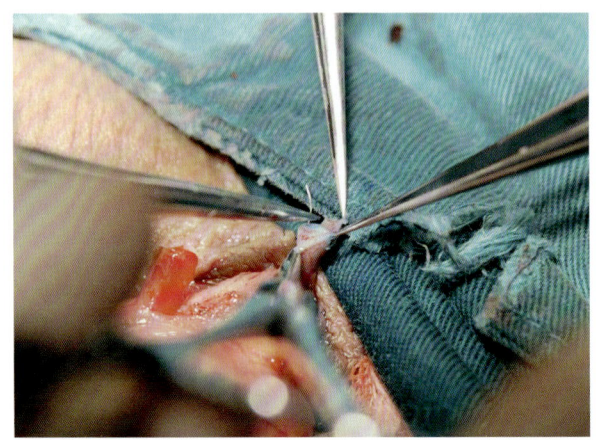

图 24-7　将输精管两侧断端对好方向，准备吻合

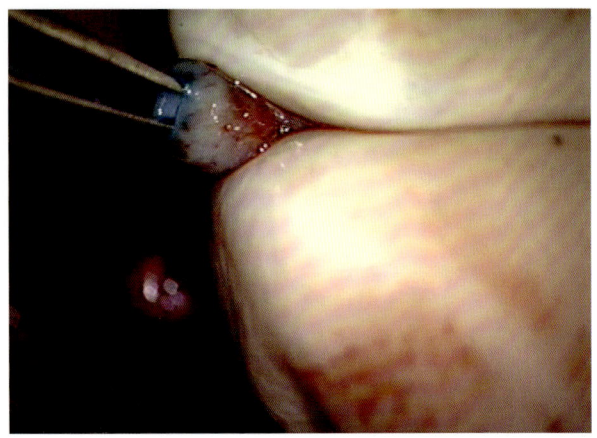

图 24-8　显微镊子扩张管腔

一般采用 8-0 号或 10-0 号双针血管缝合线。对单层吻合，8-0 号血管缝合线足够达到要求。缝合时腹侧输精管管腔较细，缝合难度比睾丸侧大（图 24-8）。睾丸侧输精管管腔由于长时间梗阻往往扩张，因此缝合相对简单一些。我们通常先缝合 6 针，一定注意由管腔内进针，管腔外出针，将线结打在管腔外（图 24-9、10）。6 针都缝合完毕，再一一打结。一定注意各针摆放的位置，小心操作（图 24-11～14）。避免各针的线交叉缠绕。为了避免各针的线缠绕，也可以采用先缝合并打结第一针，也就是最下面的一针。其余各针缝好后，再逐一打结。这样操作更便捷一些。

如果技术不熟练，可以在初学阶段在肉眼下打结，等技术熟练后，再在显微镜或放大镜下打结。实际后者打结速度更快、更精准，但有一个学习的过程。之后可以在每两针之间加缝一针，这针不要完全穿透管壁，接近穿透是比较理想的。这有一个经验逐渐积累和手感的熟练的过程。一般 8～10 针缝合后，检查时可以观察到输精管吻合段连续性很顺畅了（图 24-15）。外膜组织可以再加缝几针，达到完美闭合和减张的目的。

注意在还纳睾丸附睾前确切止血，分辨清楚睾丸的方向，切勿扭转。还纳后是否放置引流条视具体情况而定。多数患者无需放置。但术后加压包扎是必要的，术后第 2 天可以解除加压。

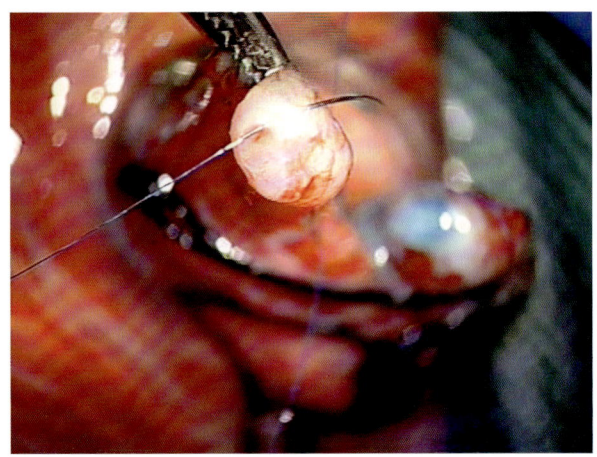

图 24-9　第一针缝合，内进外出

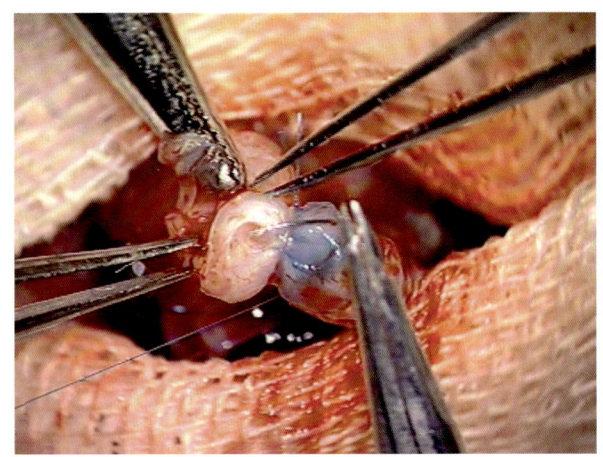

图 24-10　吻合输精管，进针方向为内进外出

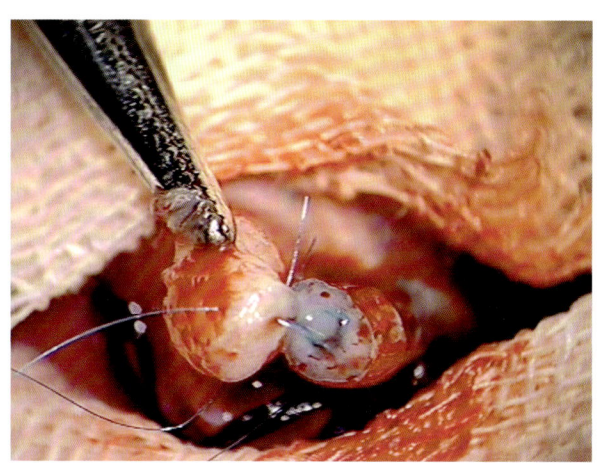

图 24-11　缝合

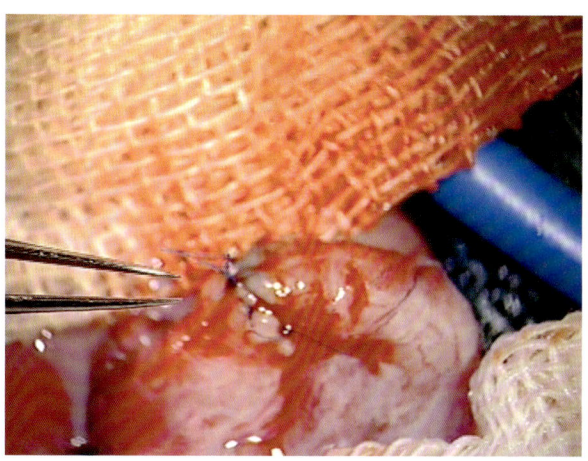

图 24-14　吻合完毕

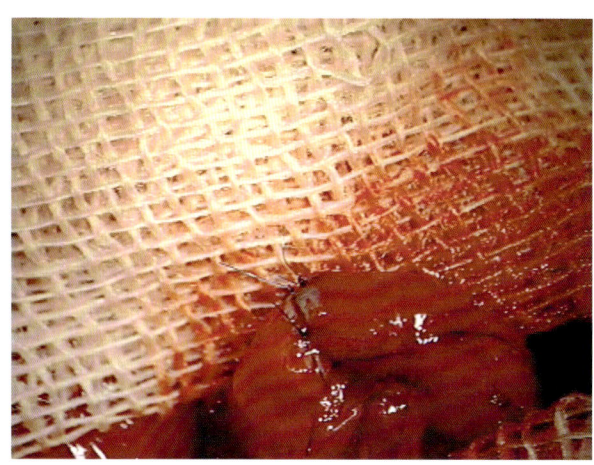

图 24-12　吻合初步完成，准备在间隙稍大处补针

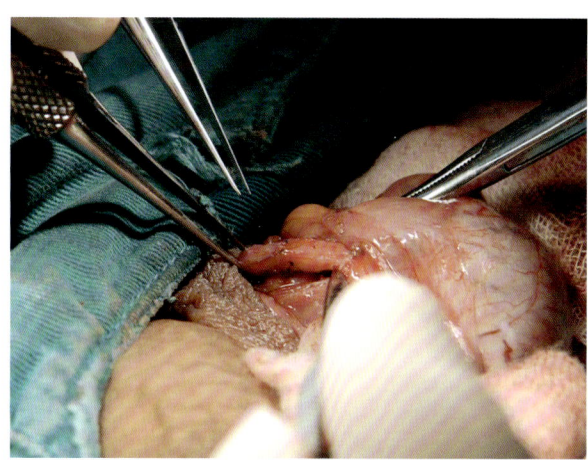

图 24-15　吻合好后的输精管。有完好顺畅的连续性

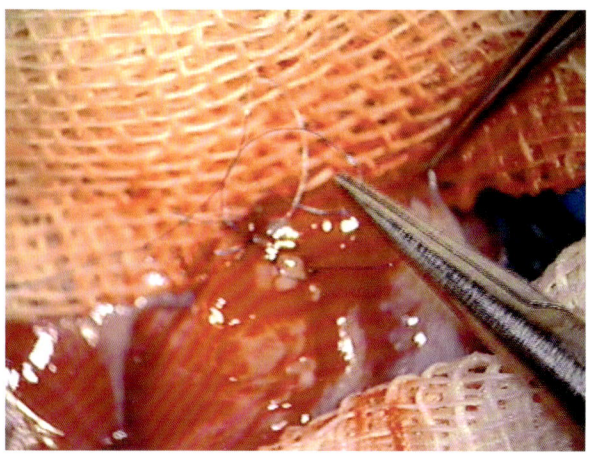

图 24-13　镜下打结

（四）术后注意事项

术后 7 天内活动要轻微。术后 3 周内避免性生活。术后 1 个月检查精液。多数患者术后 1 个月出现精子。在 3~6 个月精子质量逐渐提高，可以用药物辅助提高精子质量。若术后 6 个月仍没有精子，认为手术复通失败。

（五）复通和受孕概率

在显微外科技术的输精管吻合术开展后，复通率和受孕率有明显提高。对操作熟练的医生一般复通率可以超过 80%，甚至更高。受孕率可以接近 60%~70%。结扎时间与复通率通常并不呈线性关系。但结扎时间超过 15 年的患者，受孕率要低一些。从我们的经验看，在熟练采用显微外科技术进行输精管吻合以来，再通成功率超过 99%。对结扎时间超过 25 年，同时切开输精管后睾丸侧管腔精液镜下没有找到精子的患者，要结合具体情况考虑是否同时做睾丸活检，以了解睾丸情况，或行附睾管吻合[3]。

四、精索静脉曲张手术

精索静脉曲张 (varicocele) 是与男性不育密切相关的疾患。精索静脉曲张患者发生不育的比例高达40%。其与精液质量下降和睾丸间质细胞功能减退有关。精索静脉曲张的程度越重，与不育的相关性越大。因此，对Ⅲ度精索静脉曲张的患者，无论是否有目前精液质量异常，都建议手术。对Ⅱ度精索静脉曲张的患者，如果存在精液质量下降，同时女方生殖系统检查正常，建议手术。对Ⅰ度精索静脉曲张的患者应比较慎重，我们认为需要具体分析，再决定是否手术。另外，对个别重度曲张的患者，尿常规检查有红细胞或蛋白，应行B超或CT检查除外胡桃夹综合征[4]（腹主动脉与肠系膜上动脉夹角压迫左肾静脉）。

传统的高位结扎即经腹股沟上的手术方式是使用较普遍的术式。切口选在腹股沟韧带中点上方约2~3cm处平行腹股沟韧带（图24-16）。切口长约3cm。切开腹外斜肌腱膜后，钝性分开腹内斜肌和腹横肌，向内上方推开腹膜，显露下面的精索。游离出静脉后，分别切断结扎（图24-17）。注意保护动脉。手术过程切忌操作粗暴，动作幅度过大易使血管痉挛，容易误结扎动脉。

相比传统的高位结扎，显微手术显然是精索静脉结扎效果更好的方法。结扎确切，可以明确区分并保护动脉。可以保留淋巴管。复发率比其他手术方法明显降低。但手术时间长是比较明显的弱点。单侧的手术时间大约1~2小时。

一般采用经腹股沟切口，或稍下方的切口。但注意不要切口位置选择过低，如果在阴囊上方处切开，可能很容易游离出精索，但过低的位置非常容易损伤动脉，而在过低位如果损伤动脉有可能引起患侧睾丸萎缩。并且过低位静脉分支很多，增加了手术时间，同时也必然增加损伤动脉的概率。

在腹股沟位置切口，可能要切开比较厚的皮下脂肪并且打开腹外斜肌腱膜。对于体重超过90~100kg的患者，建议慎重选择显微精索静脉

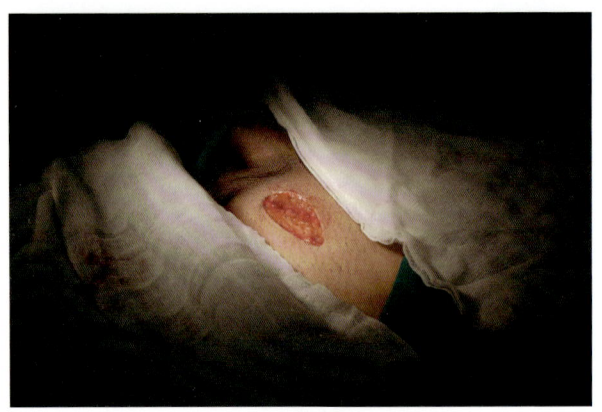

图24-16　腹股沟切口

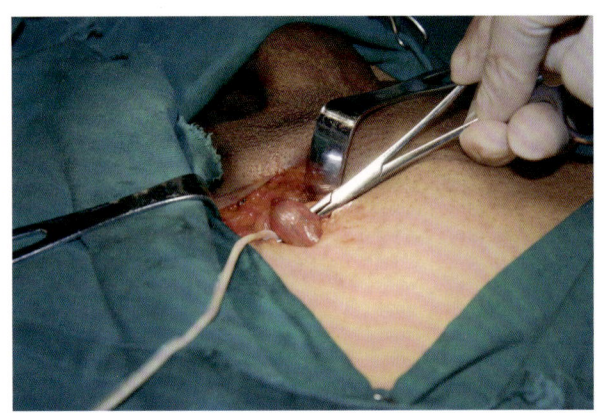

图24-17　腹股沟切口，游离出精索

结扎，而采用传统高位结扎。不仅因为其皮下脂肪厚，分离困难，主要是由于其精索内可能包含过多的脂肪组织，造成静脉漏扎或损伤动脉和淋巴管。

术中可以用手指将精索适当压扁，有利逐一寻找和结扎静脉。也可以在精索游离后用大镊子柄或血管钳的钳齿后平面部分将其垫起。分离时表面一层血管多为静脉。第二层多会出现动脉和淋巴管。动脉的鉴别尤为关键，在显微镜下观察动脉是否有搏动是很重要的。另外有时搏动不明显时，注意动脉和静脉的颜色区别，动脉往往是饱满的深红色，颜色比静脉更深一些。

随着腹腔镜技术的普及，精索静脉结扎也有腹腔镜途径。但此方法并没有什么优势，并且在腔镜下很难做到逐一轻柔分离出单根静脉并结扎。其效果不如显微手术，与传统高位结扎近似。

注意事项：不论何种方式的手术，应该仔细轻柔操作，尽量分离出睾丸动脉，避免损伤。临

床偶尔可以见到睾丸萎缩的情况。另外，尽管仍有争议，我们并不推荐对多数无精子症患者进行精索静脉曲张手术。但对部分患者，有报告精索静脉结扎手术可以出现精子或增加其日后睾丸穿刺找到精子进行辅助生殖的机会。究竟什么样的患者适合，还需要今后不断研究以明确。

五、输精管附睾管吻合术

输精管附睾管吻合术 (vasoepididymostomy) 是最具有挑战性的显微手术，需要术者有熟练的手术技巧。对诊断附睾尾梗阻的患者可以通过手术进行复通。首先，我们应该判断是否存在附睾尾梗阻：无精子症患者，睾丸体积基本正常，附睾明显增大，输精管正常，精液量小于 1.5ml，激素水平正常；B 超检查前列腺、精囊腺正常，附睾有时可以看到因膨大出现的网格状结构。

由于手术操作复杂，时间可能需要 3～5 个小时，尤其对技术尚不熟练的医生，时间可能更长，因此保持患者体位舒适和麻醉效果尤为重要。输精管的处理和输精管再通类似 (图 24-18)。

附睾的处理：首先选取明显膨大段附睾。将显微镜放大倍数增加至 20 倍左右。手指固定好附睾，显微剪刀剪开附睾外膜 (图 24-19)。对不同的患者，外膜的厚度不同，因此要格外小心。剪得过深可能剪破附睾管，影响下面的操作。剪开一块附睾外膜后，用显微剪刀小心游离出一根膨大的附睾管 (图 24-20)。在此之前注意已经游离好腹侧输精管端，并从鞘膜下打一隧道引至准备吻合处。穿出鞘膜处用两针固定输精管达到减张的目的 (图 24-21)。

两针法端侧吻合是相对比较简单而且效果可靠的方法。采用 9-0 号或 10-0 号双头血管缝合线贯穿缝入附睾管 (图 24-22、23)，从两针之间切开附睾管管壁，如果有白色精液涌出，可取少量镜检是否有精子 (图 24-24～26)。如果有，准备吻合。如果没有液体流出或没有精子，将针退出，重新寻找另一根附睾管。有时可能会重复很多次，甚至找不到合适吻合的附睾管，这时应做睾丸活检了解睾丸生精状况。至于横行双针或纵行双针均可 (图 24-27)。但对附睾管膨大不明显的病例，可考虑所谓的"精液池"吻合法，即在切开的附睾外膜范围内，将附睾管多数剪开，将

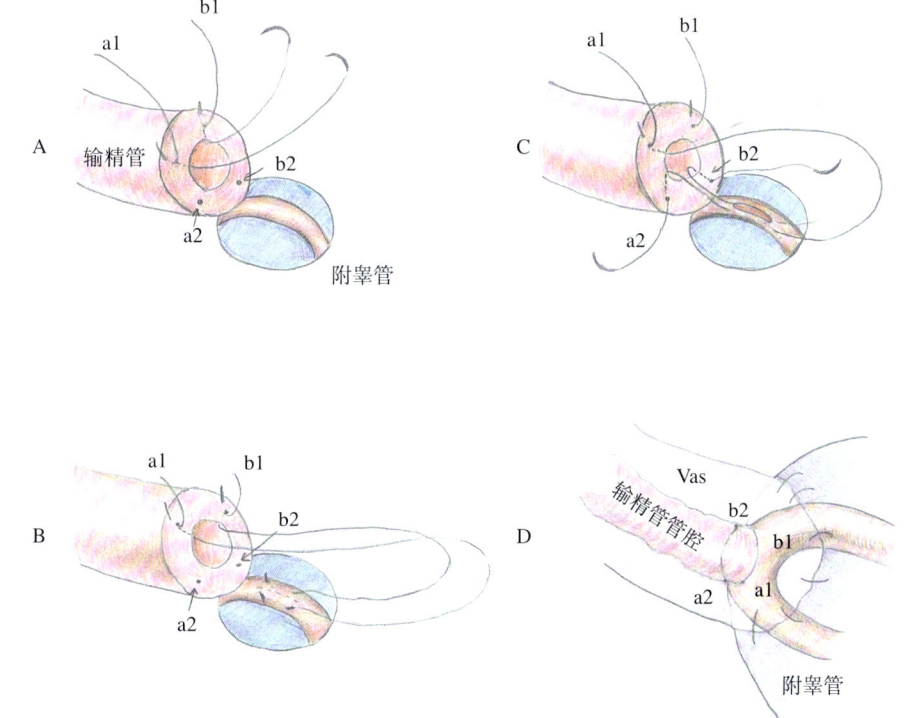

图 24-18　输精管附睾管纵向两针法吻合示意图

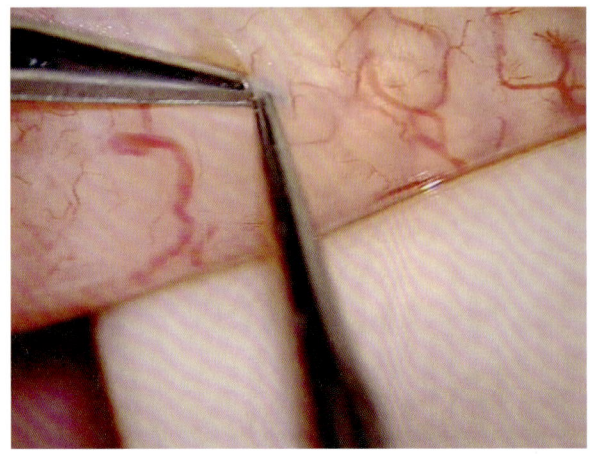

图 24-19　显微剪刀打开附睾外膜

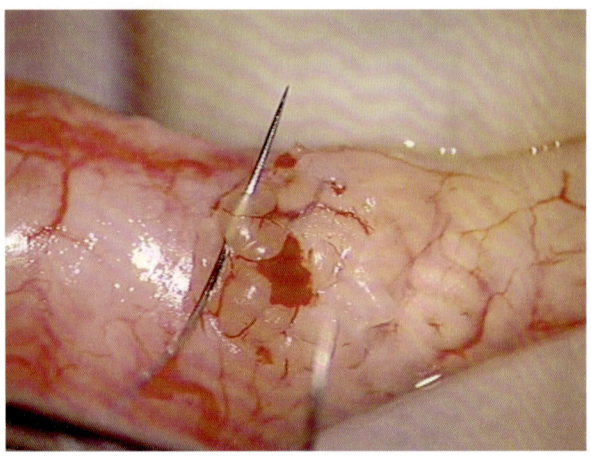

图 24-22　第一针完毕

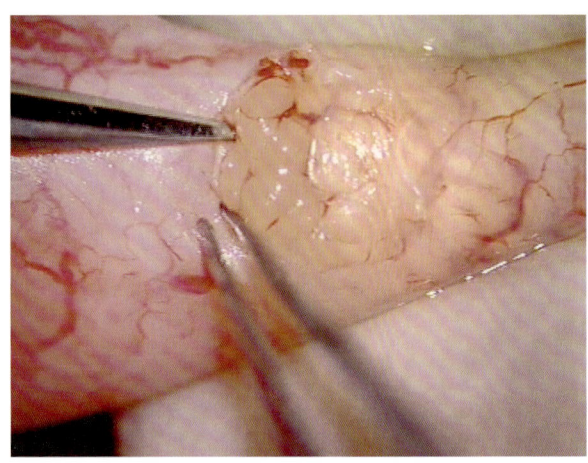

图 24-20　游离出膨大的一段附睾管

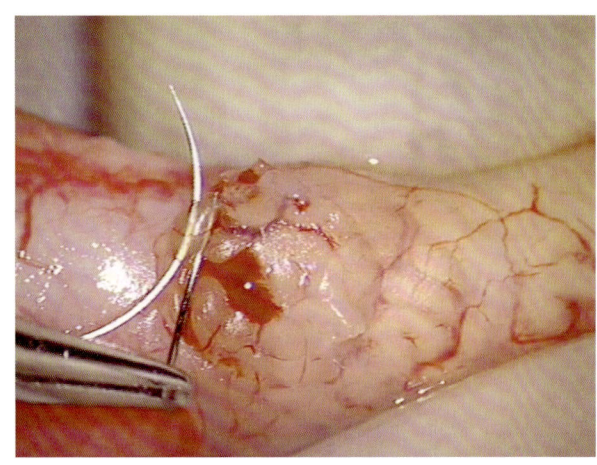

图 24-23　两针缝合完毕

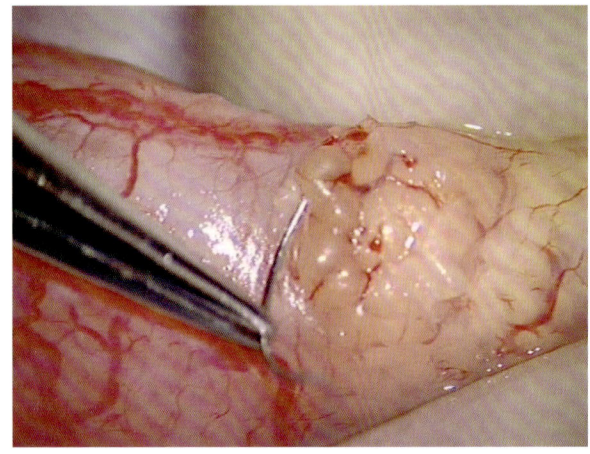

图 24-21　准备纵向双针缝合附睾管

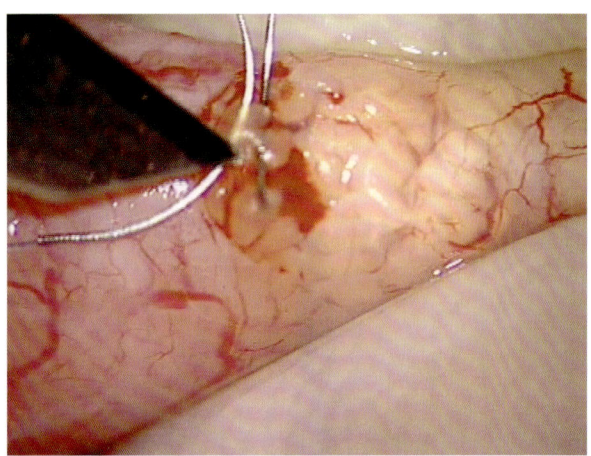

图 24-24　准备从两针中间切开附睾管

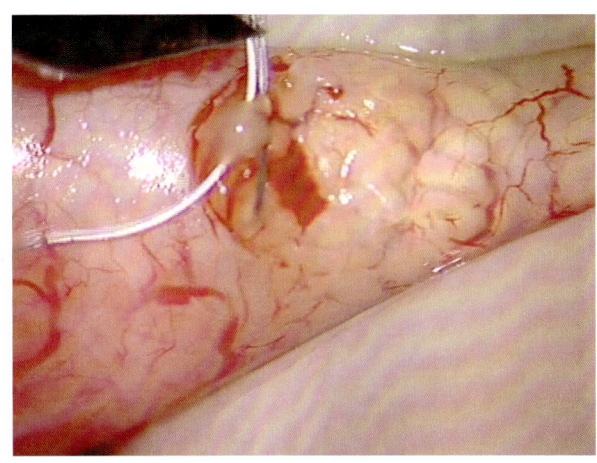

图 24-25　精液涌出瞬间

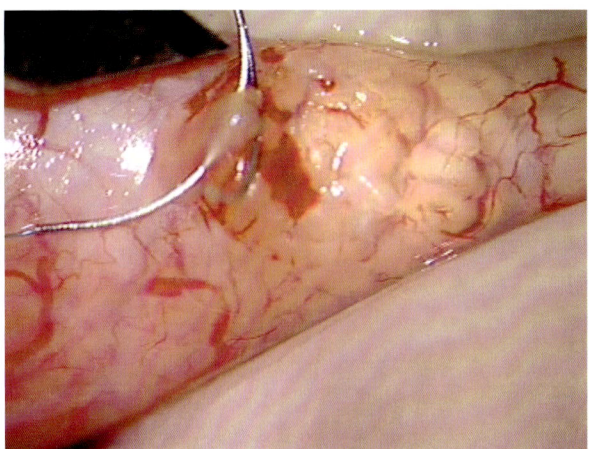

图 24-26　精液涌出

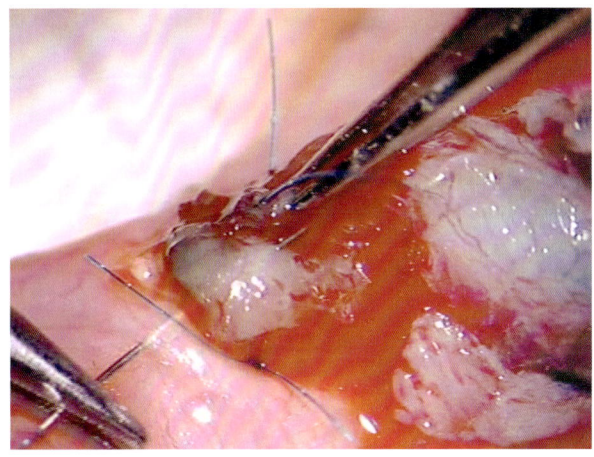

图 24-27　加固缝合减张

输精管与外膜吻合，但这样的手术吻合成功率很低。

输精管附睾管吻合术的术后通畅率报告差异很大，从 30% 到 80% 不等。受孕率随访数据差别更大。还需要今后不断总结。多种因素决定了手术的成功率。包括梗阻的程度、手术方法、医生的技术等。对梗阻明显、附睾管粗的患者相对会简单一些[5]。但总的来说，此手术难度极大，学习曲线较长。

六、经尿道射精管电切术

不育症患者中大约 1%~5% 是由于射精管梗阻引起。最常见并且可以通过手术解决的是射精管囊肿。对精液量明显减少（<0.5ml）、体检睾丸、附睾、输精管正常，激素水平正常，经直肠超声探查存在射精管囊肿者，可考虑行经尿道射精管电切术 (transurethral resection of ejaculatory duct)。

用 F22 或 F24 电切镜经尿道进入，常规应观察膀胱、前列腺部尿道，明确精阜位置。射精管囊肿一般在精阜深面近膀胱的两侧。在精阜处向膀胱方向深方电切，注意精阜最远端最好留一边缘，以便今后如果前列腺电切时有精阜的解剖标志（图 24-28、29）。在向深方切除过程中可以结合使用电切环或针状电极（图 24-30）。切除至明显空腔，或有明显黄褐色或白色液体涌出即到位置处（图 24-31~35）。有时切除已经较深，仍未切出囊肿，要小心损伤直肠。由于年轻男性的前列腺很小，前列腺尖部向深方与直肠距离近，可用手指在直肠触诊，避免切到直肠。如果离直肠过近，在没有 B 超术中指示时应放弃继续电切。术后可留置尿管 2~3 天，对较大囊肿的病例电切后建议留置尿管 1~2 周。

如果有条件建议通过经直肠 B 超术中辅助，帮助判断电切环到囊肿的距离，并避免损伤直肠。对位置很深的囊肿，术中经直肠 B 超引导切除是非常重要的，保证了手术的准确、安全。

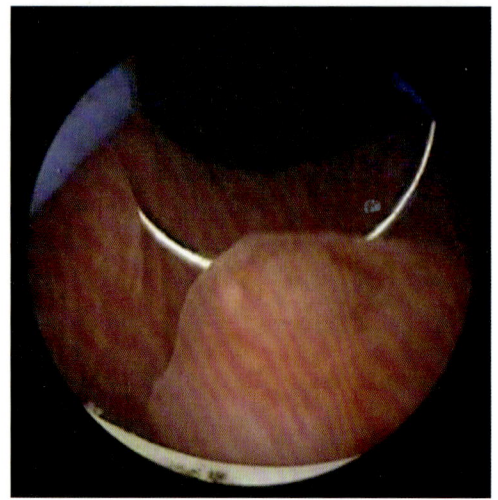

图 24-28　在精阜位置用电切环准备电切

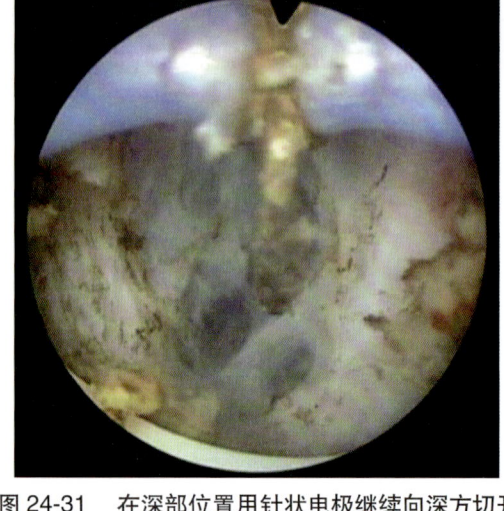

图 24-31　在深部位置用针状电极继续向深方切开

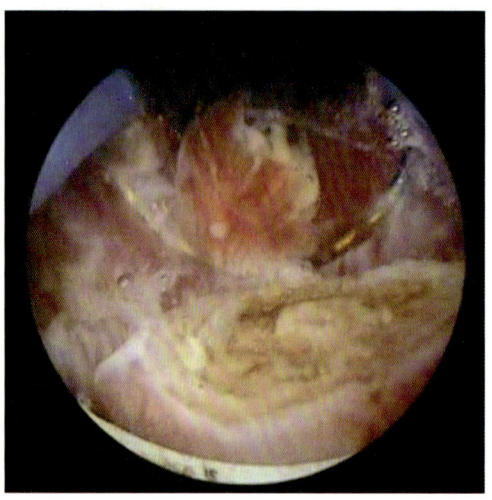

图 24-29　在精阜位置用电切环电切

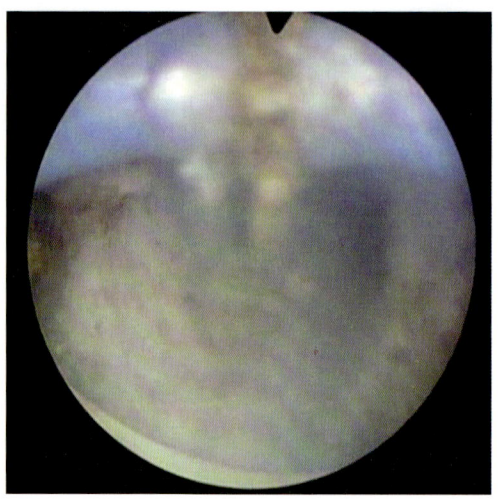

图 24-32　在深部位置用针状电极继续扩大切开囊肿，可见大量白色精液涌出

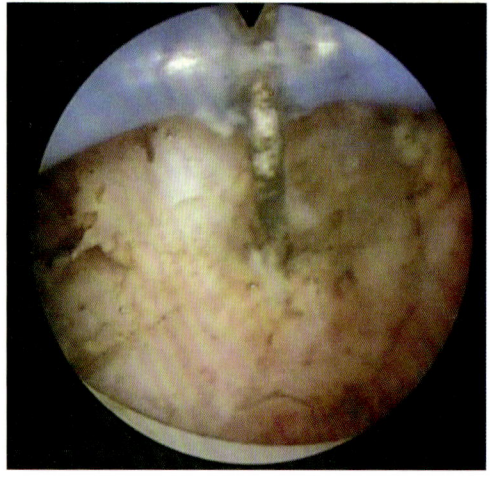

图 24-30　在深部位置用针状电极继续向深方即将切开囊肿

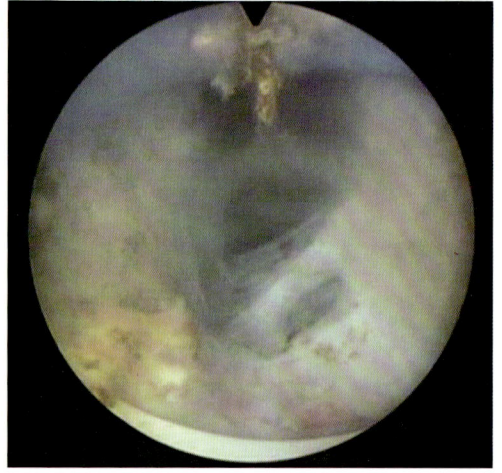

图 24-33　在深部位置用针状电极继续扩大切开囊肿

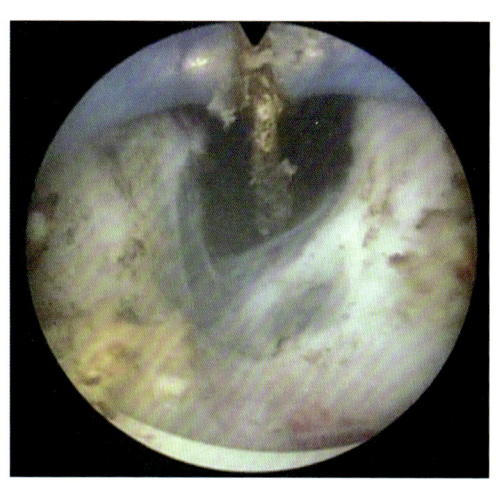

图 24-34　在深部位置用针状电极继续扩大切开囊肿

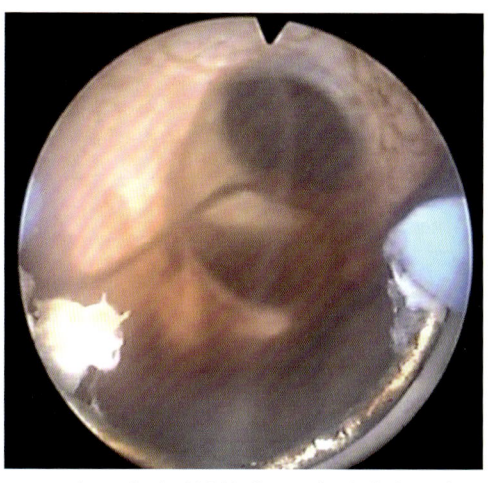

图 24-35　切开囊肿后继续进入，部分患者可清晰见到通向精囊的腔道。也可继续用精囊镜探入精囊

（姜辉　洪锴　赵连明）

参考文献

[1] Alan J Wein, Louis R Kavoussi, Andrew C Novick et al. Campbell-Walsh Urology, 9th edition. Elsvier, 2007.

[2] 洪锴，姜辉，白泉，等．212例染色体正常的无精子症患者临床研究．中国男科学杂志，2008，22(11):47-50.

[3] 赵良运，涂响安，王文卫，等．射精管梗阻性无精子症的诊断与治疗（附46例报告）．中国男科学杂志，2006，20(7):20-24.

[4] Kim HH, Goldstein M. Adult varicocele. Curr Opin Urol, 2008, 18(6):608-612.

[5] Li PS, Dong Q, Goldstein M. Microsurgical approaches to the treatment of obstructive azoospermia. Zhonghua Nan Ke Xue, 2004, 10(9):643-650.

索 引

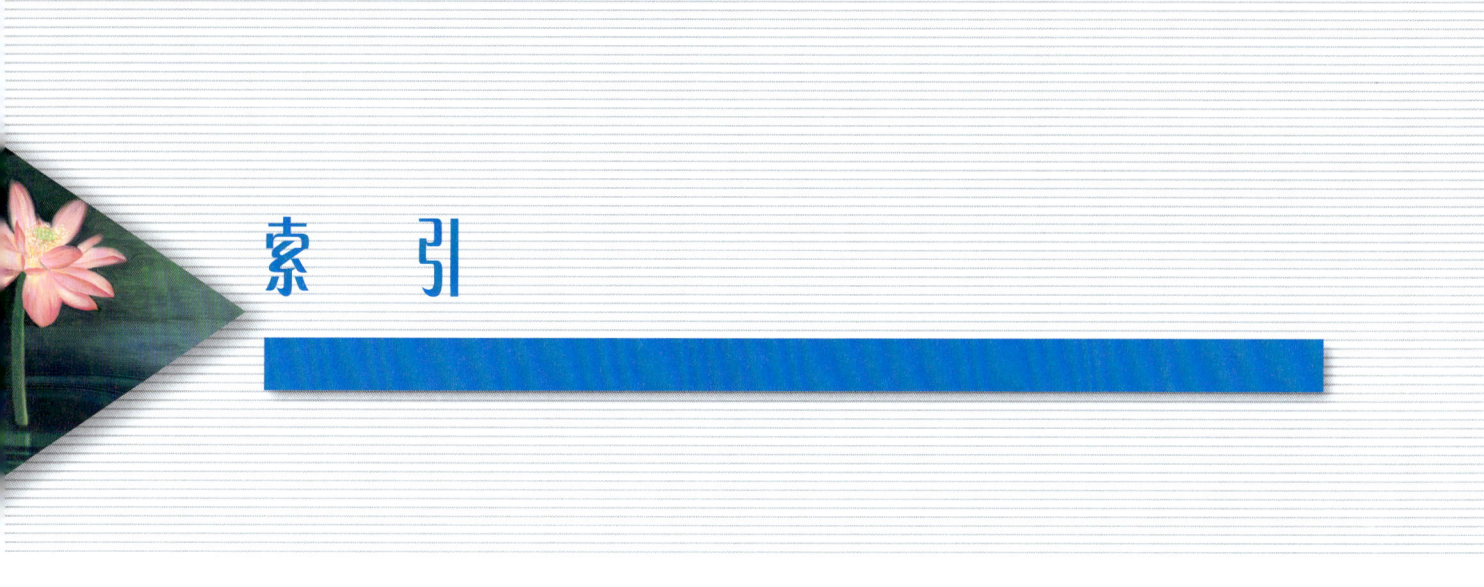

B

B 超引导下间质部妊娠囊穿刺 + 药物注射术 135

C

残角子宫 56
超声子宫造影术 57

D

单角子宫 56
窦卵泡计数 39
多囊卵巢综合征 37, 167
多胎妊娠减胎术 259

F

夫精人工授精 265
附件肿物 156
腹腔镜卵巢打孔术 167
腹腔镜下间质部妊娠病灶切除术 133
腹腔镜下卵巢成熟畸胎瘤剔除术 157
腹腔镜下特殊部位平滑肌瘤剔除术 92
腹腔镜下子宫肌瘤剔除术 89
腹腔镜子宫腺肌病病灶挖除术 119

G

高序多胎妊娠减胎术 263
睾丸活检术 277
弓形子宫 57
功能性子宫出血 52
供精人工授精 266
宫角妊娠 136

宫颈妊娠 139
宫内外同时妊娠 146
宫腔镜 B 超联合检查术 217
宫腔镜检查术 214
宫腔镜手术 219
宫腔粘连 226

J

肌壁间肌瘤 48
畸胎瘤 50
间质线 47
经腹部 B 超引导下减胎术 260
经尿道射精管电切术 285
经脐单孔腹腔镜手术 181
经阴道 B 超引导下减胎术 259
经阴道注水腹腔镜技术 171
经阴道注水腹腔镜下粘连分解术 177
精索静脉曲张手术 282

K

开腹子宫肌瘤剔除术 93
颗粒细胞瘤 49

L

卵巢储备功能 39
卵巢冠囊肿 51
卵巢过度刺激综合征 42, 167
卵巢交界性肿瘤 160
卵巢扭转 42
卵巢妊娠 137
卵巢型子宫内膜异位症 104

索 引

卵泡膜细胞瘤 49
卵泡未破裂黄素化综合征 37

M

麦格综合征 50

P

胚胎移植室 27
胚胎移植术 253
剖宫产切口妊娠 142

Q

气腹相关并发症 201
切除输卵管 81
取卵手术室 26
取卵术（不成熟卵）250
取卵术（成熟卵）241

R

人工授精技术 265
妊娠期腹腔镜下附件手术 164

S

三线征 35
深部浸润型子宫内膜异位症 110
输精管附睾管吻合术 283
输精管再通术 278
输卵管积脓 45
输卵管积水 45, 81
输卵管间质部妊娠 46
输卵管镜 179
输卵管卵巢粘连分解术 85
输卵管妊娠 45, 76, 122
输卵管伞端成形术 84
输卵管吻合术 73
输卵管远端闭锁性病变 81
双侧输卵管同时妊娠 131
双角子宫 55
双子宫 54

T

胎儿镜多胎妊娠减胎术 188

W

萎缩型子宫内膜 52
无性细胞瘤 50

X

稀释性低钠血症 236

Y

异位妊娠 122
阴道超声 32
阴道内镜检查术 217
优势卵泡 35

Z

中段输卵管病变 73
子宫穿孔 235
子宫肌瘤 48, 89, 219
子宫内膜癌 53
子宫内膜容受性 40
子宫内膜息肉 52, 224
子宫内膜异位症 43, 96
子宫内膜增生过长 52
子宫腺肌病 49, 118
子宫中隔 55, 230